4차 산업혁명과 병원의 미래

4차 산업혁명과
병원의 미래

엮은이 이종철

펴낸날 1판 1쇄 2018년 11월 14일
1판 4쇄 2021년 6월 14일

발행처 ㈜청년의사
발행인 이왕준 | **대표이사** 양경철
편집주간 박재영
출판신고 제313-2003-305호(1999년 9월 13일)
주소 (04074) 서울시 마포구 독막로 76-1(상수동, 한주빌딩 4층)
전화 02-3141-9326
팩스 02-703-3916
전자우편 books@docdocdoc.co.kr
홈페이지 www.docbooks.co.kr

ISBN 978-89-91232-75-4 (93510)

책값은 뒤표지에 있습니다.
잘못 만들어진 책은 서점에서 바꾸어 드립니다.

일러두기
1. 주석(*)은 각주 처리했습니다.
2. 책의 제목은 《 》로 표시하고, 신문·잡지·방송·영화 등의 제목은 〈 〉로 표시했습니다.
3. 정확한 의미 전달을 위해 필요한 경우 한문이나 영어를 병기했습니다.
4. 흔히 쓰이는 보건의료 분야의 용어들 일부에서는 띄어쓰기 원칙을 엄격하게 적용하지 않았습니다.

4차 산업혁명과
병원의 미래

이종철 엮음

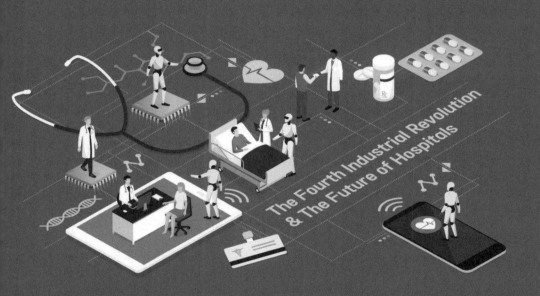

The Fourth Industrial Revolution
& The Future of Hospitals

청년의사

지금 준비하지 않으면 늦다

반세기 가까운 기간 동안 의사로 살면서 다양한 경험을 했다. 임상의사로 열심히 환자를 돌보았고, 대학에 몸담으면서 연구와 교육에도 힘썼다. 능력에 과분한 기회가 주어져 대형병원을 경영해 보기도 했고, 건강보험심사평가원에 재직하며 우리 건강보험체계의 장단점을 가까이에서 들여다보기도 했다.

내가 의사로 일하는 동안 한국 의료는 놀라운 발전을 했다. 빈약하기 짝이 없었던 의료 인프라는 크게 확충되어 오히려 의료의 과다 이용이 문제가 될 지경이고, 의료의 질도 선진국 수준에 도달하여 외국인 환자의 방문이 크게 늘고 있다. 건강보험제도가 도입된 이후 전 세계에서 가장 단기간 내에 전 국민 의료보험을 완성하였고, 여러 가지 문제점들에도 불구하고 우리의 의료제도는 대단히 비용 효과적인 것으로 평가받고 있다. 의학연구 분야에서도 선진국을 뒤따라가기에 급급했던 과거와 달리 세계적 수준의 연구 성과들을 내고 있으며, 몇몇 분야에서는 선진국들을 뛰어넘어 세계의학계를 선도하는 차원에 도달했다.

분명 한국 의료의 현재는 자부심을 가져도 된다. 그러나 미래를 생각하면 마음이 마냥 편하지는 않다. 저보험료-저급여-저수가로 대표되는 독특한 방식으로 비용 효과적인 의료시스템을 구축했지만, 나날이 의료비가 증가하는 상황에서 현재의 시스템이 얼마나 더 버틸 수 있을지는 미지수다. 세계에서 가장 빠른 속도로 진행되는 고령화와 세계 최저 수준인 출산율을 생각하면 근심이 더욱 크다.

그 와중에 우리 곁에 성큼 다가온 것이 '4차 산업혁명'이라는 용어로 대표되는 혁명적 기술 발전이다. 의미가 불분명하다는 비판은 있지만 빅데이터, 딥러닝, 모바일, 사물인터넷, 로봇, 인공지능 등의 정보통신기술 발전과 유전체학을 비롯한 여러 체학omics 및 유전자 가위를 활용한 합성생물학 등의 발전은 '혁명'이라는 용어가 오히려 부족할 정도임이 틀림없다.

스티브 잡스가 설파하였듯이 "21세기 최대의 혁신은 생물학과 기술의 교차점에서 이루어질 것"이라는 것이 많은 전문가들의 견해다. 특히 4차 산업혁명의 영향을 크게 받을 분야로 의료가 꼽히고 있기도 하다.

머지않아 의료의 패러다임이 달라질 것은 분명하다. 진단과 치료의 방식이 달라질 것이고, 환자가 병원에 오기 이전부터 집으로 돌아간 이후까지 의료의 시공간적 범위가 확장될 것이다. 의사를 비롯한 의료인의 역할도 지금과는 달라질 것이며, 병원이라는 기관의 역할도 크게 변화할 것이다. 당연히 의사를 양성하는 과정도 달라질 것이고, 환자들이 자신의 몸을 대하는 방식과 태도도 달라질 것이다. 지불제도를 비롯한 의료제도의 변화도 불가피하다.

이런 상황 속에서 의사들은 무엇을 준비할 것인가? 미래의 병원이 지금과 다를 것이라는 사실은 분명한데, 과연 '어떻게' 달라질 것인가? 미래의 의사-환자 관계는 또 어떻게 달라질 것인가? 임상의사로서, 연구자로서,

교육자로서, 혹은 의료정책이나 병원 경영에 관여하는 사람으로서 의사들의 미래 비전은 어디에서 찾을 것인가? 정부는 무엇을 해야 하며 관련 기업들은 어디에 투자해야 하는가?

이런 질문들에 대한 정답을 갖고 있는 사람은 사실 아무도 없다. 하지만 더 늦기 전에 뭔가 준비해야만 한다. 비록 잘못된 예측으로 판명 난다 하더라도 최대한 다양한 가능성을 검토해야 한다. 지금부터 준비해도 이미 늦었을지 모른다.

이 책은 이런 절박감 속에서 기획되었다. 4차 산업혁명의 여파가 우리의 의료 시스템, 우리의 병원을 어떻게 바꿀 것인지, 각 분야의 전문가들이 상상력을 발휘하여 전망해 보는 동시에 지금 당장 해야 할 일들의 목록을 만들어 보고 싶었다.

이 책은 크게 5부로 나뉘어 있다. 제1부에서는 4차 산업혁명이 병원에 미칠 영향과 디지털 헬스의 핵심 내용을 개괄하며, 제2부에서는 4차 산업혁명의 동력이 되는 주요 기술들을 의료에 미칠 영향을 중심으로 살펴본다. 가장 많은 분량을 차지하는 제3부에서는 각 임상 분야들의 미래를 해당 분야 전문가들이 전망해 본다. 제4부와 제5부에서는 연구, 교육, 간호, 경영, 건축, 제도 등 병원 및 의료시스템의 원활한 운영에 필요한 여러 분야의 미래를 예측해 본다.

이 책은 많은 사람의 도움으로 만들어졌다. 무려 76명의 전문가가 총 54편의 원고를 집필했는데, 바쁜 중에도 혜안을 나눠 주신 필자들께 지면을 빌려 깊은 감사를 드린다. 이런저런 사정으로 책에 싣지 못한 원고들도 있는데, 그 원고들을 집필해 주신 필자들께도 감사와 사과의 말씀을 전한다. 기획 단계에서부터 함께 수고한 삼성서울병원의 장동경, 조주희, 차원철, 양광모 교수와 청년의사의 박재영 주간에게는 특히 감사의 뜻을 표한다. 그분들이 없었다면 이 책은 세상에 나오지 못했을 것이다.

6

'모든' 분야를 다 다루었다고 말할 수는 없겠지만, 이 책 한 권이면 '병원의 미래'를 대략적으로 조망하는 데 부족함이 없으리라 감히 말할 수 있다. 우리나라의 모든 의사들, 의대생들, 연구자들, 보건의료 분야 종사자들, 정책 담당자들, 관련 기관이나 기업에서 일하는 수많은 전문가, 그리고 생명과 건강의 가치를 소중히 여기는 모든 분이 이 책을 읽고 더 좋은 미래 병원을 만드는 데 동참해 주시기를 간곡히 바란다.

2018년 11월

이종철

| 차 례

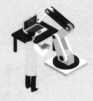

제3부. 각 임상 분야의 미래 예측

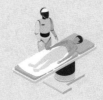

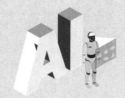

제4부. 의과학 및 병원 운영의 미래

제5부. 더 좋은 미래 병원을 위한 과제들

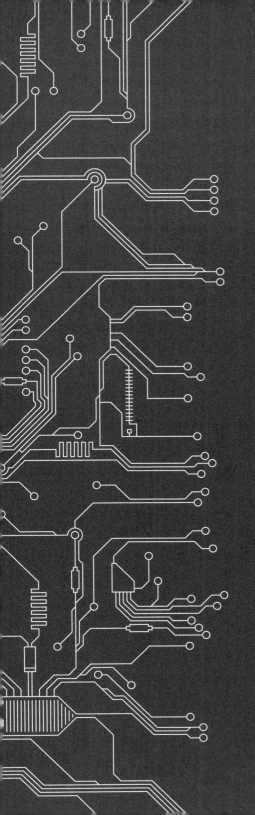

제1부

드디어 병원도 달라진다

4차 산업혁명 이후의 병원

이종철[*]

의학기술의 발전과 소득 수준의 향상으로 인간 수명이 크게 늘었다. 그와 동시에 건강하지 않은 상태로 지내야 하는 기간도 역시 늘어났다. 의료소비자의 관심은 기존의 '얼마나 오래 사는가?'에서 '어떻게 오래 사는가?'로 옮겨지고 있다. 단순히 물리적 수명 연장이 아닌, 삶의 질을 높이는 것에 초점을 맞추게 된 것이다.

의료서비스에 대한 국민의 욕구는 치료뿐만 아니라 예방 및 관리적 측면에서도 계속 증대되고 있으며, 이로 인해 이른바 '맞춤의료'의 개념이 일상생활까지 확장되고 있다. 맞춤의료는 본디 유전자 차원에서 시작된 개념이지만, 4차 산업혁명이라 불리는 기술의 발전이 뒷받침되면서 그 개념이 확장되고 있다. 일상의 다양한 영역을 측정하고, 그 결과를 바탕으로 개인 맞춤형으로 건강을 관리하는 모델들이 제시되는 것이다. 실제로 인간의 행동

---

[*] 前 삼성의료원장, 現 창원시 보건소장

은 질병의 경과나 사망률에 가장 큰 영향을 주는 요인이며, 건강과 관련한 인간의 행위는 개인마다 천차만별이다. 건강 행동은 개인의 지식·인식·태도뿐만 아니라 그 사람의 주변인들, 사회문화적 요인, 더 나아가 지역사회의 환경이나 정책 등에서 다차원적으로 영향을 받는다. 따라서 진정한 의미의 개인 맞춤의료는 유전자 단계에서 보건의료 정책에 이르기까지 개인의 건강에 영향을 미치는 모든 요소를 종합적으로 고려하는 방향으로 나아가야 한다. 결국 환자의 일상생활에서 얻어지는 다양한 형태의 데이터data가 새로운 차원의 건강 데이터로 변하는 셈이다.

이러한 의료서비스 수준의 질적 향상을 위해서는 많은 예산이 들어갈 수밖에 없다. 반면, 고령화와 맞물려 우리 사회의 복지 수요는 급증하고 있고, 저속 경제성장 시대를 맞아 재정의 확충은 더욱 어려워지고 있다. 의료와 복지는 매우 밀접한 관련성이 있는 만큼 복지 체계의 효율적인 운영을 위해서는 의료 체계의 효율적인 운영 역시 필수적이다. 헬스케어 패러다임의 변화를 통한 효율성 개선이나 정보통신기술ICT; Information and Communication Technology의 활용과 산업 간 융합을 통한 혁신이 절실히 필요한 이유가 여기에 있다.

4차 산업혁명과 병원의 미래

4차 산업혁명은 건강 정보의 생성 및 획득, 그리고 활용에 이르는 일련의 과정에서 획기적으로 비용을 절감하여 효율성을 높이는 데 도움을 줄 것으로 기대된다. 물론 의료비 자체가 낮은 우리나라에서 정밀의료 도입의 일차 목표가 의료비 절감이 될 수는 없겠지만, 정밀의료 도입을 통해 불필요한 검사·치료·처방이 줄어들면서 자연스럽게 의료의 질 향상과 비용 절감 효과로 이어질 것이다. 또한 유전체 정보 및 생활 정보를 활용해 약물 반응을 미리 알아보고 적절한 약물을 사용함으로써 부작용 발생 등을 미리 방지하게 되면 역시 부분적 의료비 절감 효과가 있을 것이다.

효과는 이뿐만이 아니다. 웹과 모바일 환경 기반의 원격의료telemedicine를 통한 만성질환의 예방 및 관리는 4차 산업혁명 시대에 의료비의 효율적 운용을 위한 또 다른 대안으로 거론되고 있다. 이에 따라 우리나라 정부 역시 관련 기술의 R&D 및 효과 검증을 위한 시범사업에 정책적 지원을 확대하려 했으나, 의료영리화를 향한 사회적 우려와 이해관계자 간의 갈등으로 아직 국내에서는 원격의료가 원칙적으로 금지되어 있다. 원격의료를 제한적으로 허용하는 의료법 개정안은 2010년부터 여러 차례 계류와 폐기를 거듭하다가 2016년 6월 재발의되어 국회에 계류되어 있다. 만약 여러 우려보다 기대되는 이익이 더 크다는 사실을 입증할 수 있다면, 머지않아 원격의료를 통한 진료의 효율화도 가능해질 것으로 예상한다.

이러한 시대적 요구 속에서 미래의 병원이 해결해야 하는 매우 중요한 과제 중 하나는 병원 밖 데이터와의 연결이다. 앞으로 병원의 환자 관리는 병원 밖에서 수집한 데이터까지 포함하는 통합적 '빅데이터big data'를 바탕으로 하게 될 것이며, 이 데이터를 활용해 개인 맞춤형 서비스를 제공하게 될 것이다. 따라서 병원 밖에서 효율적이고 효과적인 데이터 수집을 가능하게 하는 시스템 구축에 대한 니즈needs가 높다. 이로 인해 최근 디지털 헬스케어digital health care 산업이 점차 활성화되고 있으며, 특히 사물인터넷IoT: Internet of Things 기술 기반의 헬스케어 산업이 급부상하고 있다. 의료서비스와 정보통신기술의 융합은 언제 어디서나 환자와 의료진이 상호소통하는 의료서비스 시스템을 구축하고, 나아가 환자의 건강 정보를 수집하여 효율적으로 관리함으로써 개인 맞춤형 건강관리 및 의료서비스 환경을 제공할 수 있을 것으로 기대된다. 또한 기술의 발달로 과거에 접근하지 못했던 다양한 영역의 데이터를 빠르게 모을 수 있게 되면서 빅데이터의 효과적 활용의 중요성이 주목받고 있다. 결국 맞춤의료, 정밀의료의 궁극적인 지향점은 병원진료 정보와 유전 정보뿐만 아니라, 생활습관 등 병원 밖에서의 개인건강정보PHI; Personal Health Information를 모두 통합하여 개인적 특성에 최적화된 진단과 치료를 제공하는 것까지 포함한다고 할 수 있다. 이를 바탕으로 모인 정보를 최적의 알고리즘으로 빠르게 분석해 내는 머신러닝machine learning 등의 기법들이 의료 효율화의 유망 기술로 떠오르고 있다.

인공지능 헬스케어는 머신러닝, 딥러닝deep learning, 음성인식, 영상이미지 인식 및 자연어 처리 기술을 적용하여 헬스케어 빅데이터를 분석·활용하는 의료서비스를 의미한다. 헬스케어 분야에 인공지능AI을 도입하게 되면 의료종사자는 개인의 지식과 경험보다 빅데이터에 기반을 둔 의사결정을 하게 되어 치료 효율성이 증대될 것이다. 또한 머신러닝으로 개인별 치료 효과를 파악하여 사전에 맞춤 관리해 주고 특정 유전자의 염기서열, 질환 발생 및 진행 양상, 의약품 반응 간의 상관관계에 관한 연구를 바탕으로 처방이 이루어지면 진단 및 치료 효율성이 높아지고 질환의 예방까지 가능할 것으로 기대된다.

예상되는 문제점

이처럼 생활과 병원을 연결해 예방부터 치료까지 전 주기적으로 관리하는 모델은 초연결성hyper-connectivity과 초지능hyper-intelligence으로 대변되는 4차 산업혁명 이후 새로운 형태를 띠게 될 것이다. 4차 산업혁명은 다양하게 수집된 데이터들이 클라우드에 모이고, 이렇게 생성된 빅데이터를 실시간으로 분석하여 의미를 창출할 수 있게 해 준다. 이렇게 모든 것이 기록되고 공유됨으로써 생성되는 각종 데이터의 가치는 점점 더 중요해질 것이다. 그만큼 여러 고민도 예상된다. 보안과 효율성, 그리고 실사용자의 활용성 측면의 이슈가 바로 그것이다.

1. 보안

가장 먼저 보안 관련 이슈가 있다. 실제로 사람의 모든 데이터가 생성되고 보관되며 어디선가 활용된다면 일련의 공유 과정에서 보안에 대한 개념을 놓치기 쉽다. 공유와 보안, 이 상반되는 두 가지 개념 속에서 우리는 어떻게 현명한 선택을 해야 할지 고민해야 한다. 스마트 헬스케어 활성화로 수집·전송·활용하게 되는 개인정보의 양이 기하급수적으로 증가하여 개인정보 보호에 대한 우려의 목소리가 크다. 개인 의료정보의 가치가 높아짐에 따라 해킹 공격도 계속 증가할 것으로 예상한다.

우리나라는 연이은 대규모 침해사고로 〈개인정보보호법〉이 지나치게 강화되어 아시아에서 규제 수준이 가장 높은 국가로 평가받고 있다. 현재 우리나라는 EU와 유사한 사전규제 방식을 채택하고 있으며 개인정보 유출 시 징벌적 손해배상제도를 도입하고 있다. 이런 강한 규제는 스마트 헬스케어 산업의 국제 경쟁력을 약화시키고, 규제 준수에 대한 부담이 상대적으로 큰 스타트업의 시장 진출에 악영향을 끼칠 우려가 있다.

보안 문제로 인해 병원 내 데이터는 단일 병원에만 적합하게 구축되어 있다. 실제로 우리나라의 대형병원들은 진단 시점부터 회복 혹은 사망 시점까지의 다양한 임상 정보와 조직 관련 정보, 영상학적 정보를 축적하고 있다. 이러한 진료기록은 전산화되어 보관되며, 더 나아가 각 병원의 진료 정보는 건강보험심사평가원이라는 국가기관으로 다시 한번 수렴·축적되는 시스템이다. 그러나 병원 간 정보의 연결성이 매우 낮아 활용성이 떨어지는 문제가 있다. 글로벌 교류도 사실상 불가능하다. 다른 나라에서는 개별 병원 내에 많은 데이터가 없더라도 병원 간 정보 교류가 가능하도록 데이터 표준화와 공유에 열을 올리고 있다. 단일 병원에 많은 데이터가 모이지 않더라도 데이터 표준화와 공유를 통해 모든 병원의 정보들이 하나로 합쳐질 수 있다. 따라서 데이터의 연결성을 확보와 표준화를 위한 지속적인 노력이 필요하다. 그러나 이렇게 자유로운 정보 공유를 위한 노력과 더불어, 보안 문제를 해결하기 위한 노력 역시 함께 동반되어야 한다. 모든 것이 표준화되고 공유될 수 있다면 생각지도 못한 다양한 부작용 역시 발생할 수 있다. 실제로 생체 정보를 비롯한 여러 생활 정보가 가지는 민감성 때문에 유출 시 정보주체의 정신적·재산적 피해가 매우 클 것으로 예상된다.

이러한 위험을 최소화하기 위해서는 '무엇을 보호해야 하는가?'에 대한 개념부터 바꾸어야 한다. 현재는 정보통신기술 시스템 중심이다. 우리가 보호해야 하는 대상은 우리가 만든 시스템과 데이터이다. 그러나 모든 것이 인터넷에 연결되어 디지털과 물리적 영역이 융합되는 시대에는 디지털 영역의 보안 문제가 곧 물리적인 위협으로 나타날 수 있다. 즉, 디지털 영역과 물리적 영역이 융합되어 상호작용하는 4차 산업혁명 시대에는 우리 주변의 사물인터넷 기기가 실제 현실에서 공격 무기로 활용될 수 있다. 현재의 기본적인 보안 구조는 안전한 내부망과 위험에 노출된 외부망으로 구분하고, 그 경계에 다수의 보안 솔루션을 겹겹으로 쌓는 형태이다. 그러나 4차 산업혁명 이후에는 병원 밖 수많은 사람에게 각각의 다양한 단말기가 연결될 것이고, 이 단말기에서 수집된 정보가 모이고, 각종 단말기에 명령을 전달하는 플랫폼이 생성될 뿐만 아니라, 최종적으로 이를 이용하는 기업 사용자가 존재하게 될 것이다. 그러므로 기존 정보통신망을 통한 개인정보의 수집 및 이용과 다른 양상을 보일 것으로 전망된다. 개인정보처리자의 유형이 다양해지고 여러 개인정보처리자가 동일한 정보를 처리해야 하는 경우가 발생하여, 개인정보처리 책임 소재가 불명확해질 수 있다. 빅데이터 기반의 정보 활용으로 개인정보 목적 외 이용 가능성이 커지고, 시장참여자 간의 협업 증가로 개인정보 공유 및 국외 이전이 빈번히 발생할 것으로 예상한다. 따라서 단말기와 플랫폼, 비즈니스 영역별로 각각에 맞는 보안 정책이 마련되어야 한다. 실제로 강대국 간 사이버 공방이 심화되면서 분산저장 기술인 블록체인block chain은 이론에서 현실로 성큼 다가왔다. 이에 따라 보안 취약점을 스스로 분석해 치유하는 능동형 자기방어 기술, 인공지능을 활용한 이상거래 탐지 기술 등 지능형 보안 기술은 다가올 4차 산업혁명의 근간을 아우르는 핵심 요소로 떠오르고 있다.

2. 효율성

다양한 건강 관련 데이터의 수집과 연결 및 분석을 통해 펼쳐질 미래 의료의 모습은 '정밀의료precision medicine'와 '집단기반 건강관리population health management' 두 가지 영역에서 그 진가를 드러낼 것이다.

먼저 잘 알려진 정밀의료는 병원진료 정보, 유전 정보, 생활습관 등 개인 건강정보를 통합 분석하여 이를 토대로 개인 특성에 최적화된 진단과 치료를 적용하는 헬스케어 패러다임이다. 정밀의료를 통하여 개인에게 맞춤형 치료를 제공함으로써 최상의 치료 결과와 최소한의 부작용을 기대할 수 있다. 하지만 정밀의료 또는 맞춤의료라는 것이 개인적으로는 최상의 진료일 수 있겠으나, 사회적으로는 더 큰 고비용 구조에 빠지게 할 수도 있다. 실제로 개별적인 병원 외 자원까지 투입된다면, 1인 1치료법이 필요한 극단적인 상황까지 도달하게 될 수 있다. 따라서 집단기반 건강관리, 즉 한 집단 속에서 최적의 치료가 동시에 고려되는 방식이 필요하다. 집단기반 건강관리는 한 병원이나 의사가 진료하는 환자집단이 전반적으로 높은 수준의 건강 상태를 유지할 수 있도록 효율적으로 관리하는 것을 목표로 한다. 이러한 전체적인 관리를 위해서는 정확한 패턴 분석이 필요하므로 의료의 흐름을 정확히 이해하고 알고리즘을 개발하는 과정이 필요하다.

3. 활용성

현재까지 높은 기대 속에 수많은 모바일 헬스케어 기기와 서비스가 제시되고, 그 기술력은 나날이 발전하고 있다. 반면 실제 환자의 사용은 미미하며 지속적인 사용도가 크게 떨어지는 상황이 개선되어야 한다. 닐슨코리아 Nielsen Korea에서 안드로이드와 IOS 스마트폰 사용자 5,000명을 대상으로 조사한 결과에 따르면, 앱스토어마다 올라와 있는 앱은 그 수가 100만이 넘는 데 비해 스마트폰 사용자들이 월평균 사용하는 앱은 26~27개에 불과했다. 실제로 구글이 2008년, 메이요 클리닉과의 협업형 모바일서비스인 '구글 헬스'를 기획했으나, 모바일 기기 관련 편의성 부족과 의료기관 간의 협업 부족으로 시장에서 사장된 사례가 있었다. 이러한 한계를 극복하기 위해서는 기술의 발전뿐만 아니라 사용자에 대한 실질적인 고려가 필요하다. 디지털 헬스케어의 수요자인 환자들에게 필요한 정보가 무엇인지 정확히 파악해 충족시켜 주어야 한다.

최근 디지털 헬스케어서비스 개발에서는 '사용자경험ux; user experience'의 중요성이 주목받고 있다. 사용자경험이란 사용자가 어떤 시스템, 제품, 서비스를 직간접적으로 이용하면서 느끼고 생각하는 지각과 반응, 행동 등 총체적 경험을 의미한다. 단지 기술을 효용성 측면에서만 보는 것이 아니라, 사용자의 삶의 질을 높이는 방향으로 이해하려는 새로운 접근법이라고 할 수 있다.

하지만 환자의 사용자경험만 고려해서는 여전히 많은 제한이 있다. 한 걸음 더 나아가 환자뿐만 아니라 의료진에 대한 고려도 필수적이다. 우리가 꿈꾸는 미래의 병원은 환자만의 병원이 아니라, 환자와 의료진의 바람직한 상호작용으로 이루어지는 공간이기 때문이다. 임상 현장의 의사들이 서비스 내용에 동의하지 않거나 공감하지 못하면 실제 현장에 적용되기 어려운 것이 현실이다. 서비스에 대한 의료진의 공감대를 확보하기 위해서는 무엇보다 그 내용이 최신의 의학적 근거에 기반을 두어 과학적 타당성을 갖추는 게 중요하다. 과학성을 갖추면서도 실제 적용될 현장의 여러 현실적인 제약 조건을 고려해야 하고, 다양한 임상사례에 따라 임상전문가가 판단할 재량을 고려하는 유연성을 갖추어야 현장의 공감대를 이끌어 낼 수 있을 것으로 보인다.

4. 의료 현장에 대한 이해

서비스가 개발된 것을 알고 있지만 활용하기 어려운 주요 원인은 서비스를 실제로 적용하는 데 방해가 되는 임상 현장의 제한 때문이다. 즉, 인지 여부와 무관하게 제대로 활용될 수 없는 것이다. 실증적인 연구에 따르면 진료지침이 개발된 것을 알고 있어도 실제 임상 현장에서 친숙함을 느끼는 비율이 상대적으로 낮았으며, 이러한 요인이 진료지침을 실행하는 단계에서 가장 큰 장벽이 되고 있다고 밝혀진 바 있다. 따라서 현장 여건을 자세히 검토하여 서비스를 실제로 이용할 수 있도록 해야 한다.

4차 산업혁명 시대에 기술은 무한한 발전을 거듭하고 있다. 하지만 이것이 기술을 위한 기술이 아니라, 사람을 위한 기술임을 잊지 말아야 한다. 이전 1세대 사용자경험 디자인은 제품 중심의 사용자 환경에서 '실용성'을 기반으로 했고, 2세대는 상호작용 중심의 '편의성' 확대에 중점을 두었으며, 3세대는 '감성'을 중심으로 발전하고 있다. 하지만 이제는 새로운 4세대 사용자경험 패러다임이 필요하다. 사용자가 원하는 것 이상의 가치를 제공해야 한다. 과거의 기술은 사람이 기술로 다가가는 기계 중심이었다면, 미래의 기술은 기술이 사람에게 다가오는 '인간 중심 기술'이라고 할 수 있다.

미래 병원을 위한 준비

앞으로 의사의 역할이 인공지능에 의해 대체되는 암울한 미래가 펼쳐질 것으로 오해하는 사람들이 많다. 특히 그동안 병원이라는 공간에서 치료와 관련하여 주요 결정자였던 의료진으로서는 4차 산업혁명으로 인한 병원과 의료인의 역할 변화를 어색하게 느낄 수도 있을 것이다. 하지만 거대한 위협이자 새로운 기회라고 일컬어지는 4차 산업혁명 시대를 어떻게 맞이하고 준비하느냐에 따라 미래 의료가 달라질 수 있다. 의료인이 의료 현장에서 인공지능에 종속되지 않고 인공지능 기술을 주도적으로 활용하여 정밀의료를 선도하고 더 나은 미래로 발전시킬 수 있는 방향을 모색해야 한다. 실제로 미래 병원의 궁극적인 목표는 효율성 극대화를 통해 환자에게 더욱 집중할 수 있는 진료 환경을 조성하는 것이다. 기존에는 의사가 환자의 정보 입력·수집·분석을 전부 맡았다. 환자를 치료하기 전에 많은 시간을 정보처리에 쏟아야 했다. 하지만 정밀의료가 상용화되면 이 과정이 사라진다. 인공지능이 '데이터를 분석하니 이런 처방들이 필요하다'고 제안하면, 의사는 어떤 치료법이 최선일까 고민하는 데 더 많은 시간을 할애할 수 있다. 환자들과 교감하는 시간이 많아지면서 의학적 정보뿐만 아니라 환자의 경제적 상황, 생활습관 등 다양한 정보를 얻어 진료에 반영할 수 있을 것이다. 이 과정에서 환자의 만족도 높아질 것이다.

정밀의학이 발전하면 소통과 공감능력이 더 중요한 자질로 주목받을 것이다. 방대한 양의 빅데이터를 창출하고 다룰 때도 의료인의 역할이 중요해진다. 정밀의료가 그 가치를 발휘하기 위해서는 현실 세계의 헬스케어서비스 프로세스상에서 의미가 있어야 한다. 이를 위해서는 단순히 기존 데이터를 활용하는 차원을 넘어 새로운 방법들에 관한 끊임없는 연구와 고민이 필요하다. 양적인 처리는 인공지능이 어느 정도 대체해 줄 수 있겠으나 질적인 부분은 인간만이 할 수 있으며, 그 중심에 의료진이 있을 것이다. 실제로 인간 중심의 4차 산업혁명은 개발자들만으로 이루어지지 않는다. 의료진의 적극적인 참여와 의료 현장의 목소리가 어우러져 함께 발전해 나가야 한다. 인간을 이해하는 인문사회 분야의 여러 전문가도 함께 고민해 나가야 한다.

미래 병원의 디지털 헬스케어는 단순히 데이터를 모으는 수단 중 하나가 아니다. 적은 인력으로도 환자의 삶 하나하나를 매만져 줄 수 있고, 의료진의 삶의 질 또한 고려해 줄 수 있으며, 궁극적으로 환자와 의료진을 그 누구의 희생 없이 연결하는 역할을 지향해야 한다. 4차 산업혁명 시대에 우리는 미래 병원의 지향점이 첨단기술로 구성된 '사이버 병원'에 있는 것이 아니라, 환자는 물론 관련된 모든 사람이 더욱 존중받고 인간적인 가치들이 우대받는 '따뜻한 병원'에 있음을 잊지 말고 기억해야 한다.

디지털 헬스케어의 개요

장동경[*]

누구나 아는 속담 하나, 장님 코끼리 만지듯 한다. 부분에서 얻은 작은 정보들로 전체의 모습을 유추하다 보면 오류로 가득 찬 결론을 내리기 쉽다는 말이다. 코끼리의 코를 만진 사람은 고무호스를, 다리를 만진 사람은 튼튼한 기둥을, 몸통을 만진 사람은 거대한 벽을 상상하며 각자 머릿속으로 그린 모습이 코끼리의 실체라 주장하는 상황이 벌어진다. 나중에 서로 모여 코끼리에게 입힐 옷을 어떻게 디자인할지 의논이라도 하게 된다면 호스 모양이어야 한다, 양탄자 모양이어야 한다 등 의견이 분분할 것이다.

과학의 역사, 의학의 역사는 실상 장님이 코끼리 만지듯 시작되었다. '만지다'는 행위가 데이터를 수집하는 일차적 행동이었고, 그를 통해 전모를 유추하는 것이 귀납적 방법론의 핵심이었다.

---

* 성균관대학교 의과대학 삼성서울병원 소화기내과 교수 및 정보전략실장,
삼성융합의과학원 디지털헬스학과 교수 및 학과장

이렇게 하면 눈이 보이지 않는 사람들이라도 코끼리의 전모를 제법 정확히 파악할 수 있을지도 모른다. 우선은 많은 사람을 동원한다. 그들이 코끼리의 몸 구석구석을 빠짐없이 만지고 묘사하게 한다. 물론 그들의 촉각은 정확해야 한다. 다음으로 각자가 촉각으로 얻은 데이터를 모으고 연결한다. 이 데이터 조각들은 사람들 사이로 자유롭게 흘러가면서 소통되고, 빠진 구석 없이 통합되어야 한다. 이렇게 합쳐진 데이터는 조각조각 서로 비교되고 분석되어야 한다. 따로는 해석되지 않거나 잘못 해석될 수 있는 데이터들이 비로소 문맥을 획득하면서 직소퍼즐처럼 맞춰져 나간다. 이제 데이터 조각들은 의미 있는 데이터, 즉 '정보'가 된다. 코가 붙어 있는 머리와, 그 옆으로 이어진 나뭇잎처럼 넓은 귀, 그리고 여기 연결된 몸통과 이를 지탱하는 다리. 이 정보들이 체계적으로 조직화되면서 코끼리의 전모, 그 실상이 그려진다. 조직화된 정보는 곧 코끼리에 관한 지식이 된다.

디지털로 파악하는 건강

인간을 파악하는 방법 역시 이와 다르지 않다. 충분한 데이터, 즉 빅데이터가 있으면 된다. 디지털 헬스케어를 정의하는 방식은 다양하다. 그러나 디지털 헬스케어에서 가장 핵심이 되는 키워드가 '데이터'라는 데는 이견이 없는 것 같다. 인간을 디지털화한다는 것은 인간의 건강 데이터를 계측하고 정량화하여 분석 가능한 형태로 만든다는 말이다.

우선 인간으로부터 데이터를 측정하고 수집해야 한다. 수집한 데이터를 분석하여 의미가 담긴 정보로 만들고, 이를 조직화하여 지식 체계를 만든 후, 이 지식을 적용하여 지혜를 완성한다. 디지털 헬스케어란 아날로그 상태의 인간으로부터 문진과 각종 검사를 통해 데이터를 얻고, 디지털의 세계로 들어온 데이터를 전통적 통계학이나 인공지능과 같은 분석 기술들로 분석하여 통찰을 얻은 후, 이를 적용하여 건강을 증진할 수 있는 각종 서비스를 개발하여 인간에게 다시 전달하는 일련의 과정이다. 디지털 헬스케어가 추구하는 목적은 건강의 증진이며, 디지털은 방법론이다. 디지털의 방법론을 만들면서 나오는 다양한 산업적 가치들은 건강 증진이라는 가치가 증명될 때 비로소 성립할 수 있다. 건강이라는 가치 모델value model이 완성될 때 비즈니스 모델도 가능해진다는 말이다. 본말전도를 경계하자.

그렇다면 코끼리를 파악할 만큼 충분한 데이터는 어떻게 얻을 수 있고, 이 데이터를 정확하고도 효율적으로 분석하는 방법은 무엇일까? 디지털 헬스케어의 구루라 할 수 있는 스크립스 중개과학연구소의 에릭 토폴Eric Topol 박사는 자신의 저서 《청진기가 사라진다(2012)》에서 의료정보와 정보통신기술IT; Information Technology이 만나 새로운 의료가 펼쳐질 것이라 예견했다. 유전학, 의료 이미지, 정보시스템, 무선센서, 무선통신, 인터넷, 사회관계망, 컴퓨터 연산능력, 빅데이터 과학 등이 대융합을 이루면서 의료의 파괴적 혁신을 주도한다는 것이다.

적어도 기술의 측면에서는 때가 무르익고 있다. 빅데이터의 시대가 온 것이다. 에릭 토폴이 말한 의료정보와 정보통신기술의 융합이 바로 디지털 헬스케어를 실현하는 기술적 토대가 된다. 가설을 세우고, 그 가설을 증명하기 위해 작은 데이터를 모아 연구하던 과거의 시절에서 이제는 유전체 염기서열을 통째로 분석genomics하거나 단백질체 전체를 분석proteomics하는 '오믹스omics'의 시대로 접어들었다. 풍부한 데이터 속에서 광맥을 찾듯이, 우선 넘쳐 나는 데이터를 보고 나서 이를 해석하기 위해 역으로 가설을 세워나가는 시대가 온 것이다.

2015년 1월, 연두교서에서 당시 미국의 버락 오바마 대통령은 같은 기조로 정밀의학 이니셔티브를 선언했다. "왜 지금 정밀의학을 말하는가? 때가 이르러서다. 인간의 전체 유전체를 분석할 수 있고, 빅데이터를 다룰 기술이 있으며, 이를 분석할 수 있는 의생명정보학이 발전했다."

물론 기술만으로 혁신적 개념이 현실화되는 건 아니다. 제도와 문화의 변화가 뒷받침되어 원활한 환경이 만들어져야 한다. 이러한 모든 여건들은 늘 기술에 후행하는 경향이 있다.

데이터 수집

디지털 헬스케어의 방법론을 간단히 정리하면 데이터 수집과 분석 및 적용이다.

앨타럼연구소Altarum Institute의 로렌 맥거버Lauren McGover 박사가 〈헬스어페어Health Affairs〉에서 말한 바에 따르면, 인간의 건강을 설명하는 데 병원 내 임상진료 정보가 10%, 유전체 정보가 30%, 신체 외적인 정보(일상생활, 행동습관, 사회경제적 조건)가 60% 기여한다. 한 사람이 평생을 살면서 만들어 내는 정보만 해도 1,100테라바이트 이상이다. 한 개인에게 얻은 데이터는 다른 사람의 것과 비교 분석해야 그 의미를 파악할 수 있으므로 그만큼 많은 사람의 방대한 정보를 모아서 분석할 수 있어야 한다. 그래야 인간의 건강 조건과 상태를 파악할 수 있고, 앞으로 개인의 건강상에서 일어날 수 있는 일들도 예측할 수 있다.

인간의 유전체 서열이 분석된 지 20년도 채 되지 않는다. 처음에는 단한 사람의 유전체 서열 분석에 들어가는 비용이 달나라에 아폴로 우주선을 쏘아 올리는 금액과 맞먹었다. 이제는 불과 100만 원 이내의 비용으로 유전체 분석을 할 수 있게 되었다. 곧 10만 원대로 떨어질 것이다. 마이크로 칩의 밀도가 18개월마다 2배로 늘어나고 비용은 상대적으로 떨어진다는 '무어의 법칙'이 적용되는 반도체보다 훨씬 빠른 속도로 유전체 서열 분석에서 효율성 증가와 비용 감소가 이루어져 왔다.

인간의 생물학적 조건을 더 완전하게 설명하기 위해서는 유전체 이외에도 전사체, 단백질체, 대사체, 심지어 장내에 기생하는 미생물체 등 다양한 수준의 데이터가 필요하다. 유전체 분석 기술보다는 아직 효율성이 떨어지지만, 이렇게 다양한 '~체'인 오믹스 정보를 얻는 기술도 차근차근 발전하고 있다. 오믹스 정보의 내부를 들여다보면 끝없는 암호의 나열과 다르지 않다. 이를 적절히 해석하여 의미를 발견하기 위해서는 병원의 임상 정보와 일상의 생활습관 정보들이 추가되어야 한다.

전자의무기록EMR; Electronic Medical Record을 포함한 병원정보시스템은 처음에는 효율적인 진료를 위해 도입되었다. 환자의 증상과 질병의 과거 역사를 정리하여 요약하고 검사 결과를 모으며, 의학영상정보시스템PACS에 올라온 영상이미지를 판독하면서 진단 및 처방을 한다. 처방 내용은 처방전달시스템을 통해 약제부에 온라인으로 전송되고 실시간 조제가 이루어진다. 이렇게 병원정보시스템은 진료의 현장에서 유용하게 사용된다.

하지만 디지털 헬스케어의 관점에서 보면 전자의무기록에 환자의 임상 정보를 기록한다는 것은 진료의 효율성 증진 이상의 의미가 있다. 병원정보시스템이 바로 임상 정보를 수집하는 창구로 기능하게 되는 것이다. 전자의무기록에 입력된 임상 정보는 나중에 다른 환자의 기록과 비교 분석되면서 질병의 치료 성적과 합병증 발생 여부, 의료비의 적정성 등을 평가하는 데 사용될 수 있다.

개인의 질병과 건강에 관한 정보는 지금까지 주로 병원에서 생산되고 병원 내부에만 보관되었다. 하지만 앞서 말했듯이 인간의 건강을 규정하는 요소들에는 생활습관과 환경, 그리고 정신과 육체에 미치는 사회관계들이 반 이상의 영향력을 가진다. 최근의 모바일 기술들, 다양한 신체 계측 기능을 가진 착용형 센서의 발전은 병원 밖 일상생활에서도 식이와 운동량 같은 건강 정보를 수집할 수 있게 한다. 이제는 병원이 아닌 일상에서 맥박,

체온, 혈압, 체중 등의 수치가 측정되고 있다.

지금까지는 병원의 의무기록 외에는 개인의 건강 정보가 체계적으로 수집되고 관리될 방안이 없었다. 한 사람이 한 병원만 다니는 것도 아니어서 임상 정보조차 병원마다 각각 분산되어 조각난 형태로 존재한다. 심장 질환의 정보는 이 병원에, 종양 관련 기록은 저 병원에 있는 식이다. 한 사람의 모든 데이터를 통합하기 위해서는 의료기관 간 정보의 교환이 필요하다. 그러나 병원마다 병원정보시스템이 다르고 진단명과 진단코드, 사용하는 약제 표기 방식까지 다른 현실에서 임상 정보를 교류하고 통합하는 일은 쉽지 않다. 개인정보 보호 및 보안 문제로 상황은 더욱 복잡하다. 그래도 정보 교환의 표준을 만들어 나가고, 이를 통해 각 병원의 전자의무기록을 전자건강기록EHR; Electronic Health Record으로 통합하려는 시도가 있으며, 여기에 개인의 생활환경 정보까지 통합하여 개인건강기록PHR; Personal Health Record을 만들려는 노력이 있다. 한 개인의 건강 상태를 제대로 설명하기 위해서 임상 정보, 유전체 정보, 생활환경 정보들을 환자 중심으로 또는 개인 중심으로 모아서 통합적으로 분석할 수 있는 환경을 만들어 나가려는 움직임이 감지되고 있는 것이다.

데이터 분석

데이터 수집 다음에 해야 할 일은 수집한 데이터를 분석하는 일이다. 분석 기술은 빠른 속도로 풍부해지고 있다. 여전히 유용하게 사용되는 기존 통계학 위주의 분석 방식을 넘어, 인공신경망ANN; Artificial Neural Network을 이용한 딥러닝 같은 인공지능 분석 기술이 탁월한 성능을 보이는 등, 빅데이터를 다룰 수 있는 분석 방법론이 출현하고 있다.

인간의 인지와 사고를 모방하는 인공지능의 개념은 1940~1950년경에 이미 시작되었다. 최근 수년 사이 주목받는 딥러닝 기술의 원리도 그 당시 만들어져 있었다. 하지만 의미 있는 결과를 보여 주지 못하다가, 갑자기 특정 분야에서 인간의 성과를 뛰어넘는 놀라운 실력을 보였다. 2016년 바둑계에 '알파고AlphaGo'가 느닷없이 나타나 현실 세계에 충격을 주었던 사건이 그것이다. 이제 딥러닝 인공지능에 관한 관심은 가히 열풍이라 할 만하다. 이 놀라운 성과의 비결은 무엇일까? 바로 '데이터'에 있다. 이전에는 가능하지 않았던 양질의 데이터를 대량으로 확보할 수 있게 되었고, 여기에 GPU 등 탁월한 컴퓨터 연산능력이 더해지면서 이론에만 머물던 딥러닝이 결과물을 내놓기 시작한 것이다.

인공지능은 의료에도 획기적 변화를 예고하고 있다. 가장 먼저 성과를 보이는 분야는 의료영상과 병리판독 등 '이미지 분석 영역'이다. 2012년 이미지넷 대규모 영상 인식 대회인 ILSVRCImageNet Large Scale Visual Recognition Competition에서 토론토대학교의 제프리 힌튼 교수팀은 2위와 큰 격차를 보이며 우승을 차지했다. 이들의 무기는 바로 딥러닝이었다. 이후, 이미지 인식하면 딥러닝이라는 공식이 생겼다. 2015년 같은 대회의 우승팀이 보여 준 이미지 인식 정확도는 97%였다. 인간의 이미지 인식률을 넘어선 것이다. 2016년 11월 구글은 딥러닝을 이용한 당뇨성 망막병증 진단 능력이 평균적인 안과 전문의들의 진단 능력을 넘어선다는 결과를 〈JAMAThe Journal of the American Medical Association〉에 발표했다. 2017년 2월 스탠퍼드대학교에서는 피부암 분류에서 피부과 전문의들보다 뛰어난 성과를 보이는 인공지능 프로그램을 개발하여 〈네이처Nature〉에 발표했다. 우리나라에서도 뷰노나 루닛 같은 유망한 스타트업들이 활동성 결핵의 진단 알고리즘, 폐암 의심 부위 검색, 소아 골 연령 예측 등의 딥러닝 분석 프로그램을 선보이고 있다.

이미지뿐만이 아니다. 다양한 임상 정보를 이용하여 질병 예측 모델을 만드는 데도 딥러닝 등의 인공지능 기술의 유용성이 증명되고 있다. 위암 환자의 임상 정보와 유전자 정보를 결합하여 딥러닝으로 개발한 예후 예측 프로그램이 기존 시스템보다 탁월한 예측력을 발휘하기도 한다.

인공지능은 데이터를 먹고 자란다. 인공지능 분석의 시대에 들어서면서 주목받는 학문이 바로 '데이터 과학'이다. 삼성서울병원에 오픈한 차세대 병원정보시스템 '다윈Darwin'은 'Data Analytics and Research Window for Integrated Knowledge'라는 의미이다. 진료의 효율성을 넘어서 데이터의 활용성에 중점을 두고 전자의무기록으로 대표되는 운영계 밑에 정보계를 구축했다. 정보계 속에는 데이터의 창고인 임상데이터 웨어하우스CDW; Clinical Data Warehouse가 있다. 운영계의 데이터는 흔히 비정형적 모습을 가지고 있어 그 자체로 바로 분석하기 어렵다. 또 운영계 내에서의 대규모 실시간 분석은 과부하로 인해 전산망의 속도 지연이나, 시스템 정지 등의 부작용을 낳을 수 있다. 데이터의 추출, 변환, 적재 과정을 거쳐 운영계 데이터를 임상데이터 웨어하우스에 정리해 놓으면 다양한 임상연구, 질 관리의 지표 관리, 병원 경영 분석 등 정보 활용에 매우 유용하다. 가설 설정과 데이터 수집, 그리고 분석 단계로 이루어지는 임상연구에서 실제 가치가 생성되는 단계는 '분석' 단계이다. 그동안은 시간 대부분이 의무기록 열람을 통한 데이터 수집 등 데이터세트 구축에 투여되고 정작 중요한 분석에는 일부의 시간만이 사용되었다면, 통합적이고 유연한 임상데이터 웨어하우스는 분석 단계에 충분한 시간을 할애할 수 있는 환경을 만들었다.

데이터 활용, 디지털 헬스케어서비스

데이터를 활용한 디지털 헬스케어에는 크게 두 가지 흐름이 적용된다. 바로 정밀의료와 집단기반 건강관리이다.

정밀의료란 유전 조건, 환경, 생활습관 등 개인 차이를 고려하여 질병의 치료와 예방을 맞춤화하는 헬스케어의 새로운 패러다임이다. 과거에는 직관과 경험으로 환자를 치료하거나, 개인적 특성에 대한 고려 없이 하나의 질환에 한 가지 치료를 일률적으로 적용하기도 했다. 표준적 치료를 지향하는 현대 의학에서는 학술지에 발표된 연구 결과들을 모아 메타분석meta-analysis하여 근거를 마련하고, 이에 기반을 둔 치료 기준을 만든다. 근거 기반의 의료에서는 통계적 방식으로 최선의 결과를 도모하지만, 여전히 실제 치료에서는 고려 요소들이 한정되어 있어 환자에 따라 효과가 있거나, 효과가 전혀 없거나, 오히려 해를 끼칠 수도 있다. 심근경색이나 뇌경색을 예방하기 위해 사용하는 아스피린이 위궤양에 취약한 사람들에게는 위장출혈을 일으킬 수 있고, 류마티스 질환을 치료하기 위해 사용한 면역억제제가 심각한 골수 기능 저하를 유발하고 패혈증에 빠지게 할 수 있다. 만일 유전적 소인과 과거 병력 등 한 사람에 관한 정보가 충분하다면 다른 약을 선택할 수도 있고, 용량을 조절할 수도 있을 것이다. 환자로부터 얻을 수 있는 데이터가 많으면 많을수록 치료와 예방의 전략은 정교해진다. 치료 성적은 극대화하고 부작용은 최소화하는 것, 이것이 바로 정밀의학의 목적이다. 그리고 디지털 헬스케어의 데이터 기반 접근 방식이 최선의 해법이다.

정밀의료가 한 개인에 초점을 맞추고 있다면, 집단기반 건강관리는 한 인구집단 전체의 건강 상태를 총체적으로 향상시키는 것에 관심을 둔다. 예를 들어 한 지역 또는 한 의사에게 치료받는 당뇨 환자들의 혈당 정보를 모아 분석하고, 다른 지역이나 다른 의사에게 치료받는 환자들의 혈당 조절 상황과 비교한다. 평균 혈당치는 어떤지, 고혈당이나 저혈당에 빠지는 일이 상대적으로 어떠한지 비교한다. 집단기반 건강관리에서는 의사와 환자 모두가 데이터에 근거하여 평가된다. 이러한 접근법은 만성질환 관리에 상당히 유용할 것으로 보인다.

당뇨, 고혈압 등 만성질환의 유병률은 전 세계적으로 늘어나고 있다.

30세 이상 성인의 당뇨병 유병률은 2016년 기준 11.3%이고, 고혈압은 29.1%이다. 2030년이면 우리나라 당뇨 인구가 500만 명이 넘을 것으로 예상된다. 당뇨, 고혈압 등의 만성질환은 '소리 없는 살인자'라 불린다. 병이 진행하는 동안에는 별 증상이 없지만, 제대로 관리하지 못하면 동맥경화, 심근경색, 심부전, 뇌졸중, 만성신부전 등 온갖 심각한 합병증이 올 수 있다. 평생 마비로 누워 지내거나 혈액 투석기에 의지하여 살게 되기도 한다. 이것은 치명적인 건강 문제이기도 하고, 경제적·사회적 비용의 문제이기도 하다.

집단기반 건강관리에서 커넥티드 헬스케어connected health care는 매우 유용한 디지털 헬스케어 기법이라 할 수 있다. 언제, 어디서나 의료기관과 연결되어 관리받을 수 있다. 만성질환은 몇 달에 한 번 병원을 방문하는 수준으로 해결될 수 없다. 일상생활에서 적절히 운동하고, 식이요법을 병행해야 하며, 필요한 약을 잘 챙겨 먹어야 한다. 늘 연결되어 있다가 때맞춰 챙겨 주는 시스템이 있다면 훨씬 효과적으로 관리될 것이다. 체중계·혈압계 등 재택 모니터링 기기들, 핏빗Fitbit·갤럭시기어·애플워치·S-패치 등 다양한 웨어러블 기기들, 얼라이브코어AliveCor의 휴대용 심전도 측정기 등에서 데이터를 얻고, 휴대폰 속의 앱을 통해 데이터를 전송하고, 중앙에서는 이를 모아 시의적절한 피드백을 주면서 커넥티드 헬스케어가 실현된다. 이런 방식으로 만성질환의 합병증을 적극적으로 예방할 수 있다. 땅덩어리 좁고 의료 접근성이 뛰어난 우리나라에서 급성질환 진단에 원격진료 방식을 도입한다는 것이 별 의미 없게 느껴질 수 있지만, 만성질환 관리 부분에서는 디지털 헬스케어가 국민보건 향상에 크게 기여할 것으로 예측된다.

디지털 헬스케어서비스는 건강한 사람에게도 사전 질환 예측 모델을 적용하여 예방에 집중해야 할 질환을 알려 준다. 건강관리 방법을 교육하고, 개인의 건강 상태를 계속 모니터링하면서 운동이나 식단을 관리해 줄 수 있다. 미세먼지 경보처럼 천식이나 기관지 질환 및 알레르기 환자에게 환경 관리 팁을 전해 줄 수도 있다. 퇴원한 환자들은 커넥티드 헬스케어를 통해 재택에서 사후 관리받거나, 개인별 응급상황 대처 솔루션을 제공받을 수 있다. 심부전으로 치료받고 퇴원한 환자들의 몸무게가 매일 어떻게 변하는지만 알아도 몸에 물이 얼마나 차고 있는지, 소금 섭취는 얼마나 줄여야 하고, 이뇨제 양은 어떻게 조절해야 하는지 실시간 예측이 가능하다. 이를 통해 환자는 숨이 차서 괴로운 상황을 피할 수 있고, 다시 병원에 입원하여 의료비를 지출하는 상황을 방지할 수 있다. 부정맥 환자에게 실시간으로 전달되는 심전도 파형이 돌발성 부정맥을 예측하여 생명을 구할 수도 있다. 단지 편의성 측면에서도 모바일 진료 예약이나, 진료 여정 관리, 입원 환자 침상 단말기를 통한 의사소통 등 일련의 디지털서비스들은 소소한 가치를 실현한다.

병원은 디지털 헬스케어를 통해 스마트해진다. 응급실과 병실 및 중환자실의 모니터링 기기들이 서로 연결되고 실시간으로 관리되면서 환자 상태가 나빠지기 전에 조짐을 발견하고 선제 대응할 수 있다. 환자를 중심으로 병원에 구현되는 사물인터넷의 세계다. 혈압, 맥박, 체온, 심전도 변화 등의 계측 지표를 실시간 모니터링하면서 지금 심장마비가 발생할 위험성은 어느 정도인지, 패혈증으로 발전할 가능성은 어떤지, 예방적 항생제를 투여할 시점이 언제인지 알 수 있다. 데이터 기반으로 개발된 다양한 임상의 사결정지원시스템CDSS; Clinical Decision Support System은 환자를 더욱 안전하게 치료하고 진료의 질을 높이는 데 기여하게 될 것이다.

디지털 헬스케어로 준비하는 의료의 미래

인간의 수명이 계속 연장되고 있다. 다가오는 미래는 장수의 시대다. 이

것은 과연 축복인가? 건강하지 않은 장수, 궁핍한 수명의 증가를 축복이라 할 수는 없다. 따라서 미래 의료의 관심은 '어떻게 건강하게 늙어 갈 것인가'에 초점을 맞추고 있다.

노인들은 보통 젊은이들보다 3배 이상의 의료비를 지출한다. 초고령사회는 의료의 고비용 구조 사회이다. 이를 지탱해야 할 경제는 이미 저성장의 늪으로 빠져들고 있으며, 좀처럼 상승할 기미를 보이지 않는다. 다가오는 장수의 시대가 진정한 건강 수명의 시대가 되려면 개인과 사회가 지속 가능한 헬스케어 가치 모델을 만들어야 한다. 가치란 품질을 비용으로 나눈 것이다. 치료 성적과 안전, 그리고 환자의 경험을 향상시켜 의료의 질은 높이고, 이에 따르는 의료비용은 감소시키기 위해 노력해야 한다.

아프고 난 뒤에 치료하기보다는 아프기 전에 예방하는 것이 좋다. 건강을 위해서나 경제를 위해서나 예방이 최선의 방책이다. 질병을 적절히 예방하려면 개인의 질병 위험도를 정확히 예측prediction할 수 있어야 하고, 이에 따라 최선의 예방prevention법을 찾아내서 한 사람 한 사람에게 맞춤형personalization으로 제시해 주어야 한다. 또한 강력한 동기부여로 개인의 참여participation를 이끌어 내서 자발적이고 능동적인 예방 활동이 이루어지도록 해야 한다. 이것이 미래 의료가 지향하는 '4P 의료'다. 데이터에 기반을 둔 디지털 헬스케어는 4P 의료를 구현하여 건강의 가치 모델을 완성하는 강력한 도구가 될 것이다.

디지털 헬스 기술 개괄

조주희[*]

인류 문명의 번영에서 도구의 발달은 상당한 의미가 있다. 도구를 사용하면서 인류는 생활양식에 큰 변화를 겪었고, 그 안에서 재생산되는 다양한 필요를 해결하기 위해 기존 도구의 쓰임새를 확장하는 상호보완적인 작용들이 지금의 인류문명 사회를 지탱해 주었다 하여도 과언이 아니다. 다시 말해 도구는 인류를 창조적이고 혁신적인 주체가 되게 하며, 개개인이 품은 무수한 욕구와 필요를 충족시키는 수단이 되었고, 그 기능과 양상이 수없이 다양화되어 왔다.

인류 문명 전체를 관통하는 가장 본질적이고 주요한 인류의 욕구는 다름 아닌 '건강'이다. 우리는 본능적으로 건강한 삶을 추구하지만 건강한 삶을 누리기 위하여 무엇이 필요하고 요구되는지는 알기 어려웠다. 의료는 건강한 삶을 위한 하나의 특수한 수단이자 도구로 자리매김하였고, 시대에 따

* 성균관대학교 융합의과학원 교수

라 달라지는 건강 패러다임에 따라 많은 변화를 겪었다.

최근의 의료 패러다임은 개개인의 유전적 특성이나 물리적이고 생리적인 차이에 대한 이해와 통찰로부터 질병 치료에 최적화된 방법을 선정하여 맞춤화된 의료를 실현하는 것으로 변화하였다. 맞춤화된 의료, 대개 정밀의료로 통칭하는 이 패러다임의 실현을 위해서는 몇몇 조건이 필요하다. 이 조건 중 많은 부분은 이미 보편화된 모바일 환경과 네트워크 시스템 아래에서 구현되는 디지털 헬스케어를 통해 충족되고 있다. 다만 여러 제약으로 인해 혁신적 기술과 콘텐츠들이 아직 의료 현장에 본격적으로 진입하지 못하는 것이 아쉬운 부분이다.

이 글에서는 어디에나 있고omnipresent, 상호작용적이고interactive, 기술집약적인tech-intense 디지털 헬스 기술의 3가지 특성을 중심으로 새로운 기술이 의료와 어떻게 접목될 수 있을지 예측해 볼 것이다.

Omnipresent: 어디에나 있다

정밀의료는 의료서비스의 개입과 중재의 경계를 확장할 것이며, 의료서비스를 받는다는 기준에서 환자와 일반인의 구분이 지금과는 달라질 것이다. 사실상 병원이 제공하는 서비스가 개인의 일상 수준으로 가까워지면서 기능적인 분리가 발생할 것이다. 우리 손에 들려 있는 모바일 폼팩터form factor가 미래에도 여전히 살아 있다면, 그때는 '모두가 손에 병원을 들고 다닌다'는 말이 과언이 아닐 정도로 의료의 적용 형태가 일상의 기저 수준으로까지 확대될 것으로 기대하고 있다.

단, 이를 위해서는 개인의 맥락을 더 상세하게 파악하여 수치화하는 기술과 이러한 결과값을 중앙병원 또는 종단 네트워크와 상호작용하는 기술들이 필요해질 것이다. 지금보다 더 많은 데이터를 효율적으로 처리하는 것은 물론, 이에 대한 적절한 해석과 해석된 결과를 바탕으로 하는 대응 체계를 제공해 주어야 한다. 또한 오고가는 무수한 정보의 보호를 위해 지금보다 더욱 강력한 보안 체계를 구축하고, 사회 전반의 사물인터넷 인프라를 통하여 사용자의 건강 관련 데이터들이 상호작용할 수 있도록 하는 시스템의 지속적인 운영이 필요할 것이다.

1. 웨어러블 기기

웨어러블 기기wearable device는 신체에 부착하여 컴퓨팅할 수 있는 모든 형태의 기기를 지칭하며, 컴퓨팅 기능을 수행할 수 있는 애플리케이션까지 일부 포함한다. 웨어러블 기기는 유형에 따라 크게 휴대형portable, 부착형attachable, 이식·복용형eatable으로 분류한다. 휴대형은 안경, 시계, 팔찌 형태의 휴대 가능한 제품이다. 부착형은 패치patch와 같이 피부에 직접 부착하는 형태로, 5년 이후에는 상용화될 것으로 예상된다. 이식·복용형은 웨어러블 기기의 궁극적인 단계로 인체에 직접 이식하거나 복용할 수 있는 형태로 사용될 것이다.

웨어러블 기기는 군사 기술 분야에서 최초로 사용되었으나, 착용하기 무겁고 투박한 형태 및 제한된 기능 등의 기술적 한계로 시장 형성에 실패하였다. 그러나 최근 배터리를 비롯한 하드웨어의 초소형화, 무게의 경량화, 디자인 개선, 다양한 기능 추가 등 기술의 발전으로 침체되었던 웨어러블 기기 시장이 활성화되고 있다. 특히 헬스케어 분야는 웨어러블 기기의 적용과 확산이 가장 빠르게 이루어지는 영역으로, 의료서비스 패러다임이 변화함에 따라 피트니스·웰니스 시장을 중심으로 성장하고 있다. 최근 의료서비스의 방향이 질병이 생기기 전에 예측하여 예방할 수 있도록 바뀌고 있어서 개인의 일상을 지속해서 추적하면서 건강과 관련된 다양한 요인을 파악할 수 있는 웨어러블 기기의 역할이 크다고 본다.

웨어러블 기기의 활용은 일상생활에서의 건강관리서비스 영역을 넘어 진단, 수술 및 치료 부문에도 확대 적용될 수 있다. 그 배경으로는 스마트 기기와 센서 기술을 통해 일상에서 생성되는 자신의 모든 데이터(식사, 혈압, 운동, 수면 등)를 정량적으로 수치화하여 건강을 관리하려는 자가건강 측정 트렌드quantified self trend의 확산이 있다. 단 이런 흐름은 일반적으로 건강 정보의 활용 능력이 높고 데이터에 대한 일정 수준의 이해를 갖춘 사람들을 중심적으로 이루어지므로, 웨어러블 기기를 활용한 건강관리를 위해서는 기술적 뒷받침 이외에도 '디지털 헬스 리터러시'로 통칭하는 다각도 건강 중재 모델을 고려해야 한다.

웨어러블 기기는 다양한 센서의 통합을 통해서 사용자가 처한 상황의 맥락을 파악할 수 있지만, 아직은 사용자의 건강을 반영하는 많은 요소를 측정하기에 다소 어려움이 따른다. 일반적인 손목형 웨어러블 기기는 주로 걸음 수를 측정하거나, 측정된 심박 수를 바탕으로 열량을 계산하거나, 움직임을 감지하여 수면의 질을 판단하는 등 한정적이다. 최근에는 보행 시 팔의 움직임으로 걷는 방식을 파악하여 이를 교정하도록 도움을 주는 등 기존 데이터의 유용성을 재발굴하는 사례가 나타나고 있다. 하지만 이마저도 한계를 보여서 새로운 센서의 추가 또는 웨어러블 기기의 착용 형태를 달리하여 다양한 정보를 수집할 수 있는 채널을 확보할 필요가 있다. 무엇보다 지속적인 상호작용을 위한 전력 공급, 즉 배터리 소모와 관련한 문제를 해결해야 할 것이다.

당분간 웨어러블 기기는 대중에게 자연스럽게 인식되고 활용될 때까지 손목에 착용하는 형태가 지속될 것으로 보인다. 향후 웨어러블 기기의 소모 전력이 줄어들고, 배터리의 효율이 높아지게 되면 착용 중에도 전력을 생산할 수 있는 다양한 방식이 적용될 것으로 보인다. 한동안 비즈니스 영역에서만 사용되었던 안경 형태의 웨어러블 기기도 무게에 따른 한계를 극복하고, 안경 렌즈 두께 수준에서 화면을 출력하는 기술의 발전이 이루어지면 사용자의 환경과 경험을 다양하게 확장할 수 있을 것으로 기대한다.

웨어러블 기기는 아직 과도기적 상황에 머물러 있다. 환자가 스스로 건강 데이터를 생성하는 데 도움이 되고, 환자를 헬스케어의 직접적인 이해관계자로 견인할 수 있는 좋은 도구가 될 수 있도록 임상 환경에 도전적인 과제를 던져 주는 것이 필요하다.

2. 디지털 트윈

디지털 트윈digital twin은 사실 어떠한 새로운 기술을 뜻하는 건 아니다. 기존에 사용되고 있는 기술을 바탕으로 새로운 방향성을 정의하는 쪽에 더 가깝다고 할 수 있다. 디지털 트윈은 실제 존재하는 물리적 개체에 대한 다양한 정보를 반영하여 실시간으로 형상화한 3D 디지털 개체를 의미한다. 일종의 시뮬레이션된 현실simulated reality로, 디지털상에 존재하는 실체의 아바타를 의미한다고 볼 수 있다. 맥락적으로는 증강현실AR; Augmented Reality과 가상현실VR; Virtual Reality 혹은 혼합현실MR; Mixed Reality을 통해서 디지털 트윈을 보게 되겠지만, 중요한 것은 개체에서 시각화하는 정보를 실시간 반영하여 현실에 투영한다는 점이다.

이는 시공간 제약을 최소화하여 현실의 대상을 집약적으로 이해하고 효율적인 의사결정을 하는 데 도움을 줄 수 있다. 그러므로 물리적 개체에 부착된 센서로부터 실시간 수집된 상황과 이전의 데이터를 종합하여 분석한 결과를 바탕으로 높은 사실감을 제공할 수 있어야 한다. 다시 말해 디지털 트윈의 구현을 위해서는 증강현실이나 가상현실과 같은 디지털 개체 구현 기술과 실제 물리적 개체에 대한 정보를 파악하는 기술, 수집된 정보를 통합하여 적절한 솔루션을 스스로 제공할 수 있는 인공지능 및 머신러닝 기술이 필요하며, 이러한 정보를 능동적으로 주고받을 수 있는 사물인터넷과 같은 통신 기술이 필요하다.

디지털 트윈의 초기 산업 적용 방향은 인간이 매번 직접 찾아갈 수 없는 환경에 있는 설비를 관리하기 위함이었다. 그래서 실제 해당 설비에서 나타나는 취약점과 외부 환경에 의한 손상, 설비에서 수집되는 데이터의 통합을 바탕으로 멀리 떨어진 공간에서 실제 설비를 마주하여 테스트하는 것과 같은 경험을 제공하게 된다. 그러나 디지털 트윈의 활용 가치를 고려한다면 병원에서 환자의 일상생활을 더 밀도 있게 파악하는 데 활용이 가능하며, 특히 병실의 환자 상태를 관리하고 간호하는 측면에서 유용할 것으로 기대한다.

최근 병원의 공간을 설계할 때 병실 내부를 쉽게 파악할 수 있으면서도 환자의 생활권을 침해하지 않는 방향을 고려하여 간호사 데스크를 배치하고 있다. 심폐소생술CPR 같은 긴급한 상황이 발생할 때를 대비해 간호사 데스크에 환자의 징후를 관찰할 수 있는 디스플레이를 설치하기도 한다. 전반적으로 환자 케어를 집약적으로 하려는 의도가 엿보이는 부분이다. 여기에 상황을 더 밀도 있게 구성하는 디지털 트윈 기술을 적용하면 실제 병실에서 어떤 조치와 중재가 필요한지 파악하는 데 도움되는 모델을 구축할 수 있을 것이다.

디지털 트윈은 병원뿐만 아니라, 개인의 건강을 관리하는 데에도 활용될 수 있다. 개인마다 건강 정보를 활용하는 능력에 차이가 있는데, 이는 실제 건강 행동을 위한 대응 전략이나 자기효능감이 연관되어 있다. 그래서 건강에 대한 개인의 이해를 높이고 잘 활용할 수 있도록 하기 위해서는, 단순히 수치화된 데이터를 전달하기보다 이를 바탕으로 시각화된 데이터를 보여 주는 것이 더 도움된다. 예컨대 단지 혈압 수치만을 알려 주는 것보다, 개인에게 수집한 최근의 다양한 정보(유전, 운동량, 의무기록, 활력징후 등)와 함께 측정된 수치가 반영된 결과 및 간단한 지침을 제공한다면 훨씬 더 유용한 정보가 될 것이다.

다만 이런 모델 구축을 위해서는 인공지능의 도움이 절대적으로 필요하다. 치료를 위해 환자를 대변하고 설명할 수 있는 다양한 데이터의 통합으로 임상에 필요한 의사결정을 보조할 수 있는 지침을 제안할 수 있어야 하기 때문이다. 이를 위해서는 기본적으로 환자에 대한 다양한 정보를 수집할 수 있는 기반을 갖추는 것이 필요하다.

3. 무선전력전송

디지털 트윈을 구현할 때 무수히 많은 센싱 기기가 지속해서 개인 또는 시스템의 상태를 측정하고 결과를 도출하기 위해서는 안정적인 전력 공급이 필요하다. 일반적으로 공간에 연결된 기기는 문제가 크지 않지만, 실제 개인에게 부착된 웨어러블 기기는 전력 유지의 어려움을 겪는다.

웬만한 곳에서는 무선으로 인터넷을 사용할 수 있는 환경Wi-Fi; Wireless Fidelity이 구축되었고, 심지어 무선으로 실시간 영상을 송수신할 수 있는 환경Wi-Di; Wireless Display에서 우리는 살고 있다. 이런 흐름에 따라 최근에는 무선환경이 주는 편의성을 확대하기 위해서 무선으로 에너지를 전송하는 기술인 'Wireless Power Transfer'를 적용하기 위한 시도를 하고 있다. '와이파워Wi-Power'라고도 하는 이 기술은 실시간으로 전자 기기에 전력을 공급하여 반영구적으로 사용할 수 있게 한다.

현재 무선으로 에너지를 전송할 수 있는 거리가 매우 제한적이라 상용화되어 있는 기술은 스마트폰의 무선충전 정도에 한하지만, 앞으로 무선충전이 공간 단위로 확장되고 배터리 기술과 함께 발전한다면 한 번 충전으로도 오랫동안 전자 제품을 이용할 수 있을 것으로 기대하고 있다. 무선전력전송 기술은 자기유도방식(스마트폰 무선충전), 자기공진방식(전기차 및 고속철도), 전파수신방식(위성-지구 전력 전송) 등이 대표적인 방식이다.

현재 임상 환경에서는 체내삽입 의료기기의 배터리를 교체할 수 없고 체외로 충전 케이블을 빼낼 수 없다는 문제점이 있다. 따라서 무선충전 방식이나 무선전력 공급 방식이 매우 유용할 것으로 본다. 더불어 체내의 열에너지를 전기적 신호로 바꾸는 신소재 개발과 열전소자 발전기를 개발하는 연구도 함께 진행되고 있지만, 결국 어느 기술이 더 많은 전력을 공급하고 유지할 수 있는지가 중점이 될 것이다.

4. 포그컴퓨팅

기존 클라우드 시스템은 데이터 관리 및 보안에서 점차 한계점에 봉착할 것이다. 데이터가 급격하게 늘어나 처리해야 하는 양이 많아지면 중앙집중형 클라우드 시스템이 과부하되어 작동이 멈출 수 있기 때문이다. 더욱이 클라우드 시스템 방식 중 현재 대부분 사용하는 중앙집중형 시스템은 한 번 해킹되면 모든 서비스가 마비되므로, 데이터의 수집과 처리에 의존도가 높아지는 병원의 흐름 속에서 기존 클라우드 시스템만 활용하는 것은 자칫 치명적인 위험 요소가 될 수 있다.

대안으로 2014년 통신 인프라 업체인 시스코Cisco에서 주창한 기술이 포그컴퓨팅fog computing이다. 포그컴퓨팅은 데이터 센터의 역할을 하는 클라우드와 직접적인 통신망만을 활용하지 않고, 발생한 지점에서 데이터가 처리될 수 있도록 하는 개념으로 엣지 컴퓨팅edge computing이라고도 불린다. 진료 프로세스에 따라 일차, 이차, 삼차의료를 나누듯이, 정보처리 프로세스를 일정한 기준에 따라 중앙으로 전송될 데이터와 현장에서 직접 처리 가능한 데이터를 분류하여 분산처리하는 시스템을 의미한다.

그러나 의료 데이터의 특성상, 정보의 보호와 보안을 위한 법적·제도적 장치 마련이 선행되어야 한다. 특히 건강 데이터 혹은 의료 데이터에 대한 주권을 환자에게 넘겨주는 단계인 현재 의료 패러다임에서, 이른바 '해킹'

으로 일컬어지는 '데이터 갈취'와 '데이터 위조'에 대한 확고한 대비책 마련이 매우 중요하다.

5. 블록체인

가상화폐로 거래할 때 발생할 수 있는 해킹을 막기 위해 만들어진 블록체인 기술이 향후 금융권이나 의료 현장에서 높은 활용도를 보여 줄 것으로 기대된다. 기존의 중앙서버에 거래기록을 보관하는 것이 아니라, 모든 사용자에게 거래 내용을 전송하고 비교하여 위조를 방지하는 것이 블록체인의 기본적인 개념이다.

음식에 비유하여 설명하자면, 함께 모인 구성원이 음식 재료를 종류별로 나누어 가진 후 해당 음식을 만들기 위한 레시피를 각자 가지고 흩어지는 방식과 유사하다. 그래서 누군가가 레시피 하나를 중간에 탈취하더라도, 레시피대로 음식을 만들기 위해서는 모든 구성원이 지닌 재료를 빼앗지 않는 한 불가능하다. 또 구성원의 전출입마다 레시피의 갱신을 위하여 모두가 가진 레시피를 대조하고 공동의 합의를 이끄는 일련의 프로세스를 통해 모두가 올바른 레시피를 가지고 있도록 유지한다.

블록체인을 사용하는 사람이 많아질수록 보안의 취약점이 줄고, 시스템의 복잡성이 배가 되어서 해킹이 어려워질 수밖에 없다. 따라서 현존하는 대부분의 시스템에 잘 활용될 수 있는 방안으로 정보 보안에 대한 '패러다임 체인저paradigm changer'로 인식되고 있다. 물론 블록체인 기술이 새로운 산업군에 적용되기 위해서는 산업군마다 표준 체계를 수립하는 일이 중요한 쟁점이 될 것이다. 의료정보시스템 측면에서는 한 환자의 데이터를 여러 병원에서 분산하여 가지고 있는 경우, 블록체인 기반 아래서 통합된 데이터를 구성할 수 있을 것으로 기대하고 있다. 블록체인 기술을 포그컴퓨팅 기술과 함께 고려하면, 모든 사물인터넷 기기를 구성원으로 간주하여 사물인터넷 기기에서 수집되는 정보를 하나로 통합하고, 이를 처리하는 과정에서 나타나는 취약점을 보완할 수 있을 것으로 보인다.

이런 통신망과 보안 체계가 안정적으로 확립된 다음에는 각 사물인터넷 기기 자체에서 기준에 따라 데이터를 처리할 수 있게 되고, 모여진 데이터를 통해 적절한 대응 전략을 보조할 수 있는 인공지능 비서 시스템을 사용자에게 제공할 수 있게 된다.

Interactive: 상호작용적이다

최근 애플의 오프라인 매장은 상당한 변화를 겪었다. 고객과의 상호작용을 극대화하는, 이른바 'Today at Apple'이라는 이름의 O2O서비스를 오프라인 매장에서 적극적으로 활용하기 시작했다. 다양한 문화 행사와 교육을 진행하면서 공간의 가치를 더함은 물론, 자연스럽게 기업 제품과 기업 가치에 긍정적인 반응을 끌어낼 수 있었다.

병원에서도 긍정적인 환자 경험의 중요성을 인식하고 이를 위한 다양한 시도를 하고 있다. 환자가 의료진의 처방을 더 신뢰하도록 돕고, 환자 본인의 건강 상태를 잘 이해하고 적절한 전략을 수립할 수 있도록 돕는 병원 내 교육센터의 중요성도 높아졌다. 이렇듯 환자와의 상호작용이 주는 긍정적인 효과를 기술을 통해 적절히 활용하면 현재 병원에서 제공하는 다양한 서비스의 가치를 더 높일 수 있을 것이다.

1. 증강현실과 가상현실

인간-컴퓨터 상호작용HCI; Human-Computer Interaction의 개념에서 볼 때, 사용자에게 더 높은 현실감presence을 부여하는 기술이 중요한 경험적 요소가 된다. 현실감은 사용자가 그 현장과 맥락에 속해 있다는 느낌을 제공하여 이전보다 높은 몰입이 가능하게 한다. 시간과 공간의 제약을 최소화하면서 동시에 원하는 목적에 따라 다른 현실감을 부여하는 기술을 통해서 환자의 교육과 치료 중재에 효과적인 성과를 거둘 수 있는 적절한 방향을 모색하려고 한다. 이러한 기술은 현실감을 주는 목적과 방식에 따라 크게 증강현실, 가상현실, 혼합현실로 나눌 수 있다. 증강현실과 가상현실은 기술이 제공하는 콘텐츠의 현실과 분리된 정도에 따라 구분할 수 있다.

우선 가상현실은 사용자가 기기를 착용하였을 때 현실과 완전히 분리되어 시공간의 제약을 벗어나는 경험을 가능하게 한다. 일반적으로 이를 구현하기 위해서는 헬멧이나 고글처럼 외부를 볼 수 없도록 폐쇄된 형태의 '헤드 마운트 디스플레이HMD; Head Mount Display'를 착용해야 한다. 이로 인하여 사용자의 운동 반경이 제약을 받긴 하지만, 사용자가 있는 곳이 일반 가정집 거실이라도 가상현실 기기를 착용하면 다른 사람의 집을 방문하거나 바다와 우주를 체험할 수 있다. 이러한 장점 덕분에 특정 상황이나 조건에 극도로 예민한 공포증이나 강박증 치료에 가상현실이 활용되는 경우가 많다. 가상현실이 제공하는 현실감으로 효과적인 인지행동치료cognitive behavioral therapy를 할 수 있기 때문이다.

최근에는 가상현실이 건강 행동을 분석하는 연구 도구로도 활용된다. 연구 참여자가 가상공간인 마트에서 물건을 고르면, 그 행위를 바탕으로 식습관과 섭취 열량을 추정할 수 있고, 관찰 결과를 바탕으로 다양한 수준에서의 식이 중재가 가능하다. 이전에는 연구에 필요한 조건을 충족시키기 위해 연구자가 많은 인적·물적 자원을 소모했다면, 가상현실은 연구자가 좀 더 자유롭게 연구 조건에 부합하는 실험 환경을 만들 수 있다는 강점을 가진 셈이다. 다만 가상현실 디스플레이가 눈과의 거리가 매우 가까워서 사용자가 불편을 느끼므로 한 번에 긴 시간 착용하기 어렵다는 제한점이 있다.

반면, 증강현실은 사용자가 있는 현장의 공간 위에 존재하지 않는 다른 개체를 현실에 있는 것처럼 보여 주는 방식이다. 한동안 선풍적인 인기를 끌었던 포켓몬고Pokémon GO 게임이 증강현실의 대표적인 사례라고 볼 수 있다. 가상현실보다 시공간의 제약에서 완전히 벗어나기는 어렵지만, 현장에서 획득되는 정보의 설명력을 극대화할 수 있다는 점에서 나름의 특징을 지니고 있다. 예를 들어 사용자가 보고 만지는 의약품의 시효가 얼마가 남았는지, 해당 약의 효능이 무엇인지가 약병과 함께 보일 수 있다면 사용자가 그때마다 필요한 정보를 찾기 위해 들이는 수고가 덜어질 것이다. 그러나 증강현실의 구현 이전에, 주변 공간의 영상 처리가 실시간으로 진행되어야 더 높은 현실감을 구현할 수 있다는 제약이 남아 있다.

조금 다른 방식의 증강현실로는 '프로젝션 매핑projection mapping'이라 하여, 빔 프로젝터와 같이 빛으로 영상을 투사하는 기기를 활용해 특정 물체의 형태에 맞추어 증강현실을 만들어 내는 기법이다. 투사하는 표면의 굴곡과 크기를 파악하여 영상을 투사해야 하므로 사물의 실제 크기와 형태를 파악할 수 있는 영상 처리 기술과 투사하는 이미지를 만들기 위한 콘텐츠 제작이 필요하다.

최근에는 단순히 영상만을 투사하는 매핑mapping 기능뿐만 아니라, 프로젝터에 카메라를 달아서 사용자가 영상을 만질 때 그 동작에 맞추어 반응하는 상호작용을 제공하도록 기술적 확장을 시도하고 있다. 천장에 이 같은 시스템을 설치하여 일반 테이블에 투사하면 테이블을 마치 하나의 거대한 터치스크린처럼 활용할 수 있다.

가상현실과 증강현실 기술이 서로 다른 방식으로 현실감을 전달하지만 각 기술이 마주하는 한계점들로 인하여 최근에는 '혼합현실'이라는 기술도 등장했다. 기존의 증강현실과 가상현실의 기술에 현실성을 높이고 사용자와 시스템 간 상호작용의 간극을 좁힌 기술이다.

2. 인공지능형 개인비서

'인공지능형 개인비서Intelligent Personal Assistant'는 인공지능을 기반으로 하여 인간의 업무를 대신 수행하는 기술이다. 간단한 수준의 인공지능과는 달리 인간의 언어(자연어)를 이해하는 것은 물론, 언어의 의도와 맥락을 파악할 수 있다.

이러한 인공지능 비서는 텍스트 입력을 기반으로 문자메시지를 주고받 듯이 상호작용하거나, 음성인식 기술을 바탕으로 실제 음성을 통해 대화를 주고받을 수 있다. 음성인식 기반의 IPA는 음성이라는 특수한 영역 때문에 음성을 텍스트로 기록하거나 텍스트를 음성으로 구현하는 TTSText to Speech와 STTSpeech to Text 기술의 구현이 절대적으로 필요하다. 별도로 사용자가 음성 비서 목소리의 현실감을 높일 수 있도록 하는 음성 재현 기술이 필요하고, 음성이 내포하는 다양한 반언어적인 요소를 파악할 수 있는 인공지능의 분석 기술 역시 필요하다.

현재 미국에서는 환자가 음성으로 질문하면 관련된 건강 정보를 쉬운 용어로 변경하여 음성으로 알려주는 시스템을 구현했다. 국내에서는 챗봇 chatter robot이나 음성 비서를 통해 예약 및 상담 시스템을 구현하여 활용하고자 한다. 특히 국내 임상 현장에서는 영어와 한국어를 혼용해 기록되는 의무기록을 서로 구분하여 처리하는 음성인식 기반의 진료기록서비스가 상용화 단계에 있다. 다만 정보 수집과 활용 방식이 개인정보 활용에 관한 법적 이슈와 관련이 있어, 이를 어떻게 해결해 갈 것인지 이해관계자들 간의 다양한 논의가 필요하다.

3. 제스처 디스플레이

'제스처 디스플레이gesture display'는 이름 그대로 사용자의 동작이 입력장치가 되고, 디스플레이상에 그에 대한 출력값이 나타나는 방식의 기술이다.

어떠한 물리적인 입력장치(마우스, 키보드 등)의 도움 없이도 원하는 명령을 입력할 수 있다.

보통은 사전에 프로그램된 영상 처리 방식을 바탕으로 카메라에 잡힌 사용자 동작을 파악하고, 이에 대한 명령을 컴퓨터에 전달하도록 되어 있다. 근거리에서 명령을 내리는 경우 적외선 센서를 통해서 사용자의 움직임을 인식하기도 하며 초음파를 활용하는 예도 있다. 기본적으로 카메라가 포착하는 영역에서 정확하게 사용자의 동작을 감지하는 기술이 매우 중요하며, 주변 배경의 색이나 질감, 특성, 조명의 밝기에 따라 영상 처리 방식을 보정하여 반영하는 기술 역시 필요하다.

상대적으로 원거리에서 제스처를 입력해야 할 때, 근육의 움직임을 인식하는 근전도검사electromyography를 통해 근육의 미세한 움직임을 입력값으로 활용할 수 있다. 제스처 디스플레이의 접근 방식과는 조금 거리가 있지만, 최근에는 피부에 센서를 부착하여 피부를 잡아당기거나 꼬집는 다양한 동작을 입력장치로 활용하는 인터페이스도 연구되고 있다.

제스처 디스플레이는 일반적인 입력장치가 갖는 2차원 공간을 넘어선다는 이점이 있고 비접촉 방식을 통해서 공간의 활용도를 높일 수 있지만, 인식의 정확도와 동작마다 행위 의도를 정확하게 구별할 수 있어야 한다. 이러한 기술이 어느 정도 성숙도를 보이기 시작하면 의료 현장의 감염 관리 체계에 보조적인 도움을 줄 수 있다. 예컨대 음압 병동에서나 감염 질환의 확산을 통제해야 하는 경우 비접촉 인터페이스가 갖는 이점이 높으며, 현재 일부 병원에서는 적외선 센서를 통해 접촉 없이 문을 여닫는 시스템을 구현하고 있다.

반면 손의 움직임이 많이 이루어지는 수술장의 경우, 오히려 수술 현장의 시스템에 방해 요소가 될 수 있어서 누구에게 이러한 인터페이스를 쥐여 줄 것인가에 대한 부분은 현장의 면밀한 관찰을 통해 결정되어야 한다.

때에 따라서는 음성인식 기반의 인공지능 비서를 활용하는 것이 더 효율적인 전략이 될 수 있다.

Tech-intensive: 기술 집약적이다

미래의 병원에서는 환자의 모든 치료 여정을 아우르는 기술적 집약이 이루어질 것이다. 또한 병원 운영 측면에서도 기술로 대체될 수 있는 부분들은 장기간에 걸쳐 변화할 것이다. 후술하는 각각의 기술들은 환자의 치료 단계에서 활용되며, 치료 이후의 관리 단계와 무엇보다 예방을 위한 진단에서도 활용될 수 있다. 각각의 기술 하나가 단순히 단일 의료 영역에만 영향을 미치는 게 아니라서 병원의 여러 영역에 걸쳐서 활용될 수 있는 기술의 정의와 사례 파악이 필요하다.

1. 3D 프린터와 스캐너

3D 프린터는 일반적인 프린터와 출력 방식이 매우 달라서 프린터라고 표현하기에 어색한 부분이 있지만, 컴퓨터에서 제작된 정보를 실제 환경에 구현한다는 측면에서는 기존 프린터의 개념과 같다. 3D 프린터는 기본적으로 입체화된 형상을 그대로 뽑아낼 수 있는 다양한 메커니즘 중에서 CNCComputer Numerical Control 가공처럼 원재료를 깎아서 입체의 조형물을 만드는 방식보다는 쌓아 올려서 만드는 적층 방식만을 지칭하는 경우가 대부분이다. 3D 프린터는 오래전에 개발되었던 기술이지만 최근에 원천 기술의 특허가 만료되고 이전보다 저렴한 수준에서 공급받을 수 있게 되면서 주목받기 시작했다.

3D 프린터의 적층 방식은 만들고자 하는 개체의 복잡성이나 소재에 따라 매우 다양하므로 의료 현장에 맞는 적절한 선택이 필요하다. 가정에서

가장 접하기 쉬운 방식은 FDMFused Deposition Modeling 방식으로, 고체로 된 소재를 열로 녹이고 노즐을 통해 얇은 가닥으로 뽑아내어 바닥에 한 층씩 쌓아 올리는 것이다. 산업군에서는 광경화성 액체수지를 이용하는 방식과 분말 형태의 소재들을 활용하여 빛이나 열로 접착하는 방식 등이 활용되고 있다. 반면 3D 스캐너는 현실의 물체를 컴퓨터에 전산화된 수치로 변형하고 이를 다시 컴퓨터를 통해 변형·가공할 수 있도록 하는 기술을 의미하는데, 이 경우는 크게 비접촉식 또는 접촉식에 따라 기술이 분류된다.

의료에서 3D 프린터는 환자의 신체적 또는 물리적 계측 정보를 바탕으로 환자의 처치에 필요한 물체를 만드는 데 활용된다. 예컨대 의족 및 의수 제작이 이에 해당하며, 특히 치아, 관절, 뼈 구조에 적극적으로 활용할 수 있다. 현재까지는 기술과 임상 현장 사이의 간극이 남아 있지만, 3D 프린터와 스캐너를 환자의 치료 및 중재 단계에 적용하는 것은 여러 방면에서 이점을 가지고 있다. 먼저, 제작까지 수반되는 시간적·물리적 노력을 줄일 수 있다. 치아보철물의 경우 여러 번의 제작 단계를 거쳐야 했고, 관절 부위와 같이 조직 구조가 복잡할 경우 주형mold 방식을 사용해 왔다면, 3D 스캐너를 통하면 계측된 정보를 바탕으로 더 빠른 시간에 정확한 구조를 구현해 낼 수 있다.

지속적인 활용에도 이점이 있다. 어린 환자가 의족이나 의수를 착용할 경우 신체 성장에 따라 보조기구의 재제작이 계속 필요한데, 이럴 때 사전에 계측되어 저장된 정보를 조금씩 변형하면 빠른 대응이 가능하다. 환자의 성장에 따라 변경되는 값을 가정에서 병원에 보내고, 병원에서는 새로 측정된 결과값을 기반으로 변경된 의족 구조물의 정보를 가정으로 전송해 환자가 직접 출력하여 사용하는 상황도 이론적으로 가능하다.

현재 3D 프린터는 소재의 다양성을 확보하지 못하여 다양한 물성을 지닌 제품을 제작하기에 한계가 있지만, 기술이 가지고 있는 본질적인 잠재

가치는 무한하다. 최근의 연구에서는 인체의 조직이나 기관을 3D 프린터로 구현하게 되어 향후 장기이식이나 인공장기 기술 영역에 상당한 영향을 미칠 것으로 기대하고 있다.

2. 로봇공학

로봇robot은 어떠한 목적을 자동으로 수행하는 시스템을 의미한다. SF 영화에서 보듯, 사람의 움직임과 생각을 그대로 구현하는 것은 로봇공학의 궁극적 지향점이나, 그것이 로봇의 모든 것을 설명해 주지는 않는다. 공장에서 제품 조립을 위해 자동으로 업무를 수행하는 것 또한 로봇의 범주에 속하며, 원격에서 조종해 조난자를 수색할 때 사용하는 기계 또한 로봇의 범주에 속한다.

'로봇공학robotics'이라는 학문은 이러한 로봇 기술의 총체적 연구를 수행하는 분야로, 스스로 인지하고 반응하기 위한 센서공학과 인공지능을 연구하며, 인지되고 분석된 결과에 따른 명령을 수행하고 움직임을 스스로 설계하기 위한 기계공학이나 소재공학 및 마이크로일렉트로닉스 기술 등이 필요하다.

로봇은 주로 인간이 수행하기 어려운 환경이나, 인간보다 정확하고 정밀한 수행능력이 필요한 곳에서 활용된다. 그러므로 의료 현장에서의 로봇공학은 가장 먼저 복잡하고 정밀한 수술을 요하는 환경에서부터 활발히 적용되고 있다. 최근에는 의족 또는 의수를 실제 신체의 일부처럼 기능할 수 있도록 개발하는 바이오닉스의 활용도 높아지고 있다. 반복적인 업무 환경은 로봇을 적용하기에 최적이다. 병원 내 청소로봇이나 정보 제공을 위한 안내로봇이 대표적인 사례이다.

병원이 다양한 진료센터로 분화되면서 환자가 진료실을 찾아가기 어려운 경우, 이전에는 디지털 사이니지digital signage나 서비스 디자인 측면에서 해결하는 방식을 고려하였다면, 앞으로는 자율주행로봇을 적용하여 이런 문제를 해결할 수도 있을 것이다. 병실 침대나 배식 카트의 이동에도 자율주행로봇이 적용될 수 있고, 병원 경영 측면에서도 비용을 효율적으로 활용할 수 있을 것이다. 물론 이 부분에는 늘 논쟁의 요소가 남아 있다. 인공지능 기반 로봇의 활용과 일자리 감소 문제는 지속적 합의와 논의가 필요하지만, 이번에 다루고자 하는 내용과는 거리가 멀어 자세히 언급하지는 않겠다.

3. 나노테라그노시스

'나노테라그노시스nanotheragnosis'란 분자영상의학molecular imaging과 나노의학nanomedicine 기술의 융복합 기술로, 진단과 치료에 최적화된 전략을 수립하기 위한 것이다. 나노 입자nanoparticle에 특정 질환 위치에서 반응하는 물질을 포함하고, 실제 목표로 하는 질환에 대한 반응을 형광을 통해 검출하여, 추후 해당 미립자particle에 약물을 포함해서 약물치료의 효능을 높이는 것이 해당 연구의 궁극적인 목표이자 지향점이다. 현재 암 치료 및 류마티스와 같은 질병 연구와 임상시험이 진행되고 있으며, 그 밖에도 다양한 진단 기술 및 약물전달의 정밀표적화를 위한 연구가 진행되고 있다.

4. 유전자 편집 기술

'유전자 편집genome editing'이란 단어 그대로 개인의 형질에 관여하는 유전자 염기서열을 수정하거나, 다른 염기서열로 대체하거나, 추가적인 유전자를 삽입하는 기술이다. 기존 유전자의 발현을 조절하는 기술의 한 축으로 분류된다. 유전자 편집은 직접적인 염기서열 조작을 통해 각 유전자가 실제 단백질로 만들어지는 모든 단계를 조절할 수 있는 효과적이면서도 위험성 높은 기술이다. 최근 임상 영역에서는 유전질환으로 문제를 겪고 있는 이들이 자녀에게 유전질환을 물려주지 않도록 체외수정 이후 착상 전 유전자검사를 통해 문제가 있는 유전자를 수리하거나, 대사성 질환을 겪는 환자에게서 높은 유전적 소인이 밝혀졌을 때 유전자 편집을 통해 치료하는 방법을 연구하는 것으로 알려졌다.

이런 유전자 편집 기술이 가시적인 영역에서는 마치 종이를 자르고 붙이는 것처럼 쉽게 여겨질 수 있지만, 무작위적인 오류 발생으로 원하는 위치에 정확히 원하는 유전자를 교체하기 어려울 수 있다. 또한 모든 질환을 유전자적 편집만으론 막을 수 있는 것은 아니므로 유전자 편집 기술을 맹신하는 건 바람직하지 않다.

유전자 편집 기술이 점차 진보해 가고 하나의 진료 영역으로 자리 잡기 위해서는 비용적·제도적인 합의가 이루어져야 하며, 표준화된 가이드라인의 제정 역시 필요할 것이다.

5. 체내삽입 의료기기

'체내삽입 의료기기implantable device'는 다양한 분야에서 활용될 수 있다. 예를 들어 위-식도 역류 질환GERD; Gastroesophageal Reflux Disease 환자에서 역류가 발생했을 때의 pH 변화를 감지하여 조임근이 수축하도록 전기자극을 주는 기기가 있다. 기존 양압기로는 수면무호흡증의 개선이 어려웠던 환자의 체내에 기기를 삽입하여 전기자극을 주면 수면 시 이완된 근육을 수축시켜 기도 확보를 가능하게 하는 기기도 있다. 그 외에 일정량의 약물이 계속 방출되게 하기 위한 목적으로 체내삽입 의료기기가 활용될 수 있으며, 최근에는 뇌-컴퓨터 인터페이스brain-computer interface 분야의 성장과 함께 신경전달물질의 조절에도 체내삽입 의료기기의 활용이 모색되고 있다.

6. 영상진단 기기

최근 영상진단 분야의 기술적 동향은 크게 인공지능 기술의 융합을 통해 확보된 정보의 설명력을 높이는 기술, 영상진단 기기 인터페이스의 향상을 통한 효율적인 운용, 방사선량 대비 영상 결과물의 성능 향상 등으로 나눌 수 있다.

인공지능 기술 융합과 관련해서는 이전의 영상진단기록 빅데이터를 분석해 영상 정보에 대한 의사결정을 돕는 초음파 기기가 시판되고 있다. 또 다른 사례로는 컴퓨터상에서 영상을 처리할 때 조직에 따라 색상을 구별하여 시인성visibility과 직관성을 높이는 기기가 있다.

영상진단 기기의 인터페이스와 관련해서는 엑스레이 촬영 장비의 움직임을 리모컨으로 조종하도록 설계한 사례가 있다. 앞으로는 원격조종 없이도 엑스레이 기기 자체가 스스로 판단하여 질환에 따라 환자가 취해야 할 자세나 촬영 방식을 결정하고 수행할 것으로 기대하고 있다.

영상진단 기기는 처치와 시술을 보조하고 교육하기 위한 수단으로도 활용되고 있다. 예를 들면 헤드 마운트 디스플레이 형태의 의료영상 기기로 정맥주사IV injection를 돕기 위한 혈관 투시 기기가 소개된 바가 있다. 마지막으로 방사선량 대비 영상 화질을 높여 환자의 방사선 노출을 줄이고, 촬영 결과물을 3D의 형태로 보여 주는 CT 기기가 소개되기도 했다.

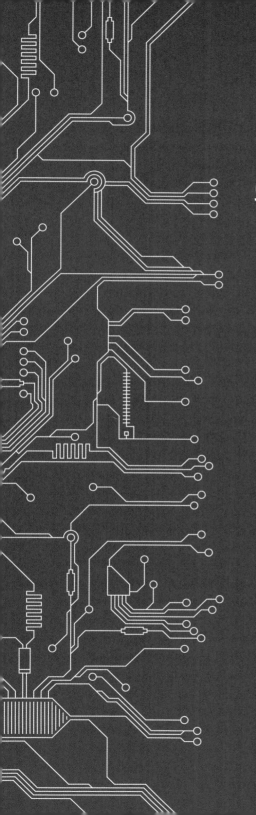

제2부
의료 분야 4차 산업혁명의
핵심 기술들

의료 빅데이터, 어떻게 활용하나

박래웅* 양광모**

 2010년 2월 영국의 〈이코노미스트The Economist〉는 '데이터 홍수The data deluge' 라는 제목의 기사에서 처음으로 빅데이터Big Data라는 용어를 사용했다. 이 기사는 방대한 양의 데이터, 즉 빅데이터가 가져다줄 커다란 가능성에 주목했다. 무엇보다 정보통신기술의 전통적 가치에서 데이터를 중심으로 한 새로운 가치로의 재배치를 예측했다. 실제로 데이터는 사물인터넷과 인공지능 기술과 결합해 4차 산업혁명을 유도하는 핵심 분야로 주목받고 있다.

 빅데이터를 정보학에서 통용되는 학술적인 단어로 보기는 어렵다. 어떤 조건이 충족되어야 빅데이터라고 부를 수 있는지에 대한 학계의 합의도 없다. 하지만 과거에는 활용되지 않았던 대량의 데이터로 의미 있는 결과물을 가져오는 분석 행위를 '빅데이터의 활용' 정도로 보는 것에는 대체로 동

* 아주대학교 의과대학 의료정보학과 교수, 대한의료정보학회 이사장
** 성균관대학교 의과대학 삼성서울병원 의료인문학교실 겸임교수,
   삼성서울병원 건강의학센터 교수 및 커뮤니케이션실 차장

의하는 듯하다.

의료 빅데이터 활용에 대한 논의가 뜨겁다. 의료 분야는 데이터를 체계적으로 수집해 온 분야이며 그 양도 방대하다. 전 세계에서 출간되는 논문을 수집해 제공하는 데이터베이스인 펍메드pubMed에는 논문 내용을 바탕으로 각종 질병과 유전체 및 약물 정보가 지속적으로 업데이트된다. 최근에는 이를 활용한 인공지능도 상용화되고 있으며, 이 분야는 병원 외의 기업등에서 많은 연구가 이뤄지고 있다.

의료 분야의 또 다른 빅데이터로는 환자 개인의 임상 정보가 있다. 정보의 속성상 의료기관, 즉 병원을 중심으로 데이터가 축적되므로 당연히 각병원과 의사들은 이 자료의 활용법에 관심이 지대하다. 그러나 병원마다저장하는 형식이 달라 여러 기관의 자료를 쉽게 통합할 수 없다. 아무리 의미 있는 자료라 한들 지금 상태는 '구슬이 서 말이라도 꿰어야 보배'라는속담처럼 가공되지 않은 원석에 불과하다.

이러한 현실을 타개하려는 노력은 두 가지 축으로 진행되고 있다. 꽤 역사가 오래된 축이 바로 '서식 및 전송의 표준화'이다. 과거 분당서울대병원을 주축으로 진행된 전자건강기록 사업단에서 추진한 모델이다. 현재도각 병원의 자료를 통합하려는 표준화 작업 연구가 계속되고 있다. 가장 보편적인 것이 HL7 FHIRFast Healthcare Interoperability Resources 표준 기술 활용을 위한가이드라인이다. 이는 전자의무기록의 데이터 교환을 목적으로 만들어졌으며 표준 프레임워크로 부상하고 있다.

다른 한편에서는 데이터 교환보다는 빅데이터 분석을 목표로 하는 분산연구망DRN; Distributed Research Network을 이용한 공통데이터모델CDM; Common Data Model에 대한 연구가 늘고 있다. 공통데이터모델은 분석에 필요한 데이터만 선정해 공통된 포맷으로 별도 데이터 웨어하우스에 저장하며, 여러 기관들이함께 연구를 수행하는 분산연구망의 기반이 된다.

데이터 표준화나 분산연구망을 이용한 공통데이터모델 모두 정보의 유통과 활용이란 측면에서는 추구하는 바가 같다. 여기에 라이프로그lifelog, 유전체 등이 통합되어 혁신적 의학연구 인프라가 머지않은 미래에 구축될 것으로 전망된다.

분산연구망

환자의 임상 정보를 활용한 빅데이터 분석은 새로운 건강서비스 기획과 맞춤 신약, 융합 의료기기 개발을 함에 있어 4차 산업혁명의 핵심이라고 봐도 무방하다. 이를 위해서는 임상 빅데이터를 어떻게 구축하고 활용할지 고민해야 한다. 그러나 의료 데이터에는 데이터 구조, 형식의 이질성, 데이터의 질과 양 등 기술적인 어려움이 있으며, 기관의 허락과 개인정보 보호 등 법적 문제, 자신의 데이터를 타인과 공유하는 것을 꺼리는 심리적 제약 등 여러 문제점이 있다.

이런 제약을 극복하는 방법의 하나가 분산연구망이다. 이는 의료 데이터 유통의 제약 요인을 극복하기 위한 방안으로, 병원과 기업 등 수요자 간에 원본 데이터의 공유 없이 분산된 형태로 데이터를 관리하면서 필요할 때 기관에서 분석한 결과만 거래하는 방식이다. 즉, 각 병원의 환자 정보를 표준화 및 익명화하여 병원 내 폐쇄망에 두고, 사용자의 요청에 따라서 기관 안에서 분석된 요약집합정보(평균, 합, 표준편차, 오즈비, 위험도 등)를 수요자에게 회신하는 방식이라고 할 수 있다. 수요자는 폐쇄망에 있는 환자의 개별 정보를 보거나 취득할 수는 없지만, 전체 데이터를 모아서 분석한 것과 동일한 분석 결과를 도출할 수 있다. 여러 기관에서 자료를 통합하기 위해서는 공통데이터모델이 적용되어야 한다.

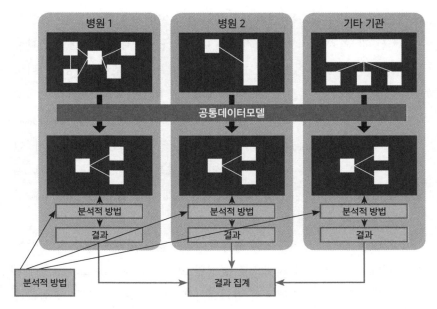

표4-1. 분산연구망의 개념. 각 기관의 정형화된 임상 정보 전체를 전 세계적으로 동일한 구조와 의미가 있는 공통데이터모델로 변환한 후, 동일한 분석 코드를 여러 참여 기관에 보내면 각 기관 안에서 분석 후 얻어진 집합정보만을 기관 외 연구자에게 회신한다. 기관 외 연구자는 여러 기관에서 회신된 집합정보를 모아서 결과적으로 환자의 개별 정보는 보지 않으면서도, 여러 기관의 자료를 분석한 것과 같은 결과를 낼 수 있다.

공통데이터모델

앞서 설명했듯이 데이터 표준화는 연구에 사용할 데이터를 공통 형식으로 저장하여 연구자들 간에 협업 연구, 대규모 분석, 정교한 도구 및 방법론을 공유할 수 있게 하는 중요한 프로세스다. 하지만 표준화 작업을 위해서는 오랜 시간과 비용이 소요된다.

이런 문제를 해결하기 위해 등장한 것이 공통데이터모델이다. 이는 여러 병원의 데이터를 효율적으로 활용하기 위하여 정의한 표준화된 데이터 구조이다. 다기관 공동연구 시 기관별로 상이한 데이터 구조를 동일한 데이터 구조와 의미가 되도록 변환하여 주는 방법이라고 이해하면 된다. 이를 위해서는 각 병원이나 기관이 기존의 데이터를 공통데이터모델로 변환하는 과정이 필요한데, 이를 ETL_{Extract, Transform, Load}이라고 한다. 공통데이터모델은 기존의 한계점 등을 고려하여 지속적으로 업데이트되고 있다.

대표적인 분산연구망으로는 비영리 국제컨소시엄인 '오디세이_{OHDSI; Observational Health Data Sciences and Informatics}'와 약물 부작용 조사를 위한 미국 FDA의 '센티넬 공통데이터모델_{Sentinel CDM}', 미국의 비교효과연구_{CER; Comparative effectiveness research}를 위한 '피코르넷_{PCORnet; The National Patient-Centered Clinical Outcomes Research Network}' 등이 존재한다.

이중 대표적으로 오디세이의 공통데이터모델을 살펴보자. 오디세이는 2008년에 미국 정부의 지원으로 결성된 오몹_{OMOP; Observational Medical Outcomes Partnership}으로부터 파생된 국제적 협의체이다. 초기에는 관찰연구 방법론과 데이터를 활용하기 위한 분석 도구 및 시각화 도구, 기관마다 다른 진단 및 처방 용어를 통일한 표준용어를 만들었다. 오몹은 2013년 정부의 지원이 예정대로 종료된 후, 오몹 공통데이터모델과 표준용어 정의 등이 오디세이로 이관되어 계속되고 있다. 특히 오몹 시절에는 약물 부작용 조사 방법론에 초점을 맞추었지만 오디세이로 이관한 이후에는 약물의 안전성 분석, 비교효과연구, 경제성 분석, 의료의 질, 인공지능 기반의 환자 개별 위험도 예측 등 임상 빅데이터 분석으로 진화해 나가고 있다.

오디세이 프로그램은 대규모 분석을 통해 헬스 데이터의 가치를 이끌어내는 여러 이해관계자 간 협력을 도모하고 있다. 연구자 및 관찰 건강 데이터베이스의 국제 네트워크를 구축했으며, 중앙조정 센터는 컬럼비아대학교에 위치한다. 오디세이에 참여하는 국제 협력기관들은 각 대륙에 고루 분포하고 있다.

오디세이의 모든 솔루션은 오픈소스로 제공되기 때문에 오디세이 연구

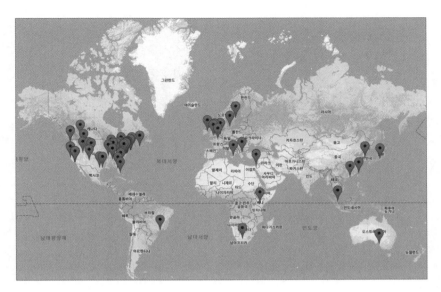

그림4-1. 오디세이 협력기관 [출처: OHDSI. https://www.ohdsi.org/who-we-are/collaborators.]

커뮤니티는 여러 분야(임상의학, 생물통계학, 컴퓨터과학, 역학, 생명과학)에 걸쳐 연구자들의 적극적인 참여를 가능하게 하고, 다양한 이해관계자 그룹(연구원, 환자, 의료공급자, 지불자, 제품 제조업체, 규제기관)을 포괄한다.

오디세이 프로젝트는 협업 구성원이 주도하고 리더십은 프로젝트별로 결정된다. 데이터 표준화data standardization, 의료제품 안전 감시medical product safety surveillance, 비교효과연구, 인구학적 평가population-level estimation, 개인 맞춤형 위험예측personalized risk prediction, 데이터 특성 분석data characterization, 품질 개선quality improvement, 지리 정보 등 빅데이터 기반의 거의 모든 관찰 연구 영역에 초점을 맞추고 다양한 연구가 진행되고 있다.

또 다른 공통데이터모델인 센티넬sentinel initiative은 미국 FDA로부터 시작되었다. FDA는 의약품의 안전성을 감시를 위한 국가적 전자 시스템으로 센티넬 시스템을 개발하였다. 이 시스템은 FDA 규제 제품을 사용하는 과정에서 보고된 이상 반응을 추적하는 기존의 감시 기능을 보완하여 FDA가 이러한 제품의 안전성을 사후에 평가할 수 있도록 한다. 센티넬은 데이터 파트너가 기존 환경에서 전자 데이터에 대한 물리적 및 운영상의 제어를 유지하는 분산 데이터 접근 방식을 사용한다. 분산된 접근 방식은 센티넬 공통데이터모델로 저장된다. 참여하는 데이터 파트너는 자신들이 보유한 데이터를 통일된 센티넬 공통데이터모델로 변환하므로 하나의 프로그램으로 여러 기관의 결과를 동시에 분석할 수 있다. 개인정보 보호를 위하여 분석 쿼리가 배포되고 검색 결과가 보안 포털을 통해 반환된다. 모든 데이터 파트너들 사이에서 합쳐진 데이터 집합을 센티넬 분산 데이터베이스sentinel distributed database, SDD라고 한다.

또 다른 공통데이터모델인 피코르넷은 미국의 환자중심성과연구소PCORI에서 2013년에 설립한 프로젝트로, 전자건강기록을 이용하여 비교효과연

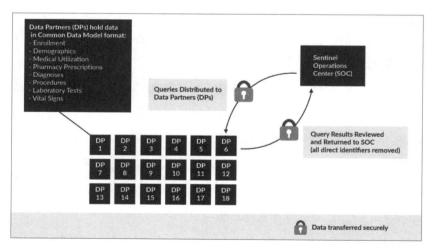

그림4-2. 센티넬의 분산 데이터 접근 방식 [출처: Sentinel. https://www.sentinelinitiative.org/sentinel/data/distributed-database-common-data-model.]

구를 수행하기 위한 목적으로 시작되었다. 50개 주에 걸쳐 11개의 '임상데이터연구네트워크CDRNs; Clinical Data Research Networks'와 18개의 '환자참여연구네트워크PPRNs; Patient-Powered Research Networks'를 설립했다. 피코르넷이 구축하고 있는 연구 플랫폼의 핵심은 환자 중심의 접근 방식patient-centered approach이며 데이터는 중추 역할을 한다.

분산연구망 기반 학술연구 진행 현황

분산연구망 기반 학술연구는 기본적으로 비실험적 혹은 후향적 관찰 연구로 분류된다. 하지만 기존의 다기관 공동연구 방식과 다른 점은 하나의 연구기관이 다른 기관들의 데이터를 수집하여 통일하는 것이 아니라, 약속된 공통데이터모델의 형식에 맞춘 데이터를 기관들이 각각 소유하고 있다는 점이다. 분산연구망 기반 학술연구 진행 방식은 크게 협력센터를 거쳐 진행되는 방식, 중앙형 분산연구망 연구centralized research system through DRN와 개별 연구기관의 연구자들 간의 협력을 통해 진행되는 방식, 탈중앙형 분산연구망 연구decentralizd reserach system through DRN로 각각 나눌 수 있다.

센티넬, 피코르넷은 협력센터 또는 그에 상응하는 협력연구 집단이 존재하여 중앙식 분산연구망 연구를 진행한다. 모든 분석 및 연구는 협력센터 또는 협력연구 집단을 통해 시작된다. 협력연구 집단이나 개인 연구자가 원하는 연구 디자인을 협력센터에 공동연구를 신청하면 센티넬에서 자발적 부작용 보고 등을 기반으로 협력센터에 의약품 안전성 검사를 요청하는 형식으로 시작된다. 협력센터는 제안된 연구를 검토한 후 승인할 수 있는 권한을 가지며, 이후 승인된 연구에 관한 분석 코드를 작성하여 각 데이터 파트너들에게 분석을 요청한다. 데이터 파트너들은 분석 결과를 협력센터에 전송하고, 협력센터는 분석 결과를 검토하고 취합하는 역할을 한다.

이에 반해 오디세이는 탈중앙형 분산연구망 연구를 채택한다. 개별 연구자들은 누구나 본인이 원하는 연구에 대한 프로토콜과 분석 코드를 작성하여 홈페이지 등에 게시할 수 있다. 공통데이터모델의 의료 데이터를 보유하고 있는 기관의 연구자들은 이를 개별적으로 검토한 후 연구에 참여 의사를 밝히고, 분석 코드를 수행하여 분석 결과를 연구자에게 전송한다. 연구자는 이 결과를 취합하여 발표할 수 있으며, 논문 작성 과정도 클라우드 서비스 등을 이용하여 공동으로 수행할 수 있다.

동일한 데이터 구조를 하나의 분석 코드를 이용하여 분석하면 기관별로 걸리는 시간 자체는 비교적 짧은 편이다. 하지만 윤리심의위원회의 심의를 요청하고 심의를 받는 과정은 다국적 다기관 공동연구의 가장 큰 장애물 중 하나다. 센티넬은 생명윤리심의위원회IRB; Institutional Review Board 심의 또는 면제 일체가 필요 없음을 미국 정부에서 공표하였다. 미국 환자중심성과연구소의 후원으로 세워진 PORTALPatient Outcome Research to Advance Learning 네트워크는 연구별로 연구를 주도한 기관의 생명윤리심의위원회 심의를 통과하면, 나머지 기관은 주도 기관의 생명윤리심의위원회에 감독권을 이양하는 방식을 채택하고 있다.

국내에서는 분산연구망에 대한 이해와 논의가 아직 부족하며 명확한 가이드라인이 없다. 현재까지는 모든 개별 연구 심의를 기관별로 받고 있어 연구가 지연되는 경우가 많다. 〈생명윤리 및 안전에 관한 법률〉 15조에서 인간을 대상으로 연구하려는 자는 연구계획서를 작성하여 생명윤리심의위원회의 심의를 받도록 규정하고 있다. 따라서 데이터 보유기관 밖의 사용자가 데이터를 공유하고 분석하기 힘든 상황이다. 하지만 법률을 자세히 들여다보면 '인간 대상 연구'란 사람을 대상으로 물리적으로 개입하는 연구, 상호작용을 통하여 수행하는 연구, 개인을 식별할 수 있는 정보를 이용하는 연구로 규정하고 있다. 이에 따르면 비식별화된 공통데이터모델 기반 분산연구망을 이용한 분석은 '인간 대상 연구'에 해당하지 않는 것을 알 수 있다. 따라서 생명윤리심의위원회의 심의를 거칠 필요가 없지만, 현실적으로는 각 병원의 보수적 정책으로 인하여 생명윤리심의위원회 심의 또는 심의 면제를 받는 데 많은 노력과 시간이 소모되고 있다.

분산연구망을 이용한 공통데이터모델의 한계

기존의 공통데이터모델은 전자의무기록이나 전자건강기록 혹은 보험청구 자료 등의 임상데이터를 포함할 수 있으나 생체신호, 라이프로그, 유전체 정보, 영상 정보 등의 대규모 비정형 자료를 포함할 수 없다. 또한 분석에만 초점이 맞추어져 축적된 과거 데이터를 한꺼번에 변환하여 이용하는 방식을 취하고 있어서 실시간으로 쌓이는 데이터를 공통데이터모델로 변환하지는 않는다. 따라서 다른 기관의 자료를 통해 병원에서의 실시간 임상의사결정지원시스템에 활용하기 위해서는 데이터의 실시간 변환 기능이 필요하다. 또한 공통데이터모델은 데이터 저장 표준으로써 데이터의 전송 기능이 없다. 이 점은 데이터의 전송을 목적으로 하는 HL7 FHIR 표준과 병행하여 사용하면 해결할 수 있다. 실제로 오디세이 내에서 FHIR와 오몹-공통데이터모델을 결합하여 사용하기 위한 워크 그룹이 결성되어 활동 중이다.

국내에서는 아주대학교를 중심으로 41개 병원이 한국 오디세이 컨소시엄을 결성하여 활발하게 활동하고 있다. 현재 아주대학교병원, 가천대학교 길병원, 강원대학교병원의 전자의무기록 및 국민건강보험공단 청구자료 중 일부가 오몹-공통데이터모델로 변환되어 있다. 격주로 공통데이터모델 실무자 원격회의가 개최되고 있으며, 격월로 오픈 세미나 및 한국 오디세이 리더십 회의가 개최되고 있다.

유럽에서는 EMIF_{European Medical Information Framework}라는 분산연구망 조직이 결성되어 있으며 14개국 57개 기관이 참여하고 있다. 자신들의 고유한 공통데이터모델을 개발하는 대신 오몹-공통데이터모델을 채택하는 점이 흥미롭다. 미국의 정밀의료 이니셔티브 코호트_{Precision Medicine Initiative Cohort}에서는 오몹-공통데이터모델을 확장하여 유전체 정보와 라이프로그를 포함할 수 있는 오몹-공통데이터모델 플러스_{OMOP-CDM+}를 채택할 예정으로 알려졌다.

또 다른 빅데이터, 생체신호와 라이프로그

생활환경과 신체 리듬의 변화는 질병의 발생 및 진행과 밀접한 관련이 있다. 생체신호와 라이프로그는 이러한 변화를 추적할 수 있는 중요한 데이터다. 생체신호 데이터는 살아 있는 생체로부터 시간 변화에 따라 지속적으로 측정·관찰되는 모든 신호를 일컬으며 심전도검사, 뇌파검사 등이 포함된다. 라이프로그 데이터는 일반적으로 웨어러블 기기를 통해 기록되는 일상생활에 대한 기록(활동량 등)을 의미한다. 생체신호 데이터와 라이프로그 데이터는 시간 변화에 따라 인체의 정보가 계속 측정된다는 점에서 비슷한 특성을 공유하며, 빅데이터의 3가지 특성으로 일컬어지는 양_{volume}, 속도_{velocity}, 다양성_{variety} 특성을 모두 갖고 있다. 또한 병원 전자의무기록 또는 보험청구자료 등의 기존 임상데이터들과 달리, 현재까지 다수의 환자에 대한 데이터가 확보되어 있지는 않지만 한 환자로부터 아주 자세한 데이터를 획득할 수 있어서 다른 관점에서 규모가 매우 큰 데이터라 할 수 있다.

한 대학병원 집중치료실 50병상에 설치된 환자 모니터링 기기에서 수집되는 모든 생체신호를 모아 저장할 경우, 그 양은 약 20기가바이트에 이른다. 전자의무기록 중 약물처방 및 검사 결과는 비교적 자주 기록되는 데이터인데, 위중한 환자도 많아야 하루에 수십 건, 데이터양으로 치면 몇 킬로

바이트 밖에 안되는 것과 비교하면 엄청난 차이다. 이렇게 밀도 높게 수집된 데이터는 환자의 밀리세컨드(1000분의 1초) 단위의 변화 감지와 적절한 피드백의 기반이 된다. 이러한 데이터는 인터페이스나 장비가 갖춰지면 자동으로 수집될 수 있다. 데이터 수집 및 활용의 중요성이 커지면서 병원 차원에서도 생체신호 데이터를 수집하려는 노력이 확대될 것이며, 웨어러블 기기의 보급 또한 지속적으로 증가하므로 생체신호 및 라이프로그 데이터의 규모는 더욱 커질 것으로 예상된다.

생체신호를 분석하여 환자의 주요한 상태 변화를 감지하고자 하는 노력은 계속되고 있다. 심장병 전문의 모스Travis J. Moss를 비롯한 연구팀은 9,300여 건의 집중치료실 입원에서 측정된 생체신호 데이터(HR, RR, O2, SBP, DBP 등)의 변화와 기관삽관, 출혈 등의 발생 사이에 연관이 있음을 발표했다. 또한 뇌파검사 자료를 분석해 간질성 발작을 예측하는 연구들도 다수 발표되었다.

최근 딥러닝의 발달은 복잡할 수 있는 생체신호 및 라이프로그 데이터 분석에 새로운 기회를 제공하고 있다. 기존의 통계나 머신러닝으로는 특정한 생체신호 특징을 추출하기 위해 고도의 처리 기술이 필요했다. 예를 들어 심전도 데이터에서 T파의 마지막은 매우 완만하게 끝나기 때문에 그 끝을 정확히 측정하는 데 한계가 있다. 또 시그널 데이터에는 많은 잡음이 섞여 있어서 특징을 추출하는 것이 더욱 어렵다. 반면, 딥러닝 기법으로 분석하면 가장 큰 어려움이 되는 특징 추출 과정을 컴퓨터 스스로 처리할 수 있다. 충분한 양의 데이터를 제공해 주면 스스로 학습할 수 있는 구조라서, 생체신호 데이터 처리에 많은 경험이 없는 연구자들이라도 더욱 쉽게 데이터를 분석할 수 있는 여건이 되었다.

현재까지 논의한 바와 같이 생체신호 및 라이프로그 데이터는 임상적으로도 매우 중요할 뿐만 아니라, 수집 및 분석 환경이 점점 확대되고 있어서 앞으로 활용이 크게 증가할 것으로 기대된다.

우리나라의 현실과 발전 방향

지금까지 의료정보 공유를 위한 많은 노력과 연구가 있었다. 하지만 데이터 보유기관 간 데이터 형식과 서식 및 용어가 달라서 어느 한 기관에서 만든 시스템이 다른 기관에서도 통용되기란 거의 불가능했다. 병원 등 데이터 보유기관에서는 공유에 대한 동기와 보상이 없기도 하고, 〈개인정보 보호법〉과 〈생명윤리 및 안전에 관한 법률〉에 따라 개인정보의 이용과 공유에 엄격한 제한이 있다. 그러므로 대부분의 데이터 보유기관에서는 자료 공유에 매우 보수적이다.

그나마 최근에는 분산연구망을 이용한 공통데이터모델을 활용한 연구가 시작되고 있다. 국내에 도입된 오디세이 국제컨소시엄의 공통데이터는 임상자료, 병원 자료, 원무 자료, 메타 자료, 추출요소, 표준용어 등 총 6개의 대분류 아래에 총 36개의 테이블로 구성되어 있다. 이 공통데이터에 맞추기만 하면 국가, 언어, 기관에 상관없이 모든 데이터가 같은 구조와 의미로 쓰이게 되며 데이터는 익명화된다. 따라서 각 병원의 연구자들은 여러 기관의 자료를 바탕으로 연구 분석이 가능해진다.

분산연구망은 각 병원의 환자 정보를 표준화하고 익명화한 공통데이터모델로 변환한 후, 데이터보유 폐쇄망 안에 두고 사용자의 요청에 따라서 분석된 요약집합 정보만 사용자에게 회신하는 방식이다. 사용자는 폐쇄망 안에 있는 환자의 개별 정보를 보거나 취득할 수는 없더라도 궁극적으로 원하는 결과값을 얻을 수 있게 되어, 법 개정 없이도 의료 빅데이터를 공유할 수 있게 된다. 현재까지 전 세계 20개국에서 160개 이상의 기관이 참여하고 있으며, 국내에서는 41개 이상의 기관이 참여하고 있다. 이렇게나

마 연구가 진행되는 일은 다행스럽지만 아직도 명확한 연구윤리 가이드라인이 없는 것은 문제다. 현재까지는 모든 개별 연구를 기관별로 생명윤리심의위원회 심의를 받느라 연구가 지연되는 경우가 많았다. 이러한 문제를 해결하기 위해서는 정부 주도의 명확한 지침이 만들어져야 할 것이다.

최근 한국형 공통데이터모델을 개발하려는 시도가 있다. 한국형 공통데이터모델은 쉽고 간단하게 만들 수 있다는 장점이 있지만 국외 기관과의 공동연구가 어려우며 활용 가능한 임상자료원, 분석 플랫폼 및 도구가 국내 사용자에게만 국한되므로 결과적으로 빅데이터화하기 어렵고, 다양하고 혁신적인 응용 소프트웨어 개발 및 활용에도 걸림돌이 된다. 이러한 이유로 국제적 리더십 확보가 어려워 지속적으로 성장 가능한 플랫폼으로 발전하기 어려울 수 있다.

지금까지 언급한 분산연구망은 후향적 자료에 기반하고 있다. 실시간으로 다른 기관의 자료를 수집해 활용하게 되면 병원정보시스템 이용에 큰 도움이 될 것이다. 다양한 활용을 위해 데이터 교환 표준인 FHIR와 데이터 저장 표준인 공통데이터모델을 결합할 필요성도 대두되고 있다. 마지막으로 임상 정보에 국한된 공통데이터모델을 확장하여 생체신호, 라이프로그, 유전체 정보, 레지스트리, 영상 정보를 포괄할 수 있는 형태로 확장시키게 된다면, 우리는 진정한 의료 빅데이터 시대로 한 걸음 더 다가서게 될 것이다.

인공지능과 의료

이언[*]

2016년 5월 〈뉴욕타임스〉에 충격적인 기사가 실렸다. 중국의 한 병원에 근무하던 의사가 환자의 보호자들로부터 머리에 타격을 입고 사망했다는 내용이었다. 경제 발전으로 인한 중국인들의 의료수요 폭발에 의료시스템이 제대로 대응하여 작동하지 못한 것이 원인이라고 쉽게 짐작할 수 있다.

그렇다면 우리나라의 현실은 어떠한가? 수도권 이외 지역에 거주하는 암 환자들은 거주지역 근처에서 치료받을 병원이 마땅치 않다. 상급종합병원이 있다고 하더라도 KTX 등 이동수단의 발달로 치료를 위해 수도권, 특히 서울로 이동하는 암 환자가 크게 증가하고 있다. 일부 병원으로의 환자 집중은 일면 이해가 되는 점이 있으나, 문제는 집중의 정도가 너무 과하여 이로 인한 부작용이 심각하다는 데 있다.

이 현상의 원인을 환자의 입장에서 살펴보면 우선 서울과 지방의 '의료

---

[*] 가천대학교 의과대학 신경외과 교수

격차'가 있다. 환자들은 이 의료격차가 갈수록 커지고 있다고 생각한다. 서울과 지방 의료진의 실력이 출발 당시에는 비슷하다 해도, 서울 대형병원들로만 환자들이 몰리다 보니 서울 의사들은 환자를 더 많이 치료하게 되고 그만큼 임상 경험도 쌓이면서 자연스럽게 진료 실력이 향상된다는 것이다. 또 수요가 몰린 만큼 이윤도 많이 발생하여 첨단 장비를 도입할 수 있게 된다. 반면 중증도 높은 지방의 환자들이 모두 서울로 가 버려서, 지방병원의 의사들은 임상 경험을 축적할 기회 자체가 차단되어 치료 수준이 제자리걸음을 하게 될 수밖에 없다. 일종의 악순환이 존재한다. 이와 같은 일이 실제로 존재하는지는 더욱 깊이 연구해야겠지만, 적어도 환자와 보호자들이 이렇게 생각하고 있는 건 틀림없다.

암은 그 특성상 서울의 대형병원, 그중에서도 특정 의사로의 환자쏠림이 더욱 심하다. 이러한 쏠림은 의료접근권의 불평등으로 이어져 많은 갈등과 사회적 비용을 발생시킨다. 쏠림으로 인해 '3개월 예약대기, 최소 30분 진료대기, 최대 3분 진료'라는 말이 공공연하게 회자될 정도다. 이러한 현실에서 당연히 환자는 자신이 진료를 제대로 받고 있는지 의구심을 갖게 되고, 다른 병원을 찾아가서 치료 방침을 비교하게 된다. 이 과정에서 국가와 개인은 엄청난 비용을 치르게 되고 무엇보다 환자의 소중한 치료 시간을 낭비하게 된다.

'암 환자 방'은 지방에서 서울로 올라온 암 환자들이 잠시 머무는 공간이다. 주로 암수술을 받은 뒤 항암요법이나 방사선 치료를 받는 환자들이 이용한다. 환자 방은 시설이 잘되어 있는 곳도 있지만, 상당수 환자는 2평짜리 고시원 같은 곳에 머물고 있다. 볕도 들지 않고 통풍도 잘되지 않는 곳에서 한 달 넘게 투병해야 한다. 환자 방에 머물며 주중 동안 치료를 받고 금요일 밤에 집에 내려갔다가, 다음 주 월요일 오전에 치료를 위해 다시 올라온다. 만약 지방에서도 서울만큼의 첨단 의료서비스를 받을 수 있다면 굳이 객지에서 가족과 떨어져 외롭고 힘겨운 투병 생활을 하지 않아도 될 것이다.

인공지능은 이러한 쏠림 문제를 해결할 가능성을 제시한다. 쏠림의 핵심 원인인 서울과 지방 간의 치료 수준 격차를 크게 줄일 수 있으며, 무엇보다 서울과 지방의 진료 신뢰 수준을 동일하게 할 수 있다. 암 진료 수준의 표준화를 통해 진료의 탈중앙화를 이루는 것이다.

영상의학과와 병리학과의 존속 여부

2017년 5월 스탠퍼드대학교의 영상의학과 및 의생명정보학과 교수인 커티스 랑글로츠는 한 학생으로부터 '영상의학과에 들어갈 생각을 하고 있다. 하지만 영상의학과 의사가 과연 존속 가능한 직업인지 의문이다'는 내용의 이메일을 받았다고 밝혔다. 또한 딥러닝 알고리즘이 의료영상 분야에서 인기를 얻으면서 많은 영상의학과 의사들이 공황 모드에 들어갔다. 무엇이 그들을 불안에 떨게 했을까?

2015년 IBM은 의료영상 분석 기술 기업인 머지 헬스케어Merge Healthcare를 10억 달러에 인수합병했다. 머지 헬스케어가 관리하는 방대한 양의 의료영상 자료에 IBM의 인공지능을 연결하기 위해서였다. 즉 IBM의 인공지능 '왓슨 포 온콜로지Watson for Oncology(이하 왓슨)'가 머신러닝을 통해 자료 판독법을 습득하게 하려는 것이었다. 현재 왓슨은 초당 6,600만 페이지를 읽는다. 영상의학과 의사가 자신의 경력 중 읽는 자료의 총 분량보다 훨씬 많다. 영상의학과 의사로서는 매우 위협적인 상황이 전개되고 있는 것이다. IBM에서는 '왓슨은 영상진단을 위해 신뢰할 만한 조수로, 평범하고 반복적인 일을 덜어 주어 영상의학과 의사가 고차원적인 업무에 집중할 수 있도록 보조하는 역할을 한다'고 설명하지만, 이미 왓슨이 영상의학과 의사를 대체할 것이라는 공포는 일반화되었다. 많은 사람이 의사의 영상진단 통제권이 인공지능으로 넘어갈 상황에 우려를 표한다. 영상을 해석하고 관리하는 왓슨에 불량이 생길 경우 어떻게 대처해야 할지 확실한 해결책이 없어서다. 아울러 왓슨이 IBM 주주에게 유리한 방향으로 의사결정을 유도할 가능성에 대비해야 한다는 주장도 있다.

이러한 일은 영상의학뿐만 아니라 병리학에서도 일어난다. 일부 암종에서는 병리학자보다 인공지능의 오진율이 낮다. 이는 앞으로 병리학 의사들에 대한 의존도가 점점 낮아질 것을 예고하므로 병리학 전공 의사들 역시 존속을 우려한다. 지난 150년 동안 병리학자들은 현미경으로 조직을 관찰함으로써 암 진단을 했다면, 오늘날 디지털 병리학을 실현하는 핵심 기술인 WSIwhole slide imaging는 현미경이 제공하는 좁은 시야 영역과는 대조적으로 슬라이드 위 전체 조직 샘플을 캡처하여 디지털 영상으로 변환할 수 있게 해 준다. 병리학자들이 이러한 기술을 잘 활용한다면 판독과 진단에 더 큰 도약을 할 수 있다. 병리학자들이 상당한 양의 정보를 직접 보고 저장할 수 있으며, 특별히 고안된 디지털 병리학 소프트웨어computational pathology software에 다량의 데이터를 제공하고 사용할 수 있게 된다.

이러한 디지털 병리학과 인공지능의 발전은 몇 가지 혁신을 가능하게 한다. 먼저, 더는 거리가 중요하지 않게 된다. 전 세계 기관들이 슬라이드를 주고받기 쉬워졌다. 자연히 새로운 협업 가능성이 열리고, 병리학 부서와 사설 검사기관 간 협력이 증대되며, 특히 상대적으로 열악한 지역 환자들의 병리학서비스 접근성을 향상시킨다. 다음으로 디지털 병리 슬라이드 영상에 영상 분석 알고리즘을 적용할 수 있게 된다. 이들은 이미 자동화 또는 반자동 면역조직화학 정량화immunohistochemistry quantification를 위해 사용되고 있으며, 이미 분석의 표준화와 속도 증강을 위한 새로운 방법이 개발되었다. 또한 헤마톡실린hematoxylin과 에오신eosin 염색을 증강하기 위한 새로운 방법

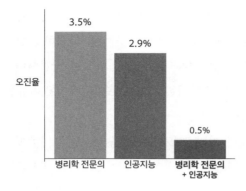

표5-1. 병리학 전문의와 인공지능이 개별적으로 판독하는 것보다 서로 힘을 합치게 되면 훨씬 높은 정확도를 보여 준다. [출처: 2016 PathAI]

이 개발 중이다. 이처럼 인공지능 디지털 병리학은 암 진단 시 병리의사 간 판독의 변동성을 줄이면서도 작업 흐름을 더욱 빠르고 정교하게 하는 데 도움이 될 수 있다.

개별 병리학교실이 서로 공유하기 힘든 슬라이드 캐비닛을 가지고 있던 시대는 지났다. 병리학자들은 이제 WSI를 통해 전 세계 어디서나 조직을 검사할 수 있으며, 인공지능과 머신러닝 소프트웨어 기반의 컴퓨터 병리학 소프트웨어의 도움으로 새로운 혁명기에 진입했다. 전 세계적으로 병리학 자의 수는 감소하는 반면, 병리학자가 공을 들여 봐야 할 슬라이드 수는 급격히 늘고 있다. 병리학의 디지털화로 엄청난 양의 데이터가 생산되고 있어서 인공지능의 개입 없이는 일 처리가 점점 어려워질 것이다.

하지만 인공지능이 병리학자보다 빠르게 동일한 결론에 이를 수 있다고 해서 모든 병리학자를 인공지능으로 대체할 수는 없다. 오히려 인공지능이 데이터와 머신러닝을 통해 과거 현미경이 제공할 수 없었던 새로운 통찰력을 병리학자에게 제공할 수 있게 되며, 병리학자는 인공지능의 도움을 받아 일상적인 작업 부하를 줄이고 진단의 정확도와 정밀도를 향상하게 될 것이다.

인공지능 중환자실과 환자 안전

지난 2011년 미국 항공기 제조사인 록히드마틴은 세계 최고의 병원이라고 불리는 존스홉킨스Johns Hopkins와 공동 프로젝트를 시작했다. 프로젝트의 목표는 중환자실 환자에게 가장 효율적이고 안전한 의료서비스를 제공하는 것이었다. 중환자실은 병원에서 가장 많은 첨단 장비가 투입되는 장소다. 그러나 과연 치료도 최첨단으로 이루어지고 있을까? 실제 중환자실에서 발생하는 심각한 문제 중 하나는 비효율적인 운영으로 인한 의료진의 시간 낭비에 있다. 의료진의 시간 낭비는 치료 과정의 지체로 이어진다. 예를 들어 수많은 모니터가 제각기 경보음을 내지만 이를 통합하여 관리하는 시스템은 없다. 무엇보다 우선순위가 관리되어야 한다. 비효율적인 시스템은 환자 안전에 악영향을 미치고 의료비용을 증가시키며 의료진들의 업무와 스트레스를 가중한다.

이러한 점에 착안하여 록히드마틴의 항공기 운용 시스템 통합 기술을 존스홉킨스와 함께 의료에 적용하려는 시도가 이루어졌다. 록히드마틴이 보유한 고급 시뮬레이션 알고리즘으로 중환자실의 비효율적인 임상사례를 조사하고, 개선안을 검증하기 위한 가상 프로토타입을 제작하기 위해서였다. 이렇게 되면 의료기기의 상호연결성 및 상호운용성에 체계적인 개선이 이루어질 것이다. 예를 들어 중환자 각각의 상태를 정확히 추적하여 의료진에게 적시에 최적화된 정보를 전달할 수 있게 된다. 이미 인간보다 인공지능이 패혈증 징후를 24시간 이상 먼저 감지한다는 사실이 입증되었다. 인공지능을 이용하여 인간이 범할 수 있는 오류를 줄이면 이는 사망률 감소와 치료 효과의 개선으로 이어진다. 일일이 원인을 파악해야 하는 경보음 때문에 발생하는 의료진의 '경보 피로' 문제도 한결 해소될 수 있다.

4차 산업시대 기술과 활용법

1. 컴퓨터 비전

캄브리아기는 약 5억2천1백만 년 전, 지구상에 존재하는 생물의 종류가 폭발적으로 늘어났던 시기다. 학자들은 이 시기를 '진화의 빅뱅'이라고도 부른다. 이러한 대폭발의 직접적인 원인은 무엇이었을까?

호주의 진화생물학자 앤드루 파커Andrew Parker는 이를 시각, 즉 '눈'의 출현이라고 주장한다. 눈은 해파리과 생물이 명암을 구별하는 단순한 점눈에서 요즘 동물 대부분이 가진 카메라눈까지 다양한 형태로 급격히 진화했다. 최초로 눈다운 눈을 가진 생물은 삼엽충이었다. 눈을 가지게 된 삼엽충에게 이 세상은 거대한 무료 뷔페식당과 마찬가지였고, 덕분에 먹이사슬의 최상층부에 위치할 수 있었다. 다른 생물들도 이에 대응해 다양한 형태의 눈을 진화시켜 먹잇감을 찾거나 포식자의 공격에 방어하는 데 사용했다. 일찌감치 시각 시스템을 갖춘 종은 크게 번성하여 다양한 생물로 발전적인 진화를 하였으나 그렇지 못한 종은 경쟁력을 잃고 서서히 멸종되었다.

인간에게도 가장 큰 감각 시스템은 시각이다. 뇌 기능의 절반 이상이 어떠한 형태로든 시각에 관여한다. 다시 말해서 지능의 가장 중요한 요소는 시각과 이를 해석하는 능력이라 해도 과언이 아니다.

인공지능 기술의 핵심인 머신러닝은 처음에는 개와 고양이를 구분하는 것조차 어려워했다. 지금은 사진을 읽거나 자연어 문장을 만들고 심지어 동영상을 해석하거나 운동경기를 중계하기에 이르렀다. 드디어 기계가 눈을 발전시켜서 인공지능과 연결해 스스로 시각 정보를 해석해 내기 시작한 것이다. 컴퓨터 비전computer vision, '기계 시각'의 시대가 도래한 것이다. 이러한 진보는 다양한 응용으로 이어진다. 인공지능과 기계 시각을 이용한 손소독 위생관리 시스템은 병원감염률을 크게 줄였다. 홀로 사는 노인들의 일상을 지속적으로 모니터링하여 라이프스타일의 패턴, 감정, 정서, 생체 신호 등을 분석하고 위험징후를 사전에 감지하기도 한다. 이는 응급상황 시 적기에 개입할 수 있게 하여 노인들의 안전한 독립적 생활을 보장한다. 이러한 눈부신 발전도 인공지능의 능력과 가능성을 고려하면 아직 걸음마 단계에 불과하다.

양자컴퓨터 시대가 시작되었다. 구글, 마이크로소프트, IBM과 같은 거대 업체를 비롯해 각국 연구기관과 대학에서 양자컴퓨터 개발에 뛰어들었으며, 이를 이용한 클라우드서비스와 각종 플랫폼 연구가 동시에 진행되고 있다. 양자컴퓨터는 양자 중첩에 기반을 둔 큐빗Qubit 덕분에 기존 이진법 기반의 컴퓨터와는 비교가 안 될 정도로 강력한 연산능력과 병렬처리능력을 갖춘다. 수학을 예로 들어 보자. 수학에는 P-NP 문제라는 게 있다. P(다항식)는 컴퓨터가 적당한 시간 내에 해결할 수 있는 문제, 즉 쉬운 문제들이고, NP(비결정성 다항식)는 그와 반대로 어려운 문제를 의미한다. 양자컴퓨터는 과거에 NP로 여겨졌던 많은 문제를 신속하게 P로 풀 수 있다. 이처럼 암 발생의 원인을 제공하는 수많은 돌연변이와 내·외부 요인들과의 상호관계 및 경로를 풀어내 최적화된 해법을 신속하게 제공해 줄 것이고, 신경조직 손상과 재생 과정도 실마리를 찾을 수 있을 것이다.

2. 인공지능 기반 감성로봇과 병원로봇

의료 현장에는 이미 로봇이 투입되어 사용되고 있다. 병원을 돌아다니며 수속을 돕고 길을 안내하는 로봇부터 수술로봇까지 종류도 다양하다. 특히 소프트뱅크의 감정인식로봇 페퍼는 병원, 마트, 서점 등에서 활용되고 있지만 현재 페퍼가 할 수 있는 일은 극히 제한적이다. 이러한 한계는 기술의 발전으로 빠르게 해소될 것이기에 로봇의 등장이 일으킬 변화와 혁신이 진정 무엇인지를 아는 게 중요하다.

로봇을 단순히 병원자동화 시스템의 도구로만 보아서는 안 된다. 인간과 인공지능 사이에서 로봇은 인터페이스 역할을 한다. 과거에는 컴퓨터 모니터와 자판이 인터페이스 역할을 했다면, 앞으로는 점차 음성과 영상 및 감정인식 기술로 사람과 사람 사이의 상호작용을 모방한 '휴머노이드'가 인터페이스 역할을 할 것이다. 따라서 현재 로봇의 역할이 제한적이라 해도 의료 현장에 투입해 사용하면서 보완하고 발전시켜야 한다. 오늘날 기술의 발전 속도로는 한 번 뒤처지면 다시는 추격이 불가능할 수 있다.

수술로봇은 인튜이티브서지컬Intuitive Surgical 사의 다빈치da Vinci SP Surgical System 를 비롯해 다양한 로봇이 사용되며 빠르게 진화하고 있다. 언젠가는 외과의 없이도 자율적으로 수술하는 로봇이 출현할 것이다. 흔히 수술로봇이라고 하면 뇌종양수술이나 대장암수술처럼 상당한 난도의 수술을 수행하는 정밀한 로봇만을 연상하지만, 반드시 고가의 첨단로봇만 개발 대상이 되는 건 아니다. 인류의 1/3에 해당하는 수의 사람들은 평생 제대로 훈련된 외과 의사를 만나지도 못하며, 선진국인 미국에서조차 중서부 벽지로 가면 사정은 비슷하다. 따라서 첨단기술을 이용한 고가 정밀로봇과 더불어, 비교적 간단한 수술이 가능한 중저가 로봇의 개발에도 눈을 돌려야 한다.

병원에는 물류로봇 역시 중요하다. 각종 물자와 검체의 수송이 빈번하기 때문이다. 병원에서는 원활한 물류를 위하여 막대한 비용을 쏟으며, 위험에 대비한 비용 역시 지불하고 있다. 간호사 노동력의 30%는 약품 및 소모품 정리 정돈에 사용되며, 정리 작업 중 실수로 의료사고도 종종 일어난다. 이러한 문제에 인공지능과 로봇이 해결 방법을 제시해 줄 수 있다. 예를 들어 매케슨McKesson에서 개발한 Robot-Rx는 약물 처리(의약품 보관, 선정, 반납, 재고 정리, 편집 등)를 위한 자동화된 로봇시스템이다. 전체 미국 병원의 1/3 이상이 매케슨의 소프트웨어와 로봇 시스템을 사용하고 있는데 각종 오류와 비용은 줄이고 생산성은 높일 수 있기 때문이다.

마치며

지금까지 의료 분야와 관련된 인공지능 기술에 대해 간략하게 살펴보았다. 우리나라에도 2016년 9월 8일 IBM의 왓슨이 도입되어 처음으로 진료현장에 인공지능이 등장했다. 그러나 아직도 인공지능을 진료에 적용하는 것에 부정적 시각을 갖거나 문화적·윤리적으로 받아들이지 못하는 사람이 많다. 또한 법과 제도 규정 등이 미처 정비나 개선되지 않아 인공지능 적용이 애매한 경우가 속출하고 있다.

2016년 12월 식품의약품안전처에서는 세계 최초로 〈빅데이터 및 인공지능 기술이 적용된 의료기기의 허가·심사 가이드라인〉을 발표하였다. 적극적이고 발 빠른 대응은 높게 평가받을 만하나, 이것만으로 많은 난제를 해결할 수 없다. 과감한 정책 변화가 필요하다는 목소리가 높다.

과거에는 기술이 앞서면 법과 제도, 규제가 뒤따라가는 것이 일반적이었다. 그러나 4차 산업혁명 시대는 기술의 발전과 세상의 변화 속도가 너무 빨라서 과거의 방식으로는 혁명을 선도할 수 없다. 이제는 기술과 사회의 변화를 예측하고 선제적으로 법과 제도를 정비해야 한다. 법과 규제를 다루는 기관과 부서들이 민간기업, 대학, 연구소 등과 힘을 합쳐 창의적인 기술발전과 사회개혁의 선봉에 서야 하며, 우리 사회의 안정을 해치지 않으면서도 분야별 예측 시나리오를 만들고 이에 대한 대책을 마련할 수 있어야 한다. 특히 인공지능 분야는 변화의 흐름이 빠르다. 변화의 급류에서 한번 뒤처지면 영원히 추격할 수 없다는 절박한 인식을 가져야 한다. 실력 있고 창의적인 인재들이 마음껏 꿈과 실력을 펼칠 수 있는 의료생태계 조성이 최우선 과제이며, 기술 발전을 위한 노력과 아울러 인공지능 시대에 걸맞은 혁명적인 의료시스템 마련을 위한 노력도 함께해야 한다.

정밀의학과 유전체 정보 활용

박웅양*

정밀의료는 새로운 개념이 아니다. 기존의 의료를 바탕으로 꾸준히 발전해 온 개념이라서 관점에 따라 다르게 설명할 수 있다. 과거 '경험적 의학'으로부터 과학적 접근 방식을 통해 '근거에 기반을 둔 의학'이라는 개념이 도입되었다. 최근 빠르게 발전하는 유전체 및 생체 정보 분석 기술에 기반을 두고 질병의 발생과 치료에 분자세포생물학적 접근 방식이 발전하고 있다.

정밀의료와 맞춤의료를 구분하자면, 맞춤의료는 개인의 유전체를 포함한 생명 정보를 분석하여 환자에게 가장 적합한 방식의 치료를 제공한다. 정밀의료는 개인의 생명 정보와 함께 생활 및 환경 정보를 포함하고 인구집단의 통합 정보 데이터를 이용하여 최적의 건강관리를 구현하는 방식이다. 중요한 사실은 정밀의료는 의료 기술이 발전해서 더욱 '정밀'하게 치료한다는 개념이 아니라, 대규모 빅데이터에 기반을 두어 개인의 특성을 반

---

* 성균관대학교 의과대학 분자세포생물학교실 교수, 삼성서울병원 유전체연구소 소장

영하는 새로운 개념의 의료라는 점이다.

유전체 염기서열은 개인의 유전적 특성을 가장 정확하게 설명해 준다. 예를 들어 유전자의 돌연변이에 의해 발생하는 희귀 유전질환은 유전자와 돌연변이의 종류에 따라 서로 다른 임상적 결과를 보인다. 바로 유전자형-표현형 관련성genotype-phenotype correlation으로, 원인 돌연변이를 찾아내는 것이 환자의 예후에 매우 중요하다. 암 발생 가능성을 높이는 유전자의 돌연변이는 유전율genetic penetrance이 매우 높으며, 영화배우 안젤리나 졸리가 예방적 유방절제술을 택한 이유도 유방암 및 난소암 발생 가능성이 큰 돌연변이 유전자 때문이었다. 이외에도 분자 기전에 기반을 둔 표적항암제는 암세포에 존재하는 특정 돌연변이에만 작용하기 때문에, 난치암 환자의 해당 돌연변이를 찾으면 최적의 표적항암제 치료를 할 수 있다.

불과 10여 년 전, 솔렉사Solexa에서 개발한 Genome Analyzer**로 유전체 염기서열을 대규모 분석할 수 있게 된 이후, 이제 한 사람의 30억 개 염기서열 분석에 약 백만 원의 비용이면 수 시간 내에 가능하게 되었다. 이러한 염기서열 분석 기술의 도입은 분자유전학적 연구에 획기적인 발전을 가져왔다. 대용량 염기서열 분석 기술로 희귀질환의 원인 유전자를 찾고, 암 발생을 유도하는 원인 유전자를 찾아 표적항암제를 개발하는 원동력이 되었다. 이제는 풍부한 데이터가 축적되고 개인별 유전체 정보를 분석하는 일이 가능해져서 진단을 목적으로 유전체 분석 기술을 사용하게 되었다. 미국 파운데이션 메디슨Foundation Medicine 사는 2013년부터 암 유전체 분석 진단패널 기술을 암 환자 맞춤치료에 적용하여 10여만 건의 진단검사를 수행했다. 대형병원들은 각 병원의 임상시험과 맞춤치료 클리닉에 필요한 암 유전체 분석 진단패널을 개발해 표적항암제 임상시험과 암 맞춤치료에 활

** 현재 일루미나 소속, HiSeq로 업그레이드되었다.

용하고 있다.

국내에서도 2017년부터 차세대 염기서열 분석인 NGSNext Generation Sequenc-ing를 이용한 유전자검사에 건강보험이 적용되고 있다. 동시에 보건복지부 연구사업인 암 유전체 정밀의료사업단을 통해 범국가 차원의 유전체 정보에 기반을 두어 대규모 표적항암제 및 면역항암제 임상시험을 시작하였다. NGS 기술의 핵심은 수천만 개에서 수십억 개 DNA 조각의 염기서열을 동시에 분석하는 것이다. 짧게는 12시간 만에 최대 8명의 개인 유전체 정보를 분석할 수 있다. 따라서 환자의 염기서열을 확인하고 기존에 분석한 수십만 명의 데이터와 비교 분석하여, 환자를 진단하고 치료법을 제안할 수 있게 된 것이다.

정밀의료를 위한 유전체 분석은 혈액 또는 종양조직에서 환자의 진단과 치료에 도움이 되는 변이를 찾는 것이 목적이다. 목적과 대상 질환에 따라 서로 다른 방법을 적용할 수 있는데, 분석하는 유전체의 영역에 따라 크게 패널시퀀싱panel sequencing, 엑솜분석WES; Whole Exome Sequencing, 전장유전체분석WGS; Whole-Genome Sequencing으로 구분할 수 있다. 이러한 분석법은 분석 대상 유전체 영역의 범위, 시퀀싱 해상도, 분석 시간에 따라 다르다. 암 정밀의료를 위해서 필요한 유전자를 집중적으로 분석하는 패널시퀀싱 방법이 이미 널리 사용되고 있고, 국내에서는 보험급여 항목으로 지정되어 진료에 사용하고 있다. 종양의 경우 조직 가용성이 제한적이고, 표적항암제 치료를 위해 결과를 빠르게 얻어야 하므로 패널시퀀싱의 적용이 필요하다.

엑솜분석은 조금 더 넓은 영역을 분석한다. 단백질을 만드는 2만여 개 유전자의 모든 엑손 영역을 30번에서 100번 반복하여 분석하는 방법이다. 이는 전체 유전체의 3% 정도에 해당하며, 6천만 개의 염기서열을 분석하는 수준이다. 패널시퀀싱보다 더 넓은 영역에서 태생적 돌연변이를 분석하기 위해 혈액시료를 분석하는 것이 대부분이다. 예를 들어 진단이 명확하지 않은 희귀질환의 경우, 분석해야 할 유전자를 특정할 수 없어서 전체 유전자의 엑손을 분석하는 방법을 선택할 수 있다. 이 분석에는 환자뿐만이 아니라 부모를 포함하여 질환과 관련한 태생적 돌연변이를 찾을 수 있다.

전장유전체분석은 유전체 전 영역에 대한 가장 포괄적인 정보를 제공한다. 하지만 엑손분석이나 패널시퀀싱과 비교해 100배 이상의 영역을 분석해야 해서 비용과 시간이 많이 소요된다. NGS 비용이 점차 감소하게 되면 개인의 유전체 분석에 전장유전체분석이 일반적으로 적용될 것이며, 지금도 적용되는 임상 분야가 급속하게 증가하고 있다. 영국 국민보건서비스 NHS에서는 2018년 10월부터 제한적으로 암과 희귀질환 환자에서 전장유전체분석을 통해 진단하는 프로그램을 시작할 예정이다. 모든 환자에게 필요하지는 않으나 유전체를 통해 답을 얻어야 하는 환자에게서 임상적 유용성이 검증되었다는 것이다. 이 방법의 핵심은 기존의 엑손분석에서 제한되는 영역을 포함한 전체 유전체 영역을 대상으로 구조적 변화를 분석할 수 있다는 것이다. 심지어 엑손분석에 비해 엑손 영역에서 3% 이상의 정보를 더 생산할 수 있다. 전장유전체분석은 NGS 중 비용이 가장 많이 들고, 처리 시간도 몇 주에서 몇 개월 소요되며 동시에 데이터 저장 및 컴퓨팅 성능을 포함한 분석 측면에서 제한점이 많다.

NGS를 통해 분석한 환자의 염기서열 결과는 세 단계에 걸쳐 분석되고 보고된다. 첫 번째 단계에서는 수천만 DNA 조각에 시퀀싱을 통해 얻은 원시 데이터를 후속 단계에서 분석할 수 있는 형태의 FASTQ 파일로 전처리한다. 다음 단계에서 짧은 염기서열 수천만 건을 인간 표준염기서열에 정렬하여 오류를 제거하고, 정확한 변이를 검출하여 요약된 파일로 정리한다. 마지막 단계는 환자의 변이 정보를 공공질환 정보 데이터베이스와 비교하여 각 변이의 의미를 부여하고 주석을 붙이는 작업이다. 임상적으로 일련의 생물 정보 분석 과정에 대한 표준과 요구 사항은 없으나, 단계의 각각에 가장 적합한 질 관리 기술을 적용하는 것이 중요하다. 현재 미국 병리학회에서 제안하는 기준과 지침에 따라 재현성 있고, 추적 가능하며, 문서화가 용이하고, 개인정보 보호 요구 사항을 준수해야 하는 것을 기본으로 삼고 있다.

디지털 헬스케어는 웨어러블 기기를 포함한 각종 디지털 장비와 사물인터넷을 통해 개인의 생활습관 정보를 관찰하고 이를 통해 건강관리를 할수 있게 한다. 정보통신기술과 각종 센서 개발을 통해 개인이 스스로 자신의 생활습관을 측정하고 이를 기반으로 적극적인 관리를 하는 것이다. 개인의 생활습관 정보는 질병의 예방과 치료에도 중요하다.

미래에는 빅데이터와 인공지능에 기반을 둔 의료서비스가 확대될 것이다. 과거 전기·전자 및 컴퓨터공학 기술이 의료기기의 발전을 가져온 것과마찬가지로, 4차 산업혁명의 대표적인 기술 도입을 통해 데이터에 기반을 둔 미래 의료를 예측할 수 있다. 이미 의료에서도 인공지능 기술을 활용한여러 연구와 기술 개발이 있었다. 보건의료 분야에서 인공지능의 가장 대표적인 적용 예는 IBM의 인공지능 시스템 왓슨이다. 왓슨은 미국 유수병원의 진료기록을 활용하여 만들어진 시스템이다. 국가·지역·병원별 특수성을 반영하지 못하고 발전하는 의학지식을 계속해서 반영하여야 한다는제한점에도 불구하고, 비교적 성공적으로 보건의료에 적용되고 있으며 국내 몇몇 병원에서도 도입하여 활용하고 있다.

전통적인 임상연구는 특정 환자군을 모집하여 진행하는데 이 과정이 길고 번거로우며 특정 질병에 대한 정보만 얻을 수 있다. 하지만 각 병원에이미 대규모로 존재하는 임상 정보를 활용하면 실시간으로 가설을 검증할수 있고, 추적 관찰이 가능하다. 특히 우리나라에서는 최근 NGS 임상검사의 보험급여 시행에 따라 유전체 정보 데이터를 가지고 있어서 이를 활용할 수 있게 되었다. 미국의 제약회사 리제네론Regeneron과 보험회사 가이징 거Geisinger, 그리고 생물정보분석회사인 DNA넥서스DNAnexus가 5만 명의 임상 정보와 유전체 정보를 통합 분석하여 심장 질환에 대한 새로운 마커를 찾았다. 향후 이 데이터를 기반으로 찾은 유전자와 변이 정보가 신약 개발에 접목될 것으로 예상한다. 보건의료 빅데이터 분석은 규모가 더욱 확대될 것이며, 궁극적으로 질환의 이해를 통해 정밀의료에서 추구하는 개인별 진단과 치료가 가능해질 것이다.

기존 의료가 환자의 치료와 재활에 중심을 두었다면, 미래 보건의료서비스는 예방 및 적극적인 조기 진단으로 전환될 것이다. 미국 존스홉킨스 의과대학 보겔슈타인Vogelstein 교수는 혈액에서 돌연변이를 분석하는 혈액생검 등 신기술을 통해 암을 조기에 진단하는 적극적인 방법을 임상에 도입하고 있다. 최근 홍콩의과대학 로Lo 교수는 혈중에서 엡스타인-바 바이러스 Epstein-Barr Virus를 시퀀싱으로 검출하여 상인두암을 조기 진단하는 방법을 소개했다. 또한 다중오믹스 분석과 임상검사 결과에 기반을 두어 개인별로 최적의 의료서비스를 제공해 질병 발생을 줄일 수 있다는 결과가 보고되었다. 미래에는 소비자의 요구로 건강한 사람의 유전체를 비롯한 다중오믹스 분석과 임상검사 결과를 통해 개인별 맞춤 건강관리를 하게 될 것이다.

유전체 정보에 기반을 둔 정밀의료는 새로운 기술들을 도입하며 발전하고 있다. 미국의 임상검사 실험실 인증제도인 CLIAclinical laboratory improvement amendments에 의해 검사실에서 자체 개발한 신기술 기반 검사법들이 임상에 바로 적용될 수 있다. 물론 국가가 관리하는 엄정한 규제 속에서 검사실 내수칙을 지키고 사보험을 통해 비용이 지급되는 구조에서 환자의 편익을 도모하는 형태이다. 이를 통해서 NGS를 포함한 신기술들이 임상에 쓰이고 결국은 체외 진단키트의 형태로 상용화되고 있다. 이러한 일련의 과정에서 NGS를 통한 DNA의 돌연변이 검출이 임상에서 사용된다. 신기술들은 기존 NGS 기술의 한계인 비용과 시간, 그리고 DNA 구조적 변이에 대한 기술적 한계를 극복할 수 있을 것으로 예상한다. 예를 들어 탄소나노튜브를 이용한 소형 유전체 진단키트가 출현할 수 있다. 영국의 옥스퍼드 나노포어Oxford Nanopore에서는 이를 에볼라 바이러스 검출을 위해 아프리카에서 현장검사point-of-care test 수준으로 활용하거나 우주정거장에서 우주인의 마이크로바이옴microbiome을 검출하는 데 활용하고 있다. 또한 유전체 정보 이외에 생체 정보를 분석할 수 있는 다중오믹스 분석법도 확대되어 활용될 것이다. 아직 임상에 적용되는 경우는 없으나 질량분석기, 역상단백질 어레이, 질량세포 계측법을 이용한 단백체 및 대사체 정보가 곧 현재의 DNA 돌연변이에 기반을 둔 유전체 정보 분석을 보완할 가능성이 크다. 이미 RNA 시퀀싱을 이용한 유전자 발현 패턴 분석이나 유전자 접합gene fusion과 같은 표적항암제 대상을 찾는 기술은 임상에서 유전체 분석의 일부로 활용되고 있다.

정밀의료에서 유전체 정보 분석의 목표는 환자의 진단과 치료에 필요한 돌연변이를 검출하는 것만이 아니라, 환자의 임상적 상황을 반영하는 데이터로 활용하는 것에 있다. 유전체 분석 기술을 단순히 여러 유전자를 동시에 분석할 수 있는 진단 기술로 활용하는 걸 넘어서, 환자의 예후와 치료 반응을 종합적으로 예측하고 이에 따라 개인별 맞춤 관리와 치료법을 제공하는 데 활용할 수 있어야 한다.

줄기세포 연구와 재생의료

김동익[*]

　4차 산업혁명에 대한 관심이 높아지면서 의료 분야의 미래는 어떠할지 다양한 시나리오가 예측되고 있다. 그중 재생의료 분야에 관한 연구가 점차 실용화되면서 이 분야가 미래 의료 분야의 핵심 역할을 맡을 것으로 기대되고 있다.

　'재생의료regenerative medicine'란 손상되거나 질병이 있는 세포, 조직, 장기의 기능을 정상적으로 회복시키기 위하여 이들을 대체하거나 재생시키는 의료 분야이다. 화상으로 피부 손상 부위가 광범위할 때 인조피부로 결손 부위를 덮어서 치료하는 것, 뼈 손상 부위에 인공뼈를 삽입하여 기능을 대신하는 것, 손상된 세포들이 빠르게 증식할 수 있도록 재생촉진 약물을 바르는 것 등이 이에 해당된다.

　재생의료는 일반세포를 이용한 연구뿐만 아니라 줄기세포를 이용하거나

---

* 성균관대학교 의과대학 삼성서울병원 혈관외과 교수, 한국줄기세포학회 회장 및 이사장

스캐폴드 제작과 3D 프린팅 기술 등을 접목하는 연구가 이루어지고 있으며, 현재 인간이 가지는 난치성 질환 중 상당수가 재생의료를 통해 치료될 것으로 전망된다.

줄기세포의 현재와 발전 방향

절단된 도마뱀 꼬리가 재생되는 모습에서 가졌던 막연한 희망이 점차 현실화되고 있다. 이 배경에는 줄기세포 연구를 기반으로 한 재생의학이 있다. 골수에서 줄기세포를 처음 발견한 연구자들은 어니스트 맥컬로Ernest McCulloch와 제스임 틸James Till이다. 그들은 암 치료법을 연구하면서 골수에 방사선을 쪼인 후 골수를 이식하는 실험을 했다. 1963년에는 골수에 특별한 재생능력을 갖춘 세포가 있음을 보고하였는데 이것이 '골수줄기세포'이다.

줄기세포stem cell란 무한한 자가재생능력unlimited self-renewal과 다양한 세포로 분화 가능한 능력인 다분화능multipotent을 가진 미분화세포를 의미한다. 분화가 완성된 일반 인체조직세포는 이미 결정된 동일 세포로만 분화되어 증식할 수 있어서 만약 피부가 손상되면 동일한 피부세포들로만 재생하면서 상처가 치유되는 것에 그친다. 반면, 줄기세포는 특정 조건 또는 특정 환경에서 다양한 조직세포로 분화되는 능력이 있어 각종 질병을 치유할 수 있다. 또한 인체조직세포는 대부분 체외배양 시 일정 계대배양 이상 증식이 불가능하지만, 줄기세포는 제한 없이 계대배양이 가능하다는 특징이 있다. 이러한 자가재생능력 때문에 줄기세포를 불멸의 세포immortal cell라 지칭하기도 한다.

줄기세포에는 성체줄기세포, 배아줄기세포, 유도만능줄기세포가 있다. 먼저 성체줄기세포adult stem cell는 성숙한 조직과 기관을 가지고 있는 성체에 존재하는 줄기세포로 제대혈, 골수, 혈액, 지방, 태반 등에서 분리된다. 배아줄기세포보다 능력이 약하다고 알려졌지만 윤리적 문제 없이 채취할 수 있다는 장점이 있어 현재 임상에서 각종 질병 치료에 주로 사용된다.

다음으로 배아줄기세포embryonic stem cell가 있다. 난자와 정자가 수정된 수정란은 2개, 4개, 8개, 16개의 세포로 점차 분열하면서 배아를 형성해 가며, 수정 후 약 4일이 지나면 속이 빈 배반포가 만들어진다. 배반포 외층은 태반과 탯줄을 형성하고 내층은 세포 덩어리로 구성되는데, 이 세포 덩어리에 존재하는 줄기세포가 바로 배아줄기세포이며 장기가 형성되기 전까지 추출할 수 있다. 성체줄기세포보다 능력이 월등히 좋아서 다양한 질병 치료에 사용할 수 있고 효과도 좋을 것으로 기대되나, 살아 있는 수정란에서 줄기세포를 추출하면 수정란을 죽이는 결과가 되므로 윤리적인 이유로 현재 임상에서는 사용이 제한되고 있다.

마지막으로 유도만능줄기세포induced pluripotent stem cell가 있다. 교토대학교의 야마나카 신야 교수가 생쥐의 피부세포에 특정 유전자를 삽입하여 배아줄기세포의 능력과 유사한 줄기세포를 개발하였는데, 이것이 유도만능줄기세포이다. 이 업적으로 그는 2012년 노벨생리의학상을 받았으며 기존의 배아줄기세포의 윤리적 문제를 해결했다는 점에서 큰 의미가 있다. 그러나 체세포에서 줄기세포로 분화시키는 과정에서 조기 노화, 암 발생 가능성 등 다양한 문제점이 발생하여 이를 보완하기 위한 연구가 계속되고 있다.

줄기세포와 조직공학의 접목

질병이 줄기세포로 치유되는 기전은 크게 세 가지로 요약된다.

첫째로는 줄기세포가 특정 세포로 분화되고 특정 조직으로 발전하는 것이다. 척수 손상으로 하반신이 마비된 동물에게 줄기세포를 이식하여 신경 재생을 통해 하반신 마비가 호전되었다는 연구 결과들이 있다. 이때 단순

줄기세포를 이식하기도 하지만 유전자 조작을 통해 개발된 특정 줄기세포를 이용하기도 한다.

둘째, 줄기세포가 증식하거나 덩어리를 형성하면서 분비되는 '사이토카인cytokine'을 이용하는 것이다. 광범위한 피부궤양에 사이토카인을 바르자 상처 치유력이 월등히 개선되었다는 연구 결과들이 이에 해당한다.

셋째, 줄기세포와 조직공학이 접목되는 경우다. 조직공학tissue engineering이란 의학, 세포학, 공학, 재료학, 생화학, 물리학 등과 융합하여 생체조직을 만들어 내는 학문이다. 단순히 세포 덩어리를 만드는 것부터 스캐폴드라는 일정한 모양을 가진 지지체에 세포를 이식하는 것, 생분해성 스캐폴드를 이용하여 도마뱀의 꼬리 재생처럼 자신의 조직으로 된 조직 혹은 기관을 만드는 것 등이 조직공학의 발전으로 가능해진다.

스캐폴드scaffold는 특정 모양의 지지체이다. 세포를 단순 배양하는 것으로는 일정한 모양의 조직으로 만들 수 없기에 원하는 모양의 틀인 스캐폴드를 미리 제작하여 그곳에 세포를 배양해 부착시킨다. 예를 들어, 손상된 뼈를 대체하기 위하여 해당 부위에 뼈 모양의 스캐폴드를 조직공학을 응용해 만들고 뼈세포로 분화와 증식을 할 수 있는 줄기세포를 이식하여 조직공학적 인공뼈를 삽입하는 치료가 이에 해당한다. 초창기 스캐폴드는 뼈, 연골 등을 단순히 형태만 대체할 목적으로 연구되었기에 생체 내에서 흡수되지 않는 소재로 만들어졌다. 그러나 점차 혈관, 기관, 요도 등 다양한 장기를 대체할 목적으로 연구되면서 생체 내에서 분해되어 소멸하는 생분해성 지지체들을 개발하게 되었다.

스캐폴드 제작에는 컴퓨터를 이용한 3D 프린팅 기술과의 접목이 필요하다. 같은 모양의 조직을 만들어 같은 결과가 나올 수 있도록 정밀하게 계획된 설계도를 입력한 후, 정교한 3D 프린팅을 통해 스캐폴드가 제작되어야 최상의 결과를 기대할 수 있다. 이처럼 4차 산업혁명 시대의 재생의학이란 줄기세포 단독이 아니라 조직공학을 접목한 다양한 형태를 모두 의미하게 될 것이다. 단순하고 작은 조직 결핍으로 인한 장애에는 줄기세포 단독으로 조직재생을 유도하는 치유가 이루어지고, 광범위한 범위의 조직결손에는 그 형태를 유지하기 위하여 정교하게 제조된 스캐폴드와 특정 세포로 분화 및 증식되는 줄기세포가 접목되어 손상된 조직이나 장기를 재생하는 치료가 이루어지게 된다.

재생의료가 난치성 질환에 적용될 예측 시나리오

1. 심근경색

관상동맥 협착증으로 발생하는 심근경색은 한국뿐만 아니라 세계적으로도 주요 사망 원인 중 하나인 질병이다. 심근경색증의 치료법으로는 관상동맥중재시술(풍선확장술 및 스텐트삽입술)과 관상동맥우회술 등이 있는데, 현재의 이러한 치료법은 이미 유발된 경색부위 심근의 재생에는 한계가 있다. 심근경색으로 유발된 심근손상은 중재시술 혹은 우회수술 후에도 심근세포의 재생 정도가 미약하여 심장 기능 이상이 지속적으로 남게 된다. 이러한 문제를 해결하기 위해서 심근의 재생을 유도하는 재생의료의 응용이 필요하다. 심근손상 부위에 심근으로 분화가 가능한 줄기세포를 직접 주사하는 방법뿐만 아니라, 경색된 심근에 줄기세포가 함유된 패치를 부착하여 재생을 도와주는 조직공학적 재생의료가 접목될 것이다. 이미 일본에서는 심근패치를 개발하여 임상시험 중에 있다. 이 분야의 심근패치를 연구하는 필자의 경험으로도 중재시술과 동맥우회수술로 해결할 수 없었던 경색부위 심근의 상당 부분이 재생될 것으로 보이며, 정상적인 심장 기회복을 위하여 생분해성 스캐폴드와 줄기세포를 접목한 재생의료가 큰 도움이 되리라 확신한다.

2. 동맥폐색증

현대인의 성인병 중 대표적인 질환인 동맥경화증에 기인한 동맥폐색증은 발병 부위에 따라 인간의 수명을 단축하거나 삶의 질을 떨어뜨린다. 동맥은 조직에 영양분과 산소를 공급하여 해당 조직이 정상적으로 기능하도록 돕는데, 동맥이 막히면 조직의 기능이 떨어지고 통증과 함께 조직괴사가 유발되기도 한다. 이러한 동맥폐색증에 대한 현재의 치료법으로는 중재시술과 동맥우회술 등이 있으나 질병의 진행 정도와 나이, 동반질환 등의 이유로 이러한 치료조차 받을 수 없는 환자가 매우 많다. 인간의 수명이 늘어날수록 중재시술이나 수술적 치료를 받을 수 없는 환자들도 더욱 늘어날 것으로 전망된다.

이렇게 기존의 치료법이 적용되지 않거나 증상 개선의 효과가 미미한 환자들에게 줄기세포 치료가 도움될 수 있다. 이식한 줄기세포가 혈관세포로 분화되어 점차 측부순환 혈관이 생성되고 허혈 증상이 호전된다. 마치 기능하지 못하는 고속도로 주변에 국도가 여럿 건설되면서 교통이 원활해지는 것과 같다. 또한 줄기세포로부터 분비되는 사이토카인으로 인해 측부순환 혈관의 형성이 증가하고 허혈성 통증이 감소하는 효과가 나타난다.

이미 우리나라에서는 자가골수줄기세포 치료가 합법으로 인정되어 하지동맥폐색증 환자들에게 시술되고 있으며, 필자의 경험으로 볼 때 약 60% 이상의 환자에게서 하지통증 경감 등 허혈 증상의 개선 효과가 나타난다. 미래에는 환자로부터 자가줄기세포를 추출하는 번거로움조차 없이 상품화된 줄기세포를 주사로 투여하는 치료가 이루어질 것으로 예상된다.

3. 뇌졸중

뇌졸중은 뇌 기능을 한순간에 빼앗는 중증의 질환으로, 뇌조직은 한 번 손상되면 완전한 회복이 불가능하며 큰 장애를 남긴다. 뇌졸중의 가장 흔한 원인인 뇌경색에 대한 현재의 치료법으로는 혈전용해술, 혈관재개통술이 있으나 극소수의 환자들만이 치료가 가능한 실정이다. 게다가 이러한 적절한 치료를 받았어도 환자의 50~60%에는 많은 후유장해가 남는다. 뇌졸중으로 인한 중증의 후유증을 해결하고자 각종 신경재생 연구가 이루어져 왔다. 이미 줄기세포를 이용하여 신경세포로 분화를 유도하거나, 신생 혈관의 생성을 촉진해 기존의 신경세포들과 기능 및 구조적으로 연결되는 기대 이상의 효과가 보고되어 있다. 그러나 다른 질환에 비하여 효율적인 줄기세포 주입 방법 연구가 더 필요하다는 숙제가 남아 있다. 미래 재생의료에서 뇌졸중 적용 영역은 사회적이고 경제적인 측면에서 볼 때 파급 효과가 매우 클 것으로 예상된다.

4. 퇴행성 관절염

기계의 수명이 오래되면 아무리 관리를 잘해도 자연 손실이 발생하게 된다. 인간 역시 수명이 늘어날수록 다리 관절에서 퇴행성 변화가 발생할 수밖에 없다. 이러한 변화는 삶의 질을 저하하며, 활동장애로 인한 운동 부족을 일으켜 새로운 질환을 유발한다. 현재 시행되는 퇴행성 관절염 치료법으로는 해당 부위를 임시방편으로 보수하는 수술 혹은 심한 경우 시행하는 인공관절치환술 등이 있다. 만약 노화한 퇴행성 관절 부위를 젊은 조직으로 대체할 수 있다면 어떨까? 이미 여러 연구에서 퇴행성 관절 부위에 줄기세포 주사를 시도하여 유효한 성적을 보고하고 있다. 우리나라에서도 단순 줄기세포 주사가 아닌, 줄기세포의 효능을 향상하고 오랫동안 효능을 유지할 수 있도록 조직공학을 접목한 치료제를 개발하여 활용하고 있다.

5. 암

암은 대표적인 난치성 질환이다. 지난 수십 년 동안 무수한 시간과 연구비를 투자하여 수술, 항암제, 방사선 치료 등 다양한 치료법을 개발하고 발전시켜 왔으나 여전히 많은 한계가 있었다. 그러나 재생의료 연구를 통해 줄기세포를 이용한 암 치료법이 새롭게 등장하고, 줄기세포 연구에서 파생된 유전자 조작 기술 등을 응용하여 암세포 사멸을 꾸준히 연구한 결과 치료 효율이 월등히 높아졌다. 특히 최근에는 아바타 모델 연구를 통해 암 환자에게 가장 적합한 치료법을 확인한 후 임상에 적용하는 방식의 최첨단 연구가 진행되고 있다.

6. 유전자 질환

한 번 가지고 태어난 유전자는 바꿀 수 없다는 과거의 개념은 더 이상 진리가 아니다. 물론 그동안 시행되었던 유전자 조작 기술은 불안정하고, 변형 효율이 높지 않으며, 동일한 변형 유전자를 만들기 어려운 문제점이 있었다. 이러한 문제점은 최근 재생의료 연구에서 시도되었던 유전자 가위 engineered nuclease 기술의 개발로 많이 해결되었으며, 유전적 결핍으로 발생하는 질병들의 임상시험에 시도되고 있다. 예를 들어, 혈액응고인자의 결핍으로 장기 출혈 발생 및 지혈되지 않는 임상 양상을 보이는 혈우병은 성염색체인 X염색체의 유전자 결함으로 발병되는 질환이다. 현재의 치료법은 부족한 응고인자를 주사제 형태로 보충해 주는 것인데, 만약 출혈이 발생한 경우 빠른 시간에 보충하지 않으면 매우 위험한 상태에 이를 수도 있다.

혈우병은 단일 유전자 이상으로 발병되기 때문에 유전자 치료의 대상이 될 것으로 여겨져 많은 연구가 진행되고 있다. 아직은 유전자 조작 기술이 초보 단계에 불과하여 치료 효과가 미미하지만, 유전자 가위 기술이 매우 괄목할만한 속도로 발전하고 있어서 이 질환의 치료에 큰 도움이 될 것으로 예측된다.

7. 백혈병

조혈모세포의 이상으로 인한 백혈병 치료법인 동종조혈모세포이식은 매우 효과적인 치료법이지만, 이식 후 발생할 수 있는 이식편대숙주병은 여러 장기에 심각한 손상을 유발하여 심하면 사망에 이를 수 있는 중증의 후유증이다. 이를 예방하기 위하여 면역억제제를 사용해도 여전히 일정 수의 환자에게서 발생하고 있어, 이러한 중증 후유증의 발생을 예방하고자 다수의 재생의료 연구가 진행되었다. 줄기세포의 면역억제 기능을 이용하여 항원제공세포의 활성 및 성숙을 억제하고 T-세포, NK-세포, 대식세포 등의 침범에 의한 장기 손상을 억제할 수 있을 것으로 기대한다. 현재의 연구 단계에서는 제한적인 효과의 개선책이 필요하지만, 앞으로는 다양한 기법으로 효능을 증진한 중간엽줄기세포를 통해 중증의 이식편대숙주병이 예방되고 호전될 수 있을 것이다.

8. 기타

재생의료가 적용될 수 있는 질환은 무수히 많다. 노화와 관련된 대부분 질병에서는 노화 방지를 통한 예방과 치료가 가능해질 것이며, 당뇨병은 줄기세포를 이용하여 인슐린을 분비하는 세포를 치료하게 될 가능성이 있다. 선천적 또는 후천적으로 결손난 피부나 뼈 등이 조직공학을 이용한 재생의료로 보충될 것이고, 유전자 손상으로 발생하는 많은 질환은 유전자 가위 기술을 통해 정복될 것으로 예상한다.

앞으로의 과제

재생의학이 4차 산업시대를 맞이하기 위해 해결되어야 할 과제도 무수히 많다. 무엇보다 최우선적으로 고려해야 할 것은 안전성 확보다. 줄기세포의 특성상 다양한 세포로 분화할 수 있어서 자칫 의도치 않은 세포로 분화하는 부작용이 나타날 수 있다. 이미 일부 국가에서는 안전성 확보를 위하여 관련 법률 및 제도를 만들 때 다음 세 가지 원칙을 고려한다. 첫째로 확정된 위험이나 해악을 예방하는 '예방 원칙', 둘째로 불확실한 위험 영역은 미리 주의하고 조심하는 '사전주의 원칙', 셋째로 아주 높은 불확실한 위험 영역에 대처하기 위해서 최소한의 조치로 체계적인 감시 시스템과 보통 수준 이상의 모니터링을 하는 '사전염려 원칙'이 그것이다.

경제성과 유효성도 충분히 고려해야 할 대상으로, 비용과 효과 면에서 기존의 치료법과 비교해 대체할 만한 가치가 있어야 한다. 법적 관리 역시 매우 중요하다. 재생의료는 줄기세포와 조직공학, 유전자 조작, 3D 프린팅 등 다양한 분야가 접목된 학문이어서 관련되는 법률도 매우 많다. 국내에서도 의료법, 약사법, 생명윤리와 관련된 법률, 첨단재생의료법 등이 시행 혹은 발의되어 있으나, 같은 내용을 다르게 해석하거나 제한하여 혼란스러운 부분이 많다.

재생의료가 환자들에게 안전하고 유효하게 적용될 수 있도록 엄밀하게 관리해야 하지만, 지나친 제한으로 정상적인 연구가 방해되어서는 안 된다. 허가된 재생의료 분야를 마치 만병통치약처럼 과장 선전하거나 오남용하지 않도록 감시하는 일도 필요하다. 연구자들은 윤리성을 철저히 지키면서 결과를 인정받을 수 있도록 노력해야 하며, 의료진은 재생의료를 남용하여 환자에게 적용하는 일이 결코 없어야 한다.

조직공학을 접목한 줄기세포 연구의 일면을 보여 주는 영화 〈아일랜드 (2005)〉가 얼마나 현실화될 수 있을지, 그리고 현실화되었을 때 어떤 문제들이 나타날 수 있을지 구체적인 검토가 필요하다.

의료 분야의 3D 바이오 프린팅

서정욱[*] 김경진[**] 배호재[***]

현대 사회의 평균 수명 증가 및 인구 노령화로 인한 각종 질환의 다양화에 따라 장기이식을 기다리는 환자들이 급격히 증가하고 있다. 장기 기증 역시 지속적으로 증가하고 있지만 필요를 모두 채우기에는 턱없이 부족하다.

이러한 문제의 해결책으로 4차 산업혁명을 이끌 기술 중 하나인 '3D 바이오 프린팅3D bioprinting'이 주목받고 있다. 3D 바이오 프린팅은 정보통신기술IT; Information Technology과 생명공학기술BT; Biotechnology의 융합 기술이다. 특히 조직공학 분야에서의 3D 바이오 프린팅은 형태 및 기능적으로 결함이 있는 인체조직을 생체적합 물질에 의해 회복·대체·재생하는 것을 목적으로 연구된다.

* 건국대학교 일반대학원 줄기세포재생공학과 석사
** 건국대학교 일반대학원 바이오산업공학과 석사
*** 건국대학교 KU융합과학기술원 줄기세포재생공학과 교수

헬스케어 목적의 3D 바이오 프린팅은 환자 개인의 상태에 따라 맞춤 제작한 조직을 모사할 수 있다는 강점이 있다. 따라서 의사는 수술 시간이나 환자의 회복 상태 등에 따라 상황에 맞는 출력물을 효율적으로 제어할 수 있게 된다. 특히 미세한 구조의 조직을 높은 정확도와 속도로 반복 생산할 수 있어서 인공조직 및 인공장기 제작 기술에 혁신을 가져오고 바이오산업의 발전에 큰 변화를 이끌 것으로 기대된다.

3D 바이오 프린팅 기술

1. 과정

3D 바이오 프린팅의 과정은 크게 모델링, 연산, 프린팅, 후처리 및 보존으로 분류할 수 있다. 먼저 출력하고자 하는 모델을 만들기 위해서는 가장 먼저 환자의 뼈나 장기의 모양을 컴퓨터로 입력하기 위해 CT, MRI 혹은 3D 캐드로 제작하는 모델링 과정이 필요하다. 그 후 컴퓨터가 요청된 모형을 어떻게 출력할지 슬라이싱slicing하여 계산하는 연산 과정을 거치고, 사용자가 출력을 요청하면 하이드로젤과 같은 바이오 소재와 세포를 함께 출력해 원하는 모양으로 모사조직을 인쇄하는 프린팅 과정을 거친다. 그 후 지속적으로 영양분을 공급하면서 세포가 자라나 바이오 소재를 채우면, 세포의 형태를 잡고 보호해 주던 바이오 소재가 분해되고 조직이 완성된다.

2. 방식

일반적으로 3D 바이오 프린팅 기술에서 가장 많이 사용되는 것으로 잉크젯 방식이 있다. 저점도 액상 바이오 소재를 미세자극을 통해 작은 액적으로 토출하는 방식이다. 초기부터 개발되어 발전해 온 방식이니만큼 각종 바이오 소재들이 개발되어 왔다.

압출 방식은 3D 프린터에서 상업적으로 가장 많이 사용되는 방식으로, 일정 점도 이상의 페이스트를 다양한 방식으로 밀어내어 노즐부로 토출한다.

레이저 보조 방식은 레이저를 이용해 생체 물질을 출력하는 방법으로, 일반적으로 사용하는 방법은 아니지만 잉크를 출력하는 노즐 대신 레이저를 사용하여 정밀도가 높다는 장점이 있다.

광경화 방식은 평소에는 액상 형태지만 레이저 등 특수한 빛에 닿으면 단단하게 굳는 생체 물질을 이용하여 한 층씩 빠르게 만드는 방식이다. 여러 장점이 있으나 레이저를 사용할 수 있는 소재와 그에 맞는 세포를 적절히 활용해야 하므로 보편적으로 사용하기 어렵다.

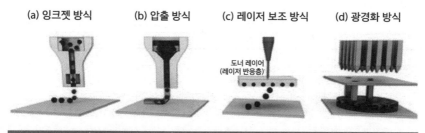

	잉크젯 방식	압출 방식	레이저 보조 방식	광경화 방식
점도 (mPa/s)	3.5~1.2	$6×10^7$ 이상	1~300	제한 없음
세포 농도	10^6 이하	제한 없음	10^8 이하	제한 없음
정밀도	높음	중간	높음	중간
프린트 속도	빠름	느림	중간	빠름
비용	낮음	중간	높음	낮음

표8-1. 3D 바이오 프린팅 방식(위쪽)과 주요 특징(아래쪽) [출처: Donderwinkel I, et al. 2017. "Bio-inks for 3D bioprinting: recent advances and future prospects". *Polym. Chem* 8(31): 4451-4471.]

3. 종류

명칭	방식	소재	SW	가격	특징
Envision TEC 3D Bioplotter	주사기 압출 형식	하이드로젤 실리콘 수산화인회석 티타늄 키토산	PC 기반 제어	$200,000	3~5개의 다른 소재 카트리지 출력 환경 미세조정을 위한 온도 제어와 센서포트
RegenHU Biofactory & 3D discovery 3D bioprinter	주사기 압출 형식	Bioink osteoink	BioCAD	$100,000 ~ $250,000	디스펜서, 소재, SW 종합적으로 제공
Cyfuse biomedical regenova 3D bioprinter	Kenzan 방식	스페로이드 (spheroid)	B3D	$250,000 이상	스페로이드를 미세바늘에 관통하여 3차원으로 배치하여 조직을 성숙
Advanced solutions bioassembly bot	주사기 압출 형식	Bioink	TSIM	$159,999 이상	통합 SW 제공 연구자가 디자인한 조직을 보내면 회사에서 생산
Regemat 3D bioprinter	IPF(Individually pore-filling)	하이드로젤	Regemat 3D	파트너 사 판매	바이오 프린터 판매보다는 제약사 등 파트너 사 특화 시스템 판매 및 커뮤니티 제공
Gesim bioscaffolder 2.1 & 3.1 3D bioprinters	공기압축식	하이드로젤 콜라겐 알긴산염	BS3.1	$100,000 ~ $250,000	복잡한 소재를 다루기 위한 모듈러 방식의 바이오 프린팅 플랫폼
Rokit 3D bioprinter INVIVO	Extruder dispenser	PLGA, PCL, PPL, 콜라겐, Silk fibroin	Creator K	4,000만 원 이상	스캐폴드와 바이오잉크 겸용 살균장치 장착

표8-2. 3D 바이오 프린터의 종류별 주요 특징 [출처: 이현재. 2017. 〈3D 바이오 프린팅 기술 동향 및 전망〉. 경북대학교 산학협력단, Accessed on October 19, 2018. https://iac.knu.ac.kr/iachome/iac/hmpg/kor/sub/viewBtin.action?bbsCde=10002&btin.docNo=8158&btin.applNo=000000&btin.page=7&menuNo=51.]

3D 바이오 프린팅 소재

1. 소재의 특성

3D 바이오 프린팅에 사용되는 바이오 소재는 다음 몇 가지 특성에 부합해야 한다.

가장 먼저 생체적합성biocompatibility이 뛰어나야 한다. 생체적합성이 확보되지 않으면 생체에 이식했을 때 자가면역반응 때문에 거부될 수 있다. 또한 세포가 감지되어야 하므로 세포의 활성이나 기능, 신호 전달에 도움을 줄 수 있어야 한다.

기계적 강도mechanical strength도 고려해야 한다. 장기별로 필요한 견고함 및 신축성이 달라서 만들고자 하는 각 장기의 기능에 맞게 재료의 종류를 선택하여 구조체를 제작해야 한다.

인쇄 가능성printing possibility도 충족되어야 한다. 프린팅될 수 없을 정도로 점도가 높으면 적용되기 어렵다. 점도에 따라 제품의 세포에 미치는 영향이 다르고 세포부착성도 달라서 방식에 따른 바이오 소재의 선택이 필요하다.

마지막으로는 생분해성biodegradation이 필요하다. 세포가 성장할 공간을 확보하기 위해서는 지지체나 모사조직의 분해 속도를 알고 조절할 수 있어야 하며, 생체적합성을 가진 지지체가 분해되면서 나오는 부산물에 독성이 있는지도 확인해야 한다.

2. 소재의 종류 및 상품화된 바이오 잉크

바이오 소재는 크게 자연 유래 고분자와 합성 고분자로 나뉜다.

구분	대표 물질	장점	단점
자연 유래 고분자 (Natural Polymer)	• 젤라틴(Gelatin) • 알지네이트(Alginate) • 히알루론산(Hyaluronic Acid) • 키토산(Chitosan) • 셀룰로오스(Cellulose)	• 생체적합성이 좋음 • 면역반응이 적음 • 생체모방 ECM 제작 • 모양을 조형하기 쉬움	• 열에 취약함 • 기계적 강도가 약함 • 체내 분해 속도가 빠름
합성 고분자 (Synthetic Polymer)	• 폴리카프로락톤(PCL) • 폴리락틱에시드(PLA) • 폴리(락틱-co-글리콜산)(PLGA) • {폴리(에틸렌옥사이드)테레프탈레이트-co-부틸렌테레프탈레이트}(PEOT/PBT) • 폴리우레탄/폴리에틸렌옥사이드(PU/PEO) • 폴리에틸렌글리콜(PEG)	• 기계적 강도가 강함 • 체내 분해 속도 조절 • 체내 분해 산물에 독성 없음	• 가공이 어려움 • 생리활성 떨어짐 • 가공을 위해 고열·유기 용매 필요함

표8-3. 자연유래 고분자와 합성 고분자의 주요 장단점 [출처: 이배훈. 2017. 〈3D 바이오 프린팅을 위한 바이오 잉크 개발 동향〉. 《BRIC View》 2017-T21.]

자연 유래 고분자는 생체적합성이 좋으며, 인체 내에서 생리활성이 활발하고, 세포부착성이 높다. 대부분 면역반응이 일어나지 않아 생체모방 세포외 기질extracellular matrix을 제작하기 쉽다는 특성도 있다.

합성 고분자는 생분해성 고분자로 신체 내에서 분해되며 분해 산물에 독성이 없어야 한다. 기계적 물성이 좋아 원하는 구조나 형태로 제작하기 쉽고, 인체 내에서 분해되는 속도를 조절하기 쉽다는 특성도 있다.

3D 바이오 프린팅의 활용 사례

1. 인공난소

미국 노스웨스턴대학교 의과대학 연구팀은 젤라틴으로 만든 인공난소에 난포세포(난자로 자랄 수 있는 세포)를 붙여 배양한 후 이를 쥐에 이식했다. 인공난소를 이식받은 암쥐는 숫쥐와 교배를 통해 건강한 새끼를 출산했다.

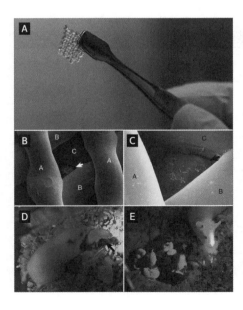

그림8-1. (A) 인공난소의 지지체 모습 (B, C) 주사 전자 현미경 사진(A, B, C층으로 식별 됨)으로 난포세포(화살표)가 3개 층 아래에 끼어 있고 2일 동안 배양 (D, E) 인공난소를 이식받은 암쥐와 정상 수컷을 교배하여 태어난 새끼들 [출처: Laronda M, et al. 2017. "A bioprosthetic ovary created using 3D printed microporous scaffolds restores ovarian function in sterilized mice". *Nat Commun* 8: 15261.]

2. 인공신장과 인공방광

미국 웨이크포레스트 재생의학연구소의 앤서니 아탈라Anthony Atala 박사는 복잡한 구조를 가진 방광을 3D 바이오 프린팅으로 제작했고, 2009년에는 이렇게 만들어진 인공신장과 인공방광을 환자에게 거부반응 없이 이식하는 데 성공하였다. 앤서니 아탈라는 3D 바이오 프린팅의 선두 주자로서 지금도 다양한 성공 사례를 남기고 있다.

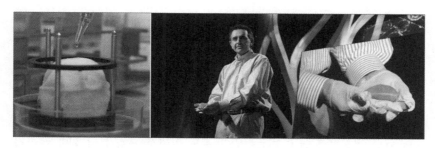

그림8-2. 앤서니 아탈라 박사와 3D 바이오 프린팅을 통해 인공신장이 만들어지는 모습 [출처: TED 앤서니 아탈라 편]

3. 인공간

미국의 벤처기업인 오가노보Organovo에서는 직접 개발한 3D 바이오 프린터를 이용해 간세포와 간성상세포, 내피세포 등으로 이뤄진 간조직을 만들어 42일 동안 생존시키는 데 성공했다. 이 기간에 간조직의 모든 기능은 정상이었다. 인공간은 2014년부터 신약 개발에 사용할 수 있도록 판매되고 있다.

4. 인공심장

울산과학기술원과 웨이크포레스트 재생의학연구소에서는 초소형 심장을 만드는 데 성공했다. 길이가 0.25㎜인 인공심장은 전기자극을 주면 움직이고, 심장 박동은 실제 심장의 박동 속도와 같다. 연구진은 이후 소형 간의 제작에도 성공했으며, 심장혈관과 폐를 추가로 제작할 계획이다.

마치며

3D 프린팅을 의료에 적용하고자 하는 시도는 연골 관련 기술에 접목하는 것을 시작으로 이미 10여 년 전부터 이루어져 왔다. 많은 기술적 진보를 통하여 오늘날 3D 바이오 프린팅은 티타늄 등의 금속조형이 가능하고, 인공장기 재현이 어느 정도 가능할 정도로 비약적인 발전을 이루었다. 또한 직접적인 이식 외에도 수술 전 환자의 뼈나 조직을 재현해 상태를 확인하도록 하여 수술 성공률을 높이는 데 기여하기도 한다. 하지만 3D 바이오 프린팅으로 제작된 인공장기를 환자에게 이식한 사례는 전 세계적으로 손에 꼽을 정도로 드물고 비용적인 문제도 있어서 특정 분야 외에는 아직까지 적용이 힘든 게 사실이다. 무엇보다 바이오 소재 분야의 문제가 가장 크다. 장기를 제작하는 과정에서 구조가 대부분 무너져 버리며, 장기별 세세한 특성을 모두 반영할 만큼 바이오 소재 분야가 충분히 발달하지 못하여 기대하는 만큼의 활약이 이루어지지 못하는 것이다. 그러나 3D 바이오 프린팅은 분명 의료 기술을 변화시키고 있으며, 가까운 미래에 헬스케어 분야에서 주요 역할을 담당하게 될 것이 분명하다.

가상현실과 의료

전홍진* 박미진**

가상현실은 헤드셋을 통해 사용자에게 시각, 청각 등의 다양한 감각을 전달하여 가상이나 상상의 환경 속에 있는 것처럼 느끼게 하는 컴퓨터 기술을 의미한다. 가상현실 개념은 1950년대부터 있었지만 2010년 오큘러스Oculus에 의해 현재와 같은 가상현실 시스템의 원형이 만들어졌다. 현재는 삼성전자, 애플, 페이스북, 아마존, 마이크로소프트 등 여러 기업에서 연구 개발을 하고 있으며, 세계적으로 230개 이상의 기업에서 가상현실과 관련한 다양한 제품을 생산하고 있다.

가상현실은 사용자가 현실에 있는 듯한 착각을 하도록 다양한 감각들을 이용한다. 가상현실용 헤드셋은 머리에 장착하는 고글을 의미하는데, 스피커나 헤드폰을 통해 음향과 소리가 전달되는 장치다. 가상현실을 실제

* 성균관대학교 의과대학 삼성서울병원 정신건강의학과 부교수, 삼성융합의과학원 겸임교수, 중앙심리부검센터장
** 성균관대학교 의과대학 삼성서울병원 정신건강의학과

현실과 유사하게 만들기 위해서 영상, 소리, 공간이나 다양한 환경들이 함께 사용된다. 사용자는 상하좌우로 머리를 돌려서 가상현실 속 세상을 둘러볼 수 있고, 공간 내에서 움직이거나 가상의 아이템과 상호작용을 할 수도 있다. 게임 조종 장치 같은 도구로 사용자에게 떨림이나 다른 감각들을 전달할 수 있는 가상현실 시스템도 있는데, 이를 촉각 시스템tactile system이라고 한다. 이 촉각 시스템은 의료 현장, 비디오 게임, 군사훈련의 가상현실에서 충격이나 진동을 실제로 체감하게 하여 현장감을 높인다는 장점이 있다. 가상현실을 체험하는 사용자의 심장 박동 수, 혈압, 호흡, 피부전도도 등 다양한 생체신호를 측정해 신체적인 변화를 실시간으로 파악할 수 있으며, 가상회의 시스템과 원격조종 기술 또는 원격인공물을 사용하여 가상의 실존을 제공하는 커뮤니케이션 환경을 만들 수도 있다.

가상현실은 이전에는 주로 게임이나 영화 혹은 비행훈련 등에서 주로 사

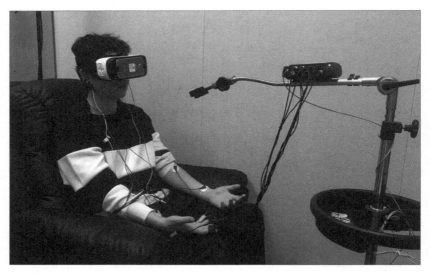

그림9-1. 가상현실로 생체신호를 측정하는 장면 [출처: 삼성서울병원]

용되었다. 실제 세계에 있는 것처럼 현실감을 느끼게 하고, 상호작용을 가능하게 한다는 점에서 가상현실을 의학 분야에 적용하기 위한 다방면의 연구가 이루어지고 있다. 진단 및 치료 등의 영역에도 가상현실은 실제와 같은 몰입감을 제공할 수 있다. 특히 정신의학 영역은 기존에는 상담과 약물 치료가 주된 치료법이었으나 가상현실을 통해 다양한 형태의 자극을 제공할 수 있게 되리라는 기대감이 커지고 있다. 공포증, 공황장애, 외상 후 스트레스 장애 등 여러 정신 질환의 치료 도구로도 사용할 수 있다. 또한 전통적인 의학교육이 실제 환자를 대상으로 하던 것에 비해, 가상현실 기반에서는 환자에게 위해 없이도 효과적인 수련 환경을 제공할 수 있다.

의학에서 가상현실의 적용 현황

1. 수술 및 수술 교육

가상현실을 이용한 영상을 통해 환자의 해부학적 특징을 미리 파악하면 수술하면서 발생하는 위험을 감소시킬 수 있다. 스탠퍼드대학병원의 카츠히데 마에다Katsuhide Maeda 교수는 3차원 CT 스캐너를 이용한 가상현실로 한 선천성 심장병 환자의 해부학적 구조를 수술 전에 미리 파악했고, 덕분에 절개할 부위를 최소화할 수 있었다. 수술 후 문제가 생겼을 때도 가상현실을 이용해 이상 부위를 정확하게 확인할 수 있었다. 영국 로열런던병원에서는 가상현실 기기를 착용하고 수술을 진행하면서 이를 외부에서 볼 수 있도록 중계했다. 이렇듯 가상현실을 통해 다른 전문가의 견해를 수술 중에 실시간으로 확인할 수 있고 의학교육 목적으로도 사용할 수 있다.

외과 의사가 수련을 받기 위해서는 실제 환자를 수술하기 전 카데바가 필요하며, 수술에서 비중 있는 역할을 하기 위해선 그 전에 좀 더 경험이 많은 의사의 보조를 하면서 점진적으로 실력을 키워 나가야 한다. 가상현실은 실제 환자에게 해를 주지 않고 수술 술기를 연마할 수 있는 새로운 방법이다. 실제로 스탠퍼드대학병원에서는 내시경으로 만성 부비동염 수술을 연습하는 가상현실 프로그램을 진행하고 있으며, 촉각 피드백tactile feed-back을 제공하는 수술 시뮬레이터를 사용하고 있다. 특히 내시경 시술에서 실제와 다름없는 수련 환경을 제시할 수 있다는 장점이 있어 많은 연구가 이루어지고 있으며 향후 정식 커리큘럼이 될 가능성도 있다.

2. 공포장애 치료

공포장애phobia란 불안장애의 한 유형으로 예기치 못한 특정 상황이나 활동, 대상에 공포심을 느껴 높은 강도의 두려움과 불쾌감으로 인해 그 조건을 회피하려는 증상으로 고소공포증, 비행공포증, 벌레나 동물공포증 등이 있다. 공포장애 극복에 도움이 되는 노출 치료에는 가상현실이 효과적일 수 있다. 한 예로, 루이빌대학교에서는 정신건강의학과 의사들이 가상현실을 통해 비행공포증 혹은 폐소공포증을 극복하도록 환자들을 돕는다. 가상현실에서는 공포장애 환자들이 실제로 공포 대상으로 느끼는 상황을 재현해 직면할 수 있도록 한다. 이를 반복하면 불안을 유발하는 역치가 높아지고 불안에 둔감해져서 실제 상황에서의 공포장애 발생률이 감소하는 효과를 얻을 수 있다. 병원에서만이 아니라 집에서도 안전하게 적용할 수 있고 상황에 따라 쉽게 중단하거나 반복할 수 있다. 2016년 암스테르담대학교의 라그하브Raghav 교수가 공동으로 발표한 연구에 의하면, 미국에서는 성인 중 75%가 치과 치료에 대한 공포가 있으며, 실제 치료에서 겪어야 하는 두려움 때문에 치료를 거부하거나 조기 종료하는 경우가 25%에 이른다고 한다. 가상현실을 통해서 점진적인 환자를 방식으로 치과 진료 시나리오에 노출시켜 불안 정도를 감소시킬 수 있다.

3. 외상 후 스트레스 장애 치료

외상 후 스트레스 장애PTSD; Post Traumatic Stress Disorder란 생명을 위협할 정도로 극심한 정신적 외상을 유발하는 사건을 경험한 후 발생하는 심리적 반응이다. 당시의 상황으로 인한 재경험, 과각성, 불안, 초조, 불면 증상 등 때문에 삶의 질이 크게 저하된다.

가상현실은 외상 후 스트레스 장애를 경험한 미군의 치료를 위해서 미국 전역의 55개 보훈병원에서 사용되고 있다. 이라크와 아프가니스탄 전투와 유사한 가상현실 시뮬레이션을 통해 전역군인들이 경험했던 트라우마를 지속해서 경감시키는 것이다. 전역군인들은 외상 후 스트레스 장애로 인한 분노와 우울감으로 본인이나 타인에게 자칫 파괴적인 행동을 보일 수 있는데, 가상현실이라는 안전하고 통제된 환경에서 이 문제를 해결하는 법을 배울 수 있다.

미국 에모리대학병원의 로스바움Rothbaum 박사는 이라크와 아프가니스탄 전쟁에서 귀국한 전역군인 중, 외상 후 스트레스 장애로 진단받은 156명에게 무작위 이중맹검으로 6세션의 가상현실 노출 치료를 제공하였다. 이 연구를 통해 가상현실을 이용한 치료가 외상 후 스트레스 장애의 증상을 호전시키는 데 유의하다는 사실을 입증할 수 있었다.

미국 브라운대학교에서 시행한 연구에서는 전쟁을 배경으로 한 가상현실이 치료뿐 아니라 외상 후 스트레스 장애 진단 도구로도 사용될 가능성을 보여 주었다. 향후 가상현실은 군인뿐 아니라 테러, 자연재해 등으로 트라우마를 경험한 일반인을 대상으로 한 치료에도 사용될 것으로 보인다.

4. 자폐증 재활

자폐증autism이란 다른 사람과 상호관계가 형성되지 않고 정서적인 유대감도 일어나지 않는 아동기 발달장애로, 자신의 세계에 갇혀 지내는 듯한 상태가 특징이다. 미국 텍사스대학교에서는 자폐아들의 사회 기술 훈련을 돕기 위한 훈련 프로그램을 개발했다. 이 프로그램에서는 아바타를 통해 대상 아이들이 구직 면접과 같은 상황에 처하도록 했다. 아이들은 사회적 신호를 읽고 역시 사회적으로 적합한 행동을 표현하는 연습을 했다. 프로그램이 완료된 후 참가자들의 사회적 이해와 연관된 뇌 영역 활동이 증가했음을 발견할 수 있었다.

노스웨스턴대학교 정신과의 매튜 스미스Matthew Smith 박사가 발표한 공동연구에서는 자폐 스펙트럼 장애autism spectrum disorder 진단을 받은 젊은 성인을 대상으로 가상현실을 통한 구직 면접 훈련을 실시했다. 6개월 뒤 직업적 성과를 평가하자 구직 훈련을 받지 않은 비교 그룹보다 가상현실을 통한 훈련을 받은 그룹이 실제로 더 높은 구직률을 보인다는 사실이 확인되었다.

5. 명상과 이완을 통한 스트레스 경감

명상은 동양에서 불안이나 우울을 경감시키는 방법으로 널리 사용되었으며, 정신건강에 관한 관심이 높아지면서 병원에서는 환자 치료에도 명상을 적용하고 있다. 오큘러스 리프트Oculus Rift의 명상 애플리케이션 DEEP은 호흡을 측정하기 위한 가슴 밴드를 통해 작동하며 사용자들이 깊게 호흡하도록 돕는 역할을 한다.

바르셀로나대학교의 연구에 의하면 가상현실을 우울증 환자에 적용하면 우울증의 심각도를 경감하고 환자의 자기 비하를 줄이면서 만족감을 높이는 데 도움이 된다고 한다. 시더스-사이나이 종합병원의 브레넌 슈피겔 Brennan Spiegel 박사팀은 만성 환자에게 가상현실을 통해 자연의 경치를 감상하도록 했고, 이를 통해서 환자의 스트레스를 경감시키고 재원 기간을 단축하는 효과를 얻을 수 있었다.

6. 통증 치료

통증은 환자들의 삶의 질을 저하하고 진통제에 의존하게 만들 수 있으며, 특히 화상 환자들은 만성적인 통증으로 인해 큰 고통을 받게 되는 경우가 많다. 이러한 화상 환자에게 가상현실을 이용한 치료법을 적용하면 통증을 조절하는 데 도움이 된다는 연구가 진행되고 있다.

워싱턴대학교 인지심리학과 헌터 호프만Hunter Hoffmann 교수는 스노월드 SnowWorld라는 가상현실 비디오게임을 개발하여 화상 환자들의 통증을 감소시키는 데 성공했다. 이 게임은 사용자가 눈덩이를 펭귄에게 던지면서 얼음 협곡을 빠져나가는 방식으로 진행이 되며, 뇌의 감각 및 통증 회로를 둔감하게 만들어 상처 치료나 물리 치료 등과 같이 몹시 극심한 고통을 동반하는 치료 중의 통증을 경감시킬 수 있다. 2011년 미국 브룩육군병원에서 시행된 한 연구에서는 이라크나 아프가니스탄과의 전투에서 폭발물에 의해 화상을 입은 군인들에게 모르핀보다 스노월드 가상현실 게임이 더 효과적이라는 결과가 제시되었다.

2016년 테네시대학교에서 시행한 연구에서는 만성통증 환자 30명을 대상으로 쿨Cool이라 불리는 가상현실 애플리케이션을 사용하도록 했는데, 사용 전과 비교하여 사용 후 통증이 33% 감소한 것으로 평가되어 비마약성 진통제 치료의 가능성을 확인할 수 있었다.

오하이오대학교에서는 만성적인 요통 환자들을 위해 신이 나면서도 주의를 분산시키는 가상현실 피구 게임에 참여하게 하여, 두려움과 피해를 줄이면서 점진적으로 허리뼈의 움직임을 증가시키는 치료법을 개발하였다. 안전성, 실행 가능성과 더불어 게임 환경에서 허리를 쉽게 굽힐 수 있다는 점 등이 향후 임상에서의 사용 가능성을 보여 준다.

7. 뇌 손상 및 장애 환자의 평가와 재활

가상현실은 뇌 손상을 입은 환자의 손상 정도를 객관적으로 평가하고, 손상된 기능을 재활을 통해 회복하며, 삶의 질을 향상하는 데에도 기여할 수 있다. 2014년 캐나다 성 미카엘 병원의 형Hung 박사 등은 소뇌 손상을 받은 환자의 운전 기능을 평가하는 데 fMRI와 가상현실을 연결해 활용될 수 있는 가능성을 제시하였다. 이처럼 뇌졸중이나 외상성 뇌 손상 환자에게 가상현실을 통해서 기억력과 균형감각, 보행능력을 호전시키는 연구가 진행되고 있다.

헤드셋 제조회사인 포브FOVE에서는 가상현실 헤드셋에 탑재된 동체 추적 기능을 이용하여 피아노를 칠 수 있는 애플리케이션인 '아이 플레이 더 피아노Eye Play the Piano'를 개발하고 있다. 2016년 베일러대학교 재활의학과 마가렛 노섹Margaret A. Nosek 교수의 공동논문에서는 신체장애를 가진 여성의 자존감을 향상하기 위하여 집단 토의, 완화 운동, 실행 계획 짜기 및 집단 여행을 가상현실로 시행하였고, 시행 전과 비교해서 자존감 및 우울감이 상당 부분 호전되었다고 밝혔다.

의학에서 가상현실의 적용 방안

인공지능은 기계학습을 통해 오랜 경험과 반복적인 학습이 요구되는 의학의 영역에 도전하고 있다. IBM 왓슨은 의학저널 290종, 의학교과서 200종을 비롯해 1천200만 페이지에 달하는 전문 자료를 학습한 인공지능 슈퍼컴퓨터로 항암치료 여부를 결정하는 역할을 한다. 현재 국내 일부 대학병원에서 진료에 이용하고 있으며 향후 영상 판독과 병리소견에도 널리 활용이 될 것으로 보인다. 가상현실이 인공지능과 결합해서 새로운 환경을 제공한다면 의료 영역에서는 기존 병원의 개념을 파괴하는 혁신이 이루어질 것이다.

현재의 의료시스템에서 환자들은 예약 후 오랜 시간을 대기해야 하고, 의사의 진료를 위하여 먼 거리를 이동해 처방과 처치를 받고 있다. 이러한 공급자 중심의 의료 체계에서 환자들은 실시간으로 도움을 받기 어렵다. 미래에는 가상의 병원 공간과 진료 환경을 환자들에게 제공할 수 있을 것으로 보인다. 가상현실에 아바타를 만들어 가상의 병원을 방문하는 것처럼, 시공간을 초월해 세계 유수의 병원에서 전문 의사와 인공지능의 진찰을 받을 수 있게 될 것이다. 가상현실은 병원에 입원한 환자들에게도 큰 변화를 가져오게 된다. 입원 중에 수동적으로 대기만 하는 것이 아니고, 가상현실을 통해 자신이 받게 될 질환, 수술, 경과에 대해 자세한 교육을 받고 의견을 제시할 수도 있게 될 것이다. 가상현실과 연결된 생체신호 분석을 통해서 환자의 상태를 모니터링할 수도 있게 된다. 또한 정신적인 안정을 주는 영상을 제공하고 수술 전의 불안을 최소화하는 데 도움이 될 것이다. 수술이나 시술 중에는 여러 분야의 의사가 가상현실을 통해서 현장을 공유하고 최적의 결정을 하는 데 의견을 모을 수 있다. 직접 이동하지 않고도 가상현실 기반 화상회의를 통해, 각자 진료실에서 마치 한 테이블에 모인 듯 의견을 주고받을 수 있어 의료진의 이동 시간을 절약할 수 있다.

가상현실은 필연적으로 생체신호 인식과 연결되어야 한다. 동시에 유전정보, 혈액 정보, 수술 정보 등 개인의 빅데이터를 실시간으로 모니터링해서 개인별로 최적의 솔루션을 제공할 것이다. 또한 마치 매일 인터넷으로 뉴스를 검색하는 것처럼 매일 자신의 상태를 레터로 받아볼 수 있게 된다. 찾아가야 할 가상현실 병원이 레터에 링크되면 클릭 한 번으로 상담을 받을 수 있다. 현재는 환자가 이동하기 힘든 문제 때문에 국가나 지역적인 이동 장벽이 있었다. 하지만 가상현실을 기반으로 한 의료시스템은 지역 및 국가 간의 진료 장벽을 허물게 될 것이다.

가상현실은 의학교육에도 혁명을 가져올 것이다. 학생들은 실습 전에 더욱 생생한 현장 경험을 쌓을 수 있을 것이며, 기초와 임상의학 전반에서 활용이 가능할 것으로 예상한다.

영화 〈아바타(2009)〉에서는 이러한 변화들을 예시하고 있다. 현실에서는 장애가 있고 남들과 비교해 뛰어나지 않은 사람도 가상현실에서는 젊고 건강한 육체를 가질 수 있다. 점차 현실의 신체와 사이버 아바타가 살아가는 공간이 서로 혼재될 것이며 이는 이미 게임에서 현실화되고 있다. 이제 배우자나 가족이 환자를 돌보는 시대는 지나고 자택에서 맞춤의료와 가상현실의 결합을 통해 스스로를 돌보는 시대로 진입하게 될 것이다.

가상현실의 활용을 위한 과제

가상현실에서의 멀미 현상motion sickness이란 가상 세계에 노출되었을 때 어지럼증과 같은 증상이 발생하는 것을 뜻한다. 가장 흔한 증상으로는 전반적인 불편감, 두통, 구토, 발한, 피곤, 졸음, 혼미, 자세 불안정, 울렁거림 등이 있다. 가상현실로 인한 멀미 현상은 일반적인 멀미와는 다르다. 멀미는 시각적으로 자신의 움직임을 지각하여 유발되지만, 가상현실 멀미 현상은 실제 움직임이 없이도 일어나기 때문이다. 시뮬레이터 멀미 현상과도 다르다. 시뮬레이터 멀미 현상은 시각 정보와 몸의 움직임이 일치하지 않아서 발생하는 안구운동 불일치가 특징인 반면, 가상현실 멀미 현상은 방향감각 상실이 특징이다.

가상현실의 보편화를 위해서는 해상도의 향상을 위한 투자가 이루어져야 하고, 멀미의 부작용을 줄이기 위한 노력도 필요하다. 또한 밀폐된 공간에서 과열된 디스플레이로 인한 안구건조증이나 청색광으로 인한 망막 손상 우려도 극복해야 할 과제다. 이렇듯 연구 저변의 확대도 중요하지만, 임상시험을 위해 의료계와 공학계 등 산업 간 융합으로 시너지를 창출하여 신뢰할 수 있는 결과를 도출하는 것이 필요하다.

의료 영역에서의 가상현실 시스템은 의료종사자와 환자 모두에게 새로운 도전이지만, 아직 가상현실로 환자를 직접 평가하는 데 기술적인 한계가 있다. 따라서 잘못된 정보의 전달이나 오류가 환자에게 미칠 수 있는 문제에 대해 깊이 있는 논의가 필요하다. 의료 분야에서 이러한 기술을 응용하기 위해서는 임상연구의 윤리지침을 따르고, 유효성이나 부작용 등을 포함해서 정확한 검증을 도출하기 위한 방법론이 필요하다. 가상현실 기술을 도입한 장치의 의료기기 인정 여부, 보험적용 여부 등 정부 차원의 선제 대응이 추진될 필요도 있다.

마치며

멀미 현상이나 낮은 해상도와 같은 하드웨어적인 문제, 법적·제도적인 규제로 인한 문제가 잘 해결되면 가상현실은 의학 영역 전반에 혁명적인 변화를 가져올 것이다. 수술, 정신건강, 재활에서 뿐만이 아니라 향후 인공지능과의 결합을 통해 병원의 공간을 가상현실로 옮기고, 병원에 입원한 환자가 가상현실에서 상담을 받는 등의 변화가 빠른 속도로 진행될 것으로 예상한다. 이러한 변화는 앨빈 토플러가 말한 정보통신기술 혁명인 '제3의 물결'처럼 우리의 삶에 큰 변화를 가져올 것이다. 정보통신 분야의 뛰어난 기술력을 보유한 한국이 가상현실을 이용한 의료의 변화를 주도하고 미래를 준비하는 중심 국가가 될 수 있도록 지금부터 기반을 잘 마련해야 한다.

3세대 유전자 가위, 크리스퍼 시스템

김종원[*]

인간유전체프로젝트human genome project는 유전체 지도를 작성mapping함으로써 인간의 완전한 유전 정보를 얻고자 하는 목적으로 1990년 정식으로 착수되었다. 다른 종보다 복잡한 인간의 유전 정보를 이해·분석함으로써 질병과 관련된 정보를 얻을 수 있을 뿐만 아니라, 인간의 생물학적·생리학적 기전을 좀 더 이해할 수 있게 하려는 의도로 시작되었다. 2003년 완료된 이 프로젝트 덕분에 인간의 유전체가 약 30억 쌍의 염기서열로 구성되어 있음이 밝혀졌다. 그 후 약 15년이 지난 현재 이 프로젝트를 시작으로 유전체학genomics, 유전학genetics 등이 발전하면서 이 방대한 양의 정보를 해석하는 것에 초점을 두고 있다.

생물학에는 '센트럴 도그마Central Dogma of Molecular Biology'라는 개념이 있다. DNA는 전사를 통해 RNA가 되며, 이 RNA는 번역을 통해 단백질을 형성

* 성균관대학교 의과대학 삼성서울병원 진단검사의학과 교수, 대한진단유전학회 회장

한다는 유전 물질 간의 전이 과정을 뜻하는 개념이다. 이 과정의 마지막 단계에서 형성된 단백질은 세포나 조직의 구조를 이루거나, 기능상 혹은 조절상 중요한 역할을 한다. 그 때문에 정상적으로 단백질이 발현되지 않으면, 즉 발현되어야 할 타이밍에 발현되지 않거나 발현되지 말아야 할 때 발현되면 질병으로 이어지게 된다. 많은 약은 이런 비정상적인 발현의 조절을 대상으로 한다. 하지만 단백질의 발현을 조절하기 위해서는 때로 약을 장기 복용해야 한다. 역으로 생각하면 근본적 유전 물질인 DNA의 변이mutation가 질병의 원인일 경우 RNA와 단백질에도 문제가 생기게 되므로 유전자의 변이를 고칠 수 있다면 단백질 이상 발현이 생길 가능성이 현저히 줄어들 것이다.

이렇게 근본적인 원인이 되는 비정상 유전자를 고치는 것을 유전자 치료gene therapy라고 하며, 그중 현재 가장 주목받고 있는 것이 3세대 유전자 가위, 크리스퍼CRISPR; Clustered Regularly Interspaced Short Palindromic Repeats 시스템이다.

왜 '3세대'인가?

앞에서 언급했듯이 크리스퍼 시스템은 '3세대 유전자 가위'로 불린다. 즉 유전자를 자른다는 개념은 갑자기 튀어나온 새로운 개념이 아니다.

유전자 편집genome editing이란 DNA 수준에서 유전자를 편집함으로써 유전형genotype을 변화시켜 표현형phenotype을 바꾸는 것이다. 유전자 편집을 가능하게 만드는 기술 중, 원하는 표적 유전자 편집을 위해 사용되었던 것이 바로 유전자 가위engineered nuclease이다.

1세대 유전자 가위는 2000년대 초반에 나온 징크핑거 뉴클레아제ZFN; Zinc Finger Nucleases이며, 2세대 유전자 가위는 2009년에 나온 탈렌TALEN; Transcription Activator-Like Effector Nucleases이다. 1세대의 단점을 보완한 2세대 유전자 가위 탈렌은 2011년 당시 〈네이처 메소드Nature Methods〉에 올해의 주목할 만한 기술로 선정될 만큼 많은 주목을 받았다. 하지만 두 기술 모두 다루기 쉽지 않으며 비용이 많이 드는 단점이 있었다.

현재 주목을 받는 3세대 유전자 가위인 크리스퍼 시스템은 비교적 다루기 쉽고 비용이 적게 든다는 장점이 있으며, 이러한 장점으로 인해 〈사이언스Science〉에서 2015년 가장 혁신적인 기술로 선정되었다.

크리스퍼 시스템이란?

자연계에 존재하는 크리스퍼 시스템이란 세균의 후천성 면역 기작의 한 종류다.

1987년 일본의 한 교수는 박테리아의 유전체를 분석하던 중, 특이하게 반복되는 서열repeats을 발견한다(표 10-1). 그는 일정한 간격(스페이서)을 두고 자리 잡고 있는 이 반복서열을 발견했지만, 안타깝게도 당시의 기술로는 이 서열의 중요성을 찾아내지 못했다.

2000년대 초반 많은 관심을 끈 인간유전체프로젝트로 인해 DNA의 염

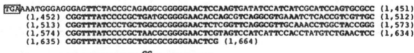

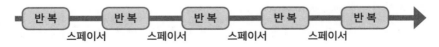

표10-1. 박테리아에서 발견된 반복서열(위)과 그 모식도(아래) [출처: Ishino Y, et al. 1987. "Nucleotide sequence of the iap gene, responsible for alkaline phosphatase isozyme conversion in Escherichia coli, and identification of the gene product". *J Bacteriol* 169: 5429-33.]

기서열 분석 기술도 비약적인 발전을 보였고, 덕분에 저렴한 가격으로 더 빠르게 유전체 분석을 할 수 있게 되었다. 이때 다시 주목받기 시작한 것이 10여 년 동안 잊혔던 반복서열이었다. 2002년 세균와 고세균에서만 발견되는 이 반복서열은 크리스퍼CRISPR라고 명명되었다. 크리스퍼 근처에 자리 잡고 있으면서 그 기능에 중요한 역할을 할 것이라고 예상되는 유전자도 발견되었으며, 이 유전자는 카스Cas; CRISPR associated protein라고 이름 붙여졌다.

이렇게 세균에서 구조적인 특징을 발견한 후, 연구자들은 이 시스템의 기능 연구에 몰두하게 된다. 2005년 스페이서 서열이 세균을 숙주로 하는 바이러스bacteriophage의 유전체와 일부 동일하다는 여러 논문이 나왔다. 이 사실을 바탕으로 크리스퍼 시스템은 적응 면역adaptive immunity과 관련 있을 가능성이 제시되었으며, 2007년 실험적으로 증명되어 〈사이언스〉에 발표되었다.

크리스퍼의 세균 면역 관련 기작을 간단히 설명하자면, 세균이 바이러스에 감염되어 면역이 생기는 경우가 있다. 이때 침입한 바이러스 유전체 조각을 스페이서 서열로 기록한다. 만약 같은 바이러스에 다시 감염되면, 크리스퍼 시스템이 이를 인지하고 역으로 바이러스를 공격하는 '면역' 반응을 보이게 된다. 이로 인해 당시 고등생물에만 존재한다고 여겨졌던 적응 면역이 세균에도 존재한다는 사실이 증명된 것이다.

크리스퍼 시스템을 고등동물에 사용할 수 있을까?

크리스퍼 시스템을 좀 더 자세히 보면, 세균 내에서 크리스퍼의 반복서열을 인식하는 트랜스활성화RNAtracrRNA; trans-activating crRNA와 스페이서 서열과 반복서열을 포함한 크리스퍼RNAcrRNA; CRISPR-RNA를 만든다. 앞에서 언급했듯이 만약 이전에 감염된 적이 있는 바이러스의 유전체 서열 정보가 스페이

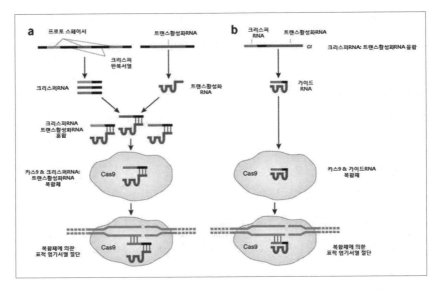

그림10-1. 박테리아의 크리스퍼 시스템(왼쪽)과 3세대 유전자 가위, 크리스퍼 시스템(오른쪽) [출처: Sander JD, Joung JK. 2014. "CRISPR-Cas systems for editing, regulating and targeting genomes". *Nat Biotechnol* 32: 347-55.]

서 서열에 포함되어 있다면, 다시 그 바이러스가 침입한 경우 이를 크리스퍼RNA가 인식하고, 이 반응에 맞춰 트랜스활성화RNA와 카스 단백질Cas protein은 바이러스의 유전체를 공격해 절단한다.

이 기작을 이용하여 2012년 스웨덴 우메오대학교의 엠마뉴엘 샤펜티어 Emmanuelle Charpentier 교수와 미국 캘리포니아대학교 버클리캠퍼스(이하 UC버클리) 제니퍼 다우드나Jennifer A. Doudna 교수가 현재 3세대 유전자 가위로 불리는 크리스퍼 시스템을 제안했다. 세균 내에는 따로 존재하는 트랜스활성화RNA와 크리스퍼RNA를 하나로 이어 만들고(gRNA; guide-RNA) 카스 단백질을 넣으면 세균의 크리스퍼 시스템의 모사가 가능하다는 사실을 밝힌 것이다. 또한 세균 내 스페이서 서열이 바이러스를 인식하는 것과 비슷하게,

스페이서 서열 대신 우리가 원하는 표적의 서열을 넣으면 원하는 유전체를 자를 수 있다는 것을 증명함으로써 크리스퍼 시스템이 유전자 가위로 사용 가능하다는 것을 〈사이언스〉에 보고했다. 이듬해인 2013년, 브로드연구소Broad Institute의 팽 장Feng Zhang 교수의 실험실에서는 크리스퍼 시스템을 인간 유래와 동물 유래의 세포에서 실험하여, 고등생물에도 사용할 수 있다는 것을 증명했다. 이후 크리스퍼 시스템이 학계에서 주목을 받기 시작했다.

크리스퍼 시스템의 권리를 둘러싼 법정 공방

2012년 이렇게 혜성같이 등장한 크리스퍼 시스템은 이듬해부터 다른 의미로 주목받기 시작한다. 바로 특허권을 둘러싼 법정 논쟁 때문이었다. 기대가 큰 혁신적 기술이기에 그에 따른 권리를 누가 갖느냐에 많은 관심이 쏠렸다.

그중 가장 큰 관심을 받는 그룹은 두 그룹이었다. 한 그룹은 크리스퍼 시스템을 유전자 가위로 실용화하고 실험적으로도 증명한 제니퍼 다우드나 교수가 속한 UC버클리를 중심으로 한다. 다른 한 그룹은 크리스퍼 시스템을 인간 유래의 세포에서 실험적인 증명을 한 팽 장 교수가 속한 브로드연구소였다.

특허 분쟁의 시작점은 미국 시장이었다. 특허 출원은 UC버클리가 앞선다. UC버클리는 2012년 5월에 출원했고, 브로드연구소는 2012년 12월에 출원했다. 하지만 우선심사제도를 신청한 브로드연구소가 2014년 4월 먼저 특허 등록을 하게 됐다. 이에 대해 UC버클리는 저촉 심사interference proceeding를 신청했다. 미국 특허법이 2013년 3월에 선발명주의first-to-invent에서 선출원주의first-to-file로 바뀌면서 브로드연구소가 특허 등록을 하게 되었지만, 실제로 특허 출원을 한 것은 법이 바뀌기 전이었기 때문이다. 2017

년 2월 미국 특허청은 브로드연구소의 손을 들어 주었다. 특허청은 브로드연구소와 UC버클리의 특허가 동일하지 않으며, 브로드연구소 측의 특허는 크리스퍼 시스템을 인간을 포함한 진핵생물eukaryotes에 활용될 가능성을 보여 준 특징을 인정한 것이라고 밝혔다. 2017년 4월 UC버클리는 이에 항소하면서 미국 시장 내 크리스퍼 시스템 사용 권리를 포기하지 않았다.

다른 시장도 만만치 않다. 초기에는 브로드연구소와 UC버클리의 분쟁이 예상되었으나, 그 외의 다른 기관들도 법적인 권리를 주장하고 있다. 그 예로 밀리포어시그마MilliporeSigma와 우리나라의 툴젠을 들 수 있다. 초기의 크리스퍼 시스템이 아닌 업그레이드된 크리스퍼 시스템의 특허를 얻기 위해 2018년 현재까지도 진행 중인 치열한 법정 공방이야말로, 크리스퍼 시스템에 거는 기대가 얼마나 큰지 단편적으로 나타낸다고 할 수 있다.

크리스퍼 시스템의 응용

1. 유전자 침묵

크리스퍼 시스템의 원래 기능을 응용하여 유전자 침묵이 가능하다. '유전자 침묵gene silencing'이란 표적하는 유전자가 단백질로 발현되는 것을 막는 기술이다. 크리스퍼 시스템 전에는 RNA 간섭RNAi: RNA interference를 이용해 RNA의 발현을 제어하여 단백질의 발현을 막았지만, 크리스퍼 시스템을 이용하면 좀 더 근본적인 DNA의 차원에서부터 발현을 막을 수 있다.

앞서 언급했듯이 gRNA는 세균의 트랜스활성화RNA와 크리스퍼RNA를 합친 RNA이다. gRNA의 일부에서 표적을 인식하는 크리스퍼RNA 부분에 표적 유전자 서열을 합성해 넣으면 gRNA가 그에 상보하는 유전자를 인식하게 된다. 그런 후, gRNA는 카스9 뉴클레아제nuclease를 이 표적 유전자로 유도하고, 카스9 뉴클레아제는 크리스퍼RNA 바로 뒷부분에 오는

PAM_{Protospacer-Adjacent Motif}이라는 서열을 인식하고 해당 유전자를 자르게 된다(DSB; Double Strand Break). 이때 유전자는 비상동 재조합_{NHEJ; Non-Homologous End Joining}이라는 내성 기작을 이용하여 절단된 부위를 수선_{DNA repair}하게 된다. 비상동 재조합은 잘린 부분을 그대로 이어 주는 시스템이지만, 완벽한 수선 방법이 아니어서 때때로 염기서열이 삽입-결실_{indel: insertion or deletion}되는 경우가 있다. 역으로 이를 이용해서 녹아웃_{knock-out}, 즉 발현을 제어할 수 있게 된다.

비상동 재조합이 아닌 상동 재조합_{HR: Homologous Recombination}을 이용하는 것도 가능하다. 상동 재조합의 경우, 수선의 오류를 줄이기 위해 원래 염색분체_{chromatid}의 정보를 이용하여 수선하게 된다. 이 기작을 응용하여 염색분체 대신 공여 DNA_{donor DNA}를 넣어 주면 표적 유전자를 원하는 대로 고칠 수 있는 녹인_{knock-in}이 가능해진다.

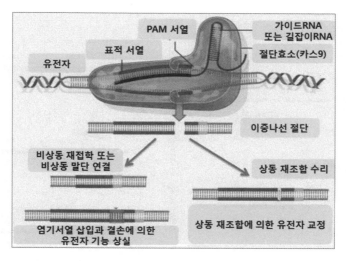

그림10-2. 유전자 편집의 가능성 [출처: Tu Z, Yang W, Yan S, Guo X, Li XJ. 2015. "CRISPR/Cas9: a powerful genetic engineering tool for establishing large animal models of neurodegenerative diseases". *Mol Neurodegener* 10: 35.]

2. 유전자 과발현과 억제

표적 DNA를 자르는 역할을 하는 카스9 단백질에 점 돌연변이point mutation를 넣어서 카스9 단백질을 불활성화할 수 있다. 카스9 단백질이 표적을 절단하지 못하게 만든 인공적인 단백질을 d카스9dead Cas9이라고 한다. 이를 이용하여 유전자의 과발현over-expression 및 억제repression가 가능해졌다. 예를 들어 gRNA를 전사가 시작되는 사이트TSS; Transcription Start Site로 d카스9과, 전사를 억제한다고 알려진 KRAB 단백질을 유도하면 유전자의 발현을 억제CRISPRi시킬 수 있다. 비슷한 맥락으로 전사를 발현시킨다는 단백질의 조합을 유도함으로써 유전자의 과발현CRISPRa도 가능하다.

3. 그 외의 응용

크리스퍼 시스템의 무한한 응용 가능성을 보여 주는 각종 논문이 계속

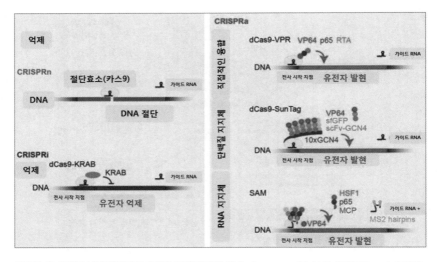

그림10-3. 유전자 과발현(왼쪽)과 유전자 억제(오른쪽) [출처: Kampmann M. 2017. "CRISPRi and CRISPRa Screens in Mammalian Cells for Precision Biology and Medicine". *ACS Chem Biol* 13(2): 406-416.]

나오고 있다. 예를 들어 크리스퍼 시스템에 형광을 접합시켜 특정한 서열의 부분을 표지하거나, 후성유전학epigenetics 연구에 크리스퍼 시스템을 적용하거나, 크리스퍼 시스템을 DNA에 국한되지 않고 RNA 편집에도 사용할 수 있다는 것이다.

최근에는 표적을 자를 필요 없이 염기쌍만 변형할 수 있는 기술이 등장하고 있다. 보고에 의하면, d카스9을 사용하여 만든 아데닌 염기교정 가위ABEs; Adenine Base Editors라는 기술은 A/T 염기서열을 G/C로 변환한다. DNA를 자르지 않고도 염기서열의 변환이 가능한 이 기술은 '유전 연필'로 비유된다.

크리스퍼 시스템의 가능성

크리스퍼 시스템은 여러 분야에 적용이 가능할 것으로 예상한다.

먼저 생명과학 분야에 적용할 수 있다. 유전자 교정으로 식물과 동물의 생산량과 안정성을 조절하게 될 것이다. 예를 들어 열악한 환경에서도 자라거나, 영양소가 더 많이 포함된 곡식의 생산에도 유전자 가위가 사용되고 있다.

다음으로 유전자 드라이브gene drive를 들 수 있다. 유전자 드라이브란 인간이 아닌 생물의 유전자를 변형해 유전자 구성을 바꾸는 개념이다. 크리스퍼 시스템을 통해 불임 모기를 만들어 야생 모기와 교배를 하게 만들어서 말라리아나 지카 등의 전염 매개체가 되는 모기를 멸종시키는 것이다. 이러한 멸종이 인도적으로 수용 가능한가에 대해서는 논란이 있다. 최근에 주목받는 아이디어는 말라리아나 지카 등의 전염 매개체가 되는 모기에 크리스퍼 시스템을 적용해 바이러스의 침입을 받았을 경우 이를 인식하게 하는 것이다. 하지만 이런 유전적 변화가 환경에 미치는 영향은 아직 미지수이므로 앞으로 많은 연구가 필요하다.

마지막으로 유전자 치료 분야에 활용될 수 있다. 예를 들면 혈우병 환자로부터 얻은 골수 줄기세포를 배양하고, 여기에서 혈우병 유전자 돌연변이를 제거한 후에 이를 다시 자가이식하면 환자가 면역거부반응 없이 혈우병을 극복할 수 있게 된다. 그런데도 유전질환의 유전자 치료는 생식세포germline의 유전자 서열을 변화시키는 경우 영속성이 문제가 되므로 논란이 생긴다. 현재 국내 생명윤리법은 사람의 생식세포 유전자 조작을 금지하고 있다.

크리스퍼 시스템의 한계

크리스퍼 시스템을 치료에 적용하는 일은 크리스퍼 기술의 정확성 및 완성도 측면과, 목표 유전자의 변형이 초래되었을 경우의 효과 예측 가능성이라는 두 가지 측면에서 문제가 된다.

먼저 현재 크리스퍼 기술의 정확성 측면을 살펴보면 아직 기술의 완벽성이 보장되지 못한다. 첫 번째는 오프타깃off-target 효과의 문제로 원하는 타깃 유전자on-target가 아닌 곳이 교정되는 경우다. 최근 논문에 의하면 베타지중해 빈혈beta-thalassemia blood disorders의 유전 변이를 교정하기 위해 크리스퍼 시스템을 도입하였으나, 타깃 유전자는 고치지 못하고 오프타깃이 많이 관찰되었다고 한다. 이후 많은 연구가 이루어지고 있으나 아직도 오프타깃의 난관에서 벗어나지 못했다.

두 번째로 타깃을 자르는 카스 단백질이 너무 커서 세포 내에 들어가기 어렵다는 문제가 있다. 이를 보완하기 위해 팽 장 교수는 Cpf1이라는 새로운 단백질을 제안했으며, 다우드나 교수는 새로운 카스 단백질로 카스X와 카스Y를 제안하기도 했다.

세 번째는 아직도 크리스퍼 시스템이 유전자 변이를 100% 교정하지 못한다는 점이다. 미탈리포프Mitalipov 박사와 김진수 박사는 공동연구를 통해 MYBPC3 유전자의 돌연변이를 가지고 있는 비후성 심근병증 남성 환자와 정상 난자를 대상으로, 인공수정과 크리스퍼 도구를 동시에 적용했다. 실험군에서는 배아의 72.4%가 MYBPC3 유전자의 정상 복사본을 가지고 있어, 대조군의 47.4%가 정상 복사본을 가지고 있는 것에 비해 정상 복사본을 가지고 있을 확률이 25%p가량 높았다. 즉 긍정적으로 보면 수리 효율이 크리스퍼로 50% 정도(대조군에서 수리되지 않은 대상 배아는 52.6%이다. 실험군에서 72.4%가 성공했으므로 단순 계산하면 52.6%에서 약 25%p의 향상을 보였으니 약 50% 정도 향상된 것이다)로 이루어지고 있으나, 임상진료 측면에서 보면 아직도 50%의 실패율로 인한 부담이 있다. 많은 발전으로 이러한 성적을 얻고 있으나 더욱 향상될 필요가 있는 과제이다.

또 다른 이슈는 단순하게 유전자 편집 기술의 정확성이나 완전성과 관계없이 목표 유전자의 변형이 일어나면 그 효과를 완전하게 알고 통제할 수 있는가의 문제이다. 인간 유전체 정보가 아직은 충분하지 않다. 특히 유전자들이 다른 유전자 및 환경과 상호작용하면 그 효과를 거의 예측할 수 없게 된다. 그러므로 유전자 조작이 이뤄질 때는 유전자 변형의 예측 효과를 알 수 있는 경우로 국한해야 한다. 따라서 인간 유전체 정보가 더욱 충분해져야만 유전자 변형을 고려해 볼 수 있을 것이다.

이와 관련해서 논의되는 것은 질병의 치료와 유전자 증강genetic enhancement의 경계에 대한 것이다. 신장 왜소증을 치료하기 위한 유전체 편집과 정상인들이 키를 더 크게 하기 위한 유전체 편집의 경계의 기준은 기술적인 이슈가 아니라 사회적 합의가 필요하다. 또한 앞에서 진행된 비후성 심근병증의 경우 필요하면 착상 전 유전 진단preimplantation genetic diagnosis으로 해결할 수 있는 문제이다. 즉 유전질환 환자 가족에 크리스퍼 기술이 유일한 대안이 아니며, 현재 실행 가능한 기술이 있다.

크리스퍼 시스템이 발표된 2012년부터 현재까지 크고 작은 단점들이 보고되었으며, 근본적인 정보가 실린 DNA를 다루는 기술인만큼 이를 변화하였을 때 미칠 수 있는 영향에 대한 염려의 목소리도 있다. 하지만 크리스퍼 시스템이 가지고 있는 큰 장점을 살리기 위해 시스템의 단점을 보완하기 위한 많은 방법이 등장하고 있다.

마치며

영화 〈가타카(1997)〉는 유전 검사를 통해서 우월한 아기를 판독한다는 가정을 배경으로 하며, 유전자 편집으로 우월한 아기를 '생산'할 수 있음을 보여 준다.

인간유전체프로젝트가 시작된 후, 한 세대 사이에 유전체의 서열을 알아냈고, 지금은 그 정보 분석을 통해 유전자의 기능을 알아 가고 있다. 이를 통해 질병의 원인과 발생을 유전자의 근본적인 기전으로 이해하기 시작했으며, 유전적 지식을 진단과 치료에 적용하기 시작했다.

이제 우리는 다음 단계로 넘어가고 있다. 단지 아는 것에 그치는 것이 아니라, 그 정보를 이용해 스스로 생물학적 제한을 변형하려고 하는 것이다. 이것은 인간 역사가 가 보지 못한 새로운 환경이다. 크리스퍼 시스템은 혁신적인 기술로 여겨져 많은 연구가 진행되고 있으며, 질병 치료에 큰 변화를 가져다줄 것으로 기대된다. 그렇지만 유전자 변형 효과는 영속적이고 대를 이어 나타날 수 있으므로 기술적인 접근과 함께 윤리적이며 사회적인 합의가 필요하다.

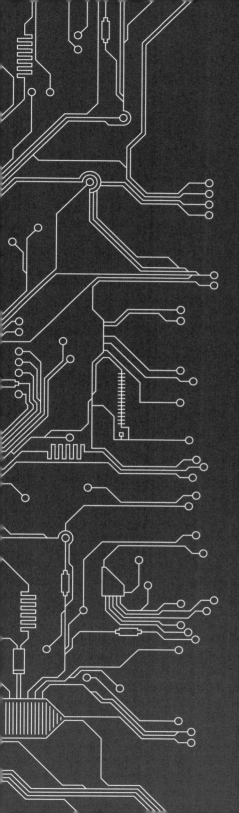

제3부
각 임상 분야의
미래 예측

소화기내과의 미래

김영호[*]

4차 산업혁명으로 전문가 직군이 붕괴될 것이라는 경고음이 들리는 가운데, 현대 의료의 중심축 중 하나인 소화기내시경 분야와 이를 이용한 위장관 질환의 진단과 치료도 4차 산업혁명의 핵심 기술들과 밀접한 관련이 있다. 미래의 태풍을 피할 수는 없기에 미리 준비하고 대비하지 않으면 매우 곤란한 상황에 빠지게 될 것이다.

이 글에서는 소화기내시경을 중심으로 한 위장관 질환 분야에 4차 산업혁명과 관련하여 어떠한 일이 진행되고 있는지 살펴보면서 미래를 예측하는 데 조금이나마 도움이 되고자 한다.

---

* 성균관대학교 의과대학 삼성서울병원 소화기내과 교수

주요 위장관 질환과 소화기내시경 개요 및 동향

1. 위암

위암은 한국에서 가장 많이 발생하는 악성종양 중 하나다. 위암의 진단은 위내시경을 통한 생검으로 이루어지며 병기에 따라 내시경 치료, 수술적 치료, 항암 화학요법 치료 등이 있다. 그러나 아직은 효과적인 항암 화학요법이 없어서 조기에 발견하여 내시경 치료나 수술로 제거하는 것이 중요하다. 우리나라 40세 이상의 성인은 1~2년에 한 번씩 위내시경검사를 받을 것을 권고받고 있다.

위점막에 기생하는 헬리코박터 파일로리Helicobacter pylori는 위축성 위염, 장상피화생, 이형성증을 거쳐 위암을 발생시키는 세균으로 알려졌다. 헬리코박터 파일로리 제균 치료가 위암을 예방할 수 있는가에 대해서는 논란의 여지가 계속 있었고, 최근 메타분석에서 제균 치료를 하면 위암 발생 위험도가 기존 대비 0.66으로 감소함이 보고되어 향후 귀추가 주목된다. 또한 기존에 하나의 질환으로 간주되었던 위암을 분자생물학적 방법을 이용해 새롭게 분류하고 이에 맞는 항암 화학요법을 시행하려는 시도가 이루어지고 있다. 위암 치료와 관련한 가장 큰 발전은 조기 위암의 내시경 치료 분야이다. 위의 대부분 또는 전부를 절제하는 기존의 수술적 치료와 달리, 내시경 치료는 위를 보존할 수 있어 치료 후 삶의 질을 향상할 수 있다. 일괄 절제가 가능한 내시경 점막하박리술의 발전으로 2cm 이하의 점막에 국한된 분화암은 내시경 치료만으로 완치할 수 있으며 점차 적응증을 확대해 나가고 있다.

2. 대장암

우리나라에서 위암 다음으로 많이 발생하는 악성종양인 대장암은 대부분 정상 점막에서 샘종을 거쳐 발생하기까지 10~20년 정도 걸린다. 따라서 정기적인 대장내시경검사를 통해 샘종을 제거하면 90%까지 예방할 수 있어, 특별한 위험인자가 없는 경우 50세 이상 성인은 5년에 한 번씩 대장내시경검사를 받는 것이 좋다. 대장암의 진단은 대장내시경을 통한 생검으로 이루어지며 병기에 따라 내시경 치료, 수술적 치료, 항암 화학요법 치료, 방사선 치료 등이 있다. 대장암도 조기에 발견하여 내시경 또는 수술로 절제하는 것이 가장 좋다.

점막하 침윤이 1mm 이하인 대장암은 내시경 치료로 완치할 수 있다. 따라서 병변의 소견을 보고 점막하 침윤의 여부와 정도를 예측하는 것이 중요하다. 색소를 뿌리고 확대내시경으로 관찰하거나 조영증강내시경을 이용하면 점막하 침윤 여부와 정도를 예측하고 치료 방침을 결정하는 데 도움이 된다. 또한 위암 치료를 위하여 개발된 점막하박리술submucosal dissection 의 적용으로 점막하 침윤만 깊지 않다면 크기와 관계없이 대부분 내시경 치료가 가능해졌다.

3. 염증성 장질환

염증성 장질환은 위장관에 염증이 생겨 호전과 악화가 반복되며 협착, 천공, 악성종양 등의 합병증이 생길 수 있는 면역성 질환으로 궤양성 대장염과 크론병을 포함한다. 원인은 아직 잘 알려지지 않았으나, 유전적 소인이 있는 사람에게 장내세균총 변화 등의 요인으로 발생한 염증이 지속되고 증폭되는 것으로 보인다. 아직 내과적 치료로 완치할 수 없으며, 궤양성 대장염은 전대장절제술로 완치가 가능하나 수술 후 합병증 및 삶의 질 저하 문제가 있다. 염증성 장질환의 치료는 내과적 치료가 중심이 된다. 과거에는 증상 완화인 임상적 관해를 목표로 하였다. 그러나 생물학 제제가 점막 치유, 즉 내시경적 관해를 유도할 수 있으며, 그럴 때 장기적인 예후가 좋다는 사실이 알려지면서 치료 목표가 바뀌고 있다.

염증성 장질환의 치료를 위하여 내시경검사의 중요성이 증가하고 있다. 내시경검사는 염증성 장질환이 오래되면서 발생할 수 있는 악성종양의 진단과 치료에도 중요한 역할을 담당한다.

4. 소화기내시경

소화기내시경의 역사는 1800년대부터 시작된다. 환자의 고개를 뒤로 젖힌 후 단단한 내시경을 삽입하여 위의 내부를 관찰하고 손으로 그림을 그리던 시절을 거쳐, 1950년대 광섬유로 만들어져 잘 구부러지는 위내시경이 개발되었고, 1980년대에 오늘날 우리가 사용하는 전자내시경이 개발되었다. 현재 소화기내시경은 위암과 대장암의 예방, 조기 진단 및 치료의 중심에 있다고 할 수 있다.

내시경의 발전은 위암과 대장암 및 전구 병변의 조기 진단을 통하여 위암과 대장암으로 인한 사망률을 감소시키는 데 결정적인 역할을 한다. 내시경 중 의심 병변이 발견되면 조직을 채취하여 현미경으로 관찰해서 진단하고 있는데, 최근 내시경으로 현미경으로 보는 것과 같은 조직학적 영상을 구현하면서 곧 생검과 병리검사를 대체하게 될 것으로 보인다. 내시경과 더불어 기구 및 술기가 발전하면서 내시경의 역할은 단순한 진단 영역에 머무르지 않는다. 점차 치료 영역으로 확대되어 조기 위암과 대장암을 외과적 수술 없이 완치할 수 있는 단계에 이르렀고, 내과와 외과의 경계도 희미해지고 있다.

그럼에도 아직 소화기내시경에는 많은 한계가 있다. 지난 2세기에 걸쳐서 괄목할 만한 성장을 이루었지만, 여전히 침습적인 검사로 환자들에게 고통을 유발하여 진정내시경(수면내시경)이 필요한 경우가 많다. 진정(수면) 유도 및 유지는 경제적 비용이 발생하는 것은 물론, 드물지만 심각한 심폐

기능 저하를 일으킬 수 있고 내시경 시술로 인한 출혈이나 천공과 같은 심각한 합병증도 발생할 수 있다. 따라서 적절한 소화기내시경 대상자를 선별하고 안전하고 정확하게 내시경검사를 시행하는 건 매우 중요하다. 또한 소장은 캡슐내시경과 소장내시경의 발전에도 불구하고 아직 미지의 영역으로 남아 있다.

소화기내시경은 삽입과 관찰에 전문적인 지식과 술기를 가진 의료진에 의해 이루어져야 하므로 소화기내시경 전문의를 양성하고 유지하는 것이 중요하다. 교육은 치료내시경의 경우 더욱 중요하며, 그 수준이 전 세계적으로 같지 않아 지역에 따라 차이가 크다. 또한 치료내시경에서 사용하는 기구 및 재료는 여전히 불편해서 개선이 필요하다.

소화기내시경과 관련한 이러한 문제점들을 해결하는 데 4차 산업혁명이 중요한 역할을 담당할 것은 분명해 보이며, 한편으로는 이로 인한 새로운 문제점도 예상된다.

위장관 질환 및 소화기내시경의 미래 모습

1. 로봇내시경

전술하였듯이 진정내시경과 내시경 술기의 발전에도 불구하고 확률이 높진 않지만 심각한 합병증이 동반될 수 있으며, 내시경 삽입은 여전히 많은 환자들에게 고통을 안겨 주고 있다.

반면, 로봇공학의 발전으로 고통 없이 체내로 진입할 수 있는 로봇내시경이 개발되고 있다. 외부에서 조정을 받거나 혹은 자체적으로 움직일 수 있어서 단순히 삽입하여 검사하는 역할에 머무르지 않고, 영상 분석을 통해 병변을 발견, 진단, 제거할 수 있게 된다. 센서의 발달로 로봇내시경이 주변 환경을 이해해서 시술자에게 적절한 정보를 전달하거나, 환경에 맞추어 스스로 대응할 수도 있다. 만약 일정한 압력이 내시경으로 전달된다면 경고음이 울리고 동작 정지 또는 후퇴를 통해 내시경 중 발생할 수 있는 천공을 줄일 수 있다. 내시경 전에는 환자의 전체 대장 구조를 파악하고 이에 맞춰 진입하는 일도 가능해질 것이다.

캡슐내시경의 경우 처음에는 소장의 연동 운동에 의해 내려가면서 일정한 간격으로 영상을 획득, 송출, 분석하여 소장의 이상 소견을 발견하기 위해 개발되었다. 그러나 최근에는 기계적 운동이나 자장을 이용해 캡슐내시경의 이동을 제어하고, 조직검사 및 치료 기능을 탑재하려는 연구가 진행되고 있으며, 이를 이용하여 소장뿐 아니라 대장 분야에도 영역을 확대하려고 한다. 또한 초음파를 탑재한 캡슐내시경을 이용해 위장관의 점막뿐 아니라 전벽을 관찰하려는 시도 역시 이루어지고 있다. 만약 무선으로 에너지를 전송하는 무선전력전송 기술이 캡슐내시경에 적용되면 현재 캡슐내시경의 가장 큰 어려움 중 하나인 배터리 문제가 해결될 것이다. 로봇내시경의 발전은 다음에 언급할 원격의료 기술과 결합할 때 전통적인 내시경 술기의 근간을 흔드는 변화를 초래하게 될 것으로 보인다.

내시경 분야에서 로봇과 관련해 주목해야 할 것 중 하나가 마취감시용 로봇의 등장이다. 이미 한 외국 회사에서는 마취감시용 로봇으로 마취 중 환자를 모니터링하고, 프로포폴 주입 속도와 산소 공급량을 조절하여 안전하게 마취 상태를 유지할 수 있다는 걸 증명했다. 이 로봇은 건강한 성인의 진단내시경 시 전문간호사 등 의료전문가가 입회하고 마취과 의사가 바로 대응할 수 있는 환경에서 사용하는 조건으로 2013년 미국 FDA로부터 승인을 받았다.

2. 영상 분석

컴퓨터보조진단CAD; Computer-Aided Diagnosis은 영상의학 분야에서 시작되었다.

유방조영술 등을 판독하는 알고리즘을 도입하여 실제로 컴퓨터가 유방암 의심 병변을 선별하려는 시도가 이루어진다. 컴퓨터보조진단은 딥러닝 기법의 개발 이후 급속히 발전했고, 당뇨병에 의한 망막병증과 피부암의 진단에 딥러닝을 이용할 수 있음을 증명했다. 딥러닝은 대량의 학습 자료에서 최적의 특징 표현을 스스로 학습하므로 매우 우수한 진단 방법이 될 수 있어서 소화기내시경 분야에서도 매우 유용하게 사용될 가능성이 높다. 만약 내시경 중 관찰되지 못한 사각지대가 있거나 이상 소견이 발견되면 자동으로 경고 신호가 발생하며, 더 나아가 인공지능이 실시간으로 진단하는 시스템이 도입될 수 있다. 특히 확대내시경을 이용한 실시간 병리검사와 같이 다른 분야의 전문 지식이 필요할 때 더욱 유용할 것이다. 식도암의 전구 병변인 바렛식도에서 컴퓨터보조진단을 통하여 위험성이 높은 부분을 선별하고 조직검사를 할 수 있다. 또는 대장내시경 중 폴립이 있을 때 병리 소견을 예측하고 제거 여부를 결정하는 데 도움이 될 수 있다. 아직 초보적인 단계지만 컴퓨터보조진단에서 식도암과 대장의 폴립에 대한 민감도 및 특이도는 모두 90%를 넘는다. 특히 캡슐내시경처럼 수 시간에 걸쳐 판독해야 하는 검사에서 컴퓨터보조진단은 매우 환영받을 만하다. 특히 딥러닝 기법을 이용하여 캡슐내시경 이미지를 판독했을 때 폴립에 대한 정확도는 약 98%에 달한다는 연구 결과가 있다.

3. 3D 프린터

3D 프린터도 소화기내시경 분야, 특히 치료내시경 분야에 매우 유용할 것이다. 예를 들어 암에 의한 위장관폐색이 발생하면 폐색 부위에 스텐트를 삽입하여 확장해야 하는데, 환자마다 협착의 모양과 정도, 길이 등에 많은 차이가 있다. 이때 3D 프린터를 이용해 환자 개인 맞춤형 스텐트를 제작할 수 있다.

4. 원격진료

원격의료는 내시경 분야에도 도입될 수 있다. 이미 외과 영역에서는 2001년 미국에서 프랑스에 있는 환자의 담낭을 적출하는 수술을 시행한 이래, 원격조종로봇에 의한 수술이 가능함이 입증되고 있다. 원격수술은 시술자가 원거리에 있는 환자나 시설로부터 시각적 혹은 다른 감각적 피드백을 받아 마치 환자의 옆에 있는 것처럼 느끼면서 원격조종tele-manipulation으로 수술하는 것이다. 심장초음파에서도 서로 다른 대륙에서 원격진료가 성공했던 사례가 있다. 내시경 기기가 더욱 발전한다면 한국에서 아프리카에 있는 환자를 대상으로 대장내시경을 시행하는 일도 가능해진다. 치료 측면에서도 이미 원격치료내시경의 가능성을 보여 주고 있으며, 로봇을 이용한 점막하박리술이나 전벽절제술full-thickness resection 등이 시도되고 있다.

로봇내시경의 개발은 원격내시경tele-endoscopy의 발전을 촉진할 것이다. 원격내시경이 가능하려면 환자와 시술자를 연결tele-communication하는 인터넷 시스템이 뒷받침되어 시술자의 조작이 시간차 없이 정확하게 환자 쪽에 전달되어야 한다. 물론 내시경 도중 출혈이나 천공 등 합병증이 생겼을 때의 대처 방안 등 아직 해결해야 할 문제가 많이 남아 있다. 그러나 내시경 시술 전의 환자 교육이나 시술 후 모니터링 등은 원격진료가 가능한 분야이므로 머지않아 가시화될 것이다.

5. 원격교육

지금까지 의학교육은 강의실에서 이루어지는 강의 중심의 교육이나 일대일 도제 교육 중심으로 이루어져 왔다. 그러나 인터넷의 발전으로 온라인 교육 중심으로 변화하면서, 다양하고 수준 높은 교육을 제공하는 온라인 플랫폼들이 나타났다. 이를 통해 세계적인 내시경 전문가들의 강의를 듣는 일이 어렵지 않게 되었다. 향후 내시경에 장착된 사물인터넷과 센서,

가상현실 기법 등이 결합한다면 원격내시경 교육도 가능해질 것이다.

6. 질병 예측 모델

대장내시경을 이용한 선별검사는 대장암 사망률 감소에 중요한 역할을 한다. 현재 대장내시경은 나이와 가족력, 이전 검사 소견 등을 근거로 검사 시점을 결정한다. 그러나 검사 후 과반수의 환자들이 정상 소견을 보이며 실제 대장암과 밀접한 관계를 가지는 진행성 폴립은 전체의 5% 정도에 불과하다. 결과적으로 많은 사람이 불필요한 대장내시경검사를 받고 있다고 할 수 있다. 개인의 모든 정보가 클라우드 저장소에 축적되고 빅데이터와 인공지능을 이용하면 기존의 예측 모델보다 정확한 새로운 폴립 예측 모델을 만들 수 있다. 이에 기반해 대장내시경 시행 여부 및 시점을 결정한다면 불필요한 내시경을 줄일 수 있다. 인공지능은 사람의 두뇌와 같은 방식으로 사고하지 않으며 이와 관계없이 사람보다 우수한 결과를 내놓기도 한다. 이는 곧 의료전문가가 자신의 전문 지식으로 환자를 상담하는 기회의 상실, 또는 준전문가로의 권한 이양을 의미할 수도 있다.

센서의 발달도 암 검진에 변화를 줄 수 있다. 생리컵에 센서를 부착하여 생리혈을 통해 건강 상태를 평가하려는 시도처럼, 센서가 부착된 대변 용기를 개발하면 대장암 선별검사인 대변잠혈검사를 보다 정확하고 편리하게 할 수 있게 될 것이다.

7. 내시경 질 관리

효과적인 대장암 예방을 위해서는 대장내시경 질 관리가 매우 중요하다. 샘종발견율은 대장내시경 질 지표의 핵심이라고 할 수 있다. 이를 기반으로 검사의 보상 수준을 결정하는 것이 좋지만, 그렇게 하기 위해서는 일일이 샘종의 진단 여부를 보고해야 하며, 이를 어떻게 검증할 것인가 하는 문제가 있다. 그러나 빅데이터 기법을 이용하여 대장내시경 및 조직의 검사 결과에 대한 전수 조사가 가능하다면 모든 내시경시술의의 샘종발견율을 측정할 수 있게 되어 질 향상을 도모할 수 있다. 최근 자연어 처리 기법을 이용해도 기존의 수작업 방식과 동일하게 정확한 샘종발견율을 구할 수 있다는 연구 결과가 발표된 바 있다

마치며

4차 산업혁명 기술에 따른 소화기내시경 분야의 발전은 처음에는 의료 진에게 편의성을 제공하고 진단 및 치료를 향상하는 데 긍정적인 효과를 보일 것이다. 반면 내시경 의사의 전문 영역을 축소하고 준전문가로 대체 가능한 수준으로 만들 가능성도 있다. 최상위층 전문가를 제외한 많은 전문가들이 자신들의 영역을 잃어버리게 되고, 젊은 의료진들은 교육받을 기회조차 상실하게 될 가능성이 있다. 단지 시간의 문제다. 4차 산업혁명의 영향은 피하기 어려우며, 예상보다 빠르게 현실로 다가올 수 있다. 지금이라도 미래에 소화기내시경 의사의 역할을 예측하고 이를 어떻게 준비할 것인가에 대한 준비가 절실히 요구되는 이유다.

심장내과의 미래

이준화* 이승표** 오재건***

　　현대 의학은 급속도로 발전하고 있다. 쏟아지는 방대한 의료 데이터와 그 데이터를 분석하고 유용한 정보를 도출하는 인공지능 및 머신러닝의 발달, 복잡한 환자 데이터의 수집·교류·적용을 더욱 빠르고 손쉽게 하도록 돕는 스마트폰 등 모바일 기술의 발달 등은 하루가 다르게 현대 의료를 진화시킨다.

　　이런 흐름에 따라 미국의 의료창업 투자 비용은 2016년 기준으로 5조 원에 이르렀다. 특히 미국에서 사망률이 가장 높은 질환군인 심혈관 질환은 실리콘밸리 의료산업의 모든 투자와 변화의 중심에 있다고 해도 과언이 아니다. 이 글에서는 현재 진행되는 심혈관 질환과 관련한 새로운 기술 개

---

* 스탠퍼드대학병원 순환기내과 임상강사

** 서울대학교병원 순환기내과 부교수

*** 삼성서울병원 순환기내과분과 교수 및 심장뇌혈관병원장, Samsung Professor of Cardiology at Mayo Clinic(USA)

발과 시도를 정리하고 앞으로 나아갈 방향을 예측해 보고자 한다.

웨어러블 기기를 통한 모니터링

의료에서의 웨어러블wearables이란 우리 몸에 부착하거나 착용 가능한 기기를 이용해 질병의 진단 및 치료에 도움을 주는 기술이다. 이 용어가 사용된 것은 최근 몇 년에 불과하지만 심혈관 질환 분야에서는 이 웨어러블 기술을 오래전부터 사용해 왔다.

1948년에 미국 물리학자 노만 홀터Norman Holter 박사는 심장 내 전기신호를 실시간 측정할 목적으로 만든 기기를 가방처럼 메서 몸에 전극을 부착하게 했다. 무려 40kg에 달하는 이 무거운 기기를 부정맥 의심 환자들이 온종일 메고 생활하면서 지속적인 심전도 모니터링이 가능해졌다. 이후 생활 속에서 지속적으로 심전도를 측정하는 기기를 '홀터Holter'라고 부르게 되었다. 70년이 지난 지금도 홀터를 이용해 환자의 심전도를 모니터링한다. 이제는 무겁고 큰 가방이 아닌, 반창고 정도의 크기로 줄어들었지만 말이다. 나아가 현재 많은 산업체에서는 몸에 부착 가능한 아주 작은 전극을 이용하여 사람들의 생체 데이터를 실시간으로 수집하고 분석하는 기술을 고안하고 있다. 궁극적으로 수집된 정보를 다시 환자 본인이나 의료진과 공유함으로써 진단과 치료에 도움을 준다면 새로운 개념의 의료가 가능해질 것이다.

1. 피트니스 모니터링

현재 가장 많이 사용되고 있는 손목시계형 웨어러블 기기는 우리 몸의 바이오리듬 및 체력 관련 정보를 수집하는 기능을 한다. 주로 심장 박동 수와 활동 에너지 소비량(걸음 수와 경사를 통해 계산) 그리고 수면의 질과 정도를 실시간 기록함으로써 생활방식을 분석하고 그 결과를 알려 준다. 특히 꾸준한 유산소 운동과 적절한 수면은 심혈관의 건강을 유지하는 데 필수적이다. 환자가 이러한 정보를 지속적으로 수집하면서 본인의 건강 상태를 객관적으로 평가하고 향상할 수 있는 계기가 되기도 한다.

최근 이렇게 수집된 정보가 과연 얼마나 정확한지를 알아보기 위하여 시중에서 판매되는 7종류의 손목시계형 웨어러블 기기를 비교 분석한 연구 결과가 보고되었다. 이 연구에 의하면 기기 대부분이 심장 박동 수는 정확하게 측정하지만, 아직 활동 에너지 소비량 측정에는 상당한 오류가 있었다. 현재 웨어러블 기기로 측정한 모든 정보를 무조건 신뢰해서는 안 되겠지만, 앞으로 계속 이 기술이 발전하면 미래에는 우리가 더 많은 생체 및 건강 정보를 정확하게 측정하는 데 이용할 수 있을 것이다.

2. 심장 박동 모니터링

앞에서 잠깐 언급했듯이 의사들은 부정맥 진단을 위해 많은 노력을 해 왔다. 부정맥은 간헐적으로 나타나는 경우가 많아서 그 순간에 심전도를 측정하기란 매우 어렵다. 특히나 심방이 무질서하게 뛰면서 생기는 심방세동은 짧게는 초나 분 단위로 일어난다. 환자에게 증상이 일어난 후 바로 심전도를 측정해도 진단을 놓치는 경우가 있다. 또한 환자들 상당수가 병의 위험부담은 높아도 증상이 없어서 진단 자체가 힘들다. 비록 몇 분 안 되는 짧은 심방세동일지라도 뇌졸중을 유발할 수 있기에 이를 정확히 진단하여 예방하는 것이 매우 중요하다. 또한 심실빈맥 또는 심실세동과 같은 부정맥은 잠깐이더라도 심할 경우 환자를 급사로 몰아갈 수 있어서 정밀한 모니터링과 필요할 때 적절한 제세동이 중요하다.

최근 여러 기술의 발달로 심전도 모니터링을 통한 심방세동의 진단이 더욱 원활해졌으나, 심방세동이 매우 간헐적이면 진단을 놓칠 때가 종종 있다. 따라서 많은 산업체에서는 스마트폰을 이용한 심방세동 진단에 심혈을 기울이고 있다. 최근 발표된 기술 중 하나는 스마트폰 뒷면에 전극을 부착하여 환자가 심방세동 증상(두근거림, 호흡곤란 등)을 느끼는 순간 본인의 양손가락을 전극에 가져다 대면 심전도 측정과 기록·진단까지도 가능하다. 한 연구에 의하면 스마트폰을 이용한 이 기술의 진단율은 홀터로 2주간 심전도를 측정하는 것과 비슷했다. 애플워치를 이용해 불규칙한 심장 박동을 분석하는 임상연구 역시 이러한 노력의 사례라고 할 수 있겠다. 또한 아직 널리 상용화되진 않지만 심실빈맥 혹은 심실세동을 웨어러블 제세동기를 이용해 치료하려는 노력도 계속되고 있다. 향후 정확도와 불편함 등이 개선되면 모니터링, 웨어러블, 제세동이 동시에 가능할 수 있게 되리라고 본다.

3. 심부전 상태 모니터링

심부전 환자들이 점차 증가하고 있다. 치료법의 향상으로 심근경색으로 인한 사망률은 감소하였으나, 그로 인해 더 많은 환자가 심부전으로 고생하며 입퇴원을 반복하고 사망한다. 심부전 상태를 추적 관찰하고 조기에 진단해 치료하는 것이 무엇보다 중요한 이유다. 심장 기능이 약해지는 심부전으로 혈액순환이 저하되어 체내 수분이 저류되면, 그로 인해 체중이 증가하고 발과 발목이 붓게 된다. 심하면 폐에 물이 차 환자들이 호흡곤란을 호소한다. 이런 증상이 나타나면 벌써 심장 기능의 저하와 체액 과부하가 많이 진행된 상태라서 입원치료가 불가피하다.

만약 웨어러블 기술을 통해 체수분 정도를 실시간 추적 관찰하여 환자와 의료팀이 미리 알고 치료를 시작할 수 있다면 악화를 방지할 수 있을 것이다. 이미 많은 산업체에서 생체 전류와 임피던스를 측정하여 체액 과부하 정도를 예측하는 웨어러블 기술을 개발하고 있다. 최근 발표된 연구에 의하면, 현재 개발된 웨어러블 기기는 CT와 비슷한 정확도로 폐의 체액 과

부하를 진단할 수 있다고 한다. 앞으로 이러한 기술이 더욱 발전하여 임상에 상용화될 수 있다면 심부전으로 인한 입원율을 줄일 수 있을 것으로 기대된다.

가상현실과 증강현실

가상현실과 증강현실은 의료의 여러 분야에 적용할 수 있다. 특히 다른 분야보다 시술로 해결할 수 있는 부분이 많은 심혈관 질환에서는 시술 준비나 교육 과정에도 활용될 수 있다.

1. 증강현실을 이용한 모의시술

심장은 무척이나 정교한 기관이라 판막이나 혈관 시술을 위해선 정밀한 구조 분석과 숙련된 의사의 섬세한 기술이 요구된다. 특히 선천성 심기형을 지닌 환자들의 심장 구조는 매우 복잡하고 다양하다. 아주 숙련된 의사라도 시술하기 어려우며, 환자의 개별 구조에 따른 맞춤형 치료가 필요할 수도 있다. 이럴 때 환자의 영상이미지(초음파, CT, MRI 등)를 이용한 증강현실 속에서 의료진이 모의시술을 할 수 있다면 어떨까? 실제 시술에서 겪을 수 있는 여러 문제점을 미리 경험할 수 있어 시술의 성공에 도움이 될 것이다. 여러 전문가가 필요한 시술에서는 모의시술을 통해 의사소통을 원활하게 할 수 있으며, 서로의 역할을 미리 조정할 수도 있다. 그뿐만 아니라 여러 영상이미지를 이용해 구조적·기능적·분자생물학적 관점에서 심장을 한꺼번에 조명하고, 다각적 관점에서 치료하는 증강현실을 이용하면 더욱 정확한 치료가 이루어질 수 있다. 아직은 증강현실이 심장 관련 임상에 적용된 예는 없으나, 언젠가 증강현실을 통한 모의시술이 병원에 도입되기를 기대한다.

2. 가상현실을 이용한 시술 훈련

가상현실을 이용해서 심장 전문의 시술 훈련(스텐트 삽입 등)을 보강할 수도 있다. 이론적으로 아무리 많이 공부하고 여러 시술을 지켜보았어도, 시술은 직접 할 때 여러 가지를 느끼고 배울 수 있다. 가상현실을 통해 시술의 여러 시나리오를 접할 수 있다면 수련의들로서는 경험을 간접적으로 늘리고 실제 환자를 대상으로 한 수련을 받는 것과 비슷한 효과를 얻을 수 있다. 머지않아 가상현실을 통해 수련의들이 시술의 경험을 넓히고 기량을 늘릴 뿐 아니라 실제 시술에서의 실수를 줄일 수 있는 미래가 올 것이다.

모바일 헬스

미국 국립보건원NIH에서는 모바일 헬스mobile health를 스마트폰과 같은 각종 무선 기기를 통해 의료의 질을 높이고, 치료 결과를 향상하며, 연구를 돕는 모든 의료 행위로 정의한다. 현재 널리 사용되고 있는 것으로는 환자들이 자신의 진료기록이나 혈액검사 결과, 영상검사 결과를 스마트폰 앱을 통하여 손쉽게 볼 수 있도록 하는 기술이 있다. 또한 자신의 증상이나 검사 결과를 온라인으로 의료진과 상담하는 등, 의료에 관한 많은 업무가 스마트폰을 통해도 가능해졌다. 많은 미국 병원이 이러한 스마트폰 앱 개발을 지원하고 있으며, 환자들 역시 의사와의 온라인 소통을 선호하는 추세다. 더 나아가 환자들은 스마트폰 앱으로 체중, 혈압, 맥박과 같은 자신의 건강 정보를 기록할 수 있고, 이를 의료진과 공유하여 신속하고 적절한 치료가 가능해질 수 있다.

특히 심부전증 환자들에게 체중과 혈압 모니터링은 굉장히 중요하다. 2kg 이상의 체중 증가가 체액의 과부하로 연결될 수 있으며, 기준치 혈압보다 낮거나 높은 혈압 역시 심장 기능의 저하로 이어질 가능성이 크다. 환자의 체중과 혈압 변화는 치료를 위해서 필요한 중요한 정보이며, 모바일 헬스를 통해 실시간으로 환자의 건강 데이터를 파악하고 맞춤치료를 제공할 수 있게 된다. 또한 질병 관리를 위한 환자 교육 역시 모바일 헬스를 통해서 이루어진다면, 환자가 좀 더 능동적으로 건강관리에 참여할 수 있는 계기가 될 수 있을 것이다.

1. 가상진료

가상현실과 증강현실을 이용한 원격진료는 의료의 개념을 새롭게 바꿀 것이다. 건물 없는 병원도 결코 먼 이야기가 아니다. 의사가 환자를 진단하고 치료하고자 할 때 환자를 직접 보고 진찰하는 일이 얼마나 중요할까? 만약 환자가 스마트폰과 증강현실로 기본적인 건강 정보를 의사와 공유하여 원격에서 진찰할 수 있다면, 가상현실을 이용한 원격진료도 가능하지 않을까?

심부전증을 앓고 있는 환자가 가상진료를 받는다고 가정해 보자. 환자가 스마트폰으로 직접 맥박 수, 심전도, 산소포화도, 혈압 등을 집에서 측정할 수 있다면, 더 나아가서 의사가 화상통신을 통해 환자를 진찰할 수 있다면 외래병원에서 직접 만나지 않고도 진료할 수 있지 않을까? 기술이 계속 발전하면서 원격진료를 통해 환자와 의사, 그리고 의사들 간의 물리적 거리를 좁히고, 더 빠른 진단과 치료를 할 수 있을 것으로 예측한다.

2. 임상시험

요즘 의학의 트렌드는 근거중심의학이라고 해도 과언이 아니다. 지난 수십 년간 수많은 임상시험 결과가 끊임없이 발표되었고, 그것을 기반으로 가이드라인이 만들어지고 있다. 새로운 약물의 개발이나 공중보건학적으로 중요한 임상시험에는 제약회사와 정부기관에서 필요한 자본 및 자원을 제공하기에 어려움이 덜하지만 그렇지 않으면 임상시험의 수행이 힘들 수 있다. 많은 자본과 시간이 필요하기 때문이다.

임상시험 중에 자원과 자본이 많이 들어가는 부분이 바로 환자 모집, 데이터 관리, 환자 모니터링을 수행할 인력 문제 등이다. 만약 일일이 환자를 만나 확인할 필요 없이 스마트폰 앱을 통해 임상시험이 이뤄질 수 있다면 많은 비용을 절약할 수 있지 않을까? 이러한 형태의 임상시험을 영어로는 frugal trial, 즉 '절약형 임상시험'이라고 부른다. 말 그대로 간소한 임상연구인 셈이다. 최근 미국의 듀크대학교에서는 심근경색을 예방하기 위해 아스피린 81mg와 325mg 중 어떤 용량이 더 효과적인지 알아보는 임상연구를 시작했다. 이 연구는 환자들이 스마트폰 앱으로 능동적으로 임상연구에 참여하고, 약을 먹고, 자신의 상태를 업데이트하는 방식으로 이뤄졌다. 놀랍게도 연구가 시작하자마자 상당수의 환자들이 참여했고, 현재까지 계속 연구가 진행되고 있다. 이 사례에서 알 수 있듯이 임상시험에 모바일 앱을 활용하면 경비를 절약할 수 있으며, 연구 대상 모집과 모니터링도 신속하게 진행될 수 있다는 장점이 있다.

빅데이터

최근 우리 의료계는 빅데이터에 열광하고 있다. 방대한 양의 데이터 분석으로 의학에 새로운 방향이 제시될 것이라는 기대 때문이다. 의학에서 빅데이터란 환자와 관련한 모든 임상 정보(성별, 연령 등의 기저 정보에서부터 임상사건 등에 대한 예후 정보까지)뿐 아니라 관련한 생물학적 정보(유전체학, 전사체학, 단백체학, 대사체학 등)까지 포함할 수 있다. 특히 오늘날 많은 병원이 환자 정보를 전산화하면서 임상 정보 수집에 도움이 되고 있다. 또한 과학의 발전으로 환자들의 유전학적이고 생물학적인 정보를 더 손쉽고 저렴하게 구할 수 있게 되었다.

1. 데이터 기반 역학 연구

그렇다면 의학의 발전에 이러한 환자 정보가 왜 중요할까? 심혈관 질환의
원인과 자연 경과에 대한 근본적인 이해를 위해 진행된 가장 대표적인 연구
로는 '프레이밍햄 심장 연구Framingham Heart Study'가 있다. 1940년대까지만 하
더라도 의사들은 무엇이 심혈관 질환을 초래하고 악화시키는지 정확히 알
지 못했다. 1948년 미국 국립보건원과 보스턴대학교가 협력하여 프레이밍
햄 심장 연구를 진행해 심혈관 질환과 관련된 위험인자를 연구하기 시작했
다. 이 프로젝트에서는 미국 매사추세츠의 프레이밍햄에 사는 사람 5,209
명을 모아 인터뷰와 혈액검사, 신체 진찰을 진행했다. 데이터의 방대함, 모
집된 인구집단의 크기는 당시로써는 획기적이었다. 연구팀은 이 환자들을
지속적으로 추적하면서 어떤 사람들에게 심혈관 질환이 생기고 그들의 특
징은 무엇인지 연구했다. 콜레스테롤 수치가 높거나 당뇨가 있는 사람이 심
장병에 걸릴 확률이 더 높다는 연구도 여기에서 증명되었다.

50년 전에 프레이밍햄 심장 연구가 있었다면, 오늘날에는 '구글 베이스
라인google baseline 프로젝트'가 진행 중이다. 이 프로젝트는 미국 스탠퍼드대
학교와 듀크대학교에서 환자 만 명을 모아 그들을 머리끝부터 발끝까지 정
밀하게 분석하는 것을 목표로 한다. 그들의 병력이나 영상이미지뿐 아니라
각종 바이오마커biomarker, 유전학 정보, 신진대사와 관련된 혈액검사 등을
활용해 인체를 보다 포괄적으로 이해하려는 것이다. 현재 의학으로 가능한
모든 검사 결과와 환자의 병력 및 특징을 오랫동안 지켜보면서 무엇이 질
병을 유발하고, 또 어떤 특성이 질병으로부터 인체를 보호하는지 연구한
다. 환자들의 건강 상태는 웨어러블 기기와 스마트폰 앱을 이용한 건강 다
이어리를 통하여 지속적으로 모니터링된다. 2017년 처음 시작한 이 연구

가 앞으로의 의학 발전에 어떻게 기여할지 기대된다.

프레이밍햄 심장 연구와 구글 베이스라인 프로젝트는 치밀한 연구계획과 다양한 분야의 협력을 통하여 환자의 데이터를 수집하고 분석한다. 이런 연구로 분명 양질의 데이터를 만들 수 있지만, 그만큼 높은 인적 자원과 재정적 자원이 필요한 것도 사실이어서 산업체나 정부와의 제휴가 없으면 불가능할 수 있다. 이런 필요성으로 크고 작은 여러 산업체와 대학병원 간의 협력연구가 새로운 연구 경향이 되고 있다.

2. 예측 분석과 머신러닝

전자의무기록의 도입으로 오늘날에는 환자의 병력, 임상노트, 약물치료기록, 혈액검사 기록 등 모든 임상 관련 정보가 전자화되고 있다. 이러한 정보들은 앞에서 예시로 들었던 임상시험을 통해 수집된 정보들에 비해 일관성이나 완성도는 떨어져도 훨씬 방대하다는 강점이 있다. 예를 들어 우리나라 전체 인구 5천만의 의료정보를 전자화 및 전산화하여 분석할 수 있다면 각각의 부족한 정보들이 서로 보완되어 강력한 의료정보 라이브러리를 구축할 수 있을 것이다. 이러한 노력의 한 예시로 스탠퍼드대학교의 '임상정보 상담서비스Stanford Center for Clinical Informatics'를 들 수 있다. 이들은 미국 여러 병원에서 환자들의 이름과 생년월일 등의 개인정보를 익명화하고, 나머지 데이터를 추출해 방대한 라이브러리를 구축했다. 구축한 데이터를 분석하여 임상에 유용한 정보를 공급하는 서비스를 제공하는데, 최근 필자는 근육 질환의 증상을 완화하는 약이 심장 부정맥의 위험을 초래하는지 연구하기 위하여 이 서비스를 의뢰했다. 비록 의학저널에 발표된 검증된 정보는 아닐지라도, 임상을 통해 알아봐야 하는 정보들을 빅데이터를 이용해 연관성을 살펴보면서 도움을 받을 수 있으리라 생각한다.

방대한 데이터의 또 다른 강점은 머신러닝으로 새로운 정보를 도출할 수 있다는 것이다. 예를 들어 심부전증 환자들은 주기적으로 병이 악화되어 자주 병원에 입원한다. 만약 조기에 그들의 상태를 감지하고 예측하여 치료할 수 있다면 환자들의 입원을 줄이고 그에 따르는 재정적 부담도 줄어들게 될 것이다. 따라서 심혈관 질환 분야의 많은 연구자들이 현재 사용 가능한 데이터를 머신러닝으로 분석하여 환자의 어떤 상태 혹은 특성이 병의 악화와 연관되어 있는지 분석하고 있다. 이를 '예측 분석predictive analytics'이라고 한다. 머신러닝을 통하여 경향성을 탐구하고 분석해 병의 진단이나 악화를 예측하게 하는 연구 분야라 할 수 있다. 이전에 소규모 데이터로는 알수 없었던 데이터의 경향성도 제시해 줄 수 있을 것이다. 물론 실제 임상에서 도움이 되려면 많은 환자들로부터 여러 방면의 데이터를 주기적으로 수집해야 하고, 또 그 데이터를 분석할 소프트웨어의 개발이 필요하며, 이를 검증하거나 유효성을 평가할 수 있는 또 다른 시스템이나 데이터가 있어야한다. 이는 의학 분야로만 가능한 일이 아니기에 다학제적 접근이 필요하고 소프트웨어 엔지니어, 통계학 분야, 산업체, 임상의사들 간의 활발한 교류가 필수적이다.

이미징과 인공지능

심장은 우리 몸에서 가장 역동적인 기관이다. 분당 60회에서 100회 수축과 이완을 하여 전신에 필요한 피를 공급한다. 그러나 바로 이러한 역동성 때문에 체내 다른 기관 및 조직보다 심장 및 심혈관의 이미징imaging 발전이 상대적으로 늦었다. 우리의 기술은 지난 30, 40년 사이 초음파를 이용하여 심장 기능을 파악하고 혈류 역학까지 정밀하게 측정하며 CT와 MRI, PET를 임상에 널리 적용할 정도로 발전했다. 그러나 이러한 심장 영상을 해석하는 대부분의 방식이란 임상의사가 심장 근육의 움직임이나 심혈관의 폐색을 눈으로 추적하여 분석하는 것이어서 주관적일 수 있다. 영상이 복잡할수록 판독과 해석에 상당한 시간이 소요될 수 있으며, 임상의사의 눈에 들어오지 않는 '사소한' 부분이 나중에 다른 질환의 진단에 '중요한' 정보를 제공할 수도 있는 일이다.

만약 컴퓨터가 정보를 미리 분석해 줄 수 있다면 분석자 간의 주관적인 차이와 분석 오차를 줄이고, 분석에 필요한 시간적 부담 역시 줄일 수 있지 않을까? 이미징은 특히 심혈관 임상시험 대상자 모집의 조건이나 평가변수endpoint로도 이용되기에 표준화된 분석이 중요하다. 최근 머신러닝과 인공지능으로 의료영상을 자동으로 분석하여 심장 기능을 더욱 정확히 예측하기 위한 연구가 급증하고 있는 이유이다.

머신러닝과 인공지능은 인간의 눈으로 측정 불가능한 데이터의 경향성을 컴퓨터가 대신해서 제시할 수 있는 가능성을 제공한다. 전술한 빅데이터와 컴퓨팅 능력의 향상, 머신러닝 기법의 분석 등으로 질병 분류법에 대한 새로운 체계를 제시할 수도 있다. 실제로 최근의 연구들에서 이러한 새로운 체계가 환자들의 예후를 예측하는 데 유용하다는 결과가 확인된다. 예를 들어 구글에서 개발한 알파고와 이세돌의 바둑대결 당시 많은 바둑기사들은 알파고의 착점을 이해하기 힘들다고 논평했으나, 결과적으로 그들이 전통적인 관점에서 벗어나 바둑을 새로이 이해하는 데 커다란 영향을 주었다. 심혈관 질환의 진단에도 이러한 새로운 이해가 도입될 날이 머지않았다.

마치며

웨어러블 기술의 발달이 심혈관 질환의 진단 및 모니터링에 큰 영향을 주게 될 것은 자명하다. 벌써 웨어러블 기기를 통한 심장 및 혈관 모니터링이 이루어지고 있으며, 부정맥 진단에 많은 임상연구가 진행되고 있어서 곧 임상진료의 한 데이터로 쓰이게 되리라 예측할 수 있다. 가상현실과 증강현실을 이용한 원격진료 역시 환자와 병원 간의 공간적·시간적 거리를 줄이게 될 것이다. 마지막으로 머신러닝과 인공지능의 발달로 임상데이터를 더욱 효율적으로 분석하게 되어 환자들에게 더욱 효과적이고 시기적절한 진단과 치료를 제공할 수 있게 되리라 기대해 본다.

당뇨병 치료의 미래

김재현* 진상만**

　최근 국내외에서는 당뇨병 치료와 관리를 위하여 연속혈당측정기, 인공
췌장 및 모바일 애플리케이션을 활용한 생활습관 개선 및 관리서비스 등과
관련한 디지털 헬스가 크게 주목받고 있다.

연속혈당측정기를 이용한 혈당 관리

　연속혈당측정기CGMS; Continuous Glucose Monitoring System는 간질액의 포도당 농도를
짧은 주기(5~10분)로 연속해서 측정하는 기기이다. 6~14mm의 매우 가늘
고 짧은 연속혈당측정용 전극을 피하에 삽입하여 측정하며, 기기에 따라 6
일에서 2주 간격으로 교체한다.

---

* 성균관대학교 의과대학 삼성서울병원 내분비대사내과 교수
** 성균관대학교 의과대학 삼성서울병원 내분비대사내과 조교수

연속혈당측정은 크게 후향적 연속혈당측정과 실시간 연속혈당측정으로 나뉜다. 후향적 연속혈당측정은 당뇨병 환자의 혈당 추세를 검사 종료 후에 모니터링하여 의료진이 정확한 당뇨병 진단과 치료 계획을 세울 수 있도록 돕는 역할을 하며, 저혈당 발견과 치료 반응 평가 등에 유용하다. 실시간 연속혈당측정은 환자가 평소 착용하고 다니면서 실시간으로 혈당의 값과 추이를 확인할 수 있게 해 주고, 급격한 혈당 변화에 대처할 수 있게 한다. 특히 제1형 당뇨병 환자에게 더 큰 도움을 줄 수 있는데, 실시간 혈당 수치와 1분에서 5분 간격으로 측정한 혈당이 시간당 얼마의 속도로 상승하거나 하락하는지 함께 알려 줘서, 환자가 미리 저혈당에 대처하거나 혈당의 급격한 변화를 예방할 수 있게 돕는다. 또한 실시간 연속혈당측정기를 인슐린 펌프에 연동해서 센서연동형 인슐린 펌프SAP; Sensor-Augmented insulin Pump로 활용이 가능하다. 저혈당이 발생하거나 예측되면 센서연동형 인슐린 펌프에 자동적으로 기저인슐린 주입을 멈추는 기능이 동반된 인슐린 펌프가 개발되었다. 여기에 자동화된 인슐린 펌프 조절 알고리즘을 이용하여 기저인슐린 주입이 가능한 경우를 하이브리드 인공췌장hybrid artificial pancreas이라 한다. 인공췌장의 개념은 이미 1970년대에 제안되었으나, 대부분의 진보는 최근 수년 동안 일어났으며 이는 실시간 연속혈당측정기의 정확도 개선에 힘입은 결과다.

실시간 연속혈당측정기와 인슐린 펌프

불과 수년 전만 해도 인공췌장은 먼 미래의 일로 여겨졌고, 실시간 연속혈당측정기는 정확도가 낮아 기존의 손끝 채혈을 통한 혈당 측정 방식을 대체하지 못할 거라는 의견이 대다수였다. 인공췌장의 개념이 제안된 지 이미 30년이 넘었으나, 2016년 미국 FDA의 승인을 받은 첫 하이브리드 인공췌장이 등장하기까지 최근 수년 동안 이전 30년의 발전을 모두 합친 것을 능가하는 진전을 보였다. 이제 실시간 연속혈당측정기 센서의 정확도는 일부 손끝 채혈 혈당계의 정확도와 어깨를 견줄 정도로 개선되었으며, 이에 힘입어 덱스콤 G5 연속혈당측정기Dexcom G5 continuous glucose monitor는 더 이상 손끝 채혈 혈당계의 보조수단이 아니라, 인슐린 용량 조절 및 저혈당 치료의 판단 근거로 사용할 목적으로 개발되어 FDA의 승인을 받았다.

비록 실시간 연속혈당측정기의 모든 기능을 갖추지는 않았지만, 손끝 채혈을 통한 보정이 필요 없으며 환자가 피하에 삽입된 센서에 기기를 대는 것만으로도 실시간의 혈당과 혈당의 변화 추세까지 알 수 있는 간헐적 연속혈당측정기Intermittent CGM도 유럽에서 많은 수의 사용자를 확보하고 있다. 최근 저혈당 무감지증이 없는 제1형 당뇨병에서 애보트Abbot의 프리스타일 리브레FreeStyle Libre를 사용하면 하루 15회 이상 혈당이 측정되고, 저혈당이 유의하게 감소한다는 결과가 보고되었다. 또한 같은 연구에서 간헐적 연속혈당측정기의 사용이 제1형 당뇨병 환자의 저혈당 발생을 줄이고, 혈당 조절을 도우며, 잠재적으로 생명의 위협을 줄 수 있는 중증 저혈당severe hypoglycemia*과 야간 저혈당 등 모든 형태의 저혈당 발생을 대폭 줄일 수 있다는 결과가 나왔다.

이에 따라 2015년 미국 당뇨병 학회의 '중요한 문제가 되는 저혈당problematic hypoglycemia'을 동반한 제1형 당뇨병 환자 진료에 대한 근거 기반의 추천 사항이 발표되었다. 이 지침에서는 문제 있는 저혈당을 '쉽게 예측할 수 없고, 쉽게 이유를 설명하기 어렵고, 예방할 수 없는 상태로 오는 중증 저혈당'으로 정의하였다. 이 지침에서는 '중요한 문제가 되는 저혈당'의 기준으로 최근 12개월 이내 두 차례 이상 중증 저혈당이 있던 경우, 혹은 최

---

* 타인의 도움이 없으면 의식을 회복할 수 없는 저혈당

근 12개월 이내 저혈당 무감지증이나 극심한 혈당의 변동성과 연관된 중증 저혈당이 한 번 이상 발생한 경우로 제시하였다. 이 지침은 저혈당 무감지증impaired awareness of hypoglycemia이 제1형 당뇨병의 20~40%에서 나타나며, 이 중 66%의 환자에게서 연간 2회 이상 심한 저혈당이 나타난다는 사실을 강조했다. 국내에서는 역학 연구가 체계적으로 이루어지지 않고 있으나, 비슷한 비율을 적용하게 되면 적어도 수천 명의 제1형 당뇨병 환자가 저혈당 무감지증을 가지고 있을 것으로 예상한다.

실시간 연속혈당측정기의 이점은 인슐린 펌프를 함께 사용할 때 극대화된다. 인슐린 펌프는 휴대 가능한 작은 펌프형의 인슐린 주입기를 통해 수시로 급격한 혈당의 변화를 보이는 제1형 당뇨병 환자나 인슐린 분비가 심하게 저하된 제2형 당뇨병 환자에게 지속적으로 인슐린을 주입할 수 있다. 학교나 직장 생활 중에도 여러 차례 인슐린을 주입하기 쉬워지며, 펜형 인슐린 주사로는 조정할 수 없는 1단위 미만의 정교한 조정도 가능하다. 또한 인슐린 주입 속도를 시간대마다 변경할 수 있어 펜형 인슐린으로는 불가능했던 운동 혹은 새벽 시간대의 혈당 변화에 대응할 수 있다. 대부분의 인슐린 펌프는 식전 혈당과 탄수화물 섭취량을 입력하면 식전 초속효성 인슐린을 몇 단위를 주입해야 하는지 자동으로 계산해 주는 볼루스인슐린 계산기bolus calculator를 내장하고, 실수로 많은 양의 인슐린이 들어가지 않도록 하는 안전장치도 있어 편의성과 안전성이 높다. 이러한 인슐린 펌프를 연속혈당측정기에 연동하여, 일정한 혈당 이하에서 인슐린 펌프의 작동을 멈추는 방식의 기기인 센서연동형 인슐린 펌프는 현재 내과적으로는 임상에서 가장 진보한 형태의 저혈당 무감지증 치료법이다. 미국 당뇨병학회 지침은 2014년부터, 대한당뇨병학회 지침은 2015년부터, 그리고 미국 내분비학회의 지침에서는 2016년부터 제1형 당뇨병 환자에게 이러한 기기의 사용을 적극적으로 권장하고 있다.

인공췌장이란?

인공췌장이란 실시간 연속혈당측정기와 인슐린 펌프, 이 둘을 제어하는 자동화된 알고리즘을 보유한 기기이다. 지난 수년간 이루어진 인공췌장의 급격한 발전 이유로는 먼저 실시간 연속혈당측정기의 정확도가 급격하게 발달했고, 동물실험을 요하지 않는 가상의 모델을 사용한 전임상연구를 통해 인공췌장의 알고리즘이 빠른 속도로 개선되었던 점 등이 있다.

2016년 저혈당 발생을 30분 미리 예측하여 인슐린 펌프 작동을 멈추는 방식의 메드트로닉Medtronic 사의 인공췌장 기기가 미국 FDA와 한국 식약처의 승인을 받았다. 한 걸음 더 나아가, 식전 볼루스인슐린을 제외하고 기저 인슐린의 제어가 모두 자동화된 하이브리드 인공췌장 역시 FDA의 승인을 받았다. 하이브리드 인공췌장은 알고리즘에 의해 전자동으로 기저 인슐린 조절이 되며, 환자가 입력한 탄수화물 정량에 의존하여 식전 볼루스인슐린의 용량 조절이 이루어진다. 이 기기에 탑재된 연속혈당측정기는 다른 실시간 연속혈당측정기와 마찬가지로 하루 2회 이상의 손끝 채혈을 통한 보정이 요구된다.

하이브리드 인공췌장의 다기관 임상연구는 이 기기 이전에도 미국 및 유럽의 여러 연구기관에서 이루어진 적이 있다. 3개월간 연구자의 직접관찰이 없는 재택 환경에서 시행되었던 이 임상시험은 6주간의 집중적인 교육과 훈련으로 대상자들이 실시간 연속혈당측정기와 연동된 인슐린 펌프를 능숙하게 사용하는 모습을 확인한 후에 진행되었다. 즉, 현재의 인공췌장은 인슐린의 사용에 대한 지식이 없고 당뇨병의 교육에 무관심한 사람들이 아닌, '중요한 문제가 되는 저혈당'을 위한 단계적 치료를 받아 왔고 실시간 연속혈당측정기와 인슐린 펌프에 대한 충분한 이해가 있는 사람을 위한 것임을 기억해야 한다.

이러한 인공췌장의 발달을 위하여 새로운 기기들의 임상시험이 진행되고 있으나 승인 및 상용화까지 오랜 시간이 필요함에 따라, 제1형 당뇨병 환자가 주축이 되어 개방형 인공신장 시스템인 오픈앱스OpenAPS; Open Artificial Pancreas System가 미국의 다나 루이스Dana Lewis, 스콧 레이브랜드Scott Leibrand에 의해 고안되었다. 다른 인공췌장처럼 연속혈당측정 센서와 인슐린 펌프, 그리고 혈당의 변화에 따라서 자동적으로 속효성 인슐린의 기저 용량을 조절하는 라즈베리 파이 초소형컴퓨터Raspberry Pi miniature computer가 작동선 없이 연결되어 있으며, 식사 시 볼루스인슐린 용량은 직접 조절해야 하는 하이브리드 인공췌장이다. 사용자가 서로 개발한 알고리즘 코드를 자유롭게 이용하고 수정할 수 있도록 클라우드에 공유되어 있으며, 전 세계적으로 사용 인구가 빠른 속도로 늘고 있다. 2016년 미국 당뇨병 학회에서 오픈앱스를 이용한 사용자 18명의 결과를 발표했는데 평균적으로 당화혈색소는 7.1%에서 6.2%로 감소했으며, 혈당이 80-180mg/dL의 범위 안에 머무는 평균 시간이 58%에서 81%로 증가하는 호전된 결과를 보였다. 하지만 의료기기로 분류되지 않아 FDA의 규제를 받지 않는 상황에서 시스템의 안정성 우려가 있으며, 알고리즘 기술에 익숙하지 못한 환자가 사용할 때 위험성에 노출될 수 있다는 논란이 있다.

또 다른 연구로는 인슐린 펌프만이 아니라, 혈당을 유기적으로 조절하는 소량의 글루카곤 주입이 가능한 글루카곤 펌프를 함께 이용하면 통상적인 인슐린 펌프에 비해 우월한 혈당 조절을 보인다는 연구가 발표된 바 있다. 그러나 아직 여러 한계점이 있어 이 기기가 당장 상용화되기까지는 시간이 필요하다.

최근 발표된 여러 인공췌장 연구 결과는 최근 수년간 이 분야의 발전이 과거 수십 년간 이룬 진보를 훨씬 뛰어넘는다는 사실을 명확히 보여 준다. 그럼에도 불구하고, 이 연구들이 당뇨병 관리 및 연속혈당측정 및 인슐린 펌프의 사용에 집중적인 교육을 받은 대상자들로부터 이루어졌음을 반드시 기억해야 하며, 따라서 다회 인슐린 주사나 인슐린 펌프의 용량 조절을 비롯한 인슐린 치료 집중교육의 중요성이 더욱 강조되어야 하겠다. 미국이나 유럽을 비롯한 선진국에서는 이미 제1형 당뇨병 환자의 절반 정도가 인슐린 펌프나 연속혈당측정기를 사용하고, 많은 경우 보험 인정도 받고 있다. 그러나 국내에서는 극히 일부의 기기 사용만이 허가되어 있고, 오직 인슐린 및 혈당계 사용과 관련된 소모성 재료만 보험을 적용하고 있어서 연속혈당측정 및 인슐린 펌프의 보험 적용에 대한 논의가 필요하다. 다행스럽게도 2018년 여름부터 인슐린 펌프 소모품에도 보험이 적용되기 시작했다. 연속혈당측정 센서는 2018년 말부터 보험이 적용될 예정이고, 인슐린 펌프 기기도 가까운 시일 내 보험을 적용하고자 고려 중이라는 정부의 발표가 있었다.

당뇨병 분야에서의 모바일 헬스

당뇨병 환자의 진단 및 치료 계획을 위해서 무엇이 필요할까? 3개월, 6개월 등의 간격으로 병원 진료 때 받는 혈액검사 결과로 환자들의 혈당 관리에 접근하는 방식은 본질적인 한계가 있다. 환자들의 일상생활에서 수시로 측정하는 혈당값, 식이 및 운동습관에 따른 생활습관 개선, 당뇨관리서비스로의 접근이 필요하다. 현재까지 당뇨병의 관리에 정보통신기술을 이용하려는 수많은 시도가 있었으나, 그동안 당뇨병 관련 정보기술서비스들은 환자와 의료진의 필요에 기반한 서비스needs-driven service가 아닌, 기술을 가진 회사들의 주도technology-driven service하에서 개발되어 온 한계가 있었다. 그런 이유로 대부분 의료진에게는 거의 불필요한 정보를 제공해 진료와의 연계가 떨어지고, 환자들의 불완전한 자가관리에만 집중되어 당뇨병 관리를

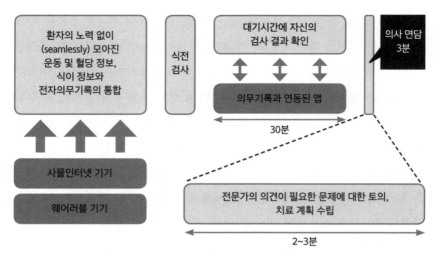

표13-1. 비동기식 소통 시스템으로 실현할 수 있는 개선된 진료 환경

실제로 개선하지는 못했다. 미국의 모바일 의료 기술 기업인 웰닥WellDoc에서 진행한 연구에서도 모바일 애플리케이션으로 모은 방대한 데이터를 그대로 의사에게 보여 준 군에서는 임상적 이득이 거의 없었으나, 데이터를 효과적으로 가공하여 의사결정에 도움을 제공한 경우에는 유의한 임상적 이득을 보여 주었다. 즉, 방대한 원본 건강 데이터는 쓸모없게 처리되고 현재의 건강관리 애플리케이션들은 전문성이 부족하므로, 의료진이 개입된 건강관리 메시지서비스가 당뇨병 분야에서 진료 전후의 관리를 획기적으로 개선할 수 있을 것으로 생각한다. 이미 선진국에서는 연속혈당측정기로 1분에서 5분 단위로 혈당을 측정하고, 이를 스마트폰에 탑재된 알고리즘으로 부착형 인슐린 펌프의 용량 조절에 반영하여 중증 당뇨병 환자가 스스로의 노력 없이도 정상 혈당을 유지하도록 하는 인공췌장이 실용화를 앞두고 있을 정도로 모바일 헬스케어 분야에 역점을 두고 있다. 이렇게 연속혈당측정을 통해 모은 빅데이터는 실시간으로 비의료인에게 전송하는 목

적으로 사용할 수도 있지만, 실시간의 전송이 아닌 '비동기식 소통 시스템 asynchronous communication system'으로 의료진에게 요약된 정보를 제공하는 데 활용 되고 있다.

국내에서도 당뇨병 분야의 모바일 헬스케어 연구가 활발히 진행되고 있 다. 환자의 모바일 기기를 통해 실시간으로 수집하는 원본 데이터(혈당 정 보, 인슐린 주입용량 정보, 걸음 수나 운동 시간과 같은 운동 정보 등)를 의료진이 활 용할 수 있도록 변환하는 데이터 처리 시스템 개발은 물론, 이를 진료실 내 전자차트 화면에 요약하여 제시하는 시스템, 실시간으로 인슐린 용량 조절 을 위한 관리메시지 전송 시스템, 식이 및 운동의 목표와 실제 도달한 값의 비교 시스템 등의 연구가 그것이다. 점차적으로 많은 당뇨병 환자들에게 연속혈당측정기 및 인공췌장, 디지털 모바일 헬스가 적용되어 보다 유용하 게 생활습관과 당뇨병을 관리하게 될 날을 기대해 본다.

암 치료의 미래

임호영* 이지연**

기원전 2,600여 년 이집트의 의사 임호테프Imhotep가 유방암에 대해 기록한 파피루스가 전해질 만큼 암은 인류와 역사를 같이한 질병이다. 오랜 세월 인류를 괴롭혀 왔지만 과학이 비약적으로 발전한 현재에도 그 치료에 어려움을 겪고 있다. 암 발생률은 지금도 매년 증가하는 추세이며 우리나라 사망 원인 1위를 차지한다. 국민 3, 4명 중 한 명은 살아생전 암에 걸린다고 하니, 가족 중 누군가 한 명은 암에 걸리는 시대인 셈이다.

20세기 들어와서 많은 질병 치료, 특히 감염병 치료가 비약적으로 발전하고 의료 분야의 발전, 영양 상태와 보건 환경 개선 등에 힘입어 전 세계의 평균 수명은 한 세기 내내 꾸준히 증가했다. 1960년대 우리나라의 평균 수명은 남녀 모두 50여 세에 불과했으나 현재는 80세를 넘었으며, 평

* 성균관대학교 의과대학 삼성서울병원 혈액종양내과 교수
** 성균관대학교 의과대학 삼성서울병원 혈액종양내과 부교수

균 수명이 늘어나면서 암은 더욱 중요한 질병으로 인식되고 있다. 우리나라뿐 아니라 전 세계 선진국에서도 암 퇴치 및 예방에 모든 보건 역량을 집중하고 있다.

암 처치의 특성과 흐름

암 치료는 기본적으로 크게 수술, 방사선 치료, 항암제 치료로 나눌 수 있다. 이 중 수술과 방사선 치료는 암의 진행 범위가 국소적으로 제한되어 있을 때만 효과를 볼 수 있는 국소 치료법이다. 국소 치료 후 암이 재발하거나 처음 진단 시점에서부터 전신적으로 퍼져 있는 경우가 드물지 않다. 전신 전이가 일어난 암에는 항암제를 사용해야 한다. 1943년 전쟁 중에 신경 독가스에서 첫 항암제가 개발된 후, 수십 년간 계속해서 새로운 항암제가 개발됐으며 지금까지 많은 발전이 있었다. 그러나 항암제는 빨리 자라는 세포를 공격하는 데 중점을 두기 때문에 암세포뿐만 아니라 정상 세포 또한 손상을 입게 되어 부작용을 피할 수 없다. 그러므로 가장 이상적인 항암제는 암세포만을 선택적으로 공격하고 정상 세포에는 해를 주지 않아서 효과는 극대화하고 부작용은 없는 것이다.

60여 년 전, 제임스 왓슨James Watson과 프란시스 크릭Francis Crick에 의해 DNA의 이중나선 구조가 밝혀진 이래 유전자 연구는 의학 발전에 많은 공헌을 해 왔다. 그동안 유전학과 분자생물학의 급속한 발전에 힘입어 알게 된 사실은 정상 세포에 여러 단계의 유전자 변형이 일어나서 그 유전자 이상이 축적되면 암세포로 변한다는 것이었다. 암세포는 정상 세포와 다른 유전자 변형을 일으키며 이상신호 전달 체계를 가지고 있다. 따라서 이를 표적으로 개발한 새로운 항암제가 '분자표적치료제'이다. 대표적으로 1999년 노바티스 제약회사가 개발한 글리벡Gleevec은 만성골수성백혈병을 유발하는 유전자 이상을 표적으로 뛰어난 효과를 보여 이 혈액암의 특효약이 되었다. 이러한 분자표적치료제들은 유전자 변형 세포만을 표적으로 삼아, 정상 세포에는 손상을 주지 않고 암세포만을 선택적으로 공격한다는 장점이 있다.

암 치료를 위해 넘어야 하는 과제

이러한 표적치료제들도 현실적으로 여러 문제점을 안고 있다. 이론적으로는 암세포만을 공격하여 부작용이 없어야 하지만, 실제로는 다양한 부작용을 보이기 때문이다. 부작용의 빈도나 심한 정도는 개인별로 차이가 있으며, 암 종양에 특정 표적이 있는 경우에만 효과를 보여서 모든 환자에게 적용하기는 어렵다. 실제로 암 종양에는 다양한 표적이 존재해 하나의 표적치료제로 치료가 되지 않을 수 있고, 처음에는 효과를 보이더라도 곧 내성이 생겨서 효과가 사라지기도 한다.

고비용 및 저효율을 극복하고 부작용도 줄이기 위해선 특정 항암제에 효과를 볼 수 있는 환자를 찾아 적합한 약을 처방해야 한다. 예를 들어, 과거에는 폐암 환자가 병원에 오면 누구든지 같은 항암제로 치료했다. 그 약에 효과를 보는 환자도 있지만, 전혀 효과를 보지 못하는 환자도 있고 부작용이 심하게 나타나는 환자도 있기 마련이다. 상당수 환자는 큰 비용을 들여 치료를 받아도 효과를 못 보고 불필요한 부작용으로 고통받을 수 있다. 만약 특정 약에 대한 치료 반응을 미리 알아서 각 환자에게 맞는 항암제를 투여할 수 있다면 효과는 극대화하면서 비용과 부작용은 줄이는 더 나은 치료가 가능해질 것이다.

다행스럽게도 1990년 인간유전체프로젝트를 시작으로 최근의 유전자 연구는 환자의 모든 유전자 정보를 완전히 파악하는 데 수일이면 가능하고, 비용도 과거보다 대폭 줄어들 정도로 발전했다. 개인별 유전자 정보를 통해 환자가 걸릴 수 있는 질병을 예측하고, 또 유전자 이상이 주된 원인인 암에 걸릴 때는 각 환자에게 맞는 항암제를 선택할 수 있다. 미국의 한 유명 여배우는 자신의 유전자 정보 분석을 통해 유방암에 잘 걸릴 수 있는 특정 유전자의 이상을 발견하고 잠재적인 위험을 피하고자 예방적으로 유방을 절제하는 선택을 했다. 이러한 선택의 적절성에 대해서는 논란의 여지가 있으나, 최근 많이 언급되는 정밀의료와 같은 개인 맞춤형 치료법은 과거의 경험적 치료나 근거중심 치료와는 달리 유전자 정보를 근거로 하여 월등히 나은 치료법을 제시할 것이다.

4차 산업혁명 기반의 암 치료 시나리오

1. 유전체에 기반을 둔 근거의학

암 환자 개인의 유전자 분석을 통해 암의 예후를 관찰하고 치료 방침을 결정하는 데 사용하는 검사법 중, 유방암 환자를 대상으로 하는 온코타입 DXOncotype dx가 있다. 이 검사는 유방암 환자의 조직에서 21개의 주요 유전자를 분석하여 각 환자의 재발률과 항암제 치료 효과 등을 예측한다. 4,000여 명의 유방암 환자를 대상으로 그 정확성과 효과를 입증한 덕분에, 미국 임상종양학회ASCO와 종합암네트워크NCCN에서는 현재 유방암 치료 지침에 이 검사를 권고하고 있다. 이처럼 앞으로 암 치료는 암을 일으키는 새로운 표적의 발굴, 이를 표적으로 하는 항암 표적치료제 개발, 유전자 분석을 통한 정밀의료가 대세를 이룰 것이며, 이를 통해 환자들은 더욱 효과적이면서 부작용은 적은 치료를 받고 더 나아가 질병을 예방하는 데에도 도움받게 될 것이다.

4차 산업혁명의 시대에서는 암 환자 개인의 임상진료 정보 혹은 환자의 질병과 유전체 정보뿐만 아니라 환자의 가족력, 생활습관, 직업, 생활환경 등 더욱 다양한 정보를 수집·보관하게 되며, 이렇게 모인 방대한 정보를 분석하고 해석하는 일이 정밀의료 실현을 위한 가장 중요한 기반이 될 것이다. 또한 사물인터넷, 모바일 기기, 웨어러블 기기 등을 통해 개인의 수많은 의학 정보를 수집하고 축적할 수 있다. 정밀의료는 환자의 유전자 정보를 바탕으로 가장 효과적인 치료를 제공하는데, 이러한 유전자 정보는 인종이나 나라별로 서로 다른 부분이 있을 수 있다. 예를 들어 우리나라에서 흔하게 발생하는 암과 서구에서 흔히 발생하는 암이 서로 다르고, 같은 암 종류라도 그 유전적 배경이 다를 수 있다. 그러므로 더욱 정확하고 효과적인 치료를 위해서는 나라마다 독자적으로 환자 유전자 정보를 수집하고 분석할 필요가 있다.

2. 데이터 중심의 미래 의료를 위한 준비

우리나라는 대형병원들이 중심이 되어 많은 암 환자를 진료하고 있으며, 이들의 진료기록은 전산화되어 보관된다. 대형병원을 비롯해 각 병원에서 보유한 많은 환자의 다양한 임상 정보와 조직 정보, 영상학적 정보는 건강보험심사평가원이라는 국가기관으로 다시 한번 수렴·축적된다. 전 세계에서 이처럼 방대한 진료 정보를 전산화하여 보유하고 있는 국가는 대한민국이 유일할 것으로 생각한다. 게다가 2017년부터 암 환자의 유전자검사에 건강보험이 적용되면서 저렴한 비용으로 환자의 유전체 분석을 할 수 있게 되었다. 이렇게 전산화된 방대한 환자 정보 즉, 진료 빅데이터와 클라우드 플랫폼은 향후 4차 산업혁명 시대 의료 발전에 가장 소중한 자산이 될 것이다. 또한 질병 예측과 진단 기술, 신약 개발, 새로운 치료법 개발 등에 도움이 되어 보건의료 분야가 향후 국가의 미래 산업의 근간이 되도록 할 수 있다. 법 제도의 개선과 뒷받침이 있다면 4차 산업혁명 시대에 암 치료는 우리나라가 가장 경쟁력을 가질 수 있는 분야가 될 것이며, 서양 의료가 들어온 지 100여 년 만에 세계 최고의 의료 기술을 보유할 수 있는 절호의 기회가 될 수 있을 것으로 예측한다.

3. 인공지능의 거대한 흐름이 가져올 변화

우리나라는 의료진과 환자 대부분이 정보통신기술에 익숙해 첨단 장비를 통한 검사 및 진료에 비교적 적극적이다. 이는 아마도 2016년 알파고를 통해 인간 사고 체계를 뛰어넘는 인공지능의 능력과 가능성을 목격했고, 여러 병원에서 앞다투어 도입한 인공지능 슈퍼컴퓨터 왓슨에 대한 보도를 통해 인공지능 시대의 도래가 머지않았음을 피부로 느꼈기 때문일 것이다.

다국적 기업 IBM에서는 인공지능 개발에 많은 노력을 해 왔다. 1997년 IBM의 체스 프로그램 '딥블루'가 인간과의 대결에서 승리하고, 2011년에는 왓슨이 미국 TV 프로그램인 제퍼디 퀴즈 쇼에 참가해 우승하는 등 해를 거듭할수록 인공지능 기술은 비약적으로 발전했다. 이후 왓슨은 의료용으로 특화되어 2012년 처음 미국의 메모리얼 슬로언 케터링 암센터MSKCC에 도입되었다. 왓슨은 암 치료에 필요한 수많은 의학 자료를 정보화하여 보유하고 있으며, 현재도 지속해서 정보를 업데이트하는 덕분에 암 진단 정확도가 계속해서 높아지고 있다. 왓슨의 암 진단 정확도는 암 전문의와 90% 이상 일치되는 결과를 보이며, 미국 임상종양학회에서는 왓슨이 평균적인 전문의에 비해 초기 오진 가능성이 적다는 내용의 조사 결과를 발표한 바 있다. 최근 IBM에서는 방대한 유전자 정보의 분석을 위한 인공지능으로 '왓슨 포 지노믹스Watson for genomics'를 개발하였다. 현재 전 세계적으로 55개 병원에서 왓슨 포 지노믹스를 도입하여 활용하고 있으며, 우리나라에서는 6개 병원이 도입하여(2017년 기준) 왓슨 포 지노믹스를 가장 많이 보유하고 있는 국가이다.

인공지능이나 로봇으로 인해 관련 직업이 사라지거나 대량의 실직 사태가 발생할지 모른다는 우려를 도외시할 수 없는 시대가 오고 있다. 이 부분에는 여전히 갑론을박이 진행되고 있어서 관련 전문가들은 일자리가 사라지거나 줄어드는 만큼 신생 직업도 늘어날 거라고 예견한다. 계산기나 컴퓨터가 발명되었다고 은행원이나 회계사가 없어지지 않았던 것처럼, 인공지능이나 로봇은 조력자의 역할을 맡고 인간은 이들의 도움으로 더욱 여유롭고 풍족하게 생활하면서도 훨씬 방대한 업무를 수월하게 할 수 있을 것이기 때문이다.

인간 의사를 왓슨이 대체하는 일은 일어나지 않을 것이다. 다만 그동안 환자들이 명의를 찾아 먼 지역의 대형병원까지 방문해야 했던 상황에서 지역 중심의 진료가 활성화될 가능성이 있다. 우리나라에서 왓슨을 도입한 병원이 서울의 대형병원이 아니라 대부분 지역 기반의 병원들인 것도 이러한 이유 때문이다. 의료의 본질적 가치를 수행하는 주체의 변화는 크게 달라지지 않지만, 이를 전달하는 수단적 형태 부분에서 많은 변화를 겪게 될 것이다. 그러므로 의료의 본질적 가치를 보다 효율적으로 전달할 수 있는 방편으로써 인공지능을 지금의 의료시스템에 잘 맞물려 돌아갈 수 있도록 해야 한다.

4. 인공지능과 의료의 시너지를 위한 준비

왓슨과 같은 인공지능의 성숙과 성장을 위해서는 양질의 정보가 지속해서 갱신되어야 하며, 이러한 정보를 통해 최적화된 임상적 기준을 국내 진료 현장에 제공하기 위해서는 한국 의료정보가 왓슨 서버와 통합되어야 하는 숙제를 안고 있다. 그러나 왓슨의 기술은 IBM에서 담당하고 있어서 방대한 국내 의료정보를 제공하는 일은 국익에 적합하지 않다는 견해가 존재한다. 현재 일부 의료기관에서는 이러한 우려를 불식시키기 위해 자체적으로 의료용 인공지능의 개발을 추진하고 있다.

인공지능의 도입은 이미 현재 진행형으로 의사들은 이러한 환경에 발 빠르게 적응해 나가야 한다. 청진기만으로 진료하는 의사가 CT 스캔 등 첨단 진단 기기를 사용하는 의사를 따라갈 수 없듯이, 인공지능을 수월하게 사용하는 의사는 그렇지 못한 의사들보다 훨씬 효율적으로 진료하게 될 것이다. 왓슨은 큰 규모의 병원을 대상으로 하는 인공지능 프로그램이고 의학적 지식이 있는 사용자, 즉 의사만이 사용할 수 있다. 향후 이처럼 대형 프로그램과 연계된 애플리케이션 등으로 일반인도 쉽게 접근 가능한 인공지능 프로그램이 개발될 것이다. 이런 개인용 건강관리 또는 특정 질병에 특화된 인공지능 프로그램을 통해 일일이 병원을 찾지 않고도 개인용 IT 기기를 이용해 진단 및 영상검사를 시행하고 이를 수집·분석하여 간편하고 정확하게 진단 혹은 치료법을 제공받게 된다. 수많은 사람이 사용하여 지속해서 정보가 축적되고 기능이 개선되면 위키피디아처럼 스스로 발전할 수 있다. 결국 밀려드는 첨단기술의 거대한 물결을 어떻게 수용하고 다루느냐에 따라 개개인의 삶은 다양한 변동을 겪게 될 것이다.

미래 의료 4차 산업혁명 시대의 핵심 키워드는 인공지능, 로봇, 생명공학, 정보통신 등의 융복합이다. 특히 로봇은 오래전부터 제조업 전반에서 사용되고 있다. 의료로봇의 대표적인 예는 수술로봇인 '다빈치da Vinci SP'가 있다. 집도의가 컴퓨터 3차원 영상을 보면서 로봇팔을 통해 원격에서 수술하는 방식이다. 원래 전투 중에 부상한 병사를 원거리에서 수술하고자 개발되었으며, 우리나라에서는 2005년 처음 도입된 후 연간 로봇수술 건수가 매우 빠르게 늘고 있다. 다빈치 로봇은 시야가 10~15배 확대된 입체영상을 전달하고 손 떨림도 보정되어, 보다 정밀한 수술을 가능하게 해 수술 성공률을 높인다. 로봇 기술은 장애를 가진 환자들에게 여러 유용한 기능을 제공하는데 로봇의수, 로봇의족 등은 이미 사용 중이며 사지마비 환자나 근육병 환자들을 위한 웨어러블로봇도 개발되고 있다.

최근에는 의료와 바이오공학, 나노 기술, 로봇 기술 등이 융합된 의료용 나노로봇의 개발이 진행되고 있다. 과거 공상과학영화에서나 보았던 것처럼, 극소형 치료로봇을 혈관에 주입하여 로봇 스스로 질병 부위를 찾아가 치료하게끔 하는 기술이다. 나노로봇은 원하는 세포, 즉 암세포만 찾아내는 표지자를 이용하여 현재의 영상 기술로는 발견할 수 없는 작은 암을 찾아낸다. 또 암세포에만 약물을 주입하는 기술로 환자의 정상 세포를 손상하지 않고 암세포만을 직접 공격해 효과적이고 부작용이 적은 치료가 가능해질 것이다.

5. 증강현실 및 가상현실 기반의 스마트 의료

암은 치료 이후에도 삶의 질에 지속적인 영향을 주기 때문에 진단부터 치료 이후의 관리까지 꾸준하고 세심한 관리가 필요하다. 이러한 견지에 따라 한때 폭발적인 인기를 끌었던 위치기반 증강현실 모바일 게임 포켓몬고에 주목해 보자. 이는 현실에 디지털 콘텐츠를 중첩하는 기술로 사용자의 환경과 상호작용할 수 있다. 지금도 가상현실을 이용한 다양한 콘텐츠가 시장에 쏟아져 나오고 있으며, 젊은 세대는 이런 콘텐츠를 이용하는 데매우 익숙하다.

의료에서도 가상현실 기술이 활성화될 것이다. 이미 의대에서는 가상현실을 통한 해부학 교육, 수술 교육을 시도하고 있다. 의료진뿐만 아니라 환자들에게도 임상적으로 상호작용을 일으킬 수 있다. 환자들은 가상현실을 이용하여 수술이나 항암치료 후 나타날 수 있는 여러 상황을 대처하는 교육을 받을 수 있다. 현재 암 환자들을 대상으로 통증이나 치료 후 정서 안정에 가상현실이 이용되고 있다. 삼성전자 호주법인은 현지 암 센터 크리스 오브라이언 라이프하우스Chris O'Brien Lifehouse와 함께 암 환자의 심리적 스트레스를 경감시키는 데 가상현실을 활용하고 있다.

6. 3D 프린팅 기술

암 대부분은 완치를 위해 근치적 완전 절제가 필수적이며, 그렇지 않으면 재발률이 매우 높아진다. 그러나 완전히 절제할 경우 인체의 중요한 기능을 잃게 되는 경우가 있고, 치료 후 육체적으로나 심리적으로 삶의 질이 확연히 나빠질 수 있다. 대표적으로 얼굴뼈, 성대, 식도를 포함한 위장관, 방광, 사지 등은 제거할 경우 심각한 기능 및 외형 장애를 초래한다.

종래의 의료에서는 이러한 부분을 해결해 줄 대책이 마련되어 있지 않았으나, 최근 3D 프린팅 기술을 통해 그 가능성이 열리고 있다. 다양한 물건을 똑같이 만들어 낼 수 있는 3D 프린팅 기술의 한계가 어디까지인지 궁금할 정도다. 의료에서도 바이오 프린팅 기술로 인체의 혈관, 조직, 장기 등을 만들고 있다. 단순히 인체 일부를 외형적으로 똑같이 만드는 정도가 아니라, 그 기능까지도 재현해 내고 있어 장기이식 분야에서도 이 기술이 응용되고 있다. 이를 활용해 근치적 완전 절제로 잃은 장기와 장기의 주요한 기능 완벽하게 재생하게 되면 큰 수술 후에도 그 기능을 보전할 수 있어 암 치료에서 상당한 파괴적 혁신을 불러올 것으로 기대하고 있다.

암 치료의 혁명적 미래

지금은 암 유전체 분석 기술, 면역표적치료제를 포함한 신약 개발, 유전자 가위 등의 의료 분야와 인공지능, 정보통신기술, 4차 산업혁명 등 비의료 분야에서 존재하던 '조각 지식'과 '조각 기술'이 빠르게 통합되는 시점이다. 모든 지식 혁명이 그러하듯 서로 다른 분야가 통합되기 전까지는 오랜 시간이 필요하지만, 한 번 통합되기 시작하면 상상할 수 없는 빠른 속도로 변화가 이루어질 것으로 전망하고 있다.

그렇다면 가까운 미래에 일어날 암 치료 혁명에는 무엇이 있을까? 폐암, 유방암, 위암 등 성인 고형암을 예로 들어 보자. 지금은 암 검진을 통해서 암을 발견한 후 초기면 수술, 중기면 수술 후 항암치료나 수술 전 항암치료 후 수술, 말기면 항암치료가 이루어진다. 암이 발병할 때까지 미리 예방할 방법은 없다. 단지 적절한 운동, 금연, 금주, 스트레스 완화 등 일반적인 행동 지침을 준수하고, 40대 이상이 되면 국가 암 검진을 받는 것이 최선의 예방법이다. 암은 발생과 동시에 악성도가 높은 경우가 많으므로 암 검진만으로 100% 진단할 수도 없다.

반면 앞으로는 통상적인 내시경 및 CT 검사 전에 미리 암을 발견할 수 있는 시대가 올 것이다. 예를 들어 미국 유전체서비스업체를 통해 암조직 검사 없이 세포유리 DNAcell-free DNA 유전체 분석만으로 암이 초기였을 때부터 혈액 속에 떠다니는 DNA를 분석할 수 있게 되었다. 머지않아 수술이 잘되었다 하더라도 5년 이후 재발률이 20~50% 정도 되는 고형암의 재발을 미리 알 수 있게 될 것이며, 정보통신기술과 접목된 스마트폰 헬스케어를 통해 암 환자의 재발 여부를 알려 주는 서비스가 개발될 것이다.

암 치료는 더욱 고도화될 것이다. 다양한 암 유전체 해독이 이루어지면서 우리는 무엇을 알게 되었는가? 폐암, 대장암, 위암, 간암 등 위치별로 암을 지칭하던 시대를 지나, 결국 암은 유전체, 분자 병리학적 분류로 세분되어 특정 표적을 지닌 희소암의 집합체라는 것이다. 이에 따라 개별 치료를 실현하는 것이 바로 정밀의료이다. 면역표적치료제가 임상에 도입되고, 일부 환자에게 매우 좋은 치료 결과를 보이면서 암 정밀의료는 더욱 고도화될 것이다. 가령 현재 대장암 3기면 근치적 수술 후 재발 방지 목적으로 전 세계적으로 같은 항암제를 투여받게 된다. 하지만 개개인 암의 유전체 분석을 하는 데 50~100만 원 정도가 소요되는 현시대에, 앞으로 유전체 정보가 빠르게 증가하고 그에 따라 치료제들이 다양화된다면 같은 3기 대장암 환자라도 고도의 개인 맞춤 치료를 받게 될 수 있을 것이다. 또한 미국을 중심으로 형성된 암유전체 공용 데이터베이스public data base인 인간 유전체프로젝트, Project GENIE, GEO, 암유전체지도The Cancer Genome Atlas, MSK-IMPACT 등이 활성화되면서 암 유전체 해독을 전문으로 하는 인공지능이 개발될 것이며, 이러한 움직임은 이미 시작되고 있다.

하지만 유전체 분석만으로 암을 완전히 이해할 수 없다. 암 환자의 연령, 체력, 암의 병리학적 특성, 암의 단백질 발현 특성, CT에서 보이는 양상, PET검사 결과, 내시경 결과, 엑스레이 결과, 피검사 결과, 암 치료 경과 등을 통합적으로 분석을 했을 때 유전체 분석이 의미가 있을 것이다. 이러한 통합적 분석에 인공지능까지 탑재된다면 20년 후의 암 치료는 현재와 크게 달라질 것이다. 예방, 획기적인 암 치료제 개발, 인공지능 및 로봇 기반의 수술, 진단 기법 고도화를 통하여 암 발병률과 사망률이 급격히 감소할 것이다.

이러한 다양한 기술에도 불구하고 전이성 암 진단을 받은 암 환자를 당뇨병처럼 부작용 없는 알약, 큰 부작용이 없는 주사제를 통해 손쉽게 치료하면서 사물인터넷, 스마트폰 등 스마트 헬스케어 시스템을 이용하여 암 치료 경과를 모니터링하는 시대가 올 것이다.

┃ 15

만성폐쇄성폐질환 치료의 미래

박혜윤* 이현** 공성아***

환경오염이 가속화되면서 각종 폐 질환이 증가하고 있다. 자동차 매연, 미세먼지 등의 지속적인 환경오염에 노출되면 만성폐쇄성폐질환COPD이 발생할 수 있고, 특히 미세먼지가 많은 날의 외출은 급성악화를 일으킬 수 있다. 실내외 공기는 폐 건강에 직접적인 영향을 주는 만큼, 공기 질 관리가 폐 질환자에게 매우 중요하다.

공기의 중요성이 대두하면서 일상에서 공기 오염 지수를 측정하는 장치들이 개발되고 있다. 예를 들어 스마트폰이나 별도의 사물인터넷 기기를 활용해 공기의 오염 정도를 확인하거나 일정 수준 이상의 오염도에서 위험 경보를 받을 수 있다면, 만성폐쇄성폐질환 환자의 외부 활동이나 실내 환

* 성균관대학교 의과대학 삼성서울병원 호흡기내과 부교수
** 한양대학교 의과대학 내과학교실 조교수
*** 성균관대학교 삼성융합의과학원 책임연구원

경 관리에 도움이 될 것이며 잠재적인 위험 환경에 노출되는 걸 최소화할 수 있다.

다만 외부 날씨에 영향을 지나치게 받으면 신체활동 수준이 낮아질 우려가 있는데, 이는 환자의 예후에 좋지 않은 영향을 미치므로 미세먼지 등의 위험 경보와 함께 대처 방안을 제시하여 활동 수준을 관리해 줄 필요가 있다. 이는 다양한 디스플레이 기기(TV, 태블릿 PC, 스마트폰 등)나, 대형 디스플레이large display에 연동된 실내 운동기구 혹은 가상현실 기반 운동 기기 등으로 외부 활동을 대체할 수 있다.

일상생활과 신체 모니터링 및 관리

외부 환경을 모니터링하는 것만큼이나, 환자의 신체적 상태를 자각적 증상기록과 함께 실시간으로 유의하게 기록하는 것도 중요하다. 이를 위해서 환자가 직접 착용이 가능한 웨어러블 기기가 유용하게 활용될 수 있다.

웨어러블 기기를 이용한 환자의 생리학적 모니터링(심박 수, 심전도, 신체활동량 등)은 고혈압, 심장 및 폐 질환의 진단과 치료 방침에 적극적인 자료로 활용되고 있다. 특히 외래진료 환경에서 환자의 장기적인 건강 상태(활동량, 활동 패턴, 심박 수, 심전도 등의 생체 정보)를 한눈에 확인할 수 있다면, 환자의 약물에 대한 반응과 증상을 파악하고, 향후 치료 방침 계획을 세우는 데 도움이 될 것이다.

실제로 신체활동의 감소 정도에 따라 사망률이나 합병증 등을 예측할 수 있을 만큼 신체활동의 감소는 만성폐쇄성폐질환 환자의 증상과 직접적인 관련성이 높다. 따라서 환자의 신체활동을 모니터링하는 것만으로도 증상을 객관적으로 평가할 수 있고, 진료 계획도 세울 수 있어서 신체활동 증진을 목적으로 웨어러블 기기가 많이 사용될 것이다.

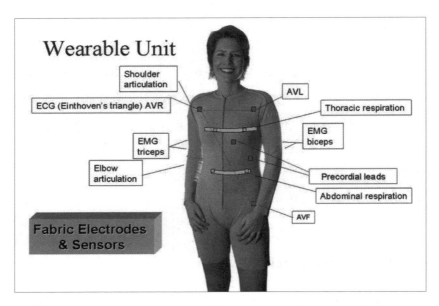

그림15-1. 웨어러블 센서의 예 [출처: Patel S, et al. 2012. "A review of wearable sensors and systems with application in rehabilitation". *J Neuroeng Rehabil* 9(1): 21.]

웨어러블 기기의 3축 가속도센서, 3축 자이로 센서를 통해 수집된 수면 질과 심박 수, 신체활동량 값을 기본으로 증상 및 운동 가이드 알고리즘을 만들 수 있다. 또한 전자 기기 이용에 취약한 노인 환자가 대부분인 만성폐 쇄성폐질환 환자를 대상으로 한 웨어러블 기기의 적용 가능성도 이미 입증 된 바 있어 그 활용성이 기대된다.

웨어러블 시스템에 생체 모니터링을 통합하기 위해 독창적인 디자인과 새로운 센서가 개발되고 있다. 특히 혈중산소포화도와 심박 수를 측정하기 위해 개발된 링 센서는 손가락에 반지처럼 착용하여 측정값의 정확도를 높 이고 사용자의 편의성까지 고려한 웨어러블 기기이다. 이러한 기기가 상용 화된다면 환자의 산소포화도 감소와 심박 수의 이상에 대한 위험 신호를 미리 감지하고, 휴식과 안정을 유도하여 위험적 사고를 예방할 수 있게 될

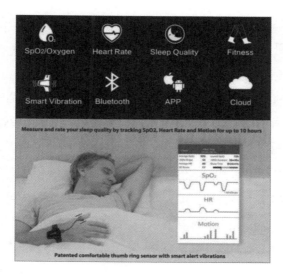

그림15-2. 일상생활에서의 산소포화도 모니터링 [출처: https://bodimetrics.com/product/o2-vibe.]

것이다.

이렇게 개발된 디지털 헬스 측정기를 이용해 만성폐쇄성폐질환 환자의 증상 관리, 삶의 질 향상, 신체 계측 정보를 측정하여 진료 및 처방(약물 변경, 생활습관 코칭, 재활 치료 등)을 할 수 있으며, 모니터링을 통해 측정된 여러 지표가 악화할 때 신속하게 외래 또는 응급실 방문을 할 수 있게 된다.

약물 복용 모니터링과 관리

외부 환경 모니터링, 환자의 신체 계측 등을 통한 관리와 더불어, 만성폐쇄성질환 환자가 처방된 약과 흡입기의 사용을 투약지침에 준수하는지 확인하고 관리하는 일도 중요하다. 현재는 외래 또는 병동에서 흡입기 사용법과 투약법 및 투약 주기를 환자에게 교육하고 있으나, 환자가 교육을 받으러 병원에 오기 어렵거나, 문서로 적힌 투약 안내를 따르는 것이 서툰 경우, 고령의 환자에게는 환자가 필요할 때마다 이러한 정보를 제공할 필요가 있다.

가상현실 기기나 모바일 기기의 앱을 이용하면 환자가 병원에 내원하지 않고도 흡입기 사용법과 투약법을 쉽게 교육할 수 있으며, 알림 기능을 통해 투약 시간을 잊지 않게 도울 수 있다. 실제로 뉴질랜드의 애드헤리움 Adherium 사에서 만든 스마트흡입기Smartinhaler는 흡입기 사용이나 투약을 기록하고 이를 클라우드 기반의 전용 플랫폼에 저장하여 의료진이 실시간으로 확인할 수 있게 하며, 사용자의 스마트 기기와 연동하여 투약 시간을 알려주는 기능을 제공한다.

로봇 치료

로봇을 이용한 다양한 치료가 만성폐쇄성폐질환 환자들에게 시도되고 있다. 호주의 오클랜드대학교에서는 약물치료, 폐 기능 해석, 산소포화도와 맥박 모니터링, 증상과 활동 모니터링 등의 기능을 가진 로봇을 이용해 환자의 선행 징후를 모니터링해서 급성악화를 방지할 수 있는지 알아보는 연구를 진행하기도 했다. 이러한 기능을 가진 반려로봇companion robot은 외로운 환자들의 정서적 지지 효과도 제공할 수 있을 것으로 기대된다. 연구에 참여하였던 88세의 한 고령 환자는 인터뷰에서 자신의 로봇에게 이름도 붙여 주었으며, 로봇이 "나이르 씨, 좋은 아침이에요. 약을 복용했나요?"라고 물으면 기분이 좋아져서 바로 약을 복용한다고 말했다. 덴마크 흐비도우레병원Hvidovre Hospital에서는 호흡재활을 돕는 로봇이 만성폐쇄성폐질환 환자의 호흡재활훈련을 효과적으로 도울 수 있다는 결과를 보여 주었으며, 산소요법을 모니터링하고 조정하는 기능을 가진 로봇을 개발하기도 했다.

로봇과 인공지능이 더 발전하면 현재 수행하는 기능보다 더 복잡하고 신중한 의사결정이 있어야 하는 '가정 기계환기 치료Home ventilator'에도 적용될 수 있다. 로봇은 가정 기계환기 치료를 받는 환자의 산소포화도와 맥박, 기도저항의 변화, 분비물량 증가 등을 모니터링하고 병원 의료진에게 전송해 진료 안내를 받을 수 있게 할 것이다.

신체 절단 등이 발생한 환자의 일상생활 복귀를 위해 로봇팔이나 로봇다리 등이 만들어졌다. 일상생활의 활동 제한은 신체결손뿐만이 아니라, 심폐 기능 저하와 근육의 악화로도 발생하기 때문에 향후 이러한 환자들에게도 로봇의 역할이 확대될 것이다. 예를 들어, 폐 기능이 매우 저하된 중증의 만성폐쇄성폐질환 환자에게 저산소증과 근 위약(호흡근 및 사지의 근력)은 호흡곤란을 가중하고 활동 제한을 악화시키는 주요한 요인이다. 산소 치료는 이러한 환자에게 중요한 치료법 중 하나인데, 현재 이동형 산소 발생기는 무게가 무겁고 지속 시간도 수 시간에 불과해 중증의 만성폐쇄성폐질환 환자들의 야외 활동이 제한된다. 만약 로봇이 반려동물처럼 함께 외출할 수 있는 형태로 개발된다면 환자들이 외출을 하거나 실외 활동을 하는 데 큰 도움을 받을 수 있다.

만성폐쇄성폐질환 환자의 호흡근과 사지 근육을 강화시키는 또 다른 치료법으로 호흡재활이 있다. 이러한 재활치료로도 신체활동에 많은 장애를 느끼는 환자에게는 착용 가능한 형태의 웨어러블 로봇이 도움될 수 있다. 이러한 로봇은 환자의 신체활동이 전혀 이루어지지 않는 전동휠체어나 전동스쿠터와 달리, 일상생활에서 느끼는 호흡곤란을 완화시키면서도 환자의 호흡재활에 도움을 주는 방향으로 개발될 것이다. 조끼 형태로 착용이 가능한 로봇은 환자의 호흡근 부하를 줄여서 호흡곤란 증상의 개선에 도움을 줄 수 있으며, 말초 근육의 위약이 심한 환자들은 근육을 보조해 주는 로봇의 도움을 받을 수 있을 것으로 예측한다.

마치며

다양한 스마트 기기와 모바일 기기의 연동을 통해 환자 중심의 헬스케어 시스템으로 변화가 이루어지고 있다. 이러한 변화의 목적은 환자에게 유용한 정보를 실시간으로 제공하고, 환자의 건강 정보를 저장하고 의료진과 공유하여, 공간과 시간에 제약 없이 환자 맞춤형 건강관리 및 의료서비스를 제공하는 데 있다.

특히 공기 오염과 같은 외부 환경이나 병원 밖에서의 관리(흡입기 사용, 운동 등)가 질환에 큰 영향을 미치는 만성폐쇄성폐질환에 이러한 변화가 유용하게 적용될 것이다. 4차 산업혁명의 핵심인 스마트 기기를 통한 사물인터넷, 인공지능, 로봇 등의 기술이 환자 상태와 이에 영향을 줄 수 있는 환경 변화를 관리하고 모니터링하는 데 활용될 것이며, 이를 통해 보다 나은 의료서비스를 제공하게 될 것으로 기대한다.

감염병 관리의 미래

정두련* 김예진**

감염병은 인류를 비롯해 모든 살아 있는 생명을 끊임없이 위협하는 질환
이다. 특히 인류는 태초부터 끊임없이 여러 감염병에 시달려 왔다. 자연재
해, 전쟁과 더불어 역병의 유행은 인류 역사에 커다란 영향을 미치고 때로
는 사회를 변화시키는 중요한 사건들로 기록되었다.

지금도 여전히 전 세계인의 약 4분의 1이 잠복결핵에 감염되어 있고, 전
세계인의 약 반수가 말라리아 감염 위험에 노출되어 있으며, 아직까지 이
러한 심각한 감염병에 백신도 없으며 치료제도 많지 않은 실정이다. 20세
기 후반에는 에이즈라고도 불리는 인간면역결핍바이러스HIV; Human Immunode-
ficiency Virus가 전 세계적으로 전파되어 인류를 위협하는 심각한 문제가 되었
다. 천문학적인 숫자의 연구비가 에이즈 치료 연구에 투입되어 다양한 항

---

* 성균관대학교 의과대학 삼성서울병원 감염내과 교수, 삼성서울병원 감염병대응센터장 및 감염내과분과장
** 성균관대학교 의과대학 소아청소년과 부교수

바이러스제가 개발되었으나 아직 효과적인 백신은 없는 상태이다. 이외에도 가벼운 감기부터 심각한 뇌수막염까지, 인류는 다양한 감염병에 시달리고 있으며, 의학의 발달로 항암치료, 조혈모세포이식, 장기이식 등의 고위험 치료법이 널리 시도되면서 이러한 치료를 받는 사람들은 면역이 저하된 상태에서 추가로 여러 감염에 노출되기 시작하였다.

그 외 호흡기 바이러스 중 하나인 인플루엔자는 해마다 대유행의 위협이 존재한다. 따라서 조류 인플루엔자가 사람에게 전달되어 유행할 가능성에 대한 연구 및 모니터링이 활발하다. 역사상 잊혔던 질병이 다시 유행하기도 하는데, 대표적인 예로 2014년부터 아프리카에서 유행했던 에볼라가 있다. 2012년에는 중동지역에서 심각한 호흡기 감염을 일으키는 코로나 바이러스가 발견되어 메르스MERS-CoV로 명명되었고, 한국에서도 2015년에 전파되어 크게 유행했다. 즉, 지구상의 어느 누구도 이러한 감염병의 위험에서 벗어날 수 없으며, 일생 중 여러 감염을 앓으며 인류 역사는 진행되어 왔다.

감염병 진단과 치료

1. 4차 산업혁명의 발전과 감염병의 미래

4차 산업혁명이 감염병 분야에 미칠 것으로 예상하는 첫 번째로 빅데이터의 활용이 있다. 이는 유전체 역학과 디지털 역학에서 나오는 여러 정보의 통합적인 사용을 뜻한다.

먼저 유전체 역학을 살펴보자. 감염병 분야에서는 질환을 앓는 사람의 유전자뿐 아니라 침입자인 감염체의 유전체 분석도 중요하다. 지난 수십 년 동안 바이러스 및 세균 등의 전파를 이해하기 위하여 병원체 일부 유전자의 염기서열을 분석하는 데 매진해 왔다. 이를 '유전체 역학genomic epidemiology'이라고 부른다. 인구동태로부터 돌발유행 중에 발생한 개개인의 전파를 재건하는 것까지 전체를 아우르는 포괄적인 개념이다. 이때 원하는 역학 정보를 알아내기 위해 계통역학phylodynamics을 이용하였는데 이는 면역동태, 역학, 진화생물학 등이 모두 융합된 개념이며 진화하는 병원체로부터 역학 정보와 진화 정보를 포착한다. 전장유전체분석을 통해 병원체의 전체 유전자를 분석하게 되면 매우 가까운 균주 간 분별력이 크게 증가할 것이다. 전장유전체분석은 돌발유행의 역학조사, 진단, 연구 등에서 더욱 활발히 활용될 것이다.

또한 미래의 감염병 감시 시스템은 원 헬스One Health 개념하에 사람, 동물, 환경 등 활용할 수 있는 모든 데이터를 이용한다. 학교나 직장 결석, 식료품이나 특정 약물 구입, 질병 관련 핫라인 등을 분석하여 사회에서 감염병이 유행하는 경향을 파악할 수 있다. 디지털 역학에서는 디지털 미디어, 뉴스, 공식 보고, 크라우드소싱crowd sourcing 등에서 감염병 관련 데이터를 추출하고, 반복되는 데이터를 제거하고 분석하여 웹사이트나 이메일, 모바일 알림 등으로 사회에 정보를 보급한다.

빅데이터의 활용과 정보 교환은 진료뿐 아니라, 감염병이 돌발유행할 때 역학조사와 유행 종식을 위한 관리에 도움이 된다. 백신 개발에도 빅데이터가 매우 중요한 역할을 할 것이며 백신이 필요한 질환, 대상 인구수, 병원체의 특정 유전체 역학 등을 파악하게 해 준다. 특히 돌발유행이 발생했을 때 빅데이터의 정보 교환이 현장에서도 쉽게 이루어지는 시대가 올 것이며, 신속하게 파악한 병원체의 유전자 정보를 이용해 병원체의 유전자 조작을 하고 전파를 차단하는 등의 중재를 할 수 있는 미래가 올 것으로 기대한다.

두 번째는 정밀의료의 적용이다. 모든 인류는 감염에서 자유로울 수 없으며, 일생을 살면서 수많은 감염에 노출된다. 감염병 분야는 진단과 치료

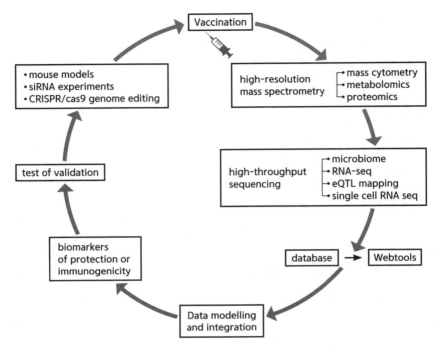

그림16-1. 시스템 백신학 [출처: Nakaya HI, Pulendran B. 2015. "Vaccinology in the era of high-throughput biology". *Philosophical transactions of the Royal Society of London Series B, Biological sciences* 370(1671).]

의 가이드라인이 가장 많고, 가장 자주 업데이트되는 분야면서, 공통적인 치료법을 강력히 권장해 온 분야다. 그러나 병원체에 노출되었을 때 개인마다 질병으로 진행되는 정도와 치료에 대한 반응은 매우 다양하다. 따라서 감염병을 진단할 때는 병원체의 확인 못지않게 각 인체의 임상적 단백질체학clinical proteomics과 사이토카인 반응 등을 측정하여 바이오마커를 분석하고, 감염병과 관련한 유전자 정보 및 치료 반응 분석을 해야 한다. 미래 병원에서는 정밀의료를 통하여 개인에게 최적화된 치료법을 제공할 수 있게 된다.

세 번째는 앞서 언급한 빅데이터와 정밀의료의 정보를 토대로 한 시스템생물학systems biology의 발전이 예상되며, 감염병 분야에서는 더 나아가 시스템백신학systems vaccinology의 발전으로 이어질 것이다. 시스템생물학은 생명현상을 복합체로 규정하고 생물학뿐만 아니라 전산학, 수학, 물리학, 화학 등의 원칙을 사용하여 분석하고 모사 발명하는 것을 목표로 하는 학문이다. 시스템백신학은 시스템생물학의 여러 분야에서 얻어진 정보와 지식을 생물정보학bioinformatics 방법을 활용(예를 들어, 전사 네트워크transcriptional network 분석 및 예측 모델링)하여 백신에 대한 인체의 면역반응을 시뮬레이션하고, 백신의 효과와 효능을 예측할 수 있다. 즉 백신 개발 단계에서 예상되는 정보를 모아 정리하고 원하는 정보를 찾아내서 가장 효과적이고 부작용이 적은 백신을 만들 수 있는 것이다.

2. 국내 임상 현장 도입 및 기술 변화 대비

국내에서도 의료 현장과 의학연구에 빅데이터를 활용하고 이와 융합한 학문을 다루는 접근 방식이 시작되었으나, 현재 임상에서 손쉽게 활용하는 단계는 아니다. 그러나 이미 이 변화는 시작되었다. 상상을 초월하는 속도로 발전하는 기술력은 인류의 의학 패러다임 전반을 바꿀 것이다. 각종 유전자 정보, 생체반응, 환경 정보 등을 고려한 진료가 이루어지게 될 것이다.

특히 중요한 건, 의학교육 역시 이제 맞추어 변화해야 한다는 사실이다. 앞으로 의사뿐 아니라 환자와 일반인들도 수많은 의료정보에 손쉽게 접근할 수 있게 된다. 미래의 의사는 의학지식을 쌓는 건 물론이고, 다양한 정보의 흐름을 파악하고 판단하여 임상 현장에서 자유자재로 활용할 수 있는 정보전문가가 되어야 한다.

2014년에 국내 의학자들이 '미래 의학교육을 위한 다섯 가지 제언'을 보고한 바 있다. 내용은 다음과 같다. 첫째, 의사들이 갖추어야 하는 역량에 기초한 교육을 해야 한다. 둘째, 의과대학 졸업 후 수련교육의 연계성이 확보되어야 한다. 셋째, 의학교육의 질 개선 활동이 강화되어야 한다. 넷째, 의사 양성 시스템을 재정비해야 한다. 다섯째, 대학의학academic medicine 개념이 정립되어야 한다.

더불어 4차 산업혁명과 미래 의료 현장 변화를 고려한 의학교육 커리큘럼 개발이 필요하며, 이를 통해 국내 의료계가 향후 변화에 적응하고 리더를 양산할 수 있는 기회가 되리라 본다.

감염 예방 관리

과거에 병원 설계에서 중요하게 고려하였던 건 단위 면적당 저비용, 신기술의 도입, 간호 처치의 효율성을 고려한 동선 등이었다. 이런 사항이 중요하기는 하지만 상대적으로 감염 예방 관리의 측면은 고려되지 못했다면, 이제는 점차 환자 관점에서 병원 설계를 검토하고, 환자의 만족과 안전을 우선시하며, 특히 감염 예방을 위한 진료와 처치 공간 확보를 중요시하게 되었다. 더 나아가 미래의 병원에서는 4차 산업혁명 시대를 이끄는 신기술들이 적용되어 보다 효율적인 감염 예방 관리가 이루어져서 환자와 방문객, 그리고 직원을 감염으로부터 안전하게 보호하게 될 것이다.

1. 인공지능 기반의 의료 관련 감염 감시시스템

병원에서 발생하는 감염, 즉 의료 관련 감염을 예방하기 위한 여러 전략 중에서 가장 기초가 되는 방법은 모니터링이다. 다양한 종류의 의료 관련 감염 발생을 감염 관리 실무자들이 모니터링하고 있다. 예를 들어 중환자실에서는 인공호흡기로 인한 폐렴이나 도뇨관으로 인한 요로감염, 중심정맥관으로 인한 혈류감염 발생 등의 모니터링이 이뤄진다. 또한 수술 환자에게 일어날 수 있는 수술 부위 감염 모니터링, 그리고 위막성 장염을 유발하는 클로스트리디움 디피실 균clostridium difficile 모니터링 등이 있다.

이러한 의료 관련 감염 모니터링은 전통적으로 대상 증례 전수에 대한 의무기록 조사에 의존해 왔으며, 감염 관리 실무자의 업무 중 상당 부분을 차지한다. 이와 같은 의료 관련 감염 모니터링은 대상 환자 수가 매우 많으며, 대부분 전자의무기록 분석을 토대로 하므로 인공지능 기반의 시스템이 도입되기에 적합하다.

미래 병원에서는 인공신경망, 머신러닝, 자연언어처리, 퍼지 논리 등 인공지능 기반의 기술을 통해 의무기록에 있는 진단명, 의사 의무기록, 간호일지, 생명징후, 진단검사의학 검사 결과, 영상의학 검사 결과, 처방내역, 수술 및 시술기록, 행정 및 보험청구기록 등의 다양한 데이터로부터 감시의 표적이 되는 의료 관련 감염 발생 여부를 프로그램 스스로 판단하게 될 것이다. 이러한 인공지능 기반의 의료 관련 감염 감시시스템은 앞으로 병원에서 없어서는 안 될 중요한 인프라가 될 것이고, 이를 통해 신속하고 정확하게 감염 발생을 발견할 수 있을 것이다. 감염 관리 실무자들은 감시에 쏟는 업무 시간이 줄어서, 대신 감염 관리 실태를 현장에서 체크하고 교육하는 등 보다 가치 있는 감염 예방 업무를 할 수 있게 될 것이다.

2. 전장유전체분석을 이용한 감염 유행 조사

병원 내 감염 질환이 유행하거나 항생제 내성균이 전파될 때, 어떻게 이를 차단하고 예방할 수 있을까? 먼저 유행의 감염원으로 작용한 환자나 오염된 환경을 찾아내 어떤 경로로 전파가 이루어졌는지 신속하고 정확한 조사를 해야 한다. 미생물 유전체의 전장유전체분석이 갈수록 보편화됨에 따라 미래 병원에서는 감염의 유행을 일으킨 미생물 유전체에 이 전장유전체분석을 먼저 수행하게 될 것이다. 이를 통해 더욱 정확하게 전파 경로를 이해할 수 있게 되며, 적절한 전략 및 대책을 세우는 데 큰 도움이 될 것이다. 즉, 병원에서 감염이 유행할 때 감염 환자에게서 분리한 해당 미생물의 전장유전체분석 결과를 다른 환자나 병원 직원, 부서 내 환경 배양에서 분리된 동일 균종의 균주들에 대한 전장유전체분석 결과를 비교함으로써 유행의 감염원이나 균의 전파 경로를 판단할 수 있다.

3. 감염 유행 시 접촉자 추적 및 전파 예방

병원 내 감염이 집단으로 발병할 때 유행의 확산을 막기 위해서는 확인된 감염 환자나 보균자와 접촉한 병원 직원 및 환자, 방문객 등을 대상으로 격리 혹은 주의사항 고지 등의 조치가 필요하다. 그러나 이러한 접촉자 추적은 시간이 많이 소요되며 불완전하게 진행되기 쉽다.

미래 병원에서는 인공지능 기반의 시스템을 통해 이러한 문제를 극복할 수 있다. CCTV를 장시간 확인해 조사하지 않고도 감염원 환자 정보와 병원 직원, 다른 환자, 방문객들의 전파식별RFID 정보를 비교 분석할 수 있는 것이다. 병원 내 감염이 최초로 의료 관련 감염 감시시스템을 통해 감지되면, 이 정보가 신속하게 감염 관리 담당자에게 전달되고, 접촉자 추적 시스템을 통해 접촉자 정보를 받을 수 있어 의료 관련 감염의 예방에 크게 기여할 것으로 기대된다.

4. 인공지능 기반의 항생제 처방 및 관리

항생제 내성의 출현 및 확산이 가속화되고 있다. 그러나 항생제 신약 개발의 속도는 이를 따라가지 못함에 따라 항생제 내성 문제가 보건에 심각한 위협으로 다가왔다. 이에 적극적으로 대처하지 못할 경우, 2050년이 되면 세계적으로 매년 약 천만 명이 항생제 내성으로 사망하게 된다는 연구 결과가 보고된 바 있다. 항생제 내성 출현과 확산에 영향을 미치는 여러 요인 중에는 항생제의 오남용이 커다란 부분을 차지하므로 항생제를 꼭 필요한 경우에만, 그리고 적절하게 사용해야 한다. 그러나 이를 위해서는 감염 질환과 항생제에 관한 다양한 지식이 의사들에게 요구되고, 국가 또는 병원마다 차이를 보이는 주요 세균의 최신 항생제 내성 실태를 파악하고 있어야 한다. 때에 따라서는 병원의 상황에 맞추어 시행되는 항생제 관리 정책이 항생제 처방에 반영되어야 한다. 이처럼 항생제 처방에는 매우 전문적인 판단이 요구되지만 현실적으로 다양하게 사용되는 모든 항생제의 처방에 감염 전문가의 손이 거치기는 어렵다.

이런 문제로 이미 여러 병원에서는 전산 프로그램으로 개발된 항생제 치료 권고 지침에 따라 안내받으며 항생제를 처방하도록 하는 '전산화된 의사결정지원시스템CDSS; Computerized Decision Support System'이 활용되고 있지만 아직은 매우 초보적인 수준에 머문다. 향후 인공지능 기반의 시스템이 개발된다면 항생제 처방의 적정성이 크게 향상할 것으로 기대한다. 이 시스템은 환자의 모든 전자의무기록 정보를 분석해 감염 발생을 조기에 발견하고, 개인에게 가장 적절한 항생제를 제시해 줄 수 있을 것이다. 또한 데이터 웨어하우스 기반의 프로그램으로 해당 병원 내 항생제의 내성 실태 및 사용 패턴을 분석하게 되어 미래 병원의 항생제 관리antimicrobial stewardship에 중추적인 역할을 하게 될 것이다.

5. 병원에서 사용될 소독로봇

병원 내에서 발생하는 감염성 미생물은 주로 사람의 손을 통해서 전파가 이루어지기 때문에 의료진들의 손 위생이 강조되었고, 그동안 수행률이 많이 향상되었다. 하지만 이와 달리 병원 환경에 존재하는 감염성 미생물은 일반적인 청소로는 잘 제거되지 않고, 이를 만진 사람의 손으로 다시 균의 전파가 이루어진다. 병원에서도 이를 개선하기 위하여 병실 청소와 소독을 담당하는 직원의 교육을 강화하거나, 청소 주기를 늘리는 등의 노력을 기울이고 있지만 이러한 노력만으로는 감염성 미생물을 모두 제거하기 어렵다.

최근에 이 문제를 해결하기 위하여 과산화수소 증기멸균법을 이용하거나 자외선을 이용한 소독로봇이 개발되어 외국의 여러 선진 병원에서 먼저 이용되고 있다. 이처럼 미래 병원에서는 직원들의 손을 거의 필요로 하지 않는no-touch disinfection 개념의 소독로봇이 보편적으로 이용될 것이다. 이러한 변화는 병원 환경을 통한 감염성 미생물의 발생 및 전파를 예방하는 데 기여하리라 생각한다.

6. 인체 마이크로바이옴

인간 유전체 연구에 이어 크게 발전되고 있는 연구 분야가 바로 마이크로바이옴microbiome이다. 마이크로바이옴은 인체에 존재하는 상재균, 공생균, 병원균 등 모든 미생물의 총합으로 정의되며, 엄밀히는 인체에 서식하는 미생물 군집microbiota과 이들이 가진 유전 정보 전체를 통칭한다. 인체를 구성하는 체세포의 수가 약 10^{13}개인데 비해서 인체에 공생하는 미생물은 이보다도 많은 약 10^{14}개로, 이 중 95%는 소화기관에 존재한다. 인체 마이크로바이옴은 영양분의 흡수, 면역 체계 조절, 약물대사 조절, 뇌와 신경 발달 조절 외에도 감염성 질환의 예방에 관여한다고 알려졌다. 장내 마이크로바이옴의 차이에 따라 비만이나 당뇨병 같은 대사질환, 염증성 장 질환, 심혈관계 질환 등 질병 발생에 미치는 영향이 달라진다고 알려졌으며, 이에 관한 연구가 활발히 진행되고 있다.

질병의 발생 기전뿐만 아니라 난치성 질병의 치료에도 마이크로바이옴이 연구되기 시작했다. 항생제에 잘 반응하지 않는 클로스트리디움 디피실균 감염 치료에 건강한 사람의 장내 마이크로바이옴을 이식하는 분변이식이 실제로 활용되고 있으며, 미래에는 모든 항생제에 내성을 보이는 세균 감염의 치료와 예방 전략에도 장내 마이크로바이옴 이식이 광범위하게 이용될 것으로 예측한다.

마치며

이처럼 미래 병원에서는 인공신경망, 머신러닝, 자연언어처리, 퍼지 논리와 같은 인공지능 기술 기반의 각종 시스템이 활용되면서 의료진의 신속하고 빠른 파악과 상황에 최적화된 결정을 돕는 정보를 제공받을 수 있을 것으로 보인다. 앞서 언급했던 의료 관련 감염 감시시스템, 질병 유행 시 접촉자 추적 시스템, 전장유전체분석을 이용한 감염 유행 조사, 전산화된 의사결정지원시스템을 갖춘 항생제 처방 및 관리, 직원들의 손을 거의 필요로 하지 않는 개념의 소독로봇 도입, 인체 마이크로바이옴을 이용한 감염의 치료와 예방에 이르기까지 4차 산업혁명 시대에 걸맞은 기술들이 도입될 것이다. 이를 통해 미래의 병원은 환자들과 방문객, 병원 직원들까지 감염으로부터 더 안전하게 보호받는 병원으로 진화하게 될 것으로 기대한다.

신경계 질환 치료의 미래

조수현* 김고운** 김건하*** 윤진영**** 나덕렬*****

　의사들이 전공을 정할 때 신경과를 꺼리는 가장 흔한 이유가 '신경계 질환은 완치할 수 없다'는 인식 때문이다. 낯선 질병 이름부터 시작해 신경해부학처럼 배우는 과정이 복잡한 것은 차치하고, 환자가 어려운 과정을 거쳐서 비싼 돈을 내고 진단받았는데 정작 치료 방법이 없는 상황을 목격했기 때문일 것이다. 그러나 세상은 달라지고 있다. 줄기세포 치료, 신경조절술neuromodulation, 유전자 조작genetic modification, 로봇 기술, 웨어러블 기기 등 핵심 기술들이 속속 출현하면서 신경계의 불치병이 극복될 날이 머지않았다.

* 성균관대학교 의과대학 삼성서울병원 신경과 임상강사
** 전북대학교 의과대학 신경과 교수
*** 이화여자대학교 의과대학 신경과 임상조교수
**** 성균관대학교 의과대학 삼성서울병원 신경과 부교수
***** 성균관대학교 의과대학 삼성서울병원 신경과 교수, 삼성서울병원 뇌신경센터장, 성균관대학교 융합의과학원 겸임교수

신경계 질환 치료를 위한 과제

활발한 예방 활동 덕분에 뇌졸중 환자가 줄어들고 있으며, 발생하더라도 대부분의 대형병원에서는 신속한 치료를 위해 투여가 가능한 경우 정맥 내 혈전용해술Ⅳ tPA을 시행한다. 적응증인 경우 동맥 내 혈전제거술까지 진행한다. 이처럼 질병의 기전을 확인하고 이를 해결하는 방법 외에도, 신경망 이해를 바탕으로 해당 회로의 기능을 항진시키거나 억제하는 신경조절술이 시도되고 있다. 난치성 뇌전증과 진행된 파킨슨병에서의 약효 소진 증상은 대표적인 신경조절술 기법인 뇌심부자극술DBS; Deep Brain Stimulation을 통해 호전될 수 있다.

문제는 퇴행성 뇌 질환이다. 퇴행성 뇌 질환의 대표적인 질환은 알츠하이머 치매이며, 노인 인구가 늘어나면서 급격하게 증가하고 있다. 인간의 수명이 연장되면 될수록 치매는 급증할 것이다. 치매의 원인 질환은 50여 가지 정도로 다양하다. 그중 퇴행성 치매가 70%를 차지하고 있다. 퇴행성 치매는 알츠하이머병처럼 아직도 원인이 다 밝혀지지 않은 채 뇌세포가 갈수록 손실되는 경우이다. 퇴행성 뇌 질환에는 알츠하이머병 외에도 전두측두 치매, 파킨슨병, 진행성핵상마비, 피질기저핵변성, 근위축성 축삭경화증 등이 있다. 비록 일부 퇴행성 질환들에서 증상 조절을 위한 약제나 수술적 치료가 이용되고 있으나 질병 진행을 막거나 늦추지는 못하는 등 제한적이다.

이 글에서는 앞으로의 신경계 질환 진단 및 치료 시나리오를 4차 산업혁명 기술에 기반하여 살펴보겠다.

웨어러블 기기 및 가상현실과 신경계 질환

1. 인지기능 및 운동능력 진단과 평가

최근 급격하게 발달한 가상현실, 증강현실, 혼합현실의 구현 기술은 현실감이 느껴지는 가상공간을 만드는 수준에 도달했다. 환자가 실제 가상현실 속의 물건을 움직이거나 조작할 수 있는 상호작용이 가능한 수준이다. 이를 기반으로 기존의 정형화된 틀을 가지고 인지기능과 운동능력을 평가하는 방법에서 벗어나, 실제 일상생활에서 겪게 되는 상황 속에서의 인지기능, 운동능력을 평가하는 일이 가능해질 것이다. 예를 들어 시선 추적장치인 아이트래커eye tracker가 장착된 헤드 마운트 디스플레이와 스마트 글러브smart glove를 이용하여 환자가 가상의 대화나 여행 등을 경험하는 동안 시선과 동작, 기억 등을 평가할 수 있다. 판단력, 계획, 실행능력과 같은 복잡한 고위 인지기능과 일상생활능력도 세밀하게 평가할 수 있을 것이다. 이를 통해서 생태학적 타당도ecological validity가 높은 검사를 시행할 수 있고, 환자가 검사나 시험 중이라는 긴장 상태를 벗어나 편안히 기능을 평가받을 수 있도록 도울 수 있다. 특히나 증상의 변동이 있거나 일시적일 경우 실제 환자 및 보호자가 느끼는 증상과 진료실에서의 증상이 다를 수 있어 실생활에서의 능력 평가에 유용하게 사용될 것이다. 파킨슨병, 수두증, 혈관성 파킨슨증후군 등 다양한 파킨슨 관련 질환에서 흔히 관찰되는 보행동결 증상은 일시적으로 나타나기 때문에 진료실에서의 평가가 제한적이지만, 다양한 상황 설정(좁은 길에서 돌기 등)을 통해 손쉽게 평가할 수 있다. 그 외에도 다양한 상황에서 실제 움직임뿐만 아니라, 가상현실과 기능적 fMRI, PET 등 다양한 뇌 영상 기법들을 종합하여 특정 상황에 관여하는 뇌 구조물의 기능 및 손상 평가가 가능하다.

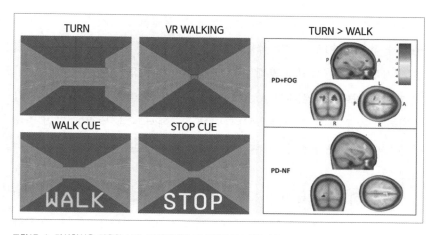

그림17-1. 가상현실을 이용한 보행 상황(왼쪽)과 각 상황에서 보행동결을 보이는 집단(PD+FOG)과 보이지 않는 집단(PD-NF) 간 fMRI 차이 분석 결과(오른쪽). 보행동결 증상은 주로 방향 전환 시 흔하게 발생해서 이로 인한 차이가 두드러지는 걸 확인할 수 있다. [출처: Gilat M, Shine JM, et al. 2015. "Brain activation underlying turning in Parkinson's disease patients with and without freezing of gait: a virtual reality fMRI study". NPJ *Parkinson's disease* 1: 15020.]

2. 인지 및 운동능력 훈련

인지기능 저하와 운동능력 저하는 환자 삶의 질을 저하한다. 가상현실 수준의 기술이 개발되기 이전에도 다양한 컴퓨터 기반의 인지훈련이 시도되었다. 그러나 가상현실은 시공간의 제약에서 벗어나 개별적인 인지훈련이나 운동능력 훈련이 아닌, 복합적인 훈련을 가능하게 할 것이다. 이러한 가상현실 훈련은 환자 개인의 수준과 필요에 맞는 단계적 접근이 가능하다. 가상현실을 통해 해변이나 숲 등의 자연환경을 경험하게 하면서 정서적인 면도 함께 증진할 수 있다.

파킨슨병이나 특발성 진전 환자들은 손 떨림으로 일상생활하는 데 많은 어려움을 겪는다. 이러한 손 떨림 현상은 약물이나 뇌심부자극술 등으로 호전될 수 있으나 떨림을 완전히 없애 주는 건 아니며, 침습적 시술이라는 한계로 인해 제한이 많다. 실제 생활에서 손 떨림을 줄이기 위하여 자이로 원리를 적용해 손에 장갑을 착용하면 마치 팽이를 손등에 올려놓은 것처럼 손이 좌우로 잘 흔들리지 않게 된다. 영국의 스타트업 자이로기어GyroGear에서 개발한 자이로글로브GyroGlove는 파킨슨 환자들의 손 떨림을 70%까지 감소시키는 것을 목표로 한다. 리프트웨어Liftware에서는 손 떨림에 맞춰 반대로 움직여 식사를 편하게 할 수 있는 숟가락이나 포크 등을 개발하여 판매하고 있다.

파킨슨병이나 보행에 영향을 주는 신경계 퇴행성 질환에서도 이러한 기술들은 유용하게 사용될 수 있다. 보행동결 증상이 자주 나타나는 상황을 가상현실에서 연습할 수 있게 되며, 증상을 호전시켜 주는 안내선이 나오는 레이저 지팡이LaserCane나, 버츄얼워커Virtual Walker 등이 개발되어 이미 사용되고 있다. 이렇게 다양한 상황에서의 일상생활 수행능력을 연습하면서 환자들이나 노인들의 운동 기능을 유지해 줄 수도 있다.

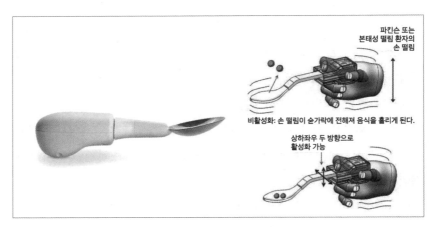

그림17-2. 리프트웨어에서 판매 중인 떨림 환자용 식기. 환자용 숟가락이 활성화되면 손 떨림의 반대 방향으로 기기가 조절되면서 숟가락이 안정화되어 음식을 흘리지 않게 된다. [출처: LIFTWARE. https://www.liftware.com/steady.]

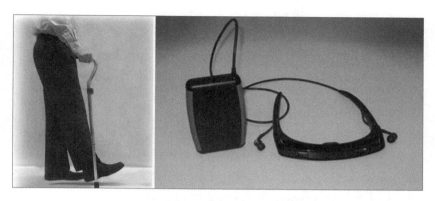

그림17-3. 파킨슨병 환자에서 보행동결 증상을 호전시켜 주는 증강현실 기구들 예시. 레이저 지팡이(왼쪽)와 버츄얼워커(오른쪽) [출처: (왼쪽) https://www.caregiverproducts.com/lasercane.html, (오른쪽) http://medigait.com.]

3. 일상생활 모니터링

퇴행성 질환 환자는 일상생활 중 낙상 등의 외상 위험에 노출되는 빈도가 높으며, 이 경우 발견과 치료가 늦어지면 이환율morbidity과 사망률mortality이 높아질 수 있다. 외상뿐 아니라 폐렴 등의 감염증과 같은 합병증이 발생했을 때도 상태가 악화된 이후 병원에 내원하는 환자가 많다. 웨어러블 기기를 통한 모니터링 시스템을 적절히 이용할 수 있다면, 요양시설 및 자택 거주 중에도 초기 이상징후를 빨리 감지할 수 있어 환자의 이환율과 사망률을 낮출 수 있다. 예를 들어 환자의 거주 공간에서 블루투스 방식을 이용하여 무선으로 움직임을 감지할 수 있게 되는 것이다. 이러한 생체 정보는 중앙서버에서 관리하면서 적정한 수준 이하의 움직임이 감지되거나 위험 기준에 도달하면 경보를 발생시킬 수 있다. 생체징후 외에도 낙상 등 노인에서 흔히 발생할 수 있는 증상들을 빠르게 확인하고 대처할 수 있다.

치매 노인들에게 스마트워치를 착용하게 하면 신체 리듬(혈압, 맥박, 체온 등)을 실시간 모니터링하고 분석하여 이상신호가 감지되는 즉시 이를 원격진료센터에 보낼 수 있다. 약물 복용 시간을 착용자에게 알려 주고, 혈액 내의 약물 농도와 혈당을 인지해 이상이 발생하는 즉시 해당 데이터를 의료기관에 보내 빠르게 대처할 수 있게 한다. 치매 노인의 경우 고혈압, 당뇨 등 여러 동반질환을 앓고 감염에도 취약한 경우가 많은데 현재는 상태가 악화한 후 병원에 내원하는 일이 많다. 환자의 초기 이상징후를 감지하여 안내해 주는 시스템이 있다면 조기 개입이 가능하여 증상 악화를 방지할 수 있을 것이다. 또한 스마트워치의 GPS 기능으로 치매 노인들이 길을 잃었을 때 즉시 보호자에게 위치를 전송할 수도 있다.

파킨슨병의 경우 질병이 경과하면서 약효의 변동이 발생하고 이에 따른 증상 정도가 수시로 변해서 진료실에서의 진찰만으로 환자의 상태를 파악하기 어렵다. 이러한 파킨슨병 환자를 위해 약 기운이 떨어진 시기와 약효가 과할 때 발생하는 이상운동증을 확인하여 이를 시간별로 보여 주는 스마트워치가 개발되어 있다(PKG system, Global Kinetics, Australia). 약효 변동을 집에서 확인할 수 있으며 이를 바탕으로 세밀한 약물 조절이 가능하

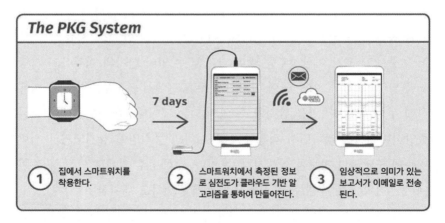

그림17-4. 스마트워치를 통해 환자의 상태를 측정하고 이를 바탕으로 한 맞춤진료 실현을 목표로 한다. [출처: http://www.globalkineticscorporation.com.au/for-healthcare-professionals/pkg-system-overview.]

다. 또한 다양한 형태의 웨어러블 기기를 이용하여 기본적인 보행 평가 및 보행동결 현상 같은 일시적으로 나타나는 증상 평가도 가능하다.

헤어밴드 모양의 뇌파 감지기를 통해 일상생활 중 뇌파의 변화를 스마트 폰이나 태블릿으로 보여 주는 제품도 개발되었다. 이렇게 자료화된 이미지 가 의료진에게 제공되면 평소 뇌파 상태를 확인하고 악화 시 약물 조절을 도울 수 있다.

로봇과 신경계 질환

깜빡깜빡하는 기억력 감퇴가 있지만, 일상생활은 정상처럼 유지하는 독 거 고령자들이 급증하고 있다. 이들은 모두 치매 고위험군으로, 다음은 이 런 치매 위험이 있는 고령자에게 미래에 일어날 수 있는 흥미로운 시나리 오다.

"할머니, 지금 7시예요. 어서 일어나세요."
할머니는 로봇 손자가 깨워 주는 알람으로 하루를 시작한다. 로봇이 약 먹을 시간을 알려 주고, 함께 운동해 주며, 치매에 걸리지 않거나 더 진행하지 않도록 기억력 훈련을 시켜 준다. "할머니, 같이 끝말잇 기 해요." 기억력 훈련 점수가 예전 같지 않거나 점수가 저하되면 보 호자에게 연락하여 치매 위험을 알린다. "할머니가 활짝 웃으시니 저 도 기분이 좋아요." 혼자 사는 할머니에게 같이 말벗이 되어 주고, 할 머니가 웃으면 로봇도 같이 웃으며 감정적인 교류를 한다. 할머니가 자는 동안에도 잠들지 않고 24시간 건강 상태를 점검한다. "할머니, 안녕히 주무세요. 주무시는 동안 어제처럼 자주 깨시는지 제가 잘 지 켜볼게요."

먼 미래의 얘기가 아니다. 인간과 로봇이 함께 공존하는 곧 다가올 미래의 모습이다. 지능형 로봇은 단순 작업만 했던 기존 컴퓨터와 달리, 로봇 스스로 학습하고 행동하며 자료를 수집·분석한다. 네트워크를 통해 정보를 공유하고 이를 기반으로 새로운 서비스를 제공할 수 있다. 또한 지능형 로봇은 단순히 저출산과 고령화로 인한 노동력 부족을 대신하는 것에 그치지 않는다. 다양한 감지 기술을 통해 사람의 생체신호(표정, 음성 등)를 빠르게 분석해서 상호작용할 수 있는 주요 대응 기술로 주목받고 있다.

뇌신경계 질환 중 특히 고령화 시대에 가장 주목할 만한 질환인 치매의 예방과 치료에 지능형 로봇이 활발히 개발되어 활용되고 있다. 일본은 2002년부터 정부 차원에서 고령화 및 1인 가구 증가에 대비한 '1인 1로봇' 시대 조성 전략을 수립해 지능형 로봇 개발에 적극적인 지원을 하고 있다. 일본 산업기술총합연구소AIST에서 개발한 치료로봇 파로Paro는 가장 활발히 사용되고 있는 지능형 로봇 중 하나이다. 파로는 하프물범 모양의 로봇으로 치매요양시설의 환자와 간호인의 스트레스를 줄일 목적으로 개발되었다. 촉각, 시각, 청각, 온도, 자세 등을 감지하는 5종류의 센서를 탑재하고 있으며, 손으로 쓰다듬어 주면 로봇이 고개를 갸우뚱거리며 애교를 부려 치매 환자의 정서 안정에 도움을 준다. 파로는 2009년 9월 미국 FDA로부터 신경치료용 의료기기로 승인받은 후 현재 일본과 유럽의 요양원에서 사용되고 있다.

일본 소프트뱅크에서 개발한 인공지능 탑재 로봇 페퍼Pepper는 일반 가정에 판매되고 있다. 초등학생 정도의 키를 가진 페퍼는 IBM의 인공지능과 각종 센서를 통해 상대방의 표정과 목소리를 인식하고 감정을 이해한다. 사람과 일상적인 대화를 주고받고, 가족구성원에게 인사하고, 날씨 정보를 파악해 우산을 챙기도록 알려 주거나 약을 챙겨 주는 등 고령자의 일상생활과 치매 예방을 위한 인지기능 훈련에 도움을 준다.

치매의 진단에도 로봇이 상용화되어 활용될 것이란 전망이 있다. 2016년 8월 토론토대학교의 프랭크 러드지치Frank Rudzicz 교수와 그의 연구팀이 개발한 로봇 루트비히Ludwig가 공개됐다. 루트비히는 초기에는 치매 환자의 주위에 머물면서 간단한 업무를 수행하도록 고안되었다. 개발이 진행되면서 음성인식 기능을 탑재하여 환자들의 대화를 통해 치매로 예상되는 변화를 포착할 수 있게 되었다. 루트비히는 요양원이나 은퇴자 시설에 배치되어 고령자들을 대상으로 대화 집중도, 감정, 과거 대화와의 비교 분석을 통해 알츠하이머 치매의 징후를 찾고 진단할 수 있다. 가령 문장과 문장 사이, 또는 단어와 단어의 간격이 길어지는 현상이 있으면 특정 언어 기능에 문제가 있다고 판단하여 치매 진단에 도움을 줄 수 있다. 실제 임상에서 지속적인 테스트를 거쳐 로봇의 지능은 더욱 향상할 것이다.

국내에서는 삼성서울병원 신경과 연구진들과 ㈜로보케어에서 공동개발한 로봇 실벗Silbot이 치매 예방 목적으로 국내 기관에서 다수 사용되고 있다. 로봇을 통한 인지훈련이 기존의 컴퓨터를 이용한 훈련 방식과 다른 점은 로봇 스스로 움직일 수 있고 주도적으로 프로그램을 진행할 수 있으며

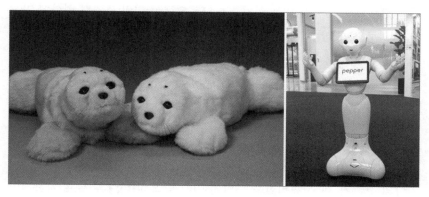

그림17-5. 파로(왼쪽)와 페퍼(오른쪽) [출처: (왼쪽) http://www.pararobots.com/photogallery.asp, (오른쪽) http://www.docdocdoc.co.kr/news/articleView.html?idxno=1047229.]

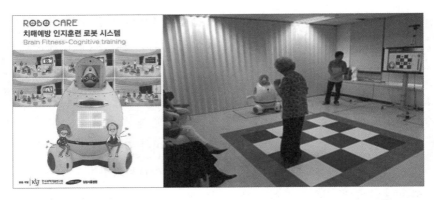

그림17-6. 삼성서울병원 신경과 연수진들과 ㈜로보케어가 공동개발한 로봇을 이용한 인지훈련 프로그램 예시

사람과 더욱 친밀한 상호작용이 가능하다는 점이다. 실벗은 17개의 인지훈련 프로그램을 탑재하고 있으며 센서를 통해 환자들의 동작을 분석할 수 있다.

　삼성서울병원 신경과 연구진은 실벗을 통한 인지훈련 로봇 시스템의 효용성을 뇌 영상 분석을 통해 세계 최초로 입증한 바 있다. 연구진은 무작위 배정 임상시험을 통해 총 85명의 60세 이상 정상 인지기능을 가진 고령자들을 대상으로 개발된 로봇 인지훈련 프로그램이 뇌의 구조적 변화에 미치는 효과를 살펴보았다. 연구자들은 훈련하지 않는 그룹 37명과 기존 연필과 종이를 활용한 인지훈련을 받는 그룹 24명, 로봇 인지훈련을 받는 그룹 24명으로 나누어 3개월 동안 매일 1시간 30분씩 주 5일 동안 인지훈련 프로그램을 진행하였고, 훈련 전후 MRI를 통해 뇌의 변화를 확인하였다. 연구 결과 3개월간 훈련을 받은 두 그룹은 어떤 인지훈련도 하지 않은 그룹에 비해 뇌의 노화가 늦춰졌다. 특히 로봇 인지훈련을 받은 그룹이 앞쪽 띠이랑의 두께가 더 두꺼워졌음을 발견했다. 앞쪽 띠이랑은 목표 지향적인 행동을 결정하고 다른 사람의 행동을 관찰하는 데 중요한 영역이다.

뇌 단련실의 탄생

체력단련실에는 신체 근육을 골고루 강화하는 기구들로 가득 차 있다. 마찬가지로 머지않아 뇌의 여러 영역(좌반구, 우반구, 앞쪽 뇌 영역, 뒤쪽 뇌 영역 등)을 골고루 강화하거나, 뇌의 인지영역(주의력, 언어력, 시공간능력, 기억력, 집행 기능 등)을 균형적으로 강화하는 인지훈련 도구들이 가득한 공간, 즉 '뇌 단련실brain fitness center'이 탄생할 것이다. 이 공간에는 전통적인 학습지pencil and paper version부터 태블릿 PC를 이용한 학습지, 가상현실, 증강현실, 로봇 등이 등장할 것으로 보인다. 만약 장소가 비좁으면 모든 것을 가상현실로 꾸밀 수 있다. 이런 인지훈련을 하면서 동시에 경두개직류자극술tDCS; transcranial Direct Current Stimulation 같은 뇌 자극술brain stimulation까지 동원하면 뇌가소성brain plasticity을 극대화할 수 있다. 이러한 공간에서는 인지능력이 저절로 모니터링되기 때문에 진단과 치료가 동시에 이루어질 수 있다.

3D 프린팅과 신경계 질환

4차 산업혁명과 정밀의료는 수요자 중심이라는 측면에서 큰 맥락을 함께한다. 정보통신기술, 클라우드, 인공지능 등의 기술적 도움으로 연결과 융합이 기반을 둔 4차 산업혁명은 다양성과 신속성을 무기로 다품종 소량생산의 패러다임을 불러오고 있다.

정밀의료 역시 환자의 정보를 기반을 둔 맞춤형 지원을 기반을 두고 있으며, 최근 3D 프린팅 기술의 발전으로 의료기기 측면에서도 '환자 맞춤형 의료기기'가 가능해지고 있다. 인공지능 및 3D 프린팅 기술이 가장 먼저 적용된 의료 분야 중 하나가 신경계 질환 영역이다. 딥러닝의 영상분할 기법은 뇌 영상을 나누는 데 적용되며, 3D 프린팅 기술은 신경계 질환을 수술하기 위한 시뮬레이터 제작에 적용되고 있다.

의료에서 3D 프린팅은 크게 환자 맞춤형 수술과 시술 시뮬레이터, 가이드, 삽입보형물로 나뉜다. 가장 먼저 3D 프린팅 기술은 교육 목적으로 다양한 신경계 질환 수술용 훈련모형을 제작하는 데 활용되었다. 나아가 수술모형을 환자 맞춤형으로 미리 만들어 수술 전 시뮬레이터로 사용한다. 인체에 영구 삽입이 가능한 티타늄 재료의 3D 프린팅이 가능해지면서 환자 맞춤형 금속 두개골 임플란트수술도 이미 적용되고 있다.

신경조절술

1. 신경조절술이란?

신경조절술neuromodulation은 신경회로를 구성하는 일부 구조물을 자극하거나 억제하여 해당 신경회로 전체를 활성화하거나 억제하는 기법을 뜻한다. 예를 들어 파킨슨병에서 주로 손상되는 흑질substantia nigra과 연결된 시상하핵subthalamus이나 내측 담창구globus pallidus에 미세 전기자극을 통해 증상의 호전을 유도한다.

신경조절술은 침습적 신경조절술과 비침습적 신경조절술로 나뉜다. 침습적 신경조절술에는 뇌심부자극술, 미주신경자극술VNS; Vagal Nerve Stimulation, 후두신경자극술occipital nerve stimulation, 척수자극술spinal cord stimulation 등이 있으며 비침습적 신경조절술에는 경두개자기자극술TMS; Transcranial Magnetic Stimulation, 경두개직류자극술이나 초음파를 이용한 방법들이 연구되고 있다. 침습적 신경조절술은 깊이 있는 구조물을 선택적으로 자극할 수 있다는 장점이 있으나 침습적 시술이라는 위험성이 있으며, 이와는 반대로 비침습적 신경조절술은 깊은 구조물 자극에 제한이 있다.

뇌심부자극술은 뇌심부의 목표 구조물에 전극을 삽입하고, 뇌 바깥에 삽

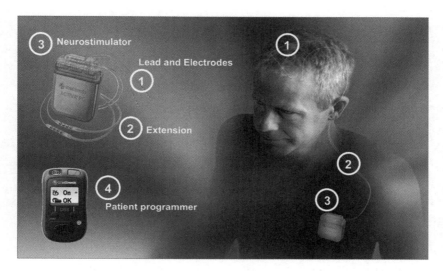

그림17-7. 뇌심부자극술 개념도. ① 뇌심부의 목표 구조물에 전극 삽입 ② 연장선 ③ 쇄골 밑에 있는 신경자극기와 연결 ④ 환자는 프로그래머를 통해 자신의 자극을 의료진이 허용한 범위 안에서 조절할 수 있으며, 작동 여부를 확인 가능 [출처: Sarem-Aslani A, Mullett K. 2011. "Industrial perspective on deep brain stimulation: history, current state, and future developments". *Neurosci* 5.]

입된 자극기neurostimulator를 통해 미세 전기자극을 주어 환자의 증상을 호전 시키는 기법이다. 환자 상태에 따라 맞춤으로 자극 조절이 가능하며, 질병 의 진행에 따라서도 자극 조절이 가능해 파킨슨병, 떨림, 근긴장이상증, 뇌 전증, 통증, 강박장애, 투렛증후군 등 다양한 신경계 질환 및 정신 질환에 적용되고 있다. 또한 침습적 시술이지만 기존의 뇌 병변을 인위적으로 만 드는 기법들(시상절개술thalamotomy, 창백핵절단술pallidotomy)에 비해 뇌 손상이 거 의 없고, 문제가 있거나 효과가 불만족스러울 경우 제거가 가능하다는 장 점이 있다.

　난치성 뇌전증에 사용하는 미주신경자극술은 장치를 쇄골 밑에 심어 뇌 로 가는 미주신경을 자극하는 방식이며, 후두신경자극술은 만성 난치성 편 두통이나 만성 군발성 두통에 사용한다. 말초신경을 통해 중추신경계를 자극하기에 간편하며 수술이 비교적 쉽다.

경두개자기자극술은 자기적 에너지로 일종의 소금물인 뇌척수액 안에 존재하는 이온을 움직여 전류를 만드는 원리이다. 즉각적으로 신경세포의 신호 활동 전위가 발생하는 특성으로 실제 환자에게 치료하기 전 개인에 따른 적절한 자극 크기를 설정하기 위해 운동 피질motor cortex에 자극을 가해 손가락이 움직이는 시점을 기준으로 삼는다. 경두개자기자극술은 5, 10Hz의 자극을 가하면 뇌를 활성화하는 반면 1Hz 이하의 자극을 가하면 뇌 활성을 억제하는 방향으로 작용한다.

경두개직류자극술의 원리는 양(+)극과 음(-)극으로 전기장을 형성해 신경세포의 휴지막 전위membrane potential에 변화를 주는 원리로 전극에 따라 반대되는 특성을 보인다. 양(+)극이 놓인 쪽은 신경세포의 휴지막 전위를 탈분극이 일어날 수 있게 돕거나 자발적 진동oscillation을 일으켜 활성이 증가하는 반면, 음(-)극이 있는 곳은 휴지막 전위가 반대 방향으로 움직여 억제되는 현상을 보인다. 이러한 비침습적 신경조절술 역시 뇌 특정 부위를 미세하게 자극하고 신경가소성neuroplasticity을 향상하며 피질의 기능을 조절할 수 있어 주목받고 있다.

2. 신경조절술 적용 가능한 신경계 질환

뇌심부자극술은 가장 대표적인 신경조절술 가운데 하나이며 파킨슨병, 떨림, 근긴장이상증과 같은 이상운동 질환에 가장 많이 이용되고 있다. 몸이 굳어 전혀 걷지 못하는 파킨슨병 환자에서 뇌심부자극술 후 스위치를 켜는 순간, 환자가 뚜벅뚜벅 걸어 다니는 모습은 정말 인상적이다. 파킨슨병의 대가인 데이비드 마스덴David Marsden 교수는 본인 생애에 파킨슨병에서 경험한 두 가지 기적 중 하나가 바로 뇌심부자극술이라고 고백했다. 그 정도로 뇌심부자극술은 적절한 환자에게 시행되면 큰 효과를 거둘 수 있는 치료법이다. 초기에는 수술의 위험성 때문에 중증의 환자에게만 선택적으로 시행되었다. 점차 시간이 흘러 뇌심부자극술의 효과에 대한 많은 결과가 발표되었고, 수술기법 및 영상 기술의 발전으로 현재 더욱 많은 파킨슨병 환자에게 적용되고 있으며, 아주 초기 단계에서 시행하는 방법까지 연구가 이루어지고 있다.

이렇게 파킨슨병을 포함한 이상운동 질환에서 적용되기 시작한 뇌심부자극술은 점차 적용 범위가 넓어져 떨림, 근긴장이상증, 뇌전증, 통증, 강박장애, 투렛증후군 등까지 확장되어 시행하고 있으며 알츠하이머병, 우울증, 비만 등 다양한 신경계 및 정신 질환에서의 적용 방법이 활발하게 연구되고 있다. 이처럼 적응증이 넓어지며 전 세계적으로는 십만 명 이상의 환자들, 우리나라에서는 2,500명 이상의 환자들이 뇌심부자극술을 받았다. 기존의 단순화된 자극 방식 이외에도 다양한 자극이 가능한 신경자극기가 개발되고, 자극 방향을 조절할 수 있는 전극이 개발되는 등 장치적인 부분에서도 많은 발전을 이루어 보다 효과적이고 안전하게 자극을 조절할 수 있게 되었다.

뇌심부자극술은 이러한 뛰어난 효과에도 불구하고 침습적 치료법이라는 한계 때문에 다양한 비침습적 신경조절술도 신경계 질환에 사용되고 있다. 비침습적 뇌 자극술noninvasive brain stimulation, NBS은 자기 또는 전기 등을 이용해 수술적 치료 없이 뇌의 특정 부위를 국소적으로 안전하게 자극하여 신경조절술을 구현한다. 자기를 이용한 반복경두개자기자극술rTMS; repetitive Transcranial Magnetic Stimulation과 직류 전기를 이용한 경두개직류자극술이 현재 임상적으로 사용되고 있다. 경두개직류자극술은 급성 및 만성 뇌졸중 환자의 상지운동 능력 향상을 위해 목적 지향적인 운동치료와 함께 적용하는 방법이 임상적으로 사용되고 있다. 경두개직류자극술은 뇌의 바깥 부분을 광범위하게 자극하는 것이 가능한 기법으로 우울증, 치매, 파킨슨병, 소뇌위축증 등 다양한 질환에서 연구가 이루어지고 있으며, 우울증 및 치매에서는 유의미한 결과들이 발표되고 있다. 특히 국소적으로 원하는 위치를 자극할 수 있게 되면서 더욱 다양한 질환들에 적용하는 방법이 연구되고 있다.

3. 신경조절술의 미래

신경조절술의 미래는 크게 두 부분으로 생각해 볼 수 있다.

첫째는 기기의 발전이다. 공학 기술의 비약적인 발전으로 자극기 성능이 빠르게 개선되고 있다. 뇌심부자극술에 사용되는 신경자극기는 더욱 안전하게 다양한 양상의 자극을 가능하도록 개발되고 있으며, 배터리 용량은 커지고 부피는 작아지고 있어 초소형 배터리로 사용 가능해지는 날이 올 것으로 보인다. 지금은 충전식 신경자극기를 사용하고 있지만 충전 장치를 넣은 조끼를 입고 있어야 하는 번거로움이 있다. 미래에는 무선전력전송 기술인 와이파워Wi-Power로 배터리가 필요 없는 뇌 자극기를 이용한 뇌심부 자극술이 가능할 것이다. 와이파워로는 자기유도방식(스마트폰 무선충전), 자기공진방식(전기차 또는 고속철도), 전파수신방식(위성-지구 전력 전송) 등이 대표적이다. 이와 같은 의료기기는 체내에 삽입 및 이식하는 방식이어서 인체에 거부반응이 나타나지 않아야 하고, 부식이 발생하지 말아야 하며, 외부의 전력 공급을 최소화하여 반영구적으로 사용할 수 있어야 한다. 따라서 의학, 생물학, 생화학, 소재공학, 전기전자공학 등의 다양한 학문의 융합이 절대적으로 필요하다.

두 번째는 자극 방식의 변화이다. 현재는 무조건적인 일방적 자극 방식인 개방 루프open loop 방식을 취하고 있다. 이러한 자극은 뇌 구조물의 비정상적인 신호 전달뿐만 아니라 정상적인 신호 전달까지 억제해서 효과가 제한될 수 있다. 지속적인 자극으로 배터리 소모가 빠르다는 단점도 있어서 미래에는 다양한 방식의 생체신호 측정을 이용한 자극 방식인 폐쇄 루프

closed loop가 사용될 것이다. 생체신호는 크게 전기생리학적 신호, 화학적 신호, 웨어러블 기기를 이용한 생체신호가 활발하게 연구되고 있다. 파킨슨병 환자에게 시상하핵의 특수한 전기생리학적 신호가 측정되어 자극했을 때 기존의 일방적 자극보다 더 효과적이었다는 결과가 발표되었으며 실제 환자를 대상으로 연구가 진행되고 있다.

또한 앞서 언급한대로 다양한 생체신호 측정이 이용될 수 있다. 화학적 전극을 이용하여 파킨슨병에서 문제가 되는 도파민을 실시간으로 측정하고 도파민이 부족할 때 자극하는 폐쇄 루프를 활발히 연구 중이며, 웨어러블 기기를 통해 얻은 증상의 정도를 측정하고 이를 바탕으로 자극 강도를 결정하는 폐쇄 루프도 미래에 이용될 것으로 보인다. 이러한 다양한 생체신호들은 각각 장단점을 가지고 있어서 다양한 방식으로 결합할 수 있을 것이며 이를 통해 환자의 증상에 맞춰진 세밀한 자극 조절이 가능할 것으로 기대된다.

딥러닝과 신경계 질환

앞서 퇴행성 뇌 질환 치료의 난감함에 대해 언급을 했으나, 사실은 퇴행성 뇌 질환의 경우 진단부터 어려움이 있다. 아직도 진단하는 데 생체표지자인 바이오마커를 사용하지 않고 증상이나 행동에 따라 판단하기 때문이다. 다행히 최근 알츠하이머병 진단에 획기적이라 할 수 있는 아밀로이드 PET검사와 타우 PET검사가 등장했고 아밀로이드 PET는 이미 상용화되었다. 문제는 높은 가격과 더불어 방사선 동위원소를 이용해야 하므로 방사선 노출 위험이 있고, MRI처럼 쉽게 찍을 수 없다는 점이다. 또한 이 검사들은 전두측두엽치매 등 다른 퇴행성 질환에는 적용하기 어렵고 각종 퇴행성 뇌 질환마다 고유의 리간드ligand를 개발해야 하며, 결국 여러 PET를 찍어야 하는 문제가 발생해 다시 비용 문제와 동위원소 노출 문제로 귀결된다.

이에 비해, MRI처럼 어느 병원에서나 흔히 시행하는 검사에 대한 데이터, 특히 빅데이터를 활용하면 민감도와 특이도가 높은 분류 방법을 만들 수 있다. 예를 들어 삼성서울병원, 고려대 의용생체공학과, 연세대 예방의학교실, 마이다스 IT가 공동개발한 인브레인InBrain은 환자의 뇌 MRI를 통해 뇌피질의 두께, 피질하 구조물(해마, 편도체, 기저핵 등)의 부피, 뇌실의 부피 등 각종 지표를 제공한다. 또 수백 명의 정상인과 수백 명의 알츠하이머 치매 환자 MRI를 이용한 분류 방법으로 각 개인의 알츠하이머 치매 위험지수를 제공한다. 향후 아밀로이드가 음성인 정상인과 아밀로이드가 양성인 알츠하이머 치매 환자를 이용한다면 굳이 아밀로이드 PET를 촬영하지 않아도 알츠하이머 치매 환자의 위험지수를 PET와 거의 비슷한 정도의 정확도로 제공할 수 있을 것이다. 또한 MRI 외에 환자의 유전자 정보, 환자의 행동 정보, 웨어러블 기기 정보까지 동원해 민감도 및 특이도를 더 올릴 수 있다. 이와 같은 질병예측모델은 알츠하이머 치매 외에 다른 질병으로까지 얼마든지 확장할 수 있다.

줄기세포 치료

줄기세포의 잠재력은 어마어마하다. 윤리적인 문제를 고려하지 않는다면 손상된 조직을 대체하는 데 이만한 기술은 없을 것이다. 난치성 신경계 질환, 특히 퇴행성 뇌 질환과 같이 뇌의 뉴런과 신경교세포 소실로 발생하는 질환의 치료에 필수적인 기술이다. 뉴런과 신경교세포는 배아줄기세포, 성체줄기세포, 유도만능줄기세포 등의 줄기세포에 의해 생성될 수 있어, 줄기세포를 이용한 퇴행성 뇌 질환 치료가 국내외에서 활발히 연구되고 있다.

배아줄기세포는 전분화능pluriotency이 있어 내배엽, 중배엽, 외배엽의 어느 종류의 세포로도 분화할 수 있는 능력이 있지만, 환자와 공여자 세포와의 면역적 불일치에 의한 면역거부반응 같은 부작용 문제와 윤리적인 문제가 해결 과제로 남아 있어 당장 임상에 진입하기에는 문제가 있다.

대신 안전성과 윤리적인 문제가 해결된 성체줄기세포 중 하나인 중간엽 줄기세포 연구가 국내에서 활발하게 진행되고 있으며, 이를 바탕으로 현재 까지 전 세계적으로 품목허가 줄기세포 치료제 7건 중 4건이 국내에서 승인받은 중간엽줄기세포 치료제이다. 특히 신경계 질환에 대한 중간엽줄기세포는 메디포스트 사에서 관절줄기세포인 카티스템cartistem을 상용화시킨 경험을 바탕으로 뉴로스템neurostem을 개발했다. 아밀로이드 베타 제거, 항염증, 항세포 사멸, 항산화, 타우엉김방지anti-tau aggregation, 신경줄기세포의 증식 촉진 등 다양한 효과를 바탕으로 알츠하이머병 환자를 대상으로 하여 임상 1, 2상을 진행 중이다. 또한, 2014년 생명공학 전문 기업 코아스템 에서 운동신경세포만 선택적으로 파괴되는 희귀질환인 루게릭병의 중간엽 줄기세포 치료제인 뉴로나타-알주Neuronata R Injection를 세계 최초로 루게릭병 줄기세포 치료제로 승인 허가받았다. 뉴로나타-알주는 환자 수가 극히 적은 희귀질환 대상 의약품이라서 치료적 확증 임상시험(임상 3상) 결과를 추후 제출하는 것을 조건으로 하여 치료적 탐색 임상(임상 1, 2상) 결과를 바탕으로 허가받았다. 운동신경세포 사멸 방지, 운동신경의 생존 연장 및 신경 염증 완화, 신경 보호 효과 등이 있어 기존에 출시된 치료제들과 달리 신체 기능 저하가 72.9% 개선되는 효과가 있다고 한다.

유도만능줄기세포는 배아줄기세포와 같이 전분화능의 특성이 있으며, 환자 자신의 세포 역분화를 이용하여 만들기 때문에 면역거부반응도 없고 윤리적인 문제도 없다. 따라서 미래에 치료를 위해 사용될 수 있으며, 약물의 효과를 판정하는 데도 널리 쓰일 것이다. 예를 들어 알츠하이머병 환자의 혈액이나 조직을 채취하여 유도만능줄기세포를 만들고 이를 신경세포로 분화하면 이 신경세포가 아밀로이드와 타우 같은 이상 단백질을 발현시킨다. 즉, 질병 모델이 실험실 접시 내disease in a dish에 만들어진 셈이다. 여기에 여러 화학약품, 단백질, 약, 세포치료제를 투여하면 이 치료제가 임상으로 진입했을 때 효과가 있는지 미리 판단할 수 있다. 이는 동물모델보다 훨씬 인간에 가까워서 중개연구에서 큰 역할을 할 것이다. 하지만 유도만능줄기세포 치료제를 직접 이식하는 치료는 발암 가능성이 있고, 환자 개인 맞춤형 유도만능줄기세포 기반의 세포치료는 시간과 비용이 많이 들기 때문에 임상 적용에는 시간이 필요하다.

유전자 가위를 통한 유전자 치료

유전자 가위를 이용한 신경계 질환 치료가 관심받고 있다. 유전자를 자르는 가위인 크리스퍼CRISPR는 Clustered Regularly Interspaced Short Palindromic Repeats의 약자로, 크리스퍼/카스CRISPR/Cas 시스템은 가이드 RNAguide RNA와 카스9Cas9라는 효소로 이루어져 있다. 보통 가이드 RNA가 변경을 요하는 시퀀스 위치를 카스에 알려 주면 카스가 그 부분을 자르는 방식이다. 크리스퍼/카스 시스템을 통해 신경계 질환에 영향을 주는 유전자 변이를 더 깊이 이해할 수 있다. 그 예로 헌팅턴병Huntington's Disease과 같은 질병은 헌팅틴Huntingtin:HTT이라는 유전자 변이에 의해 유발되는 질환이다. 이런 특정 유전자를 쥐와 같은 실험동물에 크리스퍼/카스 시스템을 이용하여 변형mutate하였을 때, 행동학적이고 표현적인phenotype 변화를 관찰할 수 있다. 이러한 유전자 이식transgenic 모델을 만든 후 질환의 작동 원리를 관찰할 수 있고 새로운 치료법 연구를 시도할 수 있다. 실험동물모델 외 유도만능줄기세포iPSC 유래의 신경세포에 크리스퍼/카스 시스템을 도입해 특정 유전자들을 활성화 혹은 비활성화하여 기능을 관찰하고, 신경질환의 복잡한 작동 원리를 동물이 아닌 세포 단계, 즉 배양접시에서도 관찰할 수 있다.

크리스퍼/카스 시스템을 이용한 임상연구는 초기 단계이며, 암 환자 대상으로 진행되었던 연구 결과가 최초로 중국에서 발표되었다. 폐암 환자 혈액에서 면역세포를 분리한 후, PD-1이라는 단백질을 크리스퍼/카스 시스템을 이용하여 비활성화하였다. PD-1 단백질은 암세포를 증식시키는 것으로 알려졌다. 유전적으로 돌연변이genetically mutated가 유발된 세포는 다시 환자에 이식되었다. 총 10명의 환자에 투여하여 안전성을 관찰할 예정이다.

신경계 질환 치료에 크리스퍼/카스 시스템을 적용하기 위해서 몇 가지 고려해야 할 것이 있다. 먼저 돌연변이 유전자 종류는 다양해서 어떤 유전자를 표적으로 삼을 것인지가 중요하다. 뇌 환경은 복잡하고 여러 종류로 이루어진 신경세포 개체군이 존재해서 특정 유전자를 이어서 표적할 특정 세포를 정해야 한다.

추가로 고려해야 할 부분은 크리스퍼/카스 시스템을 뇌로 투여하는 방법이다. 대부분 이를 위해서 아데노연관바이러스AAV; Adeno-Associated Virus를 사용하지만 카스9 단백질의 크기가 커서 어려움이 있다. 그래서 카스9의 크기를 줄이는 방법이나 바이러스가 아닌 리포좀liposome으로 전달시키는 연구들이 이루어지고 있다. 직접 크리스퍼/카스 시스템을 투여하는 방식이 아닌, 크리스퍼/카스 시스템으로 변이된 세포를 뇌에 투여했을 때도 뇌에 혈액뇌관문blood brain barrier 같은 장벽이 존재해서 최적화된 투여 경로를 고려해야 한다.

마치며

산업혁명의 주체는 결국 사람이다. 그래서 경영자들은 한결같이 "사람이 답이다"고 말한다. 동시에 "뇌가 답이다"라고도 결론짓는다. 뇌경영, 뇌공학, 신경경제학 같은 신조어에서 알 수 있는 것처럼, 세상의 모든 사람은 뇌에 관심이 있으며 결국 인간이 정복해야 할 마지막 분야라고 여긴다. 그러나 환자를 접하지 않는 기초과학자, 산업계 종사자들은 환자 상태를 모르기 때문에 탁상공론을 하거나 엉뚱한 방향으로 흐름을 이끌 수 있다. 한편 신경과 의사들은 환자 보는 데 시간을 다 소비하고 지쳐서 세상의 흐름조차 읽지 못한다. 따라서 한시라도 빨리 발전하고 있는 4차 산업혁명과 관련된 중개연구가 가능한 플랫폼이 마련되어야 한다. 결국 핵심 기술을 임상에 적용하기 위해서는 신경과 의사가 흐름을 선도해야 하기 때문이다.

미래 병원의 정신과 진료

이효철* 홍진표**

    정신건강의학은 정신 질환을 연구, 진단, 치료하기 위한 학문이다. 인간의 정신세계를 다루는 분야이므로 개인의 정신 병리나 생물학적인 측면뿐 아니라, 사회적·문화적·시대적인 측면을 총체적으로 고려해야만 한 사람의 정신 상태를 진단할 수 있으며 적절한 치료가 가능하기에 마음에 대한 깊은 이해와 지속적인 뇌 연구가 필요한 영역이다.

    약 200년 전에 정신건강 문제가 제도권 교육과 시스템 안에서 다루어지고 치료가 필요한 의학 일부라 인식된 이래로, 정신의학은 정신 질환을 단순히 '제정신'의 여부로 구분하던 수준을 벗어나 정신증psychosis, 신경증neurosis, 인격장애personality disorder, 발달장애developmental disorder 등 다양한 스펙트럼을 통해 폭넓고 체계적으로 연구하기 시작했다. 현대 정신의학에서는 인

---

* 성균관대학교 의과대학 삼성서울병원 정신건강의학과 임상강사
** 성균관대학교 의과대학 삼성서울병원 정신건강의학과 교수 및 인사기획팀장

간 정신 현상의 밑바탕에 개인 정신 내면의 역동적 이해psychodynamic approach나 가족·사회적 요인 등 전통적 관점 이외에도 신경생리학, 분자생물학, 유전학적 지견을 활용한 이해가 강조되기 시작했다.

병원 환경에서 치료만큼 중요한 것은 정확한 진단이다. 정신건강의학과(이하 정신과)에서 진단은 기본적으로 정신상태검사mental status examination를 포함한 정신과 면담psychiatric interview을 바탕으로 이루어지며, 심리학적 검사나 뇌신경학적 검사가 활용되기는 하나 보조적인 수준에 머문다.

현대의 정신과 치료는 크게 심리사회적 치료psychosocial treatment와 생물학적 치료biological treatment로 나눌 수 있다. 심리사회적 치료로는 일반적으로 면담치료talk therapy로 알려진 정신역동적정신치료psychodynamic psychotherapy가 대표적이며, 그 외에도 인지행동치료cognitive behavioral therapy, 가족치료family therapy, 놀이치료play therapy, 예술치료Art therapy 등이 있다. 생물학적 치료는 진단과 증상에 따라 항우울제, 항정신병 약물 등을 사용하는 약물치료가 대표적이며 광선치료light therapy, 바이오피드백치료biofeedback therapy, 전기경련치료electro convulsive therapy, 정신외과 수술 등을 아우른다. 다시 말해서 현대 정신의학의 치료는 심신 양면의 총체적 치료다. 물론 두 가지 중 어느 것에 더 치중하느냐 하는 것은 그 정신 질환의 발병 요인에서 기질적 요인과 심리사회적 요인 중 어느 쪽이 더 우세한가에 따라 다르다.

지금도 세계 곳곳의 연구실에서는 정신 질환의 진단과 치료를 위한 조용한 혁명이 진행되고 있다. 이는 머지않아 우리 병원 환경에 다가올 가까운 미래다. 정신의학이 수 세기 동안 주관적 관찰과 경험을 기반으로 환자를 진단하고 치료해 왔다면, 최신 생명공학 기술과 정보통신공학을 기반으로 한 4차 산업혁명은 전통적 정신과 치료를 조금 더 '객관적'이고 '과학적'으로 변모시켜 나가고 있다.

정신의학을 찾아온 생명공학 기술

1. 첨단기술을 활용한 질병의 예측과 빠른 진단

오늘날 정신 질환 치료의 중요한 전략은 빠른 진단을 통한 조기 개입이라 할 수 있다. 대부분의 정신과 환자들은 증상이 심각한 수준에 이른 뒤에야 의료기관을 방문해 진단받고 치료를 시작한다. 미래에는 첨단 생명공학 기술을 통해 병의 진행 가능성이 높은 개인들을 미리 예측해 진행을 지연시키고 예후를 조절하는 등 정신 질환에 한발 앞서 대응할 수 있게 될 것이다.

정신의학에서도 바이오마커를 찾기 위한 지속적인 노력을 기울이고 있다. 바이오마커는 정상적인 생물학적 과정, 병원성 과정 또는 치료적 중재에 대한 약리학적 반응을 객관적으로 측정하고 평가하는 척도가 된다. 최근 진단 장비가 발달하면서 혈액, 척수, 뇌 등에 걸쳐 분포해 있는 다양한 신경계 퇴행성 질환 및 정신장애에 대한 바이오마커를 측정할 수 있게 되었다. 이러한 바이오마커의 발전으로 증상이 본격화되기 전에 개입을 할 수 있고 질병의 예방이 가능해지게 된다.

신경계 및 정신 질환은 뇌조직검사가 어려워 학문 발달에 지장이 많았으나, 최근 신경 영상기술의 지속적인 발달로 인간 뇌의 다양한 기능 및 상태를 측정할 수 있게 되었다. 현재 자기공명영상인 MRI, 기능적 자기공명영상인 fMRI 등 다양한 뇌 영상 기술을 활용한 연구를 통해 진단의 정확성 검증이 꾸준히 이뤄지고 있다. 이미 각국의 연구자들은 우울증, 조현병 등 전통적인 정신 질환에 MRI를 이용한 진단이 가능함을 보고하고 있다. 정신 질환의 원인과 진행을 선제로 규명하기 위해 유럽연합의 휴먼 브레인 프로젝트human brain project 및 미국 국립보건원의 브레인 이니셔티브brain initiative 와 같은 대규모 프로젝트도 진행되고 있다.

더불어 심각한 정신 질환과 연관이 있는 유전자 변이들이 발견되고 있다. Neuregulin1, dysbindin, DISC1Disrupted in schizophrenia 1, DAOAD-amino acid oxidase activator 등은 그 대표적 예이다. 이 유전자들은 우리에게 정신 질환 발병에는 수십 가지에서 수백 가지의 유전자들이 관련된다는 사실을 알려 주며, 혈액 몇 방울로 정신 질환에 걸릴 위험을 예측하게 될 시대를 예견해 준다. 결국 이런 생물학적·영상의학적·유전학적 발견들은 주요 정신과적 진단의 신기원이 될 것이며, 정신 질환 병리에 관한 과학적 실마리를 제공해 줄 수 있을 것이다.

2. 신경가소성 개념의 등장

신경가소성은 인간 뇌신경계의 특징으로, 과제와 환경 변화에 대응하여 생리학적이고 형태학적으로 변하는 성질을 말한다. 젊고 건강한 뇌는 생리적인 변화가 매우 빠르게 일어나기 때문에 적응성이 뛰어나며 '가소적'이라 할 수 있다. 반면 뇌가 노화되거나 건강을 잃으면서 변화에 반응하고 적응하는 뇌의 능력은 저하되는 것으로 알려졌다.

최근 세포 및 분자 수준에서 뇌의 구조적 위축이 정신병, 조울증, 우울증 및 불안증과 관련이 있는 것으로 밝혀졌다. 이 발견은 정신 질환을 단순히 화학 불균형chemical imbalances 때문이라 여겼던 기존의 관점을 넘어서게 했다. 즉 뉴런, 가지돌기 가시dendritic spine, 신경돌기neurite, 시냅스 등 뇌를 구성하는 기본 구조 단위의 신경가소성이 점차 저하되면서 뇌의 회색질과 백색질이 감소하여, 뇌 연결성 및 기능의 저하를 가져온다는 것이다. 따라서 연구자들은 새로운 생물학적 정신 질환 치료의 전략으로 신경가소성 변화를 되돌릴 수 있는 신경-보호 패러다임에 주목한다. 현재까지 밝혀진 대표적인 치료제와 치료 표적들은 다음과 같다.

- NGF~Nerve Growth Factor~, BDNF~Brain-Derived Neurotropic Factor~, VEGF~Vascular Endo-thelial Growth Factor~ 등 성장인자~growth factors~의 부족을 되돌리기 위한 신경활성물질~neurotropic enhancers~
- 유리기~free radicals~를 중화하기 위한 항산화물질~antioxidants~
- 뇌-백질을 재건하기 위한 아교세포-증식 개선제~glia-proliferation enhancers~
- 정신증이나 기분장애에서 나타나는 염증 반응에 대항하기 위한 항종양괴사인자 억제제(TNF-α inhibitor)

3. 신경자극술

난치성 우울증 치료에는 1934년 개발된 전기경련치료가 주로 이용되었다. 오늘날에는 전기 외에도 자기장, 전기 장치에 이르기까지 최소 침습적인 신경자극치료법이 정신 질환의 치료를 위해 연구 및 활용되고 있다. 미국 FDA 승인을 받은 기술로는 반복경두개자기자극술~rTMS~, 미주신경자극술~VNS~ 등이 대표적이며, 뇌 심부에 전기자극을 줘서 부분적으로 뇌의 활동을 억제해 치료 효과를 얻는 뇌심부자극술~DBS~ 또한 활발히 연구되고 있다. 경두개직류자극술~tDCS~은 만성통증 등 정신신체 질환, 우울증 및 조현병 등에 대처할 수 있다.

한편, 전자약~electroceuticals~이나 전기약물장치~electroceuticals~로 불리는 미세 장치도 등장했다. 미국 스탠퍼드대학교 전기공학 연구진이 개발한 이 장치는 체내에 주입되거나 피부에 이식되어 자가발전하며, 치매나 우울증 등의 기분장애를 치료하는 데 사용할 수 있을 것으로 기대된다.

4. 약물유전학 기술

앞서 언급했듯이 약물치료는 현대 정신 질환의 치료 중 생물학적 치료 방법의 근간이 된다. 약물치료는 평균적인 인간의 약물 반응과 부작용을 토대로 개발되고 처방되어 왔다. 그러나 앞으로 약물유전학 기술의 도움을 받아 개인화된 맞춤치료를 해 나갈 수 있을 것이다.

태어날 때부터 가지고 있는 유전자의 다양성 때문에 치료제에 대한 반응은 사람마다 다를 수 있다. 어떤 약물에 대사능력이 낮은 사람은 불필요한 부작용으로 인해 약물치료를 중단해야 할 수 있다. 마찬가지로 어떤 약물을 너무 빨리 대사해 버리는 사람들은 치료 효과를 얻기도 전에 몸에서 약물이 배설되기도 한다. 기성복처럼 모든 사람에게 같은 구조, 용량으로 제공되던 약물을 이제는 맞춤 재단한 양복처럼 각 개인의 유전적 특성에 따른 최선의 효과를 가져오려는 노력이 약물유전학 기술을 통해 시도되고 있다.

약물유전학적 검사는 머지않아 정신과 약물치료에 일반화될 것으로 보인다. 의사는 지금보다 더 세밀한 약물처방을 통해 각 환자에게 효과는 높고 부작용은 낮은 치료를 하게 될 것이다.

정신건강의학과 진료실의 미래

1. 인공지능과 컴퓨터 정신의학

4차 산업혁명의 밑바탕이 되는 인공지능 기술은 미래 병원의 각 과에서 활용될 것으로 기대된다. 정신의학 영역도 예외가 아니다. 진단이나 치료 방법의 결정뿐만 아니라, 향후 연구 수행과 신기술 개발 등에도 활용될 수 있을 것이다.

정신 질환은 조기에 적절하게 진단하여 치료하지 않으면 증상이 악화되어 심한 사회적 기능 손실이나 사고, 자살 등으로 이어질 수 있다. 그러므로 의사는 환자의 정신건강 상태를 빠르게 이해하고 진단하면서 적절하고 신속하게 치료해야 한다. 전통적으로 정신과에서는 의사 개인이 축적한 지식과 경험을 바탕으로 면담을 진행한 후 정신상태검사 및 심리검사 결과,

환자의 사회적 기능 상태 등을 종합적으로 판단하여 진단을 내려왔다. 그렇다면 인공지능 기술은 미래 정신과 진료실을 어떻게 변화시킬까?

의료의 다양한 영역에 컴퓨터공학이 응용되고 있으나 정신의학 분야에서는 아직 가야 할 길이 멀다. 그 이유는 '0과 1로 디지털화된 정보'에 익숙한 컴퓨터가 인간의 '아 다르고 어 다른 아날로그적 정신 상태'를 판단하기 어렵기 때문이다. 인간의 마음과 컴퓨터는 의사소통의 방식 자체가 달라서 컴퓨터가 인간의 행동을 객관적으로 평가하고 수치화하여 '정상'과 '비정상'을 나누는 일이 쉽지 않았다.

그러나 발전한 컴퓨터공학 기술로 인해 강력한 데이터 분석 및 기계학습이 가능해졌고, 딥러닝 등의 인공지능 기술을 활용하여 주관적이고 경험적인 영역이었던 정신의학을 컴퓨터화할 수 있게 되었다. 정신의학이 컴퓨터의 도움을 받게 되면 한 사람의 경험 축적 수준을 뛰어넘어, 수많은 치료자들의 오랜 관측에서 나온 데이터를 수치화된 인지이론cognition theory에 연결할 수 있게 된다. 또한 특정 행동을 자세하게 연구할 수 있도록 환경을 신중하게 제어하는 컴퓨터 기반 실험을 개발할 수 있다.

현재 기계의 발달 수준은 인간의 감정을 분석하는 단계까지 발전했다. 이스라엘 기업 비욘드버발Beyond Verbal의 애플리케이션 무디스Moodies는 사람의 목소리 톤이나 억양 등을 분석해 행간의 의미를 파악하고 감정을 읽어내는 기능이 있다. 구글 전 회장 에릭 슈미트Eric Schmidt는 2010년 한 인터뷰에서 "우리(구글)는 당신보다 당신의 생각을 더 잘 알 수도 있다"고 주장하기도 했다.

2. 로봇치료자의 등장

인공지능 기술을 탑재한 로봇공학은 전통적 정신과 치료의 핵심 영역으로 여겨지던 정신역동정신치료psychodynamic psychotherapy, 인지행동치료 등을 가능하게 할 것으로 전망된다.

로봇은 인간을 돕는assistive 로봇과 인간과 상호작용하는interactive 로봇으로 나눌 수 있다. 전자는 보통 산업현장에서 쓰이고, 후자는 다양한 목적으로 인간과 교류하며 교육, 엔터테인먼트, 치료 지원 등의 목적으로 사용된다. 정신의학 영역에 '로봇치료' 개념은 21세기 들어서 언급되기 시작했으며, 4차 산업혁명의 씨앗인 인공지능 발달에 힘입어 발전이 기대되는 분야다. 로봇치료는 환자의 부정적인 경험들이나 기억, 부적응적 행동 양상을 재구성하기 위한 목적으로 전통적 정신치료, 인지행동치료 등을 대체하거나 보조하여 우울증이나 불안증 치료의 새로운 대안이 될 수 있을 것으로 예상한다.

로봇은 정신치료에서 3가지의 역할을 할 것으로 보이는데, 바로 로봇도우미Robot-Assistant, 로봇중재자Robot-Mediator 그리고 로봇치료자Robot-Therapist 역할이다. 먼저 로봇도우미는 작업요법이나 사회적 지지 등 의사의 정신치료를 돕는 역할에 한한다. 로봇중재자는 인간 치료자의 정신치료요법이 효과적이지 못한 경우에 사용되는데, 관계에 민감하지 못한 자폐 스펙트럼 장애와 같은 질환에 특히 효과적일 것이다. 로봇치료자는 인간 치료자의 역할을 대체할 수 있는 단계에 도달하고 있다. 점차 인간 치료자와 동등한 수준의 치료 성과를 가질 정도로 기술이 발전하면 인간 치료자의 여러 제한점들, 예를 들어 비용, 가용인원, 시간적 문제 등에 대한 대안이 될 수 있을 것으로 보인다.

과거 제1의 기계 시대The first machine age에는 증기기관으로 인간 근육의 한계를 넘어섰다면, 이제 제2의 기계 시대The second machine age를 이끄는 인공지능으로 인간 두뇌의 한계를 넘어서게 될 것이다. 2016년 바둑 최강자 이세돌이 인공지능 알파고에게 패배하는 장면을 보며 많은 사람들이 탄식과 우려를 보냈지만 인공지능의 발전은 두려워할 일만은 아니다. 인공지능이 도입되어도 의료의 본래 목적은 달라지지 않는다. 미래 병원의 정신과 진료실은 인공지능과 인간이 힘을 합쳐 질 높은 의료를 제공하고, 부작용은 낮추며, 의료비용도 낮출 수 있는 방향으로 발전해 나갈 것이다.

3. 스마트 헬스케어와 사물인터넷이 견인하는 미래 치료 전략

"사물인터넷은 우리 사회와 경제뿐 아니라 삶의 방식을 변모시킬 것이다." 이는 2015년 CES 개막 기조연설에서 윤부근 삼성전자 대표가 했던 말이다. 사물인터넷은 각종 사물에 센서 및 통신 기능을 내장하는 기술이다. 센서를 통해 데이터를 수집하고, 수집한 데이터는 인터넷을 통해 적합한 곳으로 보내져 사용자에게 필요한 정보로 변환된다. 이 기술은 생활의 편의성과 효율성에 기여할 것으로 기대된다. 대표적인 사물인터넷 예로는 웨어러블 컴퓨터, 모바일 기기, 가전제품 등이 있다.

미래 병원의 환경에서 사물인터넷 기술은 좀 더 개인화된 진단과 치료 및 일상 관리를 제공할 것으로 기대된다. 미래 병원의 정신과에서 사물인터넷 기술은 원격모니터링과 스마트 센서, 의료기기 통합, 활동 로그 기록, 생체인식 센서, 약물 분배기 등에서 먼저 활용될 것이다. 예를 들어 우울증 환자가 아침에 일어나서 가족에게 인사말을 건네면 사물인터넷 기술로 그 목소리의 톤을 분석하고, 걷는 동작의 속도와 조율성을 측정하고, 심장 박동이나 발한 등으로 자율신경계 흥분 정도를 측정해 이 정보를 담당의사의 전자차트에 전송한다. 환자에게는 우울 증상 개선에 도움이 되는 음식이나 운동, 활동 등을 권고할 수 있다.

이처럼 미래에는 치료의 모든 측면이 최적화되고 유기적으로 관리될 수 있다. 스마트폰을 비롯한 스마트 기기에 탑재된 정신건강 애플리케이션이 중요한 역할을 할 것으로 보이며, 미래의 정신건강 애플리케이션은 환자의 현재 상태 모니터링, 치료자와의 소통, 위기관리 등에서 전반적으로 활용될 것이다.

4. 인지과학 기술

21세기에 가장 무서운 질병으로 여겨지는 치매. 한 언론사에서 우리나라 성인 1,000명을 대상으로 설문 조사한 결과, 나이가 들수록 암보다 치매를 더욱 두려워하는 것으로 나타났다. 일부에서는 '사회적 재앙'이라 부르기도 한다. 고령화의 영향으로 우리나라 치매 증가율은 전 세계에서 가장 높다. 현재 치매 치료의 중심인 약물치료는 원인을 치료하고 되돌리기보다, 인지기능 악화 속도를 완화시키는 역할로 제한된다. 현재 치매 치료는 치료 및 기능 회복이 어렵다는 한계가 있지만 인류는 미래의 인지과학 기술로 그 한계를 뛰어넘으려 노력하고 있다.

사람의 인지 시스템을 연구하는 인지과학cognitive science은 1950년대 인공지능과 함께 출발했다. 인간의 지각, 행동, 기억, 학습, 사고, 의사결정, 정서 등 고등 정신 기능을 총칭하여 연구하는 인지과학은 철학, 심리학, 언어학, 컴퓨터과학 등을 아우르는 응용 학문이다. 인지신경과학은 인지기능과 관련된 마음과 행동의 생물학적 원리 및 시스템을 규명한다. 뇌 인지과학은 뇌와 행동을 연결하는 마음의 생물학으로 미래 융합과학 기술의 핵심축으로 떠오르고 있다.

이식 가능한 무선 두뇌 장치는 우울증, 외상 후 스트레스 장애, 양극성 장애 및 외상성 뇌 손상을 완화하고 심한 신체적 제한이 있는 환자의 움직임을 회복시키는 수단으로 시험되고 있다. 이러한 장치는 뇌신경계 질환 및 장애를 치료하기 위해 뇌 신호를 조작하려는 과학적 시도이다. 예를 들어 특정 뇌 기능을 수행하는 부위에 '전자 칩'을 심으면 필요에 따라 뇌를 활성화하여 치매로 손상된 부위를 회복시키거나 칩으로 기억력을 대체할 수 있을 것이다. 기술의 응용에 따라서는 기분 조절의 문제나 환청 등의 증상을 가진 전통적 정신 질환 환자, 교통사고 등으로 뇌 손상을 입은 인지기능 저하 환자, 지적장애 환자 그리고 그 가족들에게 새로운 삶을 선사해 줄 수도 있을 것이다.

정리와 제언

정신건강의학과 진료실은 살아 숨쉰다. 우울증, 조현병 같은 전통적인 정신 질환이 현대사회의 사회적 부담으로 여전히 남아 있지만 사회 전반의 변화, 과학기술의 발달에 따라 정신건강의학과에서 다루는 인간 마음과 뇌의 울타리는 변모하고 확장되고 있다. 미래 정신의학 분야의 새로운 위협은 게임중독 등 행위중독, 고령사회로 인해 급증하는 노인성 치매, 사회적으로 고립되는 등의 성격 문제 등이다. 점차 우리 사회에서도 주목받고 있는 성 정체성 혼란이나 동성애 이슈처럼, 인간 정신의 정상과 비정상 개념 자체에 논란이 일어나는 경우도 등장할 것이다. 한편 우리의 일상에는 스마트폰을 앞세운 정보통신기술이 곳곳에 스며들어 있다. 정보통신기술의 발달과 4차 산업혁명은 사랑, 배려, 인내, 동정심, 협동 같은 인간 본연의 성품에도 영향을 미치게 될 것이다.

의학의 발전으로 인간 신체에 대한 이해가 높아지고 있으며 많은 질병들이 극복 단계로 나아가고 있다. 그러나 정신세계, 뇌와 마음의 관계 그리고 정신 질환은 아직도 미지의 영역에 놓여 있다. 미래에는 이러한 정신영역에서도 정확한 생명공학적인 진단법, 효과적이면서도 부작용이 없는 약물 개발, 신경계에 직접 치료 효과를 발휘하는 신경조절기법의 발전이 기대된다. 특히 인공지능, 사물인터넷, 가상현실 등은 가까운 장래에 진료실에서 활용될 것이다. 폭넓은 통찰이 필요한 정신의학은 오랜 역사를 지닌 분야이면서도 새로운 첨단과학을 통하여 급격한 발전을 기대할 수 있는 미래의 의학 분야다.

수면의학의 미래

주은연[*]

수면은 인간 삶의 3분의 1을 차지한다. 그럼에도 수면의학에 대해서는 많은 관심이 없었고 그 중요성에 대한 인식 역시 부족했다. 하지만 현대 사회에 진입하면서 사회가 발전하고 '삶의 질'의 중요성이 인식되면서 수면에 관한 관심이 크게 증가하고 있다.

2016년 헬스케어 분야의 정보와 현장 솔루션을 제공하는 업체 월터스클루어Wolters Kluwer가 전 세계 임상가입자와 헬스케어 기관에 제공하는 근거 기반 임상결정을 지원하는 리소스인 업투데이트UpToDate®에 수면의학을 건강 부문에서 24번째로 추가했다. 이는 수면의학이 임상 분야에서도 높은 학문적 위상을 획득했음을 시사한다.

수면장애란 건강한 수면을 취하지 못하는 상태, 충분한 수면 후에도 낮동안 정신을 차리지 못하는 상태, 수면 리듬이 흐트러져 잠자거나 깨어 있

---

* 성균관대학교 의과대학 삼성서울병원 신경과 교수, 삼성서울병원 신경과 수면클리닉 교수

을 때 어려움을 겪는 상태를 말한다. 불면증, 기면증, 하지불안증후군(잠들기 전 다리에 불편한 감각 증상이 나타나 수면에 장애를 일으키는 질환), 코골이, 수면무호흡증 등을 이른다. 이와 같은 수면장애는 한두 가지의 원인이나 증상보다는 복합적인 경우가 많으며, 이에 따라 진단과 치료법도 여러 분야를 망라해야 하는 경우가 많아서 실제로 다양한 여러 임상과가 관련되어 있다.

수면장애, 무엇이 문제인가

현대사회의 늘어나는 스트레스, 고령화, 야근, 빛공해, 커피 산업의 발달, 비만 인구의 증가 등은 점차 우리 사회를 잠 못 드는 사회, 숙면이 없는 사회로 만들고 있다. 수면장애가 있는 사람들은 심장마비에 걸릴 위험이 2~2.6배 더 높고, 뇌졸중을 일으킬 위험은 1.5~4배가량 높다. 치명적인 교통사고의 약 34%는 불면증과 관련되어 있다. 수면장애의 발생은 수면과 각성 주기를 조절하는 호르몬인 멜라토닌의 부족이나 부적절한 분비와 연관성이 높은데, 멜라토닌의 부족은 유방암, 난소암, 전립선암 발병을 높인다. 수면장애와 연관된 수면부족은 면역 체계의 약화로 결근, 병가, 업무 중 실수 등을 유발하며, 체중 조절능력에도 중대한 영향을 끼친다. 하루 6시간을 자는 사람들이 과체중이 될 가능성은 23% 정도이지만, 하룻밤에 4시간 미만 수면하는 사람들의 과체중 가능성은 73%로 급상승한다. 잠을 많이 자면 그렐린greline이라는, 공복감을 일으켜 식욕을 증진하는 호르몬이 적게 분비되는 대신 포만감을 유발하는 렙틴leptine이라는 호르몬이 많이 분비되기 때문이다.

수면은 뇌를 유지하고 보수하는 데 매우 중요한 역할을 한다. 잠을 자는 동안 뇌는 알츠하이머병의 원인이 되는 단백질 베타 아밀로이드와 타우 같은 독성물질을 효과적으로 제거하는데, 수면이 부족하거나 수면장애가 발생하면 이런 독성 제거 기능을 제대로 발휘하지 못하여 퇴행성 뇌 질환을 재촉하게 된다.

잠은 정신적 건강과도 밀접한 관련성이 있다. 우울증과 불안장애 환자의 80~90% 환자가 수면장애를 동반하며, 수면이 부족한 사람들은 그렇지 않은 사람들에 비해 무력감을 느낄 가능성은 7배, 외로움을 느낄 가능성은 5배 더 높다고 한다. 수면장애는 인지기능에도 심각한 문제를 일으켜서 불면증 환자는 기억력, 집중력, 판단력 및 사교성이 현저히 떨어져 실제 업무능력뿐만 아니라 일상적인 가정생활과 사회생활에 심각한 장애를 호소한다.

건강보험심사평가원에 따르면, 수면장애로 병원을 찾은 환자는 2016년 49만 4,915명으로, 2012년 35만 8,838명 대비 38%가량 증가했다. 병원을 찾지 않은 수까지 고려하면 실제 수면장애 환자는 더 많을 것으로 예상한다. 폭발적인 수면장애 환자 증가로 대형의료기관들은 앞다퉈 수면클리닉을 설치하고, 수면클리닉을 표방하는 일차의료기관도 증가하고 있다. 폭증하는 수요에 비해 국내의 전문적인 수면진료기관 수는 적은 편이다. 대한수면연구학회에 따르면 전국에 수면클리닉을 운영 중인 의료기관은 48곳이며, 국내 유일의 과 통합 학술단체인 대한수면학회에 등록된 수면클리닉은 전국 60여 개가 채 되지 않는다. 상당수의 수면장애 환자들이 전문적진료를 받지 못한 채 방치되는 것이다.

수면장애를 정확히 진단하기 위해서는 야간 수면다원검사polysomnography가 필요한 경우가 많다. 이 검사는 오랫동안 건강보험 급여가 되지 않아 50~70만 원의 높은 비용을 지불해야 했는데, 2018년부터 건강보험이 적용되기 시작했다. 수면호흡장애의 가장 대표적인 치료법인 상기도양압기 continuous positive pressure therapy, CPAP 역시 기기 수입업체나 대리점에 월 30만 원 상당의 고비용으로 지불하고 대여하거나 대당 150~250만 원의 기기를 구매해야 했는데, 2018년 7월부터 다행히 건강보험이 적용되기 시작했

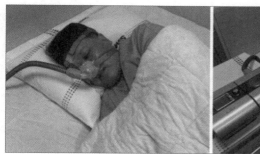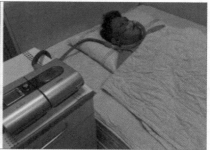

그림19-1. 상기도 양압기를 사용하는 모습 [출처: 삼성서울병원]

다. 하지만 여전히 수면장애 환자들이 정확한 진단과 치료를 받는 경우는 많지 않은 편이며, 무자격자에 의한 상기도양압기 대여나 판매가 이루어져 부작용이 발생하기도 한다. 수면다원검사와 양압기에 대한 건강보험 급여 적용을 계기로 수면장애에 대한 적정 진료의 확립과 확대를 기대한다.

국내 수면장애 진료의 문제점

수면장애를 진료하는 임상과는 신경과, 이비인후과, 정신과, 호흡기내과, 치과가 있다. 각 과의 특성에 따라 같은 수면장애라고 할지라도 진단과 치료 방법이 조금씩 다르다. 일차의료기관 소속 의사에 의해 상급기관으로 의뢰되는 경우보다 환자가 직접 의료기관을 선택하는 경우가 많은 국내의 상황에서는 의사나 진료과 선정에 중복 선택 또는 선택 혼돈이 초래된다. 예를 들어 코골이 증상이 있고 수면 중 무호흡도 의심될 경우 이비인후과로 갈지 신경과 수면클리닉으로 갈지 환자로서는 선택이 어렵다. 수면호흡장애는 의사의 진찰과 수면다원검사 및 기타 관련 검사를 통해 비수술적 치료와 수술적 치료 중 어느 것으로 할지가 결정된다. 하지만 진료과의 특성에 따라 치료의 선호도가 달라지는데 이에 대한 전문적 지식이 없는 환자가 진료과를 선택하는 현재의 의료전달 체계에서는 자칫 불필요하거나 부적절한 치료를 받을 가능성이 크다.

동일 질병에 대해 진료과별로 서로 다른 시선을 가질 수도 있다. 불면증은 전 인구의 10% 이상이 앓는 대표적인 수면장애다. 진료과에 따라 우울증을 불면증의 원인 혹은 부차적인 증상으로 보는 견해와 만성불면증을 기분장애와 별개의 독립적인 수면장애로 인지하는 견해가 존재한다. 질병은 원인에 따라 진단 및 치료가 달라질 수 있으므로 환자로서는 같은 질병임에도 과마다 다른 진단과 치료가 혼란스러울 수 있으며, 거시적 관점에서는 적정 진료가 되지 않고 의료재정의 낭비가 초래될 수 있다.

국내에서는 2000년대 초반부터 각 임상과 개별의 수면연구학회와 통합수면학회를 결성하여, 수면의학에 대한 진료 및 연구 결과를 교류하는 학회 활동을 통해 각 임상과의 서로 다른 이해의 틈을 좁히고자 노력하고 있다. 하지만 여전히 과 이기주의와 진료 실적을 우선시하는 의료기관의 현실 속에서 중복진료와 과잉치료가 발생하고 있다. 진료과별 고유의 특성을 살리면서 최적의 진단과 최선의 치료 효과를 얻을 방법은 미국과 유럽의 수면의학과department of sleep medicine처럼 수면의학을 전공한 여러 과의 임상의가 함께 논의하고 진료 방향을 결정하는 통합의료시스템 구축이 유일하다. 수면진료의 질 향상과 수면의학 발전 및 의료비 절감을 위해서도 적극적으로 검토해야 할 전향적 의료모델이라 생각한다.

수면 모니터링의 혁신

수면다원검사는 수면장애를 진단하는 가장 표준화적이고 우수한 검사법이다. 뇌파를 통해 수면 단계와 각성 정도를 측정하고, 다리 움직임과 호흡 및 기타 생체신호의 변화를 감지하여 수면호흡장애 여부를 평가한다. 하지만 고비용의 장비와 설비를 갖춘 검사실과 야간 인력을 운용해야 하는 점 등은 전체 의료기관으로의 전면적 확산에 큰 걸림돌이 된다. 이를 극복하기 위해 미국에서는 자택수면검사기At-Home Sleep Testing Devices의 운용을 확대하고 있다. 검사자가 자택을 직접 방문하여 수면다원검사에 필요한 거의 모든 센서를 부착한 후 잠이 들게 하므로 평소의 수면 상태를 파악할 수 있다는 장점이 있다. 다만 검사자의 관찰 없이 자택에서 시행되기 때문에 수면 중 센서가 탈착되면 검사의 정확성이 훼손될 수 있다. 국내에서는 매우 적은 수의 의료기관에서만 자택수면검사 방식을 선택하고 있으며, 이 경우에도 검사자가 환자를 방문하기보다는 환자가 병원에 방문해 뇌파를 포함한 센서 대부분을 부착한 후 귀가한다는 차이점이 있다.

뇌파를 붙이는 부담을 피하고자 호흡 관련 센서, 산소포화도 측정 센서,

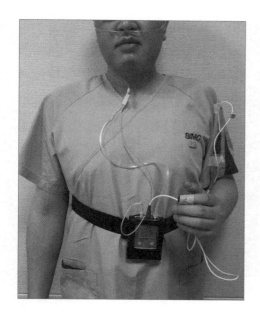

그림19-2. 휴대용 수면기 [출처: 삼성서울병원]

심전도 센서 등의 3~4개 채널만으로 수면호흡장애를 평가하는 휴대용 수면기의 사용이 개원 이비인후과를 중심으로 확대되고 있다. 휴대용 수면기는 자택에서 환자가 직접 착용한다는 점에서 편의성은 높지만, 센서의 수가 적고 뇌파가 없어 수면과 각성이 구분되지 않아 제공되는 정보가 제한적이다. 따라서 불면증 등의 다른 수면 관련 증상이 동반될 때는 휴대용 수면기가 진단에 도움이 되지 않을 뿐만 아니라 오진의 우려가 있어서 사용을 자제해야 한다.

첨단기술의 발전과 더불어 기존 수면검사의 여러 제한점을 극복할 수 있는 좀 더 간편하고 디지털화된 수면 모니터링에 대한 요구가 점차 커지고 있다. 또한 과거에는 질병의 진단과 치료 평가를 의학의 주된 가치로 두었으나, 최근에는 생활 관리를 통한 예방 중심의 웰니스Wellness로 무게중심이 바뀌고 있다. 수면 모니터링도 기존의 단순 검사에서 그치지 않고 본인의 수면건

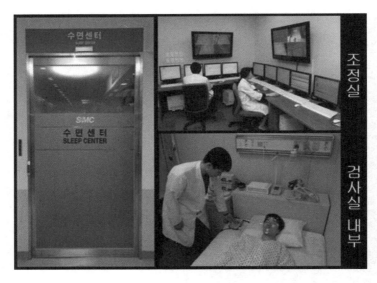

그림19-3. 수면다원검사가 이루어지는 모습 [출처: 삼성서울병원]

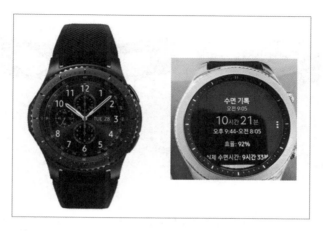

그림19-4. 밴드형 웨어러블 기기인 갤럭시 기어 S3 [출처: https://www.samsung. com/sec/wearables/gear-s3-frontier-r760.]

강 데이터를 정량적으로 수치화하여 관리하려는 추세로 변화하고 있다.

웨어러블 기기는 신체에 부착하거나 신체의 한 부분으로 결합해 인체의 건강관리능력을 증강 및 보완하고, 인간의 의지에 따라 조절이 가능한 모든 형태의 기기를 칭한다. 특히 밴드형 웨어러블 기기는 시장에 출시된 헬스케어 웨어러블 기기의 65% 이상을 차지하며 피트니스, 수면, 웰빙 분야에 활용된다. 갤럭시 기어 시리즈와 핏빗Fitbit은 움직임 기반의 알고리즘을 통하여 수면구조와 수면시간을 예측하는 서비스를 제공한다.

손가락에 끼는 반지 형태의 오라 링ŌURA Ring도 있다. 스마트폰 앱을 통해 맥박 수, 심박 수, 체온 등 수면 상태뿐만 아니라 신체활동까지 모니터링하여 측정 결과와 이에 따른 개선 지침까지 제공한다.

접촉형 기기 외에도 신체 비접촉성 수면 모니터링 기기도 개발되어 시판되고 있다. 삼성전자의 슬립센스SleepSense는 침대 매트리스 밑에 두어 직접 신체와 접촉하지 않고 측정하는 방식의 제품이다. 피험자의 수면 동안 호

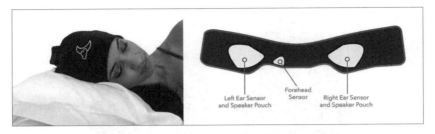

흡이나 움직임 같은 생체신호를 획득하여 내장된 알고리즘으로 예측한 수면단계와 수면효율을 보여 주는 서비스를 제공한다.

베딧Beddit 역시 매트리스 내에 장착하는 모션 감지 센서이다. 움직임, 코골이, 심박 수를 측정하여 스마트폰으로 전송해 수면 상태를 예측·보고하며, 내장된 스마트 알람시계를 통해 최적의 기상 시간을 제시해 준다. 침대 옆에 두면 초음파 신호를 보내 생체신호와 침실 환경을 감지한 후 평가하는 기기도 출시되어 있다. 이러한 비접촉형 기기들은 획득한 데이터를 블루투스로 실시간 전송해 스마트폰 앱으로 결과를 확인할 수 있게 한다.

첨단기술과 뇌 과학의 눈부신 발전은 혁신적인 방법으로 수면장애를 극복하는 장비 개발로 이어지고 있다. 슬립 셰퍼드 블루Sleep Shepherd Blue와 드림 헤드밴드Dreem headband는 머리를 감싸는 밴드 형태의 기기다. 밴드 내 장착된 센서를 통해 실시간으로 뇌파를 측정하여 수면 상태를 평가한다. 특정 주파수나 부드러운 소리 자극을 주입하여 수면을 유도하는 서비스까지 제공할 예정이라고 한다. 뇌파 전극 없이 뇌파를 측정하고 두개강 자극을 통해 뇌파에 영향을 주는 혁신적 기술 발전에 그 기반을 둔다. 이러한 신기술을 보유한 스타트업 업체에 대한 벤처 투자가 늘어나면서 수면산업 발전에 많은 변화와 발전을 가져오고 있다.

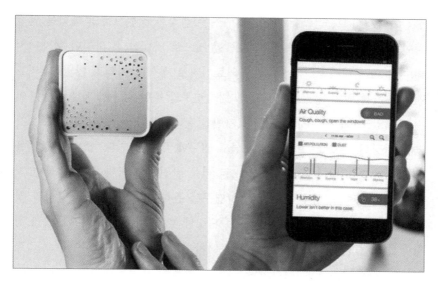

그림19-6. 수면 환경 모니터링 기기, 코토 에어 [출처: https://koto.io.]

 4차 산업혁명의 요소 중의 하나인 사물인터넷 기술도 수면 모니터링에 사용되고 있다. 숙면 환경 조성을 위해 침실 환경을 실시간으로 관찰하여 빛공해와 소음과 같은 숙면 방해요소를 알리는 제품들이 속속 선보이고 있다. 코토 에어Koto Air는 침실에 위치해 둔 센서를 통해 온도, 습도, 공해 물질, 미세먼지, 빛 세기, 소음도를 실시간으로 분석하여 숙면을 위한 환경 조성 팁을 제공한다. 허그원hugOne과 네스트Nest 같은 기기는 수면과 침실 환경을 계측하여 숙면을 방해하는 청색계 조명을 어둡게 하거나 실내온도를 자동으로 낮춰서 숙면을 유도하는 서비스를 제공한다.
 비접촉성 모니터링 기기는 신체에 구속력을 가하지 않아 접촉형에 비해 자연스러운 수면 상태를 측정할 수 있다는 장점이 있다. 기존 검사법보다 매우 저렴하고 사용이 쉽다. 건강을 심각하게 위협하는 수면호흡장애를 사전 조사하여 조속히 치료받게 한다는 점은 보건학적 측면에서 매우 중요한 장점이다. 이 기술은 의료비가 많이 드는 심각한 질환으로의 이환을 예방하여 국가 의료비 절감에 큰 역할을 할 것으로 기대한다. 하지만 현재까지의 수면 모니터링 기기 대부분은 의료기기로 정식 등록되지 않았다. 의료기기 허가를 받지 않았으니 대규모 임상연구를 통한 검증이 제대로 이루어지지 않았고, 개발사 자체 연구에 기반을 둔 초기 결과만 제시되어 소비자에게 과장된 정보를 주었을 가능성도 염두에 두어야 한다. 스마트폰 앱을 포함한 수면 모니터링 기기가 앞으로 더욱 발전하고 국가 산업과 국민 건강에 기여하려면, 향후 대규모 임상연구를 통해 기기와 앱의 타당성과 정확성이 철저하게 평가되어야 하며 수면장애 환자와 일반 소비자들에게 정확한 정보를 줄 수 있어야 한다. 이는 4차 산업혁명 시대를 살아가는 의료인들의 몫이 될 것으로 생각한다.

마치며

4차 산업혁명의 핵심 요소인 인공지능, 사물인터넷, 빅데이터와 정보통신기술은 헬스케어 기반의 수면 모니터링 산업에 혁신적인 변화와 발전을 이끌고 있다. 늘어나는 노령 인구와 가파르게 증가하는 의료비는 의료 패러다임을 변화시켜서 저비용·고효율의 수면 모니터링 필요성을 더욱 높이고 있다. 바야흐로 수면장애는 의료기관에서 진단하고 치료하던 이전 수준에서 벗어나, 정보통신기술이 장착된 최첨단의 헬스케어 모니터링 기기를 통해 발전하고 있다. 수면 환경을 조절할 뿐만 아니라 수면 제어를 통한 숙면 유도 기능의 포괄적인 수면 관리 형태로 확대 및 발전하고 있다. 헬스케어 수면 모니터링 기기를 통해 끊임없이 생성되는 빅데이터는 수면장애의 표현형 분류의 기반이 되어 향후 수면의학의 발전에도 이바지할 것이다. 수면의학 전공 의료인의 책임감 있는 역할이 기대되는 시점이다.

재활의학의 미래

김연희* 김상준**

재활의학은 다른 의학 분야에 비하여 역사는 비교적 짧지만, 그 기본적인 철학이 전인적 관점과 삶의 질에 바탕을 두기 때문에 현대 의학에서의 중요성이 점차 주목받고 있다. 의학의 발달로 인한 중증 질환의 생존율 증가, 고령사회로 인한 노인 인구의 급속한 증가는 만성질환과 장애를 필수적으로 동반하기 때문에 재활의학이 담당해야 할 역할은 더욱 커져만 가고 있다.

일반적으로 모든 형태의 장애는 재활의 대상이라고 할 수 있으나, 실질적으로 다루는 주된 분야로는 뇌신경 재활, 척수 재활, 중추 및 말초신경 손상 재활, 소아 재활, 근골격계 재활, 척추 질환 및 만성통증 재활, 지체절단 재활, 호흡 및 심장 재활, 노인 재활, 스포츠 재활, 암 재활 등이 있다.

---

* 성균관대학교 의과대학 삼성서울병원 재활의학과 교수, 삼성서울병원 심뇌혈관병원 예방재활센터장

** 성균관대학교 의과대학 삼성서울병원 재활의학과 교수

전통적으로 재활의학은 그 분야의 특성상 진단 및 치료 과정에서 기계적·물리적 도움을 많이 받아 왔다. 전기, 자기, 초음파를 이용한 물리치료의 발전이나 신경근육계 진단에 사용되는 전기진단 및 근전도electrodiagnosis and myography 등이 이에 속한다. 또한 재활의학은 기능적인 측면을 다루기 때문에 어느 의학 분야보다 현대 과학기술의 발전을 활용하는 데 앞장서 왔다. 로봇과 가상현실 기술은 이미 수년 전부터 재활치료 현장에서 활용되고 있다. IT 기업들은 미래 성장 동력으로 주목받는 헬스케어 분야에 앞다투어 진출하고 있고, 병원에서 활용될 수 있는 스마트폰 앱, 웨어러블 기기의 개발은 재활의료 제공 방식의 변화를 일으킨다.

재활의학 영역은 매우 폭넓고 다양한 분야를 포괄하고 있으며, 고령화와 더불어 삶의 질을 중시하는 현대인의 사고 변화에 발맞춰 빠르게 그 수요가 증가하고 있다. 하지만 노동 집약적인 기존 재활치료의 특성으로 인하여 공급은 쉽게 늘지 않고, 제한된 의료재원은 공급과 수요의 격차, 즉 환자들의 충족되지 않는 욕구unmet needs를 급속도로 확대시키고 있다. 다음은 이러한 미충족 욕구의 예시들이다.

① 사지가 마비되어 전혀 움직일 수 없는 환자: 저는 혼자서 아무것도 할 수 없습니다. 생각만으로 전등불을 켜거나 커튼을 열거나 휠체어를 움직일 수 있을까요?

② 뇌 질환 및 척수 손상으로 보행할 수 없는 환자: 제가 원하는 곳을 마음대로 걸을 수 있도록 의도를 파악하고 보행을 도와주는 지능적인 로봇은 없을까요?

③ 중추신경계 손상으로 운동·인지·언어 기능 손상 환자: 저의 손상된 뇌신경망을 획기적으로 회복시켜 잃었던 기능을 되찾을 수 있는 치료 방법이 있을까요?

④ 질병 또는 사고로 팔이나 다리가 절단된 환자: 원래의 손과 다리처럼 감각을 느낄 수 있고 자유롭게 기능할 수 있는 의수 또는 의족을 착용할 수 있을까요?

⑤ 재활 전문 의료인: 요소 기술들이 융합되어 더 큰 치료 효과를 낼 수 있고, 환자의 회복 상태를 단번에 파악하여 맞춤형 치료를 자동으로 생성하는 최첨단 재활치료 장비는 없을까요?

4차 산업혁명은 이러한 욕구들을 충족시키는 방향으로 미래 재활의료를 이끌 수 있을 것인가?

4차 산업혁명과 미래 재활의료 시나리오

4차 산업혁명 시대는 2016년 세계경제포럼World Economic Forum에서 처음 주창되었다. 이 혁명의 핵심은 인공지능, 로봇공학, 사물인터넷, 무인 운송수단, 3D 프린팅, 나노 기술과 같은 6대 분야에서의 새로운 기술 혁신에 있다. 이미 4차 산업혁명 기술들과 재활의료의 접목은 활발하게 시도되고 있으며, 접목된 기술은 미래 재활의료 현장에서 매우 중요한 역할을 하게 될 것이다.

1. 뇌-컴퓨터 인터페이스 기술

뇌-컴퓨터 인터페이스Brain-computer interface(이하 BCI)는 인간 뇌와 컴퓨터를 직접 연결하여 뇌신경 신호를 실시간 해석하여 활용하거나, 외부 정보를 입력하고 변조하여 인간의 능력을 증진하는 침습적이고 비침습적인 융합 기술을 총칭한다. BCI 기술은 뇌졸중, 척수 손상, 뇌성마비, 루게릭병 등 뇌와 근육 간의 신경이 연결되지 않아 심한 마비가 있는 신경계 손상 환자들에게 도움이 될 수 있다. 뇌파 또는 뇌혈류 측정을 기반으로 하는 비침습 BCI 기술은 언어나 신체의 동작을 거치지 않고도 뇌-시스템 간의 직접적인 인터페이스를 제공한다. 따라서 생각으로 컴퓨터를 작동하거나 전등 스위치, 출입문, 커튼, 휠체어 제어 등을 할 수 있어 중증 장애인을 위한 인터페이스로 활용될 것이다.

BCI는 침습적 방법과 비침습적 방법으로 나뉜다. 침습적 방법은 수술을 통해 두개골 속에 마이크로칩을 이식하여 신호를 전달받는 것으로 두개강 내 뇌파ECoG, 국소장 전위LFP, 마이크로 전극ME, 마이크로 전극배열MEA 등을 이용한다. 이 방법은 뇌피질이나 뇌 안에서 신호를 직접 측정하므로 센서의 생체적합성이 중요하다. 신호의 질과 시공간 해상도가 뛰어나도 이물질 삽입에 따른 감염 등 치명적인 부작용의 가능성이 크면 일반적으로 사용되기 어렵다. 따라서 뇌파를 이용한 비침습적 방법이 가장 일반적인 방법인데, 국내에서 뇌파를 이용한 비침습 BCI 응용 기술은 아직 개발 초기 단계이고, 장애인을 위한 실용화된 개발이 이루어지지 못했다. BCI 기술은 장애인뿐만 아니라 노인이나 일반인들을 위한 뉴로 트레이닝neuro training, 뉴로 마케팅neuro marketing 등으로도 사회경제적 파급 효과가 기대된다.

침습적인 BCI를 환자에게 성공적으로 작동시킨 사례로는 미국 피츠버그대학교의 앤드류 슈워츠Andrew Schwartz 박사 팀의 연구가 있다. 그는 전신마비 환자의 머리에 미세 전극으로 구성된 센서칩을 장착한 후, 센서칩이 환자의 뇌 운동 피질 표면에서 활동의 변화를 포착해 컴퓨터에 전송하면 컴퓨터가 환자의 의도를 판별하여 원하는 동작을 구현하도록 했다.

이후 간편한 비침습적인 방법을 활용한 BCI 상품들이 개발되었다. 미국 뉴로스카이NeuroSky 사는 뇌파 감지센서가 부착된 헤드셋으로 사용자의 의도를 인식할 수 있는 마인드셋MindSet을 상용화했고, 호주의 이모티브 시스템Emotive System 사는 역시 헤드셋 형태의 비침습형 게임 인터페이스인 '이모

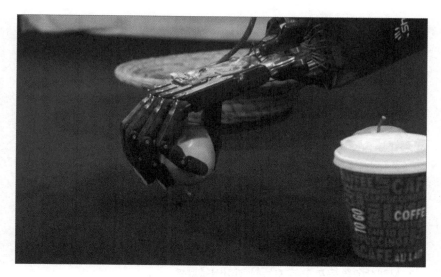

그림20-1. 신경 의수 [출처: Bielefeld University. https://www.uni-bielefeld.de.]

티브 에퐉Emotive EPOC'을 개발했다. 이 시스템은 뇌파를 분석하는 16개 센서를 통해 사용자의 30여 가지 의도 및 감정을 인식한다. 헬멧에 장착된 센서가 플레이어의 뇌파를 읽으면 소프트웨어가 이를 분석하여 검출한 정보를 무선으로 컴퓨터나 게임콘솔에 전달하는 방식이다.

잃어버린 감각기관이나 운동 기능을 대신하는 신경보철neuroprosthetics도 BCI 기술을 활용할 수 있는 영역이다. 청력을 복원하는 인공귀cochlear implant, 척수 자극, 방광 자극, 운동신경 자극 등을 위한 삽입형 기기가 개발되고 있다. 또한 이를 뇌 신호와 연결하여 유선이나 무선으로 조절하는 기능이 부여되고 있다. 상하지 절단 장애인을 위하여 의수 및 의족에 감각 기능을 부여하고, 이를 뇌신경 신호와 연계하여 운동 조절에 활용하고자 하는 연구도 활발히 이루어지고 있다.

초기 개발된 BCI 기기는 무겁고 센서가 많아 착용이 불편하며 활용이 매우 제한적이었다. 반면 최근 개발된 헤드셋 형태의 가볍고 착용이 간편한 BCI 기기가 저렴한 가격에 판매되면서 게임, 집중력 향상 연습 등 다양한 용도로 활용이 확대되고 있다.

신체를 이용하지 않고도 명령을 내릴 수 있고, 뇌 운동 영역의 신경 신호를 감지·해석하여 기계 제어 명령으로 변환하는 BCI 기술은 신체적으로 활동이 어려운 중증 장애인의 삶을 크게 변화시킬 수 있는 기술이다. 우리나라에서도 차세대 미래 유망사업을 이끌어 갈 BCI 연구 분야에 대한 지원 확대가 필요하며, BCI 기술은 고령화사회 진입에 따라 미래 의료산업에서의 활용이 더욱 부각되고 있다.

2. 보행장애를 극복하는 지능형 웨어러블로봇

보행장애는 뇌졸중이나 척수 손상 후 가장 많이 발생한다. 보행장애 환자들의 보행 동작을 정확하고 안전하게 수행할 수 있도록 보조하는 시스템이 필요한데, 보행 보조용 로봇Walking-assist robot이 이를 실현해 줄 수 있다.

현재 임상에서 보행 재활치료에 주로 사용하는 로봇은 외골격로봇 Exoskeletal robotics이다. 사용자가 장비를 착용하고 트레드밀 위를 걷는 방식으로, 뇌졸중이나 척수 손상으로 인한 마비 환자가 올바른 보행 패턴을 훈련하도록 돕는다. 하지만 장비의 부피가 크고, 병원 밖 실생활 공간에서는 훈련할 수 없으며, 정형화된 패턴만을 제시해서 환자의 마비 상태와 호전 정도에 따른 맞춤형 보조를 제공하지 못하는 단점이 있다.

따라서 환자에게 필요한 만큼의 보조assist-as-needed를 환경 제약 없이 제공할 수 있는 지능형 웨어러블로봇Intelligent wearable robot이 주목받고 있다. 뇌졸중, 척수 손상, 근력 약화가 있는 노인 등에게 웨어러블로봇이 부족한 근력과 균형 감각을 보상해 줄 수 있기 때문이다. 웨어러블로봇은 환자의 보행 패턴과 작동 주기가 일치해야 효과적인 보행이 가능하며 낙상 위험을 예방할 수 있다. 따라서 신체에서 신호를 감지해 내는 기술과 이를 통하여 정확한 타이밍에 정확한 동작을 안전하게 수행할 수 있도록 돕는 것이 기술의 핵심이다.

산타나대학교 연구진과 스위스 취리히연방공과대학교 연구진은 낙상의 위험을 감지해 필요한 순간에만 균형을 잡을 수 있도록 동력을 전달하는 외골격 로봇인 활성골반보조기Acive pelvic orthosis를 개발했다. 이 로봇의 핵심 기술은 착용자의 반사 신경이 로봇과 교감하면서 정확한 타이밍에 기계가 작동하는 것에 있다. 착용자의 다리 움직임을 모니터링하고 읽어 내는 알고리즘을 적용하여, 착용자가 넘어지려는 징조가 있을 때 적절한 힘을 가해 균형을 잡고 지탱해 준다. 유사시 다리의 힘을 20~30% 정도 일시적으로 높여 주고, 비상 상황에서 사람과 협력해 시너지 효과를 발휘하기도 한다.

국내에서도 2000년대부터 웨어러블로봇 연구가 시작되었다. 서강대학교 기계공학과 연구진과 연세대학교 세브란스병원 연구진이 공동으로 개발한 보행보조용 로봇 '워크온'이 2016년 스위스 취리히에서 열린 '제1회 사이배슬론' 대회에서 3위를 차지했다. 사이배슬론은 스위스 국립로봇역량연구센터가 주최하는 로봇경진대회다. 워크온은 사람의 다리 근육 구조를 모방해 설계되었으며 보행 동작 시 효율적으로 동력을 전달해 에너지 효율을 높인다. 좀 더 큰 힘이 필요할 때를 대비해 모터에 힘을 더하는 장치를 포함한 것이 특징이다.

한편 현대자동차는 미국 라스베이거스컨벤션센터LVCC에서 열린 세계 최대 IT·가전 박람회인 'CES 2017'에서 하반신 마비 환자의 보행을 돕는 의료용 웨어러블 기기H-MEX, 산업현장에서 근로자들의 허리 부상을 방지하고 근력을 보조할 산업용 웨어러블 기기H-WEX, 노약자의 보행 근력을 보조할 생활용 웨어러블 기기HUMA 등을 전시했다. 삼성종합기술원에서도 노약자와 편마비 및 신경근육 질환자의 기립과 보행 기능을 보조할 수 있는 지능

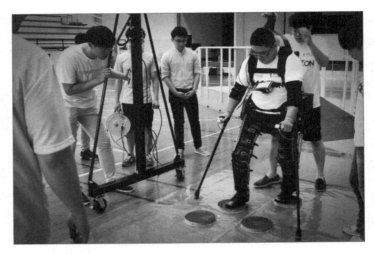

그림20-2. 하지마비 장애인이 워크온을 착용하고 걷는 모습 [출처: 서강대학교]

형 웨어러블로봇인 GEMSGait Enhancing Mechatronics System를 개발하여 임상연구를
마치고 상용화 직전 단계까지 도달했다.

이렇게 로봇을 이용한 재활에 전 세계적으로 많은 기관과 단체가 관심을
갖고 활발한 연구가 진행되고 있다. 제작 비용, 안전성 등의 문제가 점차
해결되면 의료기관에서 치료 용도로 점차 사용될 것이며, 재택에서 개인
생활보조 용도로까지 보편화될 것으로 예상한다.

최근에는 기존 재활로봇의 단점을 보완하기 위해 빅데이터 및 머신러닝
기술을 활용한 지능형 로봇 기술이 주목받고 있다. 특히 IBM을 필두로 인
공지능 기술을 적용한 운동 기능 증진로봇의 기술 개발이 활발하게 진행되
고 있다. 지능형 재활로봇 기술은 뇌 손상 후 신경 회복 단계에 따른 차별
화, 개인 맞춤형 외골격 디자인, 뇌신경가소성 촉진을 극대화할 수 있는 기
술 융합 등의 방향으로 발전할 것으로 예상된다.

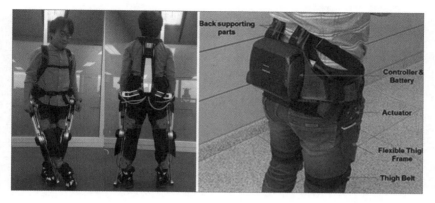

그림20-3. (왼쪽) 현대자동차에서 개발한 웨어러블로봇 H-LEX 2.0 (오른쪽) 삼성종합기술원에서 개발한 GEMS
[출처: 현대자동차]

3. 손상된 뇌신경망 연결성을 회복하는 신경조절기법

성인의 중추신경계는 제한되긴 하지만 재생능력을 가진다. 일생 동안 자극에 의해 뇌신경 경로의 재조직이 일어나는 현상을 신경가소성이라 하는데, 신경가소성은 새로운 기술의 습득, 학습, 기억, 손상 후 회복 등의 기본 기전이 된다. 질병 등으로 손상된 뇌신경망의 활성도를 직접적으로 조절하여 뇌가소성을 증진해 신경망의 재조직과 복원을 목표로 하는 신경조절기법neuromodulation technique은 최근 뇌 연구자들에게 큰 관심을 받고 있으며, 다각도로 임상적 활용법이 연구되고 있다. 신경조절기법에는 침습적 및 비침습적 뇌 자극 기법이 있는데, 이 중 침습적인 방법은 파킨슨병에 대한 뇌심부자극술DBS이 가장 알려졌으나 뇌졸중 등 다른 신경 질환에서는 활용성이 낮다.

비침습적으로 두피를 통하여 대뇌피질을 자극하고 국소적인 뇌신경의 활성도에 변화를 주어 뇌가소성을 촉진시키는 방식을 비침습 뇌 자극이라한다. 대표적으로 반복경두개자기자극술rTMS과 경두개직류자극술tDCS이 있

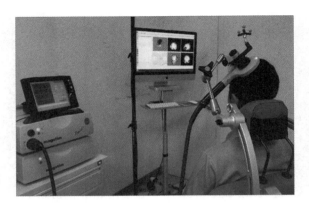

그림20-4. 반복경두개자기자극술을 사용하는 모습

다. 이 두 방법은 모두 자극 기법에 따라 뇌 기능을 활성 혹은 억제할 수 있는데, 일반적으로 고빈도high frequency의 반복경두개자기자극술과 양극 경두개직류자극술이 뇌신경의 흥분성을 증가시키는 것으로 알려졌다.

비침습 뇌 자극은 많은 연구를 통하여 인지 및 운동능력 향상, 학습 및 기억력 향상, 시각 및 지각능력 향상, 우울증 및 중독 증상 완화, 치매 치료 등 다양한 효과가 보고되어 차세대 뇌 기능 조절 기술로 각광받는다. 앞으로도 국소적 초점 자극, 다채널 자극, 개별화된 맞춤 부위 자극 등에 관한 기술적 진보가 지속적으로 필요한 분야이며, 세계 주요 국가에서 다양한 적응증에 대한 치료 기기로 사용할 수 있도록 허가되어 있다.

비침습 뇌 자극의 효과는 손상 부위와 정도, 뇌세포의 회복능력, 유전자형 등에 의해 그 결과가 달라질 수 있어서 환자 개개인에게 맞춤화된 치료가 시행될 경우 효과가 더 클 것으로 기대된다. 뇌신경생장인자brain-derived neurotrophic factor, BDNF 유전자에 의해 생성되는 신경생장인자는 뇌의 신경가소성에 중요한 역할을 하는데, 이 유전자의 다형성은 반복경두개자기자극술을 통한 뇌경색 환자의 운동 기능 회복 정도에 영향을 미친다. COMT 유

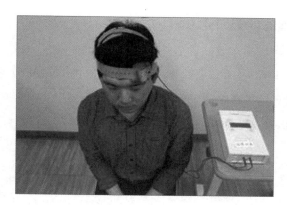

그림20-5. 경두개직류자극술을 사용하는 모습

전자형도 뇌 자극 효과에 영향을 미치는 것으로 알려졌다.

미래에는 개인의 유전 정보를 분석하는 기술이 발전함에 따라 분석에 필요한 비용과 시간이 훨씬 줄어들며, 이러한 유전 정보는 맞춤화된 치료의 실용화를 가능하게 할 것이다. 비침습 뇌 자극은 뇌신경망의 손상 후 재조직에 중요한 뇌가소성을 기폭하는 효과가 있으므로 로봇, 가상현실, 과제 특이적인 재활훈련 방법들을 병행하여 뇌신경망의 회복과 복원에 중요한 역할을 담당할 것으로 보인다.

비침습적 뇌 자극기를 포함한 생체전극기 및 자극기 산업은 아직까지 산업적으로 초기 단계에 있다. 타 산업군과 비교하여 시장 규모나 매출 면에서는 뒤떨어지나 성장 잠재력은 매우 높은 것으로 평가되며, 매년 10% 이상의 초고속 성장률을 보이는 미래지향 산업으로 주목받고 있다. 고령화시대의 시작과 더불어 건강에 대한 관심이 늘어나고 고급 의료서비스를 요구하는 현 추세를 볼 때, 노화 예방 및 학습 보조 등 병원에서 재택까지 사용이 확대될 것으로 예상한다.

4. 가상현실을 이용한 가상재활치료 현황

가상현실 또는 증강현실 기법이 보편화되면서 이를 이용한 가상재활치료가 주목받고 있다. 듀크대학교 신경공학과에서는 척수마비 환자들을 대상으로 가상현실과 촉각인지 및 보행로봇 기술을 접목하여 보행 훈련을 시켜 빠른 회복을 유도하는 것으로 2016년 〈사이언티픽 리포츠Scientific Reports〉에 보고하였다. 2017년 재활훈련용 가상현실 콘텐츠를 만드는 업체 사이드나인SIDENINE에서는 치매 등 뇌 기능 장애 환자들을 대상으로 하는 가상현실 전용 훈련 프로그램인 언더씨 어드벤처Undersea Adventure를 제작했다. 미국 기업 VRPhysio에서는 가정에서 물리치료를 할 수 있도록 연계하려는 시도가 이루어졌다. 기존에 사용되던 기기인 HTC 바이브와 오큘러스 리프트를 이용해 환자가 목 운동 및 상지 운동을 가상현실 공간에서 수행하면, 이러한 움직임을 치료사들이 원격에서 분석해서 훈련 정도와 치료 효과를 파악하는 방식이다.

가상현실을 활용한 재활치료의 장점으로는 크게 두 가지가 있다. 앞서

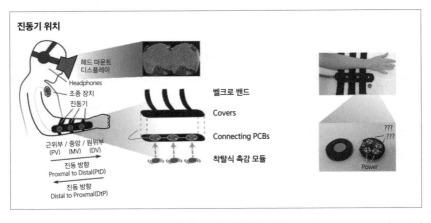

그림20-6. 다양한 촉각 및 가상현실을 이용한 척수 손상 환자 치료 [출처: https://www.nature.com/articles/srep32293#f1.]

언급한 대로 거리상 멀리 떨어져 있는 치료사나 재활의학과 의사 및 환자들이 가상현실에서는 한곳에 모여 재활치료를 시행하고, 피드백을 주고받을 수 있다는 점이다. 이는 단순히 화면으로 대화를 하거나 동영상을 주고받는 수준과는 엄연히 다르다. 영화 〈매트릭스(1999)〉나 〈레디 플레이어 원(2018)〉과 같이 실제로 가상세계에 들어가 사람들과 대화를 나누면서 자신이 보는 시각대로 상대방의 움직임을 실시간으로 관찰하기 때문에 몰입감이 매우 높다. 따라서 가상현실을 이용한 재활치료의 효과가 매우 높을 것으로 생각된다.

또 다른 가상현실 재활치료의 사례로는 '가상 무게인지 왜곡' 방식이 있다. 실제로는 무겁지 않은 기구로 운동하고 있지만, 가상현실에서는 무거운 기구로 운동하는 것처럼 인지 왜곡을 하는 것이다. 노인들이 근력 강화 운동 중에 근육 손상을 입는 것을 방지할 수 있다. 다만 실질적인 근육의 부하가 걸리는 것은 아니므로 근력 강화의 두 가지 기전 중 하나인 운동단위 동원neural recruitment만을 호전시키고 근육 비대muscle hypertrophy는 일어나지 않으리라 추정된다.

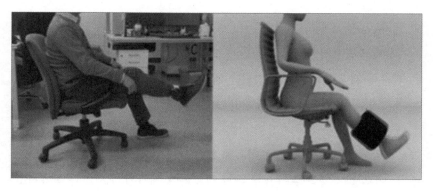

그림20-7. 현실에서는 가벼운 밴드를 착용하고 운동하나, 가상현실에서는 무거운 백을 착용하고 운동하는 장면
[출처: 삼성서울병원-PlayVR]

가상현실 재활치료에 응용되고 있는 또 다른 분야는 통증 조절 분야다. 삼성전자는 기어VR, 기어핏2 등을 활용하여 골절로 인하여 만성통증을 겪는 환자들에게 가상현실로 편안한 환경을 제공하여 심리를 안정시키고, 통증이 있을 때는 저주파 치료를 시행하는 등 '디지털 통증 완화 키트' 효과를 시험하여 가상현실이 디지털 치료제로 활용될 가능성을 제시했다.

5. 의지 및 보조기 분야에서의 4차 산업혁명

의지 및 보조기 분야에서의 대표적인 4차 산업혁명의 예는 3D 프린팅 기술로 의지 및 보조기를 제작하는 것이다. 수년 전부터 3D 프린팅 기술을 이용한 개인 맞춤형 의지 및 보조기를 제작하는 사례가 늘고 있다. 최근 들어 이러한 기술들에 대한 논문들이 발표되고 있으며 이를 이용한 제품을 생산하는 의지 및 보조기 회사들도 늘고 있는 추세다.

캐나다의 보조기 회사인 VORUM은 3D 프린팅·캐드CAD·캠CAM 기술로 하지보조기, 족부인솔, 두상교정기, 척추보조기, 의족 등을 공급하고 있다. 미국의 비영리 단체인 이네이블e-NABLE은 저가형 의수를 3D 프린터로 제작하여 개발도상국의 장애 아동들에게 제공하고 있으며, 일본의 인공보조기 업체 익시exiii에서는 스마트폰으로 조절되는 300달러 정도의 저가형 의수인 핸디Handii를 개발하였다.

여기에서 중요한 점은 의지 및 보조기 제작에서 3D 프린팅 기법의 도입은 단순히 제작 과정을 변화시키는 데 머물지 않는다는 것이다. 기존 보조기 제작 방식은 환자들이 본인들의 보조기를 맞추기 위하여 의료기관을 방문하고, 본인의 상태에 가장 적합한 보조기를 처방받은 후, 보조기 회사를 방문하여 수작업으로 석고를 이용해 틀을 만들고 이를 통해 보조기를 제작했다. 이후 환자가 의료기관에 다시 방문하여 제작된 보조기를 착용하고, 제대로 제작이 되었는지 검수하는 일련의 과정을 거치게 된다. 이러한 고

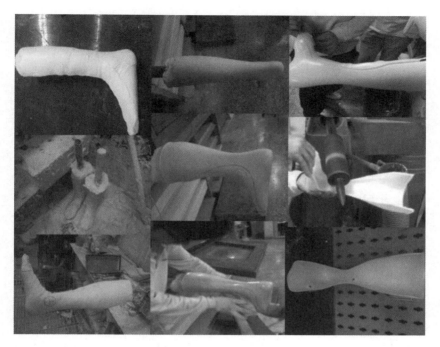

그림20-8. 석고 방식의 보조기 제작 과정 [출처: 박의지]

전적인 방식의 문제점은 보조기가 제대로 제작되지 않았을 때 환자가 재방문하여 다시 제작을 해야 하며, 개인 맞춤형 틀을 보관하는 데 한계가 있어서 만일 오랜 기간이 지나서 다시 제작해야 할 때는 처음의 과정을 반복하여야 한다는 것이다. 또한 보조기 제작이 제작자의 기술에 좌우되므로 균일한 품질의 보조기가 나오기 어렵다는 문제도 있다.

3D 프린팅 기술을 이용하게 되면 제작 과정에서의 문제가 해결될 수 있으며, 환자 상태가 디지털화되어 저장되고 제작에 필요한 설계 정보를 쉽게 전달할 수 있어서 환자의 이동이 불필요해진다. 또한 디지털 설계 정보를 이용하므로 수정 및 자료 보관이 쉽고, 제작자의 기술에 좌우되지 않는

다는 장점이 있다.

　이러한 기술을 도입하여 보조기를 제작하려는 움직임들이 있다. 세계 최대 3D 프린터 회사인 스트라타시스Stratasys는 미국 미시건대학교와 공동연구를 통하여 기존 하지보조기를 3D 모델링 및 프린팅 기법으로 제작하여, 군대에서 발목이 손상된 환자들을 대상으로 시행하고자 한다. 국내에서도 4차 산업혁명에 대비하여 3D 프린팅 기법과 클라우드 시스템을 이용한 3D 프린팅 기술 로드맵을 제시하였으며, 재활의학 영역에서는 상·하지보조기, 척추보조기 제작 프로그램을 개발하여 임상연구 중에 있다.

　앞서 언급된 4차 산업혁명의 기술들이 보편화된다면, 의지 및 보조기를 전문가들이 수작업으로 만들던 방식의 한계를 벗어날 것이다. 컴퓨터와 3D 프린터가 제작을 하므로 의지 및 보조기 설계에 대한 3D 캐드·캠 전문가 양성이 필요하며, 3D 프린터로 출력된 의지 및 보조기를 평가하고 검수할 3D 프린팅 전문가들의 양성 또한 필요하다.

　만일 이러한 방식의 제작 과정이 이루어진다면 환자들은 의지 또는 보조

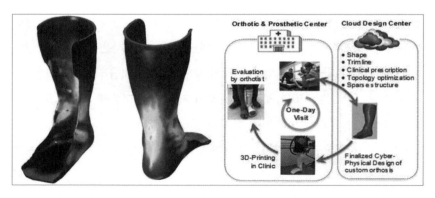

그림20-9. 스트라타시스의 가상물리시스템(CPS)의 작업 흐름 [출처: Stratasysblog. https://www.3ders.org/articles/20160307-stratasys-and-michigan-university-join-forces-in-cyber-to-revolutionize-orthotics-with-3d-printing.html.]

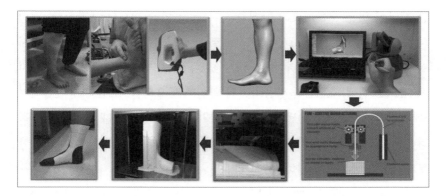

그림20-10. 하지 변형이 있는 환자의 하지보조기 제작 과정: 3D 스캔, 3D 설계, 3D 프린터 출력

기 제작을 위하여 여러 번 의료기관과 의지 및 보조기 회사를 방문할 필요 없이, 한 번 시행한 인체의 3D 스캔 정보를 이용하여 수정 및 재제작을 할 수 있게 된다. 다만 이러한 새로운 것들을 시도하기에 앞서 현재 장애인 복지법에 근거한 의지 및 보조기 제작에 대한 권한(의지보조기 기사 자격, 재활의학과 전문의 처방 및 검수 확인 등) 조정에 대한 논의가 필요하며, 개인 인체의 3D 스캔자료에 대한 정보 유출 등에 관한 논의가 필요할 것으로 생각된다. 현재 식약처 등을 중심으로 인체 삽입형 3D 프린터 출력물에 대한 체내 적용 가이드라인들을 정립하고 있으며, 2018년 8월 식약처에서 발간된 〈스마트 헬스케어 의료기기 기술 표준 전략보고서〉에 따르면 부착형 3D 프린팅 기기를 의료기기 1등급(전자의수는 2등급)으로 분류하고 있다.

재활치료 분야에서의 4차 산업혁명 대비

앞서 언급된 4차 산업혁명의 기술들이 보편화된다면 가상의 공간에서 재활치료가 이루어짐에 따라 공간적인 제약이 사라지게 되며, 현실에서 많은 제약이 있는 재활치료의 한계를 극복할 수 있을 것으로 생각된다. 재활치료에 필요한 도구와 시설이 가상으로 제작될 수 있어 비용의 절감 역시 이루어지게 될 것이다. 다만 이러한 치료들은 원격의료와 같은 성격을 띠게 되므로 현행 의료법과 상충하는지 확인이 필요하다. 또한 가상현실에서의 장기적인 치료 시 발생할 수 있는 어지러움 및 정신적인 변화들이 아직 검증되지 않아, 본격적인 가상현실 재활치료에 앞서 이러한 발생 가능한 문제점들을 반드시 해결해야 한다.

의지 및 보조기 영역에서의 3D 프린팅 기술 역시 활성화될 것이며, 개인 인체의 3D 스캔자료에 대한 정보 공유 문제나 3D 프린팅 출력물에 대한 검수 문제 등은 앞으로 논의되어야 한다.

미래 재활의료의 실현을 위한 제언

지금까지 4차 산업혁명이라는 기술의 발전이 재활의학 분야에 미칠 수 있는 대표적인 사례를 생각해 보았다. 4차 산업혁명은 의사가 환자 치료에 적용할 수 있는 몇 가지 편리한 방법을 제시하는 데 그치지 않고, 의료 서비스 분야의 그림 자체를 바꾸어 놓게 될 것으로 보인다. 의료와 과학기술 분야의 구분이 허물어져 감에 따라 의사들의 의식 역시 변화해야 할 것이며, 현재 일어나고 있는 기술의 발전은 점점 더 가속화될 것이다. 의료인 또한 변화하는 흐름 속에서 자신의 역할을 새로 정립해야 한다. 의사들은 환자가 입원실에 있든 집에 있든 더욱 손쉽게 환자를 관리할 수 있게 될 것이고, 환자를 진료할 때도 정확한 진단을 위해 이용할 수 있는 진단 방법이 풍부해질 것이다. 현재의 구글 글라스Google Glass보다 더욱 발전된 형태의 웨어러블 기기를 이용하여 멀리 떨어진 곳에서도 환자의 상태를 정확히 모니터링할 수 있을 것이며, 상태 변화에 적시에 대처할 수 있게 될 것이다. 이러한 기술을 적극적으로 받아들이는 의사와 병원은 다른 경쟁자들보다 우위에 있게 될 것이고, 반대로 기술의 변화를 받아들이지 못하는 의사와 병원은 도태될 것이다.

무엇보다 4차 산업혁명 시대는 전 세계적으로 고령화 또는 초고령화 시대와 동행한다는 점을 염두에 두어야 한다. 재활의료는 점차 그 수요가 늘어나게 되며 공급 부족으로 허덕일 것이기에, 지금부터 준비하지 않는다면 재활의료의 충족되지 않는 욕구는 더욱 커질 것이다. 지난 시대에 장애인과 재활의학은 어느 정도의 저평가를 감당해야 했지만, 4차 산업혁명 시대는 재활의학의 꽃이 피어야 하는 시대이고, 이는 의료인의 태도와 노력에 따라 달라질 것이다. 발전하는 과학기술과의 적극적인 협력, 새로운 기술에 대한 과감한 임상 도입 등 진취적인 태도가 우리의 앞날을 바꾸어 놓을 것이다.

난임 치료의 미래

- 인공자궁과 자궁이식 연구 현황

오수영*

2010년 한국보건사회연구원에서 발표한 자료에 따르면 우리나라 난임 부부는 전체 부부의 13.5%를 차지하며, 산모의 평균 출산연령은 2004년 30세에서 2016년 32.4세로 점점 높아지고 있다. 35세 이상 고령 산모도 2004년 9.4%에서 2016년 26.4%로 증가했다.

난임의 여성 측 요인은 나팔관 인자, 배란장애, 자궁 인자 등으로 구분할 수 있다. 난임 중 자궁 인자로 인한 불임uterine factor infertility은 전체 가임 여성 약 500명 중 한 명 정도의 빈도로 나타난다. 그 원인으로는 선천적으로 자궁이 없는 경우Mullerian agenesis/Mayer-Rokitansky-Kuster-Hauser syndrome뿐만 아니라 자궁의 악성종양이나 이전 임신 때 자궁수축부전uterine atony 또는 자궁파열uterine rupture 등으로 자궁절제수술을 받은 경우 등이 있다. 자궁 인자로 인한 불임의 근본적인 치료법으로는 자궁이식uterus transplantation이 있다.

---

* 성균관대학교 의과대학 삼성서울병원 산부인과 교수

자궁이식

사람에게 실제로 자궁이식이 처음 시도되었던 건 2000년 사우디아라비아에서였다. 이 첫 자궁이식수술에서는 폐경 전인 46세 여성의 자궁이 출산 후 자궁적출술을 받은 26세 환자에게 이식되었으나, 수술하고 대략 100일이 지나서 결국 관류장애로 인한 경색으로 제거되었다. 두 번째 자궁이식은 그로부터 11년 후인 2011년 터키에서 시도되었다. 사고로 사망한 22세 여성의 자궁이 선천적으로 자궁이 없는 21세의 여성에게 이식되었고, 여러 이식억제제(타크로리무스tacrolimus, 프레드니솔론prednisolone, 미코페놀레이트 모페틸mycophenolate mofetil)가 사용되었다. 이식된 자궁은 다행히도 면역거부반응 없이 6년 정도를 유지했다. 그러나 수차례의 배아이식에도 불구하고 결국 임신에 실패했다. 이로부터 3년 후인 2014년 9월, 마침내 세계 최초로 자궁이식 후 생존아 출산에 성공한 사례가 스웨덴 연구진에 의해 이루어졌다. 선천적으로 자궁이 없던 35세 여성에게 폐경이 이루어진 61세 여성의 자궁이 이식되었고, 1년 후 배아이식에도 성공했다. 임신 31주 5일에 임신중독증이 발생하여 제왕절개수술로 1.8kg의 신생아가 출생했다.

2016년에는 세계에서 두 번째로 자궁이식 후 임신과 생존아 출산에 성공한 증례가 보고되었다. 역시 선천적으로 자궁이 없던 28세의 여성에게 이 여성의 어머니(50세)의 자궁이 이식된 사례였다. 자궁이식 1년 후 배아이식에 성공하여 임신 34주 4일, 제왕절개수술로 2.3kg의 신생아가 출생했다. 출산 3.5개월 후 이식된 자궁은 제거되었다.

지금까지 사람에게 자궁이식을 시도하여 성공한 사례는 대부분 스웨덴 예테보리대학교 산부인과 의료진에 의해서 행해졌으며, 이 연구자들이 2017년 5월 발표한 논문에 따르면 위의 두 증례 이후에 추가로 4명에게 자궁이식 후 생존아 출생이 있었고, 2명은 임신 중인 것으로 보고되었다.

스웨덴 연구진들이 사람을 대상으로 한 자궁이식에 성공하기 이전에는 동물을 대상으로 많은 연구가 시도되었다. 2003년도에 생쥐mouse를 대상으로 한 자궁이식 후 임신 성공 사례가 보고된 이후, 2014년도에는 쥐rat에게 자궁이식 후 출산에 성공한 사례가 보고되었다. 한편, 영장류 대상의 자궁이식은 주로 일본 연구진들에 의해서 원숭이를 이용한 실험으로 이루어졌으며, 2012년 게먹이원숭이cynomolgus macaques에게 자궁이식 후 출산에 성공한 사례가 보고된 바 있다.

생체공학을 이용한 인공자궁

　　생체공학bioengineering을 이용하여 인공자궁을 만들기 위해서는 먼저 인조합성 또는 생물학적으로 제작된 스캐폴드를 만든다. 여기에 자궁을 이식받을 사람으로부터 분리한 줄기세포를 주입하여 자궁 세포의 기능을 하도록 분화시킨 후 받는 이에게 이식한다. 실제로 이러한 조직공학 기법을 이용해 사람에게 하는 인공장기(방광, 혈관, 질 등) 이식에 관한 임상연구가 진행되었으나, 인공자궁은 아직 동물실험의 단계에 있다.

　　특히 생체공학을 이용한 인공자궁 조직을 만들려는 시도는 광범위 자궁근종절제술 또는 자궁선근증절제술 후 임신을 유지하기 어려울 정도의 심한 자궁근층의 결함이 있는 임상적인 상황에서 응용될 가능성이 있다. 즉 결함이 있는 자궁근층 부분에 자궁 조직 패치uterine tissue patch를 이식하여 임신 동안 자궁벽을 강화한다. 실제로 이 패치를 콜라겐/매트리젤, 실크/콜라겐 또는 생물분해성 폴리머 스캐폴드biodegradable polymer scaffold를 이용해 이식하여 자궁평활근 또는 자궁내막층을 복원하는 연구가 활발히 진행되고 있다. 2012년 미국 에모리대학교의 스테이시 슈트Stacey C. Schutte 교수팀은 조직공학을 이용하여 만든 자궁내막의 간질stroma이 시험관 내에서에서 생리 주기와 비슷한 변화를 보이는 걸 확인했고, 2014년 중국 난징대학교 연구진들은 쥐를 이용한 실험을 통해, 콜라겐을 이용한 스캐폴드에 골수 유래 중간엽줄기세포를 이식하여 자궁 조직을 재생할 수 있음을 보고하였다. 이어 2016년 스웨덴 예테보리대학교 연구진들은 생체공학을 이용해 만든 자궁 조직이 이식된 쥐에게서 임신이 이루어짐을 확인했다.

산부인과 영역에서 생체공학은 자궁뿐만 아니라 다양한 장기에 응용될 수 있다. 예를 들어 난소재건regeneration 또는 골반저 조직의 근막재건 시 3D 프린터로 생체재료 이식물biomaterial implants을 제작할 수 있다. 실제로 2017년 〈네이처 커뮤니케이션Nature Communication〉에 발표되었던 연구에 따르면, 3D 프린팅 기술을 이용하여 제작한 미소공성 하이드로젤 스캐폴드microporous hydrogel scaffolds를 토대로 생쥐의 난포ovarian follicles 성장을 유도하는 데 성공하여 난소의 기능이 회복되고 정상적으로 출산에 성공한 사례가 있었다.

마치며

사람에게 자궁이식이 적용되고 성공했던 사례에도 불구하고 자궁이식은 아직 초기 단계에 있다. 실제로 이식받은 사람에게서 발생할 수 있는 이식 거부반응과 이식억제치료제로 인한 고혈압, 당뇨, 신장 독성 등의 부작용을 고려하면, 사람에게 자궁이식 및 이에 따른 출산은 아직 실험적인 단계라 할 수 있다. 자궁적출술로 인한 위험과 자궁이식에 따른 윤리적 문제도 중요한 이슈다. 최근에 활발히 연구 중인 인공장기로 이러한 문제를 해결할 가능성이 있으며, 산부인과 영역에서도 이러한 생체공학 기술을 이용해 인공자궁을 만들고자 하는 시도가 활발히 진행되고 있다. 특히 부분적인 인공자궁 조직 패치는 자궁근층의 결함으로 정상적인 임신의 유지가 어려운 여성에게 곧 임상적 적용이 이뤄질 것으로 보인다.

신생아 치료의 미래

장윤실*

신생아는 출생 후 28일 또는 생후 한 달까지의 갓난아이를 일컫는다. 갓태어난 아이는 한 가족뿐만 아니라 사회와 국가의 새로운 미래 구성원이므로, 신생아의 건강은 국가 미래에 영향을 주는 중요한 보건의학적 쟁점이라 할 수 있다.

국가의 주요한 보건 분야 지표 중 하나로 '영아 사망률'이 제시된다. 이는 한 해에 태어나는 신생아 1,000명당 사망하는 1세 미만 영아의 수로 계산되며, 그 국가의 기본적인 보건 수준을 반영한다. 보편적으로 영아 사망의 절반이 신생아에서, 신생아 사망의 절반 이상이 미숙아에서 발생하므로, 신생아와 미숙아 치료 결과가 영아 사망률에 그대로 반영되는 특징이 있다. 따라서 신생아 치료 영역은 선진국일수록 인력과 시설 장비의 투자 비율이 증가하고 활성화되므로 소아청소년과 내에서도 특수한 분야를 점

---

* 성균관대학교 의과대학 삼성서울병원 소아청소년과 교수

하고 있다.

일생 중 신생아 시기는 태반을 통하여 모체에 절대적으로 의존하던 태아가 태어난 직후 스스로 순환과 호흡을 통해 독자적인 생존이 가능한 독립적인 개체로 전이되는 과정이며, 전이 직후 적응을 거치는 중요한 단계이다. 이러한 태아-신생아 전이가 성공적으로 이루어져야 출생 후 생존이 가능하며 이후의 건강한 삶을 시작할 수 있다. 그러나 보통 약 10%의 신생아가 출생 직후 전이 과정(정상적인 자가 호흡 및 순환 과정 등)에서 다양한 어려움으로 인해 호흡에 도움을 필요로 하게 된다. 또한 출생 신생아의 1% 정도에서는 매우 전문적인 신생아 소생술이 필요한 상황에 직면하게 된다. 이처럼 전이의 실패를 보이는 모든 경우에서 신생아는 궁극적으로 호흡곤란과 순환의 이상이 발생하여 생존 자체가 즉각적으로 위협받는 매우 위험하고 응급한 상황에 놓이게 된다. 따라서 이 경우 신생아 집중치료가 반드시 필요하다.

이러한 신생아 집중치료는 여러 가지 장비와 인력이 갖추어진 신생아 중환자실에서 이루어진다. 신생아 중환자실의 치료는 출생 직후 태아-신생아 전이의 어려움을 겪는 경우뿐만 아니라, 출생 후 성공적인 전이에도 불구하고 여러 가지 질병 등으로 인해 의학적인 치료 없이는 정상적인 성장과 발달이 진행되지 않는 모든 경우에 이루어진다. 예를 들어 임신 기간 35주 이하의 미숙아, 출생체중 2kg 이하의 저출생 체중아, 심한 자궁 내 발육 지연 신생아와 같이 태아-신생아 전이에 어려움이 예상되는 경우가 있다. 또한 호흡기 및 순환기 질환 등으로 심폐 모니터링이 필요하거나, 생체징후 및 생화학적 검사에서 이상이 있는 경우, 심한 고혈압이나 당뇨, 양막파수 및 감염 등 각종 질환이 있는 산모로부터 태어나 질환의 영향을 받는 경우 등이 있다. 뿐만 아니라 각종 장기별 이상으로 치료가 필요하거나, 정상적인 체온 유지가 어렵거나, 경구 수유가 되지 않거나, 경구 수유가 되더라도 적절한 체중 증가가 어려운 경우, 정맥 주사라인이 필요한 경우 등이 이에 해당한다.

최근 국내에서는 이러한 신생아 건강과 관련하여 두 가지 중대한 이슈에 직면해 있다. 현재 우리나라는 합계출산율 1.2 미만인 초저출산 국가로, 국가의 미래 동력 확보에 빨간불이 켜졌다. 게다가 결혼과 출산연령이 올라가면서 재태기간 37주 미만의 미숙아와 같은 고위험 신생아 수는 해마다 가파르게 늘고 있다. 이처럼 해마다 태어나는 전체 신생아 수는 줄고 고위험 신생아 수는 늘어서 이들의 사망과 유병을 낮추기 위한 신생아 집중치료의 중요성이 더욱 커지고 있다. 고위험 신생아 사망의 대부분은 가장 취약한 미숙아들, 다시 말해 정상 신생아의 절반 몸무게인 1.5kg 미만으로 태어나는 극소 저체중 출생아들에게 일어난다. 이들은 모든 장기가 미성숙하고 여러 질병에 취약하므로 신생아 집중치료의 대상이다. 국제적으로는 이러한 극소 저체중 출생아의 생존율이 각 신생아 중환자실 치료 수준의 지표가 되기도 한다.

신생아 의료의 특징과 제한점

신생아 의료에는 다음과 같은 특징이 있다.

첫째, 신생아 질환은 산모와의 연관성이 매우 크다. 따라서 신생아 의료는 산모의 정보 취합에서 시작한다. 산모의 건강 정보, 임신 및 분만 과정, 분만 당시의 정보가 매우 중요하다. 같은 재태연령을 가진 미숙아라 하더라도 부모의 유전 정보, 산모의 질환, 자궁과 태반 환경에 따라서 태어난 후의 임상 양상이 현저히 달라지기 때문이다.

둘째, 신생아의 처치는 기본적으로 분만장에서부터 시작된다. 산모와 태아의 병력에서 일부 예상되기도 하지만, 이러한 주산기 가사를 모두 예측할 수는 없으므로 분만장에서는 언제나 신생아 심폐소생술이 가능해야 하고, 이를 능숙하게 처치할 수 있는 전담의사가 대기하게 된다. 분만 직후 분만장에서 이루어지는 짧은 순간의 신생아 소생술이 향후의 치료 과정과 예후에 중대한 영향을 미친다.

셋째, 신생아 중환자실은 의공학적인 첨단 기기와 장비가 모여 있는 기술 집약적 공간이다. 성인 중환자실에서 사용되는 모든 모니터링 기기와 의료기기들이 신생아 중환자실에도 필요하다. 이러한 기기들이 미숙아를 비롯한 신생아에게 적절하게 사용될 수 있는 크기와 정확도를 가지기 위해서는 고도의 기술이 요구된다. 신생아용 인공환기기, 수액 및 주사 주입기, 심지어 신생아용 체외순환기와 투석기가 필요하다. 또한 신생아와 미숙아에게만 적용되는 여러 의료기기, 예를 들어 체온·습도·산소 농도를 유지할 수 있는 인큐베이터와 가열 처치대, 마이크로 샘플링으로도 가능한 각종 진단 기기가 신생아 중환자실에서 사용되고 있다.

넷째, 신생아의 작은 신체로 인해 진단과 치료에 제한이 있다. 무엇보다 한 번에 채취할 수 있는 혈액량이 제한적이다. 이렇게 적은 양의 혈액과 체액으로 진단하기에는 기술적·의공학적·영상의학적 한계가 있다. 예를 들어 통상적으로 성인의 혈액검사를 위해 채혈되는 혈액량은 10cc가량인데, 이는 체중 1kg인 미숙아에게는 전체 혈액량의 1/10에 해당한다. 따라서 같은 검사를 하기 위해서는 채혈량을 매우 줄여야 하거나, 검사 자체가 제한될 수 있다. 현재 신생아 및 미숙아들에게 사용 가능한 마이크로 샘플링 검사법이 발전하여 1cc 미만의 혈액으로도 검사가 이루어지고 있지만, 아직도 여러 필요한 검사들에서 채혈량 부족의 문제가 완전히 해결되지 못하고 있다.

다섯째, 신생아마다 재태연령과 출생연령에 따른 차이가 있고, 출생 후 하루가 다르게 성장하고 발달하므로 기본적으로 정상과 비정상을 판단하는 기준이 달라질 수 있다. 따라서 재태연령과 출생연령에 따른 구분뿐만 아니라, 성장과 발달에 따른 변화에 정확한 진단과 이에 맞는 약제 용량 등의 판단이 상대적으로 복잡하고도 중요하다.

마지막으로, 환자의 자가판단이 불가능하고 언제나 돌봄이 필요하다. 치료와 함께 보호자 양육 교육이 필요하며, 보호자와 정서적으로 애착 관계를 형성할 수 있도록 하는 가족 중심적인 치료를 지향해야 한다. 또한 신생아 치료의 최종 목적이 퇴원만이 아닌, 향후 성장과 발달에 목표를 두기 때문에 최종 상태를 알기 위해서는 장기적인 추적이 필요하다.

한편 신생아 의료 분야, 특히 주산의학과 신생아 집중치료술이 발달함에 따라 초미숙아의 생존율이 높아지고 이들의 생존한계 또한 점점 감소하고 있다. 최근 국내에서도 체외수정으로 태어났으며 생존한계 이하인 21주 5일 만에 출생한 여아의 장기 생존이 보고된 바 있다. 이처럼 생존한계 근처의 초미숙아 치료법에 대한 관심이 높아지고 있으며, 이러한 초미숙아들에 대한 산과적인 처치와 고도의 신생아 집중치료가 더욱 적극적으로 시행되는 추세이다. 이러한 적극적인 치료야말로 이들의 생존율을 향상하는 직접적인 요인이다. 생존한계 근처의 초미숙아를 적극적으로 치료하면 할수록, 그 위의 약간 더 성숙한 미숙아들의 생존율 및 장기적인 예후가 향상된다는 중요성과 의의도 있다. 그런데도 생존한계 근처의 초미숙아들을 치료하는 데 많은 어려움이 있으며, 특히 초기 치료의 실패 및 장기적인 합병증에 대한 우려가 매우 크다. 이에 개개의 초미숙아를 비롯한 미숙아 치료는 산전부터 산과, 신생아 의료진과 부모와의 충분한 상담이 필요하며 성공적으로 신생아 중환자실을 퇴원한 후에도 지속적인 추적 관리가 필요하므로 이에 대한 의학적·사회적 지원과 지지도 필요하다.

신생아 의료의 발전 방향

4차 산업혁명은 미래 병원에서 기존의 신생아 의료가 가진 제약을 넘어서는 방향으로 진행될 것이다. 예를 들어, 마이크로 나노 기술의 발달로 신생아 및 소아 환자들의 영상진단과 모니터링 영역에서의 기존 한계를 극복할 수 있게 될 것이다. 또한 방대한 양의 의료 데이터를 집약하고 분석하여 진단과 치료에 이용하게 되면 맞춤의료가 가능해진다. 현재 신생아 중환자실에 입원한 각 신생아와 미숙아의 각종 생체징후를 모니터링한 데이터가 생산되고 있다. 지금은 단순히 상태를 파악하는 데 이 데이터가 사용되고 있지만, 4차 산업혁명 시대에는 막대한 축적을 통해 각 개체의 생체 패턴을 모으고, 인공지능을 통한 분석이 가능해진다. 분석한 데이터로 신생아 소아 개체의 재태연령, 출생체중, 생후 일별과 달별에 따라 달라지는 정상치와 이상치를 손쉽게 확인할 수 있을 것이다. 지금은 동일한 재태연령과 출생체중으로 태어났다 해도 향후 어떤 질병을 어떻게 겪을지 예측하기가 매우 어렵다. 그러나 미래에는 앞서 기술한 생체징후의 정상 및 비정상 정보뿐만 아니라, 생화학 기반의 혈액 등 체액에서 대사산물metabolite을 측정해서 분석하는 대사체학metabolomics을 기반으로 여러 바이오마커 정보가 생성된다. 질환의 진단과 예측에 이용할 수 있는 테스트 배터리도 만들어질 것이다. 이러한 바이오마커들과 산모의 정보, 그리고 개인의 유전 정보 등이 하나로 집약되면서 신생아 질병의 예측과 대비 및 치료에 이용될 것이다. 또한 최근에 중요하게 여겨지는 생체 내 마이크로바이옴 정보가 막대하게 축적되고 산모와 신생아의 마이크로바이옴 라이브러리가 구축되면 질환 예측과 치료에 필요한 많은 정보를 얻을 수 있다. 이처럼 생체징후 패턴, 마이크로바이옴 패턴, 대사체학을 통한 바이오마커 진단, 개별 유전 정보 등이 결합하여 신생아 및 미숙아의 진단과 치료에 맞춤의료가 구현될 것이다.

이러한 정보의 발달은 성인의 건강과 질병의 원천을 태아와 신생아에서 찾는 발상의 전환을 가져다줄 수 있다. 태아와 신생아의 유전적인 정보 또는 환경에 의해 후천적으로 변한 정보footprint를 통해 이후 신생아기 질환뿐만 아니라, 소아 및 성인기 질환을 예측하고 예측된 질병을 예방하고 치료하는 데 사용될 것이다. 진정한 의미에서 개인 맞춤의료가 구현될 것이고 이러한 발전은 4차 산업시대 의학의 주축이 될 것이다.

다음으로 빅데이터의 이용과 활용에서도 새로운 방식이 도입될 것으로 보인다. 예를 들어 신생아의 경우, 집중치료의 대상이 되는 출생체중 1.5kg 미만의 극소 저체중 출생아는 연간 전체 신생아의 1%에 지나지 않아 매우 소수에 속한다. 이런 이유로 국내에서는 한국신생아네트워크KNN; Korean Neonatal Network를 구축하여 레지스트리의 형태로 이들의 데이터를 모으고 있으며, 나아가 국제적인 네트워크를 구성하여 데이터를 집적하려는 노력이 이뤄지고 있다. 지금은 개별 레지스트리가 입력을 통해 등록되는 형태라면, 앞으로는 병원 전자차트에서 필요한 데이터만 무기명으로 추출하는 방식으로 발전하게 될 것으로 보인다. 전자의무기록을 통해 데이터가 실시간 자동으로 축적되면서 의료의 전반적인 질 향상을 가져오고, 대규모 임상연구 및 의료의 발전에도 중요한 역할을 하게 된다.

향후 신생아 영역의 교육은 시뮬레이션에 기반을 두게 될 것이다. 이 방식은 기존의 전통적인 학습 방식에 비해 많은 장점이 있다. 특히 작고 연약한 미숙아를 다루는 의료종사자들에게 이러한 교육 방식은 매우 효과적이며, 환자의 안전과 치료에도 큰 도움이 된다. 따라서 신생아학에 입문하는 학생, 신생아 진료 종사자들, 다학제 팀워크를 위한 훈련이 필요한 관련 의사들에게도 필요에 맞는 시뮬레이션 훈련이 제공될 것이다.

병원에 다가올 환경의 변화로 신생아 중환자실의 환경(빛, 소음 등) 제어도 쉬워질 것이다. 특히 신생아 중환자실에 장착된 기기를 통해 생산되는 데이터를 세밀하게 분석하여 환경과 만짐, 통증 등이 신생아의 발달에 미치는 영향을 연구하고 진료 현장에 쉽게 응용할 수 있게 된다. 신생아 중환자실은 어떤 의미에서 성인 및 소아 중환자실의 축소판과 같은 형태로 설계되어 있다. 그러나 신생아 중환자실 환경이 성장과 발달에 막대한 영향을 줄 수 있어서 이러한 관점이 일부 선진국처럼 설계에 반영될 것으로 보인다. 즉, 환자와 가족이 정서적으로 안정되는 가족적인 환경을 설계에 반영하여 더욱 가족 중심적인 의료를 지향하게 되면서, 퇴원 후의 양육과 성장 발달에도 도움을 줄 것으로 기대된다.

마치며

지금까지 살펴보았듯이 신생아 의료 분야에서의 4차 산업혁명은 기존에 겪었던 한계를 뛰어넘는 데 도움을 주는 방식으로 진행될 것으로 예상된다. 신체가 매우 작고, 미성숙하며, 개체의 변이가 많고, 성장과 발달을 통해 진화하는 특징을 가진 신생아와 소아 환자에게 진정으로 필요한 맞춤의료의 기반이 방대한 정보의 집적과 분석 기술로 실현될 수 있을 것이며, 마이크로 기술의 발전을 통해 기존 진단과 치료의 한계를 극복할 수 있을 것으로 기대된다.

그렇지만 작고 여린 신생아 환자를 돌보는 의료진의 손길을 기계와 과학 기술이 모두 대체할 수는 없다. 4차 산업혁명은 병원과 신생아 중환자실 환경을 더욱 환자 중심적이고 가족친화적인 공간으로 구현하는 방향으로 나아가야 하며, 이를 위해서는 병원과 의료진들의 노력이 더욱 필요하다.

외과계의 변화와 대응

손태성* 이우용**

 4차 산업혁명, 특히 로봇과 인공지능 기술의 발전을 통한 사회의 변화는 많은 이들에게 미래 유망 직종에 대한 궁금증과 더불어, 내가 속한 직종이 사라지지는 않을까 하는 두려움을 안겨 준다. 전 세계적으로 개발 경쟁이 뜨거운 자율주행 자동차는 운전사라는 직업이 조만간 축소될 것임을 예측하게 하고, 시애틀에 개설된 세계 최초의 무인 매장 아마존 고Amazon Go는 머지않아 가게에서 점원들이 사라질 수 있음을 예견하게 한다.

 각종 언론 및 조사기관에서도 미래에 사라질 직업을 경쟁적으로 다루고 있다. 이 중 의사는 상위 순위를 차지하고 있지 않지만, 비약적으로 발전하는 기술과 의료 분야의 부가 가치를 생각하면 의사라는 직업 역시 안전지대에 있는 것은 아닌 듯하다. "이러다가 의사라는 직업이 없어지는 건 아

---

* 성균관대학교 의과대학 삼성서울병원 외과 교수 및 과장
** 성균관대학교 의과대학 삼성서울병원 외과 교수, 삼성서울병원 암병원 대장암센터장, 대한대장항문학회 이사장

닌가?" 하는 의사들의 걱정은 타당하며, 반면 "외과 의사는 컴퓨터로 대신할 수 없으니 인기가 더 올라갈 것이다"고 긍정적으로 예견하는 이들도 있다. 이는 세상의 변화에 민감한 의과대학 학생들과 인턴들의 진료과 선택에서도 나타난다. 외과계나 내과계 중에서도 술기를 시행하는 분야를 선호하는 사람들이 늘고 있다.

이 글에서는 로봇과 인공지능이 양대 요소로 지목되는 4차 산업혁명의 흐름 속에서 의료계, 특히 외과 의사들의 대응 방법에 대해 논하고자 한다.

4차 산업혁명이 의료계에 미칠 영향

이미 여러 직종에서 기계적인 단순 반복 업무나 육체노동은 자동화가 이루어졌다. 우리가 예상하는 것보다 이른 시일 내에 다양한 전문가 직업군에서 부분적 혹은 전면적 자동화가 이루어질 것이다. 《클라우스 슈밥의 제4차 산업혁명(2016)》에 따르면 경제학자 카를 베네딕트 프레이Carl Benedikt Frey 는 자동화될 확률이 높은 702가지 직업군에 순위를 매겼는데, 향후 20년 이내에 미국의 모든 직업 중 47%가 자동화로 위험에 처할 수 있다고 한다. 이 연구에서 내과 및 외과 의사는 자동화 저위험군에 속했다.

인공지능이 의사를 대체하기보다 의사가 도움받을 수 있는 좋은 도구가 될 것이라는 지적도 많다. IBM 인공지능 슈퍼컴퓨터 왓슨은 의학교과서와 저널 등을 공부하고 의사들이 진료하는 과정을 학습한 후, 지금은 암 치료의 방침 결정에 활용되고 있다. 2015년 미국 뉴욕의 마운트사이나이 병원에서는 인공지능 '딥 페이션트Deep Patient'에 환자 70만 명의 데이터를 입력했다. 이 데이터를 바탕으로 딥 페이션트는 놀라울 만큼 정확히 환자들의 병명을 예측했다. 심지어 입력하지도 않은 정보를 데이터 분석을 통해 스스로 알아내기도 했다.

의료영상을 비롯한 이미지 분석에도 인공지능이 활발히 적용되고 있다. 그동안 컴퓨터의 인지능력이 인간 수준을 넘지 못하는 한계가 있었으나, 최근 딥러닝 성능의 발달로 진단 정확도가 높아지고 있다. 단순히 인간의 작업을 돕는 보조기구 역할을 넘어, 인간보다 더 정확하게 질병을 판독하고 진단하게 되는 것이다. 따라서 일부 분야에서는 영상 판독이나 병리 판독을 영상의학과 전문의가 아닌 일반 의사나 타과 전문의가 인공지능의 도움을 받아 직접하게 될 수 있다.

이러한 기술들이 현실 속 진료에 적용되기 위해서는 단지 기술적으로 가능하다는 사실만으로는 부족하다. 환자에게 적용할 때의 안전성, 법 규정에 맞는 운용, 현재 의료인들의 동의 등 많은 문제가 해결된 뒤에야 가능해질 것이다. 국내에서는 의료영리화 문제로 적용이 쉽지는 않겠지만, 세계적인 흐름에 동참하지 않을 수 없으므로 다가올 미래에 대한 선제 준비가 필요하다.

4차 산업혁명과 외과계의 변화

역사적으로 외과의 진화는 해부, 지혈, 마취, 소독의 개념이 발전하면서 커다란 진보를 보였다. 과거에는 사람을 직접 해부하지 않고 동물을 해부해서 인체 구조를 유추하였는데, 1543년 벨기에 의학자 베살리우스가 인간 시체를 해부한 뒤 인체해부학 책을 발간하면서 새로운 전기를 맞았다. 또한 전에는 전쟁터에서 외상을 입으면 출혈하는 부위에 끓는 기름을 부어 지혈했다면, 프랑스의 외과 의사 앙브루아즈 파레가 1564년 처음으로 혈관을 실로 묶어 혈류를 차단하는 혈관결찰법을 사용했고 이를 통해 수술 중 지혈이 가능해졌다. 1846년에는 매사추세츠 종합병원의 와렌 박사가 아산화질소 마취로 고통 없는 수술을 시도하였다. 1865년 조지프 리스터가 그의 손과 수술도구를 씻는 데 석탄산을 사용하면서 수술 후 감염에 의한 사망률을 줄였고, 그가 제시한 소독의 개념으로 외과 수술은 괄목할만한 성장을 이루었다.

최근 이삼십 년 사이에는 복강경수술, 로봇수술 등이 발전하면서 최소 침습 수술과 환자 삶의 질에 대한 개념이 대두하였다. 구글에서 '외과 의사의 미래future of surgeon'를 검색하면 나오는 내용 대부분이 수술로봇에 관한 것이다. 사실 지금의 수술로봇은 단지 복강경보다 편리하고 정밀하게 수술할 수 있도록 돕는 도구에 지나지 않는다. 비용 문제로 현재의 복강경수술을 대체하기도 쉽지 않다. 만약 다양한 로봇 제조사의 경쟁으로 비용이 낮아지는 효과와 더불어, 현재의 복강경수술 방식과는 다른 진보된 방법의 기능들이 구현된다면 이야기는 달라질 것이다.

증강현실은 실제 공간에 존재하지 않는 개체를 마치 존재하는 것처럼 보여 준다. 이 기술은 수술 중인 집도의에게 영상의학검사와 연동한 해부학적인 변이나 병변의 위치 등을 보여 주어서 수술을 돕고, 더 나아가 앞으로 수술 자동화로 가는 발판이 될 것이다. 다만 이를 위해서는 환자의 호흡이나 맥박 움직임을 실시간으로 바로잡고 종양이나 혈관, 신경 등을 감별하는 영상 기술의 발전이 선행되어야 한다.

대부분의 외과 의사는 기술 변화의 속도와 규모로 미루어 짐작할 때 로봇이 의사를 대체하긴 어렵다고 생각한다. 하지만 로봇이 자동차를 제조하는 역할을 넘어서 직접 운전까지 하게 되리라고는 상상도 못 하던 시절이 있었다. 구글의 자율주행 자동차는 2014년까지 백만 킬로미터를 단 한 건의 사고만으로 운행하였고, 미국의 4개 주와 워싱턴 DC에서는 무인자동차 운행을 허가하는 법안이 통과되었다. 물론 인체는 도로와 달리 불규칙적이며 많은 변이가 있어서 실제로 적용되기까지 큰 어려움이 예상된다.

옥스퍼드대학교 리처드 서스킨드Richard Susskind의 《전문직의 미래(2016)》에 의하면 기계에는 4가지 발전 방식이 있다고 한다. 먼저, 사람의 과거 경험을 통해 패턴을 포착하고 추세를 확인하며 정밀하게 측정한다. 둘째, 인간의 지성이 필요하다고 생각되는 작업을 수행하게 된다. 셋째, 뛰어난 수작업 기술과 재주를 지녀 실제 세계에서 상호작용할 수 있는 기계가 만들어진다. 마지막으로 감정을 포착하고 표현할 수 있는 시스템(정서컴퓨팅)이 생긴다. 이러한 발전 방식으로 기계가 계속 유능해지고 한때 인간의 고유 영역으로 간주되던 작업까지 할 수 있게 된다면, 미래에는 적어도 간단한 수술은 외과 의사를 대체할 수 있는 로봇이 등장하게 될 것이다.

먼 미래가 아닌 현실에서도 로봇수술이 일부 적용되고 있다. 많은 조수의 도움 없이 외과 의사 한 명으로도 수술할 수 있어져 보조 인력이 감소된다. 이는 경제적인 측면과 더불어 최근 문제되는 외과계 전공의 부족, 주당 88시간 근무제 등과 관련해서는 유리할 수 있으나, 수술을 교육하는 구조에 변화가 생길 것이다. 지금까지는 제2조수로 기본을 배우고 제1조수가 되면 더 많은 술기를 경험해서 외과 전문의가 되는 구조였다면 로봇수술이 이루어지면 기존의 방식과는 다른 교육이 이루어져야 한다. 또 로봇수술이나 복강경수술에는 수술 시뮬레이션 장비가 많아서 이를 통한 별도 교육도 필요할 것이다.

미래 병원에는 3D 프린팅 기술의 도입도 예상된다. 3D 프린터는 일반적인 프린터와 출력 방식이 매우 다르지만 컴퓨터에서 제작된 정보를 실제 환경에 구현하는 프린터의 목적에는 본질적으로 부합하기 때문에 통칭하고 있다. 3D 프린팅 기술을 이용하면 수많은 의료 용품을 개인 주문에 맞추어 제작할 수 있게 된다. 현재는 의족이나 의수, 인공관절, 치아 등을 제작하고 있으나 머지않아 인간 세포를 직접 인쇄해서 장기를 만들어 이식하는 날이 올 것이다. 많은 환자가 장기이식을 기다리다 죽어 가는 현실에서 이는 매우 중요한 기술이다.

지금까지 로봇수술, 3D 프린팅 등 현재 진행되고 있거나 개발 가능성이 큰 기술에 대해 언급했다. 그러나 외과 의사들에게 진정한 위협은 이 기술들이 아닐 수 있다. 클레이튼 크리스텐슨Clayton Christensen 교수가 자신의 저서 《파괴적 의료혁신(2010)》에서 언급했듯이, 외과 문제 해결법은 외과 자체가 아닌 다른 곳에서 등장할 수 있기 때문이다. 암 백신의 개발, 수술보다 더 완치율 높은 신약의 개발 등으로 수술이란 행위 자체가 없어질 가능성도 염두에 두어야 한다. 국소 치료의 한 방법인 방사선 치료가 발달해 수술과 같은 효과를 얻을 수 있을 때 환자들이 어느 치료를 선택할지도 자명하다.

어떻게 대응할 것인가?

기계는 인간과 완전히 다른 작동 방식으로 매우 어려운 작업을 수행할 수 있을 뿐 아니라 때로는 인간을 능가하기도 한다. 점점 유능해지는 기계로 더 많은 작업을 할 수 있게 될 것이고 따라서 인간만이 수행할 수 있는 고유의 작업 영역이 사라질지도 모른다. 필자는 미래를 예측하는 예언자나 과학자가 아닌, 한 사람의 의사로서 이 글을 썼다. 미래가 어떻게 변화할지는 아무도 모른다. 지금은 단지 꿈같은 일일지 모르지만, 또 어떤 발전적인 변화가 일어나 현실이 될지도 모른다. 외과 의사라는 직업 자체가 사라지지는 않더라도 현실에 안주하여 변화를 무조건 거부하고 비판해선 안 된다. 새로운 미래를 위해서는 위기의식을 갖고 신기술을 접하면서 늘 준비하는 자세가 필요하다. 혁명은 이미 시작되었다.

정형외과의 미래

임승재[*]

　구글이 내세운 알파고의 선전으로 세계의 이목이 인공지능 기술 발전으로 쏠리고 있는 가운데 이러한 첨단과학기술이 의료계에 미칠 영향 역시 주목받고 있다. 미국 IBM에서는 메모리얼 슬로언 케터링 암센터에 왓슨 플랫폼을 적용하여 의사들이 암 환자를 진단하고 치료하는 데 활용하도록 하고 있다. 우리나라에서도 기존에 허가된 수술용 로봇의 기술적 발전뿐만 아니라, 국내 최초로 수술로봇 시스템이 개발되어 식약처의 허가를 받는 등, 인공지능 기술의 발달과 적용은 전 세계적으로 활발히 이루어지고 있다.

　가까운 미래에 본격적으로 인공지능 시대가 시작되면 그 잠재력과 미래는 예측하기조차 어려워진다. 과학에 기반을 둔 새로운 산업기술로 일상생활은 혁신적으로 변화하게 되며, 의료 분야 역시 획기적으로 발전하게 될 것이다. 이러한 신기술의 발전은 '발상-발명-혁신idea-invention-innovation' 단계

---

[*] 성균관대학교 의과대학 삼성서울병원 정형외과 부교수

를 거쳐 이루어질 것이다. 정형외과 수술실의 환경 역시 획기적으로 변모하게 될 것으로 보이며, C-Arms, CT, MRI, 내비게이션 등의 각종 최신 영상 장비로 둘러싸인 하이브리드 수술실에서 정형외과 의사들은 더 쉽고 정확하게 수술할 수 있게 된다.

컴퓨터 보조 정형외과 수술

우리 몸의 뼈는 방사선 사진, 투시 검사기fluoroscopy, CT 등에서 정확한 영상을 얻을 수 있고, 3차원적 재구성이 쉬우며, 수술 전 계획과 수술 후 평가가 정확하게 연계될 수 있는 특징으로 '컴퓨터 보조 수술'에 가장 적합한 조직이라 할 수 있다. 컴퓨터 보조 수술은 인공관절을 비롯하여 절골술, 십자인대재건술, 골절정복술, 척추수술, 종양제거수술 등 뼈에 행해지는 대부분 수술에 이용될 수 있다. 광의적으로는 수술에 도움을 주는 생체공학bio-mechatronics과 새로운 영상 기법의 개발과도 연계될 수 있다. 이 중 고관절과 슬관절 인공관절 치환술이 가장 흔히 사용되며 기구도 다양하게 개발되고 있다.

인공관절수술에 인공삽입물의 위치는 중요한 역할을 한다. 부정 위치는 단기적으로 탈구의 직접적인 원인이 되고, 인공삽입물의 충돌을 일으킨다. 장기적으로는 마모와 라이너의 파손, 그리고 인공삽입물의 안전성에 영향을 준다. 인공삽입물 충돌의 위험은 아시아인에게 더 높다. 그 이유는 가부좌 자세로 앉기, 쪼그려 앉기 등의 습관 때문이며, 비교적 젊은 연령대에 인공관절수술을 받은 환자들이 많기 때문이다. 따라서 한국인을 비롯한 아시아인에게는 인공삽입물의 정확한 위치가 특히 중요하다. 그러나 임시변통의 방법을 이용한 인공관절수술에서는 삽입물의 위치가 언제나 정확할 수 없고, 삽입물의 위치를 수치상으로 평가할 수도 없다.

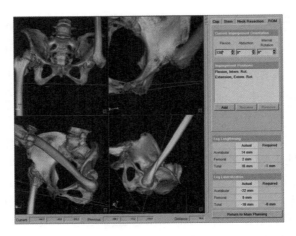

그림24-1. CT 기반 내비게이션 [출처: https://synapse.koreamed.org/
DOIx.php?id=10.5371/hp.2017.29.1.1.]

　이런 이유로 인공고관절 전치환술 분야에서는 삽입물을 더 정확하게 위
치시키기 위해 '컴퓨터 보조 정형외과 수술CAOS; Computer Assisted Orthopaedic Surgery'
을 적용한다. 컴퓨터 보조 정형외과 수술은 수술기구의 사용 주체와 작동
법에 따라 수동적passive, 반능동적semi-active, 능동적active 시스템으로 분류된다.
　수동적 시스템은 수술 전 계획, 수술 모의, 수술 중 술자의 가이드 역할
을 하며 내비게이션이 이에 속한다. 내비게이션은 수술 중 필요한 정보를
술자에게 제공하지만, 능동적인 동작을 하지 않고 술자의 동작을 제한하지
도 않는다. 영상의 사용 여부에 따라 크게 영상기반 시스템image based system과
무영상 시스템imageless system으로 나뉘며, 영상기반 시스템은 CT, MRI, 투시
검사기의 정보를 이용한다. 컴퓨터와 주변 기기를 통하여 술자는 해부학적
영상, 삽입물의 정보, 술기 정보 등을 얻어 수술에 활용할 수 있다.
　반능동적인 시스템은 수술 전 계획된 동작을 집도의의 손에 의해 로봇
이 행하는 것이다. 대표적인 반능동적 수술용 로봇으로는 마코Mako가 있다.

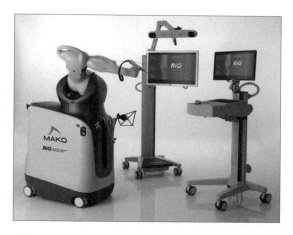

그림24-2. CT 기반 정형외과 수술용 로봇 마코 [출처: Canberra Orthopae-
dics. http://canberraorthopaedic.com.au/robotic-partial-knee-replace-
ment-surgery.]

이 로봇은 수술 전에 환자의 CT 영상을 토대로 3D 모델을 형성한 후 수술
계획을 세우고 햅틱haptic 시스템을 이용해 수술을 진행한다. 수술이 계획된
범위에서 벗어나려고 하면 더 진행될 수 없게 하여 수술의 안전도를 높이
는 역할도 한다.

 능동적 시스템은 술자에 의해 계획된 동작을 수술 중에 컴퓨터가 직
접 환자에게 시행하는 것으로, 대표적인 능동적 수술용 로봇으로 로보닥
Robodoc이 있다. 로보닥은 세계 최초로 개발된 정형외과 자동수술로봇이다.
먼저 수술 전 환자의 CT 영상을 토대로 계획하고, 가상 수술을 시행하며,
최종적으로 의사가 계획한 대로 로봇이 수술을 시행한다.

3D 바이오 프린팅과 증강현실

 오늘날 고정밀 3D 프린터가 상업화되고 생체친화성 또는 생분해성 고분

자를 이용한 프린팅이 가능해지면서, 본격적으로 의료 분야에서의 3D 프린팅이 연구되기 시작했다. 본격적으로 인체에 삽입할 수 있는 재료를 이용해 환자의 신체 일부나 장기를 만들어 내는 바이오 프린팅의 시대가 열린 것이다. 이제 의료 분야에서 3D 프린팅은 환자 맞춤형 수술도구, 수술 가이드, 보조기나 재활도구, 스캐폴드, 임플란트 등 다양한 의료 도구 및 임상지원 제품을 제작할 수 있는 영역에 이르기까지 활용이 확대되고 있다.

이에 대한 산업적 기대 효과로는 먼저 새로운 보건산업 비즈니스 모형을 들 수 있다. 인체에 가장 적합한 소재를 만들기 위한 연구가 활발히 진행되고 있으며, 3D 바이오 프린팅 소재가 다양화되면서 새로운 융합 분야로의 확대가 가능해지고 있다. 또한 3D 프린팅 산업을 위해서는 캐드·캠 3D 기술자와 3D 프린터를 운영할 기술자가 필요하다. 의료 프린팅에 특화된 '보건산업 디자이너'라는 새로운 직업이 등장할 수도 있다. 환자의 CT 및 MRI 기록을 기반으로 실제 모형을 3D 프린팅하여 수술 전 각계 전문가들

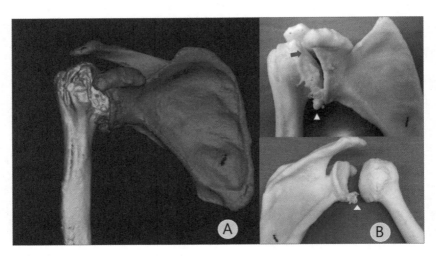

그림24-3. (A) 환자 CT 데이터 기반의 3D 프린팅 (B) 3D 프린팅된 제품

과 모의 수술을 진행하고 사전 연습도 할 수 있게 될 것이다.

이러한 바이오 3D 프린팅의 발달로 의료의 질 향상이 예상된다. 예를 들어 심각한 외상 환자는 특정 조직과 골이 소실되어 영구적인 기능장애를 입는 경우가 많다. 이때 인체에 적합한 소재로 소실된 골이나 피부를 해당 부위에 직접 프린팅하여 치료할 수 있다면 최상의 결과를 가져올 수 있다.

안전성 검증은 무엇보다 중요한 문제다. 만약 3D 프린팅된 제품의 안정성이 확보되지 않는다면 각종 부작용이 나타날 수 있으며, 환자들에게 경제적·심리적 타격을 입혀 바이오 프린팅 산업의 역량을 후퇴시킬 수 있다. 유럽과 미국에서는 이미 보건산업에 접목되는 3D 프린팅 기술의 안전성 확보와 검증 작업을 시행하고 있다. 의료 분야의 3D 프린터의 하드웨어 및 소프트웨어의 호환성 확보가 3D 프린팅 산업의 발전에서 매우 중요한 만큼, 우리나라에서도 국제표준화 활동과 더불어 특허 공략과 연구가 필요하다. 향후 3D 바이오 프린팅은 더욱 효율적인 공정 개발, 소재의 지속적인 연구, 체내에서의 안전성 검증이 지속해서 이루어져 활용 범위가 확장될 것이며, 약물 방출 및 전기적 기능성을 추가하여 단순 프린팅을 넘어 다방면에서의 활용이 이루어질 것으로 보인다.

3D 바이오 프린팅 기술과 더불어, 증강현실 기술 역시 여러 분야에서 관심을 끌고 있다. 증강현실 기술은 특히 관절경 등 내시경 시스템을 사용하는 수술에서 장기 내 종양이나 혈관, 신경 등을 가시화하여 수술의 정확성과 안전성을 높이는 데 기여할 수 있다. 최근 한 연구에서는 CT나 MRI 등 영상진단 이미지를 통해 확보한 종양의 위치와 크기를 프로그램에 입력하면 사용자 눈에 보이지 않던 종양의 위치가 태블릿 PC에 표시되는 기술을 구현했다. 이를 통하여 연구팀은 증강현실을 이용한 골종양절제술이 기존의 수술법보다 정확도가 높다는 사실을 증명했다.

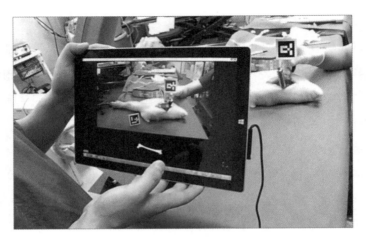

그림24-4. 증강현실 기술이 적용된 태블릿 PC를 통해 수술 범위를 결정하는 모습 [출처: Cho HS, et al. 2017. "Augmented reality in bone tumour resection: An experimental study". *Bone Joint Res* 6(3): 137-143.]

마치며

눈부시게 발전하는 첨단과학기술이 국내 정형외과 영역에 접목되기까지 아직도 많은 제약이 남아 있다. 이러한 첨단기술의 도입이 수술 결과를 향상하고 의료 수준을 높이는 데 공헌한다는 사실은 과학적으로 점차 증명되고 있으나, 경제적인 측면에서도 경쟁력이 있는지 의료공급자와 소비자, 정책기관 사이에 공감대가 형성되어야 한다. 향후 장기적인 임상시험을 통한 안전성 점검뿐만 아니라, 객관적인 비용 효과cost-effectiveness의 검증 역시 필요하겠다.

신경외과의 미래

이정일*

　　신경외과는 임상의학 분야 중 비교적 그 역사가 짧다. 대체로 현대적인
개념의 신경외과는 1900년대 초반에 주로 활동했던 미국 신경외과 의사
하비 쿠싱Harvey Cushing에 의해 시작되었다. 이후 신경외과에서 가장 중요한
흐름은 수술현미경을 이용한 미세현미경 수술법의 발전이라고 할 수 있다.
그리고 20세기 말부터 가속되고 있는 눈부신 기술의 발전으로 과거에는
전혀 상상할 수 없었던 치료법이 탄생하게 되었다. 의공학 기술의 발전과
도입이 어느 임상 분야보다 빠르고 광범위하게 이루어지는 분야가 바로 신
경외과이다. 이제 미세현미경 수술의 시대는 가고 있으며, 앞으로의 발전
양상을 예측하기 쉽지는 않지만 적어도 현재 진행되는 몇 가지 흐름에 더
욱 가속도가 붙을 것으로 예상한다.

---

* 성균관대학교 의과대학 삼성서울병원 신경외과 교수, 삼성서울병원 뇌종양센터장

저침습적 치료법의 일반화

그 흐름 중 하나가 저침습 치료의 일반화이다. 대표적으로 방사선 수술법을 들 수 있다. 1967년 스웨덴에서 처음으로 감마나이프Gamma knife 장비가 제작되었다. 감마선을 정확히 원하는 부위에 집중시켜 관혈적인 수술을 하지 않고도 두개 내의 각종 병변을 치료하는 방식이다. 감마나이프에 의한 치료는 전신마취가 필요하지 않고 두개골을 절개하지 않으며 하루 안에 큰 고통 없이 치료를 마칠 수 있다는 장점이 있다. 특별한 회복 기간 없이도 일상생활에 바로 복귀할 수 있으며, 시술로 인한 치명적인 합병증이 발생하지도 않는다. 감마나이프는 미국에서 1987년경 본격적으로 도입되었고, 우리나라에는 1990년에 처음 도입되었으며, 여러 번의 모델 변경을 통해 정확성·효율성·편의성 등이 크게 향상되었다. 각종 뇌종양, 혈관 질환, 통증 등의 기능적 질환 등 수술이 필요한 거의 모든 뇌 질환이 방사선 수술의 적응증이다. 초기에는 수술이나 분할 방사선 치료 등 일부 상황에 국한해 이루어졌으나, 이후 점차 저변을 확대해 현재 적지 않은 질환에서 가장 일반적으로 적용되는 치료법이 되었다. 예를 들어 전정신경초종 환자의 절반 이상은 진단 후 첫 치료로 감마나이프 방사선 수술을 받는다. 뇌동정맥 기형 환자의 70% 이상이 기존 수술법이 아닌 감마나이프 방사선 수술을 받는 것으로 추정된다. 전이성 뇌종양은 암 환자의 약 30%에서 발생할 정도로 주요 사망 원인 중 하나이며 신경계를 침범하는 가장 흔한 악성 종양이다. 전이성 뇌종양 치료를 위해 최근에는 감마나이프 방사선 수술이 가장 흔히 이용되는 일차적인 치료법이 되었으며, 과거에 가장 많이 이용되던 전뇌 방사선 치료는 오히려 예외적인 치료법이 되었다.

이러한 발전으로 교과서에 기술되었던 기존 원칙들을 전면적으로 바꾸어야 하는 상황이 되었다. 과거에 우리가 잘 알던 뇌수술이 완전히 사라지지는 않겠지만 그 활용 빈도는 현저하게 낮아지고 있으며, 감마나이프 방사선 수술로 대표되는 저침습적 치료법으로 대치되는 추세다.

신기술의 도입

이미 확립된 치료법인 감마나이프 방사선 수술 외에도 각종 새로운 기술이 계속 도입되고 있다. 최근 몇 년 사이 실용화된 대표적인 두 가지 치료법을 소개하면, 하나는 자기공명영상 유도하에 초음파를 집속시켜 뇌 병변을 치료하는 방법이고, 다른 하나는 역시 자기공명영상 유도하에 레이저로 원하는 부위를 가열하여 파괴하는 방법이다. 전술한 초음파에 의한 방법은 감마나이프 방사선 수술과 마찬가지로 두개골을 절개하거나 천공하지 않고 치료한다. 이 치료법은 과거에 고주파를 이용하여 손 떨림, 파킨슨병, 정신 질환 등을 침습적으로 치료하던 방식을 대부분 대치할 것으로 예상한다. 레이저에 의한 방법은 두개골에 작은 천공을 내고 레이저 탐침을 삽입하여 비교적 넓은 부위에 걸쳐 열로 인한 치료 효과를 발생시킨다. 예를 들어 현재까지도 표준적인 치료로 인정받는 뇌전증 환자의 측두엽절제술을 대치할 수 있으며, 각종 난치성 종양 치료법으로도 발전하고 있다. 이러한 기법들은 전술한 방사선 수술과 마찬가지로 과거의 미세현미경 수술이나 관혈적인 수술을 훨씬 안전하고 효과적으로 대치한다. 수술에 대한 부담 때문에 치료받지 못하던 환자들에게 이러한 저침습적 치료법을 쉽게 적용할 수 있게 될 것이다.

불가피하게 기존의 방법으로 수술해야 할 때라도 기술의 발전은 수술실 풍경에 큰 변화를 가져온다. 자동차 내비게이션과 마찬가지로 '수술 중 내비게이션'은 현재 접근하는 위치를 컴퓨터 화면에 실시간으로 표시해 주는 영상 장치다. 이미 기본적인 수술 장비로 간주되고 있지만 해부학적인 정보뿐만 아니라 각종 기능적인 정보도 표기해 주는 방향으로 발전하고 있다.

수술로봇은 수술 중 내비게이션에서 한 걸음 더 나아간 기술이다. 수술하고 있는 현재의 위치를 보여 줄 뿐만 아니라, 사용자가 지정한 위치를 스스로 찾아가는 기능이 있다. 자동차의 자율주행 기능에 비유할 수 있다. 수술 중 실시간으로 영상검사를 할 수도 있다.

현재 비용 문제로 보급이 제한적인 수술 중 MRI 촬영 등이 앞으로는 더욱 보편화될 것이다. 이제 더는 메스, 수술가위, 미세수술기구, 수술현미경 정도의 도구로 신경외과 수술실을 운영하기 어렵다. 대신 여러 대의 컴퓨터와 디스플레이, CT 및 MRI 등 영상 장비, 수술로봇 그리고 이 장비들 간 실시간 네트워크 환경을 갖추게 되면서 마치 실험실 같은 분위기가 될 것이다.

물론 이러한 변화가 자동적으로 이루어지는 것은 아니다. 현재 우리나라는 의료의 공익성과 접근성, 평등한 기회 보장 등이 강조되는 저수가 체계를 국가가 관리하면서도 공적 지원은 거의 없어서 개별 병원 수준에서 새로운 장비나 기술을 도입해야 하는 어려움이 있다. 이러한 발전된 기술을 활용하기 위해서는 기하급수적으로 증가하는 소요 재원을 어떻게 조달할지가 기술 개발이나 습득보다 더 어려운 문제이다.

조기 진단과 예방적 치료의 보편화

다른 임상의학도 마찬가지겠지만 신경계 질환에서도 조기 진단과 예방적 치료가 더욱 보편화될 것이다. 최근에는 영상 기법의 발전과 검진의 보편화로 인해 파열되지 않은 뇌동맥류나 무증상의 뇌종양을 발견하는 일이 현저히 늘었다. 이렇게 발견된 질환에 동맥색전술이나 감마나이프 방사선 수술과 같은 비수술적 치료를 압도적으로 적용하게 될 것이다. 증상이 없는 상태에서 발견된 환자들 모두가 의학적 치료를 필요로 하는 건 아니지만, 전향적인 치료에 따른 위험부담은 기술의 발전에 따라 점점 더 낮아질 것이기에 치료 적응증의 범위도 그에 따라 점점 더 넓어질 것이다. 당연히 더 많은 사람이 조기 진단과 예방적 치료의 혜택을 보게 되고, 질환이 진행된 상태에서 위험한 치료를 감행해야 하는 일도 훨씬 줄어들 것이다. 그러나 현재 우리나라 의료 체계가 근본적인 변화 없이 지속된다면 저침습적이고 비수술적인 치료가 남용될 우려가 있음은 부인할 수 없다.

이러한 기술의 발전으로 기존 방식의 수술 빈도는 훨씬 낮아질 것이다. 기존 방식의 수술을 하더라도 발전된 장비와 기술이 수술의 성패에 더 큰 영향을 미치게 된다. 이로 인한 부정적인 측면도 있다. 경험 많고 난도 높은 수술을 할 수 있는 의사를 지금처럼 쉽게 찾기 어려워질 것이다.

신경계 조율

신경외과 영역에서 최근 가장 획기적인 발전은 '신경계 조율neuromodulation' 분야에 있다. 이는 신경계의 해부학적인 구조를 파괴적으로 변형시키지 않고 그대로 유지하면서 이상 기능만을 정상화하거나, 잃어버린 기능을 복원하는 치료법이다. 약물이나 전기적 자극을 전달하여 기능을 조절하는 방식이며 대표적으로 뇌심부자극술이 있다.

뇌심부자극술은 수십 년 전부터 시도되었으나 본격적으로 임상에 적용된 건 1987년경이었다. 특정 뇌 부위에 전극을 영구적으로 삽입한 후 역시 체내에 삽입된 신호발생기 및 전원장치로 뇌에 전기 에너지를 전달하면, 해당 부위의 기능이 전기자극으로 억제되거나 변화되어 전체적으로 기능이 호전된다. 현재 가장 많이 쓰이는 경우는 수년간 약물치료를 받은 파킨슨병 환자가 약물 반응의 변동이 심하거나 약물로 인한 이상운동증 등의 부작용이 발생할 때며, 이런 상황에서 유일하게 할 수 있는 치료법이기도 하다. 손 떨림, 근이상긴장증, 사경斜頸 등의 각종 운동장애 질환이 주요 대상이었으나 최근에는 약물에 불응하는 뇌전증이나 강박신경증 등의 정신질환에서도 적용된다.

뇌심부자극술 이외에 척추 통증을 조절하는 척수자극술, 뇌전증에 대한 미주신경자극술, 통증이나 배뇨기능장애 등에 대한 각종 말초신경자극술 등이 이미 임상에 적용되고 있다. 우울증, 이명, 외상 후 스트레스 장애 등의 정신장애와 같이 우리가 생각할 수 있는 거의 모든 기능적 영역으로 확장되는 것이다. 초기의 전기자극술이 일방적인 신호 전달 체계라면, 앞으로 개발될 방식은 몸 상태나 생체신호 등을 파악해 치료를 위한 전기신호를 적절히 조절하는 '닫힌고리체계closed-loop system'일 것이다.

이상 기능의 균형을 이루는 것 이외에, 완전히 소실된 기능을 복원하는 시술법도 눈부시게 발전하고 있다. 청력소실 환자에게 인공와우를 이식해 청력을 복원하는 치료법처럼 앞으로는 실명 환자의 시력 복원 치료법, 사지마비 환자의 각종 생체신호를 인공 팔다리에 전달하여 운동능력을 복원하는 치료법 등이 수년 내에 임상진료 현장에 도입될 전망이다. 고령화사회에서 가장 흔한 신경계 퇴행성 질환인 알츠하이머병과 같은 치매 질환에도 인지기능의 개선을 위한 뇌심부자극술이 시도되고 있다. 심지어 컴퓨터가 외부 기억 장치에 정보를 저장하듯, 인간 뇌에 저장된 정보나 정서적인 상태 등을 외부 장치로 내려받아 보존한다는 마치 공상과학영화나 소설 같은 방식이 진지하게 토의되고 있다.

최근 얼마간 줄기세포에 의하여 기능을 개선하거나 복원하고자 하는 연구가 주목을 받기도 했지만, 실질적으로 현실에 응용할 수 있는 성과는 기대에 미치지 못한 것이 사실이다. 앞으로도 어떤 획기적인 전기가 없이는 가까운 미래에 적용할 수 있는 뚜렷한 발전을 기대하기 어려울 것으로 보인다. 반면 뇌 과학과 전자통신기술의 발전이 융합하여 이루어지는 영역이 신경계 조율이며 현재 진행되는 발전 양상은 상상의 범위를 넘어선다. 결과적으로 인간의 모든 육체적·정신적 기능을 조절할 수 있을 것이라는 견해는 결코 지나치지 않다. 전문가 대부분은 미래에 기술적 한계는 문제되지 않을 거라고 예견한다. 신경계 조율 분야에서도 기술적인 장애를 극복할 수는 있겠지만, 오히려 뇌 기능 중에서도 비교적 단순한 수준을 넘어 인간 특유의 복잡한 정신 기능까지 조율하는 기술로 인해 발생할 윤리적인 난제 해결이 훨씬 더 중대한 사안일 수 있다.

흉부외과의 미래

조양현[*]

미래 흉부외과의 모습을 예측하려면 지금까지의 발전 방향과 현재 흉부외과가 안고 있는 과제를 먼저 알아야 한다. 흉부외과가 안고 있는 과제 중 하나는 진료의 표준화이다. 또한 수술적 측면에서 침습도는 낮추고 수술 성적은 높이면서 병원이나 집도의 사이의 편차를 최소화해야 한다. 또 다른 과제는 암 환자와 심혈관 환자가 계속 증가하는 가운데, 새로운 항암치료제나 스텐트 시술과 같은 내과적 중재 치료의 발전과 함께 시너지 효과를 내는 것이다.

흉강경수술의 발전

환자들이 수술을 꺼리는 주요 이유 중 하나가 절개에 대한 부정적 인식

---

[*] 성균관대학교 의과대학 삼성서울병원 흉부외과 부교수

때문이다. 절개는 통증과 흉터를 동반하므로 침습도를 낮추기 위해 절개 크기를 줄이는 방향으로 발전하고 있다. 정중흉골절개술은 가슴을 보호하고 있는 흉골을 정중앙에서 상하 방향으로 절개하는 방식으로, 절개의 크기를 줄이는 데 한계가 있다. 따라서 기술적으로 정중흉골절개가 꼭 필요하지 않을 땐 흉강경을 사용하는 수술이 시행된다. 이미 폐식도외과 수술 대부분은 흉강경을 사용하고 있으며, 심장외과에서도 심방중격결손 봉합처럼 기술적 난도가 비교적 높지 않은 수술에는 흉강경을 사용하는 경우가 점점 늘고 있다.

이러한 흉강경수술은 기구의 발전과 모니터 화질의 개선 등으로 적용 분야가 넓어지고 있지만, 흉강경이 직선적인 도구라는 점에서 한계가 있다. 즉 장애물 뒤에 숨어 있는 대상을 보거나 접근하는 일이 불가능하다. 흉강경수술 도구에 관절을 넣어 여러 각도에서 수술 부위에 접근하려는 노력이 있으나 아직 임상에 사용될 정도로 실용화되지는 못했다.

흉강경은 보통 2차원으로 표현된다. 이미 익숙한 외과 의사에게는 사용에 지장은 없지만, 2D 화면의 특성상 원근감이 잘 드러나지 않는 단점이 있다. 일부 업체에서 개발하여 임상에서 사용되고 있는 3D 흉강경은 수술 진행을 입체적으로 파악할 수 있게 한다는 장점이 있다. 이는 앞으로 가상현실 기기로 대체될 뿐만 아니라 증강현실 기술도 도입될 것으로 보인다. 흉강경을 통해 들어온 이미지 정보들은 재처리되어 주요 장기와 해부학적 랜드마크를 모니터에 표시한다. 예를 들어 횡격막 신경이나 되돌이 후두 신경은 주변 구조물을 통해 위치 정보가 모니터에 표시되도록 할 수 있다. 또한 미세하게 출혈이 있는 곳을 발견하고 표시해서 알려 주는 기능을 적용할 수 있다. 이러한 기능들은 결국 환자 안전에 도움이 되며 수술 성적 향상과 의료비용 절감에도 도움이 될 것이다.

로봇수술

로봇수술이 발전하면서 도구에 관절을 넣어 다양한 각도에서 수술 부위를 관찰할 수 있게 되었다. 또한 손과 손목의 움직임을 그대로 재현할 수 있어 흉강경과 비교해 수술 부위로의 접근 및 조작 제한이 줄었다. 그러나 현재의 기술로는 조직의 촉감까지 집도의에게 전달할 수 없어서 손상되기 쉬운 조직을 조작하고 다루기 어렵다. 로봇의 손이 일정 강도 이상의 힘을 주지 않도록 설정하여 조직의 손상을 최소화하는 기술 적용이 필요하며, 미래에는 로봇이 느끼는 촉감을 집도의가 손으로 느낄 수 있는 수준까지 기술이 개발될 것이다.

진료 표준화와 의료 질 관리

흉부외과 수술의 성적은 병원이나 집도의에 따라 큰 편차를 보이며, 흉부외과 수술에 투여되는 자원 역시 적지 않은 차이를 보이는 것으로 나타났다. 수술 사례가 많고 집도의의 경험이 풍부하며 검사 및 진료 협진 체계가 잘 갖추어진 대형병원이 더 좋은 성적을 보이는 건 자연스러운 일일 수 있지만, 대형병원으로의 환자쏠림 현상은 다른 진료과와 마찬가지로 의료 자원의 불균형을 일으킨다. 또한 수술에서 배제되는 병원에 수련 및 진료의 질 저하가 일어나는 악순환을 초래하게 된다. 흉부외과 수술은 환자의 생명과 직결되는 경우가 많은 만큼 수술 결과를 일관성 있게 유지하고 수술 성적을 높여야 한다. 이러한 이유로 환자 선택에서부터 수술과 수술 후 진료에 이르기까지 전 과정을 표준화하는 일은 매우 중요하다. 이미 선진국에서는 진료 표준화와 의료 질 관리 분야에 많은 투자를 하고 있다.

전술한 바와 같이 흉부외과 수술에 필요한 최소 침습적 수술 장비와 기구 대부분이 고가다 보니, 다른 부분에서의 비용 절감 압력이 매우 높아질 것이다. 비용 절감의 측면에서도 진료 및 수술법의 표준화는 중요하게 다뤄진다. 과거에는 외과 의사별로 수술법의 차이가 나는 경우가 흔했지만 현재는 동영상 공유를 통해 최적의 수술 기법이 표준화될 가능성이 높아졌다. 물론 개별화된 치료나 집도의의 특성이 반영된 진료도 여전히 중요한 부분 중 하나지만, 표준화할 수 있는 부분을 다양성이라는 이유로 유지하는 모습은 점차 사라질 것이다.

실제로 흉부외과 학회에서 어떤 수술법이 더 좋은가 질문하는 모습을 더는 보기 어려워졌다. 특정 외과 의사의 수술법을 보기 위해 현장 연수가는 일도 급속히 줄었다. 실제로 유튜브에서 검색하면 세계 유수 병원과 유명 외과 의사들의 수술 장면을 자세한 설명과 함께 동영상으로 볼 수 있다. 수술법에 따른 장기 예후의 차이도 인터넷 문헌 검색을 통해 쉽게 찾아볼 수 있다. 이렇게 인터넷을 통한 수술 술기와 문헌 정보의 공유가 활발해지면서 예전보다 병원 간 혹은 외과 의사 간 차이는 점차 줄고 외과 의사의 학습 기간learning period 역시 훨씬 짧아질 것이다.

항암 및 방사선 치료

암 환자의 증가는 인구 고령화와 조기 검진 확대의 영향이 크다. 조기 검진의 확대는 초기 암 진단율을 높여 수술로 완치될 확률을 높여 준다. 현재 폐암이나 식도암의 근치적 치료는 수술이지만, 타 장기로의 전이가 진행된 암의 경우 수술적 치료만으로는 완치가 어려워 항암 및 방사선 치료를 시행하게 된다.

최근 암 연구의 발달로 소위 면역항암제라고 불리는 신약들이 봇물 터지듯 개발되고 있다. 면역항암제는 기존의 항암제보다 부작용이 적으면서 효과는 매우 뛰어나다고 알려져 있다. 일부 고형암은 항암 및 방사선 치료만으로 완치가 가능한 예도 있다. 따라서 앞으로는 기존 수술적 치료가 효과적이지 않은 것으로 여겨진 병기의 환자들에게도 항암 및 방사선 치료를 통해 수술이 가능한 수준으로 퇴행시킨 후 외과적 절제를 시도하는 경우가 늘 것이다. 항암 및 방사선 치료만으로 암이 완치되는 날이 오기 전에는 외과적 흉부종양절제술이 중요한 역할을 할 것으로 보인다.

심장 질환

관상동맥 질환은 가장 흔한 유형의 심장 질환이다. 심장은 쉬지 않고 뛰는 장기로 산소 소모량이 많다. 심장의 산소 공급에 중요한 역할을 하는 건 혈액이다. 혈액은 혈관을 통해 이동하며, 혈관이 동맥경화 등으로 좁아지면 근육의 혈액 공급량이 줄어 심장이 필요한 만큼의 산소를 공급받지 못하게 된다. 좁은 관상동맥을 넓히기 위해서 협착이 있는 병변에 스텐트를 삽입하는 방법이 주로 사용되지만, 여러 관상동맥에 병변이 있거나 좌주관상동맥에 협착이 심할 때는 관상동맥우회술과 같은 수술적 치료가 주로 사용된다. 관상동맥우회술은 전통적으로 내흉동맥이나 대퇴정맥을 떼어 관상동맥 협착 부위 원위부에 연결하는 방법으로 시행되었다. 이 수술법은 최근 수술 절개를 최소화하는 방향으로 발전하고 있다.

최소 침습 수술법의 발달과 별개로 관상동맥을 대체하는 혈관의 개발도 눈여겨볼 만하다. 현재 관상동맥 이식편으로 주로 사용되는 조직은 자기 몸에서 떼어 낸 대퇴정맥과 내흉동맥이다. 이들 이식편의 5년 개통률(막히지 않고 유지되는 비율)은 80~90% 정도로 비교적 우수하다. 그러나 자기 몸에서 떼어 내는 과정이 침습적일 뿐만 아니라 시간이 소모되며, 과정 중 손상이 일어나거나 기존에 환자에게 있던 혈관 질환으로 항상 가능하지는 않다는 제한점이 있다. 따라서 대동맥과 같은 다른 혈관 질환과 마찬가지로 시판되는 인공혈관이 있다면 매우 유용하게 사용될 것이다. 현재 고어텍스PTFE 재질의 인공혈관으로 관상동맥우회술을 시행할 경우 5년 개통률이 20%에 미치지 못하여 임상적으로 사용할 수 있는 수준은 아니다. 하지만 미래에는 조직공학이 적용된 이식혈관이 개발되어 필요한 지름과 길이의 혈관이 미리 준비된 상태에서 관상동맥우회술을 할 수 있게 될 것이다.

조직공학을 이용한 이식혈관 개발법은 크게 두 가지로 나눌 수 있다. 먼저 혈관으로 분화 가능한 세포(인체에서 분리)를 혈관 모양의 틀에 넣고, 생물학 반응기에서 일정 시간 키워 혈관으로 성숙시키는 방법이다. 이렇게 만들어진 혈관은 인체에서 유래한 세포로만 이루어져 있어 면역학적으로 거부반응을 일으킬 염려가 적다. 하지만 높은 압력을 견디면서도 잘 늘어나지 않고 유연해야 하는 혈관의 물리적 특성을 재현해 내기 위해서는 혈관내피세포와 중막, 외막과 그 주변의 탄성조직 및 결합조직이 세포에서 잘 분화되어 만들어져야 하는 과제가 있다.

또 다른 방법으로는 돼지나 소와 같은 다른 동물의 혈관을 채취하는 방법이다. 동물 혈관에 존재하는 세포를 모두 제거하고 탄성조직과 결합조직 등 혈관의 뼈대가 되는 구조만 유지한 상태에서 인체에서 분리한 세포를 옮겨 심어 자라게 한다. 이 방법으로 만들어지는 혈관은 면역거부반응이 적으면서 물리적인 특성이 우수하다는 장점이 있다.

판막은 심방과 심실, 또는 심실과 대혈관의 혈류 흐름을 일정한 방향으로 유지하면서 역류가 생기지 않도록 하는 구조물이다. 이러한 판막에 염증이 생기거나 석회화 등으로 구조적 변형이 생기면 판막의 기능이 제대로 유지될 수 없다. 초기 단계의 판막 질환은 약물을 통해 심장 기능을 유지하도록 하지만, 판막 변형이 진행되면 판막을 인공판막으로 교체하는 판막치환술을 시행해야 한다. 전통적인 판막치환술은 흉골을 절개하고 인공심폐기를 사용해 심장을 정지시킨 상태에서 시행하지만, 최근에는 흉골 절개 없이 대퇴 혈관을 통해 접힌 상태의 판막을 삽입한 후 병든 판막의 위치에서 펴지게 하여 기존 판막을 대체하는 시술이 시행되고 있다. 수술을 견디기 힘든 고위험 환자가 주로 시술의 대상이며 점차 적용 범위가 넓어질 것이다.

인공판막은 크게 기계 판막과 조직 판막으로 나뉜다. 먼저 기계 판막은 우수한 혈역학적 특성을 가지며 내구성이 높지만, 혈전이 만들어질 가능성이 커 항응고제를 계속 복용해야 하는 단점이 있다. 또한 혈액 내에서 이물질로 작용해 혈전이 잘 생성되고, 구조적 특성과 유체역학적 특성으로 인해 판막 표면에 혈전이 부착되고 점점 커진다. 현재 기계 판막의 표면처리에는 열처리된 탄소pyrolytic carbon가 주로 사용되지만, 미래에는 혈전이 잘 생성되거나 부착되지 않는 표면처리 기술이 개발될 것으로 보인다. 현재 연구 중인 다이아몬드 나노 결정을 판막에 코팅하는 기술, 산화타이타늄 나노 입자를 코팅하는 기술뿐만 아니라, 물리적 특성과 생체반응이 우수한 여러 신소재가 연구에 도입될 것이다. 이런 기술이 상용화된다면 환자들은 기계 판막으로 판막치환술을 시행 받은 후에도 항응고제를 복용하지 않거나 최소한의 항응고제만 복용할 수 있게 될 것이다.

조직 판막은 항응고제 복용이 필요하지 않지만, 면역반응이나 석회화 변성에 약해 장기적으로 내구성이 떨어진다는 단점이 있다. 이러한 단점에도 불구하고 항응고제 복용에 따른 출혈 관련 합병증을 피하기 위한 목적과 경피적 판막삽입술 적용의 확대로 조직 판막의 사용은 지속해서 늘어날 것이다.

낮은 내구성의 원인 중 하나인 면역반응의 극복을 위하여 조직공학의 도움을 받을 수 있다. 판막 모양의 틀에 세포를 이식해서 키우는 방법과 동물판막의 세포를 제거한 후 판막 구조에 인체 유래 세포를 이식하는 방법,

3D 프린터를 이용하는 방법이 시도되고 있다. 이러한 기술의 개발과 적용으로 조직 판막의 내구성은 더욱 개선될 것이다.

심부전은 심장 근육에 손상을 받아 충분한 혈액을 심장이 박출하지 못하게 되는 질환이다. 심부전 초기에는 약물의 도움과 생활방식 조절을 통해 증상의 호전을 기대해 볼 수 있지만, 심부전이 점차 진행되면 결국 심장이식을 해야 한다. 하지만 심장이식을 위한 공여 장기는 뇌사자 기증에 의존하는 수밖에 없고, 심부전 환자는 계속 증가하는 추세여서 필요한 공여 심장은 항상 부족하다.

이처럼 심장이식이 가능하지 않을 때 대안으로 고려하는 것이 인공심장이다. 인공심장은 기능에 따라 환자의 심장을 떼고 삽입하는 완전인공심장total artificial heart, 환자의 심실과 대혈관에 연결해 심실 기능을 돕도록 만들어진 보조인공심장ventricular assist device으로 나눌 수 있다. 보조인공심장은 점차 사용이 확대되고 있지만 완전인공심장은 혈전 생성, 감염, 소형화, 장치 제어 등 아직 해결해야 할 문제들이 남아 상용화되지 못하고 있다.

미래의 인공심장은 그 형태와 상관없이 체외전원장치와 제어장치의 소형화 및 무선화와 관련이 있을 것이다. 현재 보조인공심장의 체외전원장치 및 제어장치는 과거보다 크기가 많이 줄었지만, 배터리 수명 문제로 전원장치의 크기를 줄이는 것에 아직 한계가 있다. 또한 배터리는 연속적인 사용을 위해 반복적인 충전이 필요하며, 이는 환자의 활동에 제약 조건으로 작용한다. 향후 휴대용 연료전지가 상용화되면 충전이나 배터리 교환 없이 작은 크기의 연료 캡슐을 교환하는 것만으로 연속적 사용이 가능해질 것이다. 체외제어장치는 환자가 퇴원한 후 인공심장의 정상작동 여부를 모니터링하고 그 정보가 담당 의료진에게 자동으로 전송되는 방식으로 개발될 것이다.

심장수술의 많은 부분이 현재 급격히 발달하고 있는 각종 도관시술과 경쟁하고 있다. 특히 관상동맥, 대동맥, 대동맥 판막, 심방 혹은 심실중격 결손 등의 질환에서는 전통적인 수술의 역할이 줄고 있다. 반면 중재적 시술에 실패한 환자나 시술할 수 없는 고위험 환자를 대상으로 하는 수술은 과거보다 증가하고 있다. 따라서 흉부외과 의사는 고위험 환자에게는 고난도 수술을 더욱 안전하게 시행하고, 낮은 위험도의 수술은 로봇과 흉강경을 이용해 침습도를 최소화해야 하는 의료 환경에 놓여 있다. 일부 수술들은 중재적 시술과의 경계가 모호해지면서 많은 외과 의사들이 중재시술과 수술을 겸하게 될 것으로 예상한다. 이미 대동맥 질환이나 말초혈관 질환에서는 흉부외과 의사가 스텐트 삽입과 같은 중재적 시술을 겸하는 병원이 증가하고 있다.

미래 흉부외과 수술장의 모습(시나리오)

1. 폐식도외과

74세 남성 환자가 우상엽에 폐암이 진단되어 절제술을 시행하고자 한다. 이 환자가 처음 폐암 진단을 받은 건 1년 전으로, 처음에는 뇌와 간에 전이가 있어 수술할 수 없었다. 다행히 폐암에 효과적인 표적항암치료제에 잘 반응하여 전이암은 완치되었고 추가적인 전이는 발생하지 않았다. 하지만 원발암인 우상엽의 폐암은 크기가 최초 6cm였으나 지속적인 항암치료에도 크기가 3cm 이하로 줄지 않아서 수술로 절제하기로 결정했다.

수술대 위에 환자가 누워 있고 3cm가량의 구멍을 통해 수술용 로봇팔이 들어가 있다. 이 6세대 수술로봇은 하나의 구멍을 통해 카메라와 수술도구가 모두 진입하며, 조직의 질감을 집도의의 손가락에 간접적으로 전달하는 센서를 가지고 있다. 집도의는 로봇을 조정하는 제어장치에 가상현실 기기를 착용하고 앉아 있다. 음성을 인식하는 이 수술 시스템에 '흉강

내 탐색'을 명령하자 흉강경은 360도 회전하면서 흉벽과 폐, 혈관들을 관찰한다. 증강현실 표시를 위한 준비를 마치자 미리 입력한 수술명에 따라 우상엽 부분이 밝게 조영된다. 로봇수술 도구는 집도의의 손가락 움직임과 시선의 변화를 그대로 재현한다. 집도의가 수술을 시행하기 전 흉벽에 암전이 의심 병변이 있다는 알람이 뜬다. 집도의는 화면으로 전이 가능성 유무를 판단한다. 수술 전 검사에서 흉벽에 전이가 의심되는 병변은 없었지만, 육안으로 보이는 흉벽의 병변은 전이가 의심되는 병변이 맞았다. 집도의가 병변을 바라보면서 조직검사 버튼을 클릭하자 로봇팔은 1cm 크기의 원형 조직을 1mm 두께로 절제한다. 조직검사 결과는 음성이었다. 암세포에 면역형광염색을 빠르게 하는 방법이 개발되어 예전보다 동결절편검사의 정확도가 높아지고 시간은 단축되었다.

다시 우상엽절제술을 시작했다. 집도의는 경험이 많지 않지만, 어려운 상황이 발생하면 협력관계의 대형병원 흉부외과 대가大家를 실시간 연결해 토론할 수 있어 수술은 무리 없이 진행되었다. 이 병원은 각 진료과의 의사 선발 및 질 관리 등을 위해 협력 병원과 계약하여 서비스를 받고 있는데, 이 계약을 홍보함으로써 병원이 대도시 외곽에 있음에도 불구하고 많은 환자가 찾고 있다.

2. 심장외과

61세 남성 환자가 대동맥 협착과 협심증으로 대동맥판막치환술 및 관상동맥우회술을 받기로 되어 있다. 이 환자는 당뇨 및 만성 신부전으로 투석하는 상태였고, 내흉동맥은 근위부 협착이 있어 사용이 어려워 보였다. 수술은 하이브리드hybrid 수술방에서 시행하기로 했다. 이 수술방에는 수술용 로봇과 CT, 혈관 투시 장비가 갖추어져 있다.

집도의는 먼저 환자의 대퇴동맥에 도관을 넣고 기존의 판막을 대체할 조직 판막을 삽입했다. 이 판막은 환자의 세포를 미리 채취한 후 배양해 환자의 판막 모양으로 3D 프린트한 조직에 이식시켜 둔 제품이다. 이후 관상동맥우회술을 시작했다. 이번 관상동맥우회술은 로봇을 이용하여 흉골 절개 없이 시행할 계획이다. 관상동맥우회술에 사용할 혈관은 판막 주문 시 같이 요청해 둔 것으로 3mm 굵기의 돼지 혈관에 환자의 세포를 생착生著시킨 제품이었다. 관상동맥과의 문합이 끝나면 혈관조영술을 시행하여 문합이 잘 되었는지 바로 확인이 가능하므로 안전하게 수술을 진행할 수 있다. 문합할 부위에 대한 계획은 계약된 대형병원의 분야별 대가에게 이미 검토받은 상태이며, 이 병원의 의료진은 매주 대형병원과 화상회의를 통해 본 병원의 문제를 개선하려는 노력을 지속해서 하고 있다. 대형병원의 케이스도 함께 공유해 왔기 때문에 이 병원의 진료 수준은 대형병원과 동등한 것으로 평가된다.

수술 후 회복

수술이 끝난 환자는 표준화된 진료 프로토콜에 의해 회복이 진행된다. 중환자실에는 응급대응팀만 근무하고 있다. 중환자실은 e-ICU(인공지능 중환자실) 방식으로 운용되며, 두 대의 원격진료로봇이 10분 간격으로 회진하며 환자를 모니터링한다. 원격진료로봇의 투입으로 중환자실 간호 인력은 이전의 절반으로 줄었다. 이 로봇은 환자의 이상징후를 감지하여 즉시 원내 대응팀에 환자 상태를 보고하고, e-ICU 상황실에 데이터를 전송할 수 있다. 모든 임상진료과는 실시간 협진이 가능하며, 환자의 사소한 문제도 즉시 전문의의 의견을 구할 수 있다. 협진에 참여하는 전문의들은 재택근무로 원격진료하는 의사들이다.

환자들은 재활 보조용 로봇의 도움으로 앉고 걷는 운동을 시작한다. 이

로봇은 흉관, 산소, 인공호흡기 등을 안전하게 달고 다닐 수 있는 구조를 갖추고 있으며, 물리치료사와 재활의학과 의사의 처방과 인공지능의 도움으로 재활 강도를 점진적으로 조절해 환자가 스스로 운동할 수 있도록 돕는다.

퇴원 환자들은 웨어러블 기기와 병원의 원격진료 시스템 앱을 통해 관리받는다. 환자는 수술 자국을 앱에 올릴 수 있고, 환자의 활력징후가 실시간으로 의료진에게 전달되어 필요할 경우 가장 가까운 협력의료기관에 환자의 의료정보와 상태가 전송되어 진료를 받을 수 있다. 진료 내역은 협력병원에서 통합 운용하는 전자차트에 기록되어 수술한 병원과 공유된다. 협력병원은 인공지능과 지능형 검색 시스템이 통합된 프로그램으로 환자 상태에 가장 필요한 정보를 신속하게 파악하고 대처할 수 있다.

마치며

의료서비스는 환자의 이익과 편의를 증대시키는 방향으로 발전할 수밖에 없다. 미래의 흉부외과는 더 많은 환자에게 더 높은 수준의 의료서비스를 제공하면서 의료 수준의 평준화를 이루는 방향으로 발전해 나가게 될 것이다. 환자들은 흉부외과 수술을 받기 위해 멀리 떨어진 다른 도시의 병원에 가는 불편을 감수하지 않아도 되며, 복잡한 수술 및 시술을 가까운 병원에서 신속하고 안전하게 받을 수 있게 될 것이다.

현재의 흉부외과는 고위험 환자를 대상으로 고난도의 수술을 시행하여 높은 부가 가치를 창출해 왔다. 미래의 흉부외과 역시 첨단 의료 기술을 대거 도입해 환자의 안전을 보장하고 이익과 편의를 증대시키는 방향으로 발전해 나가게 될 것이다.

성형외과의 미래

오늘날 의료소비자의 관심은 '얼마나 오래 사는가?'(기대수명)에서 '어떻게 오래 사는가?'(건강수명)로 전환되고 있다. 18세기에서 20세기 초기의 헬스케어 1.0의 시대가 예방 접종과 청진기, 엑스레이 등의 도구를 사용하여 전염병 예방과 확산 방지에 주력하던 시기였다면, 20세기 말까지의 헬스케어 2.0 시대는 제약, 의료기기, 의료서비스의 산업화를 통한 질병 치료와 기대수명 연장의 시기였다. 그리고 21세기 이후는 기술 혁신을 토대로 예방과 관리를 통해 '건강수명 연장'과 '의료비 경감'의 요구가 충족되는 헬스케어 3.0 시대라 할 수 있다.

* 성균관대학교 의과대학 삼성서울병원 성형외과 교수

성형외과의 과거와 현재

미래 헬스케어 시대에서 성형외과의 미래를 예상하려면 '온고지신'이라는 말처럼 성형외과의 과거와 현재를 알아야 한다. '성형'의 영문 표기인 '플라스틱plastic'은 고대 그리스어인 '플라스티코스plastikos'에서 유래했다. 이는 주물이나 조형을 맞춘다는 의미이다.

성형외과적인 시도 및 시술은 인류의 역사와 함께 시작되었다고 볼 수 있으나, 1차 세계대전 이후 발생한 수많은 전상 환자의 치료 경험에서 파생된 두개안면성형craniofacial surgery의 발달로 성형외과는 외과 내에서 독자적인 학문 분야를 이루며 보편화되었다. 흔히 성형외과를 단순히 미용의 관점에서 이해하는 경우가 많지만, 성형외과는 신체의 구조적 변형이나 기형을 수정하고 기능상의 결함을 교정하는 치료를 시행하는 외과의 한 분야이다. 성형외과에서 다루는 신체 부위는 머리에서 발끝까지 우리 몸의 외부 전체라 할 수 있다.

성형외과는 오늘날에 이르러 여러 바이오 재료 및 지방, 뼈 등의 자가조직을 이용한 이식술을 비롯해 미세수술을 이용한 자가조직 피판술, 섬세하고 정교한 외과적 수술법, 레이저, 초음파, 고주파 등의 의료기기를 이용한 다양한 재건 및 미용수술 등을 발전시키기에 이르렀다.

현재 성형외과의 시술을 보면, 먼저 재건 성형 분야에서는 구순구개열과 같은 선천성 안면기형, 두개골조기유합증과 같은 선천성 두개안면기형, 안면 골절이나 각종 사고로 인해 생기는 얼굴 손상, 종양으로 인한 두경부 손상, 유방암으로 손상된 유방, 화상 부위, 당뇨로 인한 손발의 기형, 손에 발생한 손상 등에 재건 수술을 시행한다. 또한 안검 재건, 코 재건, 얼굴신경마비 재건, 체부 재건, 각종 종양 제거, 사지 재건 등을 포괄한다. 미용성형 분야에서는 눈꺼풀이나 코 등의 성형, 안면 윤곽, 안면 주름, 반흔 성형, 유방 성형, 각종 신체 윤곽 교정, 모발이식과 레이저, 초음파, 고주파 등의 시술을 시행하고 있다.

성형외과의 미래

미래의 성형외과는 단순히 기존 성형수술 기법을 발전시켜 나가는 것이 아닌, 새로운 혁신적인 발전이 이루어질 것으로 기대된다. 과학기술의 발달로 수명이 연장될 뿐만 아니라, 기능적으로도 건강을 오래 유지하게 되면서 외모에 대한 요구needs 역시 주요 관심사가 될 것이다.

인간의 기능과 외모를 유지하기 위해서 기존의 성형 기법을 고도화하는 것 외에 또 어떠한 기술이 발전할까? 가까운 미래에는 줄기세포 기술이 더욱 활용될 것이다. 그중에서도 지방 줄기세포를 이용한 이식술을 시작으로, 뼈, 연골, 근육, 신경 등의 조직 재건이 가능해질 것으로 예상된다. 미세수술과 같은 어려운 수술도 로봇 기술의 발전으로 시공간 제약 없이 손쉽게 시행될 수 있을 것이다. 현재 쓰이는 레이저, 초음파, 고주파 등의 의료기기들이 비약적인 발전을 하면서 미래의 환자들은 통증 없이 시술을 받은 후, 곧바로 정상 생활로 복귀할 수 있게 된다. 보톡스로 대변되는 바이오 의약품의 시술 역시 약 전달 시스템drug discovery system 등 바이오공학기술의 발달로 더욱 효과적이면서도 안전하게 이루어질 것이다. 또한 3D 이미징 기술과 빅데이터를 이용한 인공지능의 도움을 받아 수술 전 계획을 하고 미리 결과를 예측할 수 있게 될 것이다.

보다 먼 미래에는 어떠한 기술이 성형외과와 접목되어 삶의 질을 개선할 수 있을까? 공상과학소설이나 영화를 보면 그 미래를 유추해 볼 수 있다. 인공장기는 물론이고, 클론의 팔다리나 조직을 이식하거나(도덕적인 합의가 필요하지만), 사이보그처럼 기계 장치로 된 의수를 연결할 수 있을 것이다.

클론을 사용하기 전에는 줄기세포를 이용한 다양한 조직 재생이 기대된다. 예를 들어 유방 재건에도 보형물이나 자가조직의 희생 없이 본인의 줄기세포를 이용하게 된다.

유전자 기술도 성형외과의 모습을 변화시키게 될 것이다. 수술적 치료 없이 유전자 주사만으로 모발 치료나 노화된 피부를 개선하는 등, 기존의 성형수술과는 전혀 다른 혁신적인 변화를 가져올 것으로 기대된다.

마치며

프랑스 작가 쥘 베른Jules Verne이 공상과학소설 《지구에서 달까지》나 《해저 2만 리》 등을 발표했을 때, 장차 그 이야기들이 실현될 수 있다고 믿는 사람은 거의 없었다. 지금도 많은 공상과학소설, 영화 등에서 놀라운 성형외과적 기술을 그려 내고 있다. 이 또한 머지않은 미래에 구현되어 인간의 가치 있는 삶을 구현하는 데 도움이 되기를 기대해 본다.

응급의학의 미래

차원철[*]

우리에게 가장 악몽 같은 날은 언제였을까? 이 질문에 어떤 이들은 본인과 가족이 사고나 질병으로 응급실을 찾던 장면을 떠올릴 것이다. 그 경험이 더욱 힘든 기억으로 남은 이유는 질병이나 사고 자체 때문만이 아니라, 이후의 과정에서 겪은 불합리함과 지연 때문일 것이다. 골든타임을 놓쳐 사망하는 중증외상 환자의 증가 역시 사고 자체보다는 이후의 체계가 원인이었다. 어째서 응급실은 환자의 괴로움을 줄이는 데 실패하는가? 미래의 기술로 어떻게 현재 문제를 극복할 수 있을까?

응급의학의 정의와 특징

응급의학이란 질환이나 손상의 초기에 이를 진단하고 처치하는 의학 분

---

[*] 성균관대학교 의과대학 삼성서울병원 응급의학과 조교수

야를 일컫는다. 응급의학에서는 환자의 상태를 검진하고 진단 및 처치하며, 다른 전문 분야와의 협력을 조율하고, 환자의 내과적·외과적·정신적 상태에 따라 응급진료 이후의 과정을 결정하는 일도 포함한다.

응급의학은 의료가 이루어지는 위치로 정의되지 않는다. 병원의 응급실은 물론 병동, 의원, 구급차 내, 재난 현장 등에서도 응급의료는 이루어질 수 있다. 원격의료로 바다 위 원양어선에서 발생한 응급환자를 검진하는 일 역시 응급의학의 한 영역이라 할 수 있다. 다루는 질환이 광범위하고 이를 수행하는 시스템 역시 다양하기에, 이를 기획하고 관리하며 의학적인 자문을 제공하기도 한다. 지역사회의 응급처치 체계를 교육하고 그 품질을 관리하는 일도 응급의학의 영역이다. 특히 재난 상황에서는 이러한 응급의학적 관리가 더욱 필요해진다.

응급의학의 또 다른 특징은 사회안전망 기능을 수행한다는 점이다. 인구가 고령화되고 의료지식이 고도화·전문화되면서 환자에게 필요한 의료서비스 역시 복잡해졌다. 짧은 시간에 환자의 필요를 파악하고 신속한 조치를 해야 한다. 더구나 가족이라는 지지 체계가 분해되고, 빈부 격차로 인해 건강서비스 접근성이 양극화되면서 이러한 사회안전망의 역할이 더욱 커지고 있다. 많은 선진화된 사회에서는 공공의료의 관점에서 국가 및 지역사회가 중심이 되어 응급의료 체계를 관리하고 있다.

응급의학은 증세가 급격하게 변하는 환자를 여러 진료 주체와 함께 신속하고 효율적으로 관리해야 하는 특징이 있어서 기술 발전에 큰 영향을 받는다. 따라서 새로운 기술 혁명으로 그 역할이 크게 변화할 것으로 기대되는 분야다.

질병과 손상 예방

질병과 손상으로 인한 피해를 줄일 수 있는 가장 효과적인 방법은 사전에 예방하는 것이다. 실제로 인류가 질병의 피해를 가장 크게 줄일 수 있었던 이유는 감염성 질환과 관련이 있는데, 이는 세균과 멸균이라는 개념이 등장해서 감염 자체를 예방하고 전염병을 관리할 수 있는 능력이 생기면서 가능했던 일이다.

정보의 지능화와 더불어 가장 먼저 가능한 것은 감염력이 강한 전염병의 발생을 조기에 발견하는 일이다. 이는 구글에서 검색 키워드의 추세를 지수화해서 보여 주는 빅데이터 기반 서비스인 '구글 트렌드Google Trends'를 활용해 질병관리본부보다 먼저 독감 유행을 예측하면서 그 가치를 증명했다. 기후변화 및 세계화로 인해 출현하고 급격하게 전달되는 신종 전염병도 이러한 지능화된 정보감시 체계를 통해 조기 예방이 가능해질 것이다. 특히 기하급수적으로 발생하는 감염병의 특징을 고려하면 이러한 시스템의 효과는 그 정보의 지능화 및 신속성이 고도화될수록 높아질 것으로 기대된다.

기술의 발달은 집단적 질환뿐 아니라, 개인의 건강관리에도 도움을 준다. 현재 다이어트 및 당뇨 조절 등의 목적으로 제한적으로 쓰이는 개인 건강관리 프로그램이 만성질환 대부분으로 확장될 수 있다. 특히 기후 등 환경의 영향을 많이 받는 질환일수록 그 효과가 크다. 예를 들어 만성폐쇄성 폐질환 환자는 미세먼지의 양에 따라 질환의 급성악화를 일으킬 수 있으며, 악화 정도는 개인마다 달라진다. 지능적인 시스템을 통해 이러한 역치를 개인 맞춤형으로 재계산하여 적절하게 사전 조치를 할 수 있다. 예를 들어 환자의 건강 상태와 오늘의 미세먼지 지수, 그리고 예상되는 환자의 운동량을 고려하여 실내 활동이나 마스크 착용을 권유하고, 주기적으로 상태를 모니터링하는 시스템이 구축될 것이다. 이는 마치 환자 곁에서 직접 상태를 관찰하고 조절하는 의료진의 역할과 유사하다.

국내 사망원인 2위, 3위를 차지하는 뇌혈관 질환 및 심혈관 질환은 만성 질환의 급격한 악화로 인해 사망하는 경우가 대부분이다. 이럴 때 개인화된 정보 기술로 만성질환을 효과적으로 관리하는 것은 물론, 급성악화 시 조기에 발견하여 환자 본인과 가족, 병원 의료진에게 알리고 나아가 구급 출동서비스를 제공하게 될 것이다. 실제로 중증의 응급질환은 환자 본인과 가족의 인식 자체가 늦고, 인식하더라도 적절한 의료기관을 찾지 못해 다시 다른 병원으로 이동하는 과정에서 골든타임을 놓치는 경우가 많다. 4차 산업혁명 기술이 적용되면 이 모든 질문의 답이 적시에 주어질 것이다. 모바일 기기 및 지능형 사물인터넷 기술을 활용하여 최종 치료까지 걸리는 시간을 최소화할 수 있다. 무엇보다 사전 예측과 예방으로 응급상황 자체가 지금보다 현저히 줄어들게 된다.

새로운 기술은 신체적 질환을 진단하는 일뿐만 아니라, 정신적 문제를 조기에 진단하고 처치를 돕는 역할도 하게 될 것이다. 세계 1위의 자살률, 최저수준의 국민 행복감 등, 우울 증상이 만연한 한국 사회에서 이러한 정신적 지원은 특히 중요하다. 두뇌의 움직임을 직접 측정하는 센서와 개인의 사회적 행동을 관찰하는 알고리즘이 우울감 등을 관찰하고, 의료서비스를 받을 수 있도록 안내해서 정신적 문제로 인한 후유증 및 합병증을 최소화할 수 있을 것이다.

병원 전 처치

응급의학이 발전되기 이전 시절에는 응급상황이라 하더라도 대부분의 중요한 의료서비스는 수술실이나 병실에서만 가능했다. 오늘날 환자의 생명과 관련된 서비스 대부분은 응급센터나 응급의료시스템하에서 수행할 수 있다. 또한 분초를 다투는 ABC(Airway: 기도 관리, Breathing: 호흡 관리, Circulation: 순환 관리)는 이미 선진화된 국가에서는 현장에 출동한 구급 출동 체계emergency medical service에 의해 수행되고 있다. 우리나라 역시 최근 119 구급대원에 의한 현장 처치의 중요성이 강조되고 있으며, 업무 범위를 확대하려는 움직임이 있어서 병원이 아니라 현장에서 진단·처치되는 경우가 더욱 늘어날 것이다.

현장 처치가 강조될 때 가장 중요한 부분은 질 관리다. 이는 응급질환을 다루는 분야 대부분에 적용된다. 병원 내 응급실에는 의료진과 의료기기가 집약적되어 있어 이를 활용하기 쉽지만, 구급차는 물리적 공간과 비용이 제한되므로 인력과 장비를 충분하게 확충하기 어렵다. 더 큰 차이는 서비스를 제공하는 인력의 차이다. 10년에 가까운 훈련을 받은 의사의 업무를 구급대원이 수행하는 데 한계가 따를 수밖에 없다. 응급환자의 현장에서는 높은 중증도, 높은 서비스 요구도, 그리고 구급 체계에 의한 제한된 서비스 제공능력으로 갈등이 벌어질 수밖에 없으며, 이는 선진화된 국가에서도 관찰되는 응급질환의 본질적 문제이다.

현장 처치의 품질을 향상하기 위해 가장 오랫동안 발전시켜 온 기술은 환자의 상태를 실시간으로 전송하여 전문가에게 조언을 받는 방법이다. 이를 '직접의료지도'라 하는데, 전화로 환자의 상태를 문의하고 의견을 받았다면, 점차 환자의 건강 상태(심전도, 활력징후, 각종 모니터링 기기에서 나오는 신호 등)를 실시간으로 전송하는 기술을 의료에 활용하고 있다. 현장에서 시행할 수 있는 검사 항목 역시 증가하고 있으며, 현재 국내에서는 일반 혈구검사와 생화학 패널, 심근효소 패널 등의 검사를 환자의 집에서 측정할 수 있는 기술이 개발되어 있다. 즉, 현장 처치 및 실시간 신호 전송은 기술적으로는 이미 어느 정도 구현된 셈이다. 다만 환자의 병력, 질병 이력, 최근 검사 결과, 약물 복용 여부 등을 병원이나 보험공단, 약국에 흩어져 보관되어 있는 정보와 통합하고 종합적으로 해석하여 현장에서 활용할 수 있도록 하는 기술은 아직 구현되지 못했다. 이는 기술적 한계라기보다 의료 정보를 교환하고 활용할 수 있는 국내 플랫폼의 미숙이 원인이다.

미래의 구급대는 환자를 접하기 전, 통합된 데이터베이스를 통해 환자의 병력을 미리 파악할 수 있을 것이며, 환자의 모바일 혹은 사물인터넷 기기에서 보내는 신호를 근거로 현재의 상태를 추정할 수 있게 된다. 환자를 접한 이후에는 소형화된 종합검사 기기를 통해 빠르게 상태를 파악할 수 있게 된다. 이러한 정보는 환자를 인수할 응급의료기관으로 전송되며, 의료기관에서는 환자가 도착하기 전에 적합한 약품과 장비를 준비할 수 있을 것이다. 이러한 기술의 발전과 적용으로 환자들이 의료기관을 전전하면서 골든타임을 놓치는 일이 줄어들 것으로 기대된다.

응급실 또는 병원 내 처치

응급실은 응급질환을 치료하는 가장 핵심적인 장소다. 응급상황에서의 사망이나 소생 역시 응급실에서 가장 자주 일어난다. 응급실은 24시간 운영되면서 병원과 지역사회의 사회안전망 구실을 하고, 재난 상황에서는 의료 체계 자체의 중심 역할을 한다.

응급실에 오는 환자는 예측하기 힘들며, 응급실에서 발생하는 의료수요 역시 매우 다양하다. 응급실에서는 응급의학과 의사와 간호사뿐만 아니라 대부분의 진료과가 협력하여 진료를 수행하며, 다양한 진료 지원 부서들의 영향도 매우 커서 하나의 응급실은 곧 그 병원의 구조를 축약한 것과 같다.

응급실 역시 골든타임을 지키고, 이를 줄여나가는 것을 주요 목표로 한다. 이를 위해서는 환자가 응급실에 도착하기 전에 먼저 정보를 전달받아 필요한 처치를 준비할 수 있어야 한다. 응급실에 도착한 환자는 의료진들에게 동시에 여러 처치와 검사를 받게 되는데, 의료진들은 이를 신속하게 수행해야 하다 보니 때에 따라 중요한 정보와 처치를 놓치는 일이 발생할 수 있다. 의료진이 바뀌거나 여러 치료가 동시에 이루어질 때 실수의 가능성은 더 커진다. 환자의 예후에 결정적인 영향을 미치는 처치일수록 더욱 나쁜 형태로 부작용을 일으킨다. 의료 기술이 전문화되고 고도화되면서 실수의 가능성도 더욱 증가한다.

미래의 기술은 의료진의 처치 전반을 감시하면서 치료의 적절성을 모니터링하게 될 것이다. 이는 단순한 술기에서부터 복잡한 투약 방법에까지 다양한 각도에서 이루어지며, 그 결과는 실시간으로 상급 의료인과 환자 및 보호자에게 공유된다. 치료 과정을 투명하고 구체적으로 공유하여 문제가 되는 의료정보의 비대칭, 의료진과 환자 간의 불신, 나아가 의료분쟁의 위험 역시 줄일 수 있을 것이다. 실질적인 의료정보의 공유를 위해 의료 비전문가들인 환자 및 보호자들이 정보를 이해할 수 있도록 돕는 '의료정보 번역기'가 등장할 것이며, 그 성능을 고도화하기 위하여 기업과 병원이 힘을 합칠 것이다.

정보의 공유를 통한 의료의 공동의사결정shared decision이 가능해지면서 불필요한 검사는 줄어들고, 필요한 검사는 더욱 원활히 수행될 것이다. 이러한 의사결정에 적극적으로 참여할 수 있는 환자와 보호자는 그 결과에 대해 더욱 만족하고, 이는 실제 질병의 예후에 긍정적 영향을 줄 것으로 보고된다.

요약하면 미래에는 예방을 통해 환자가 응급실을 방문하는 일 자체를 줄일 수 있을 뿐만 아니라, 응급실에 도착한 이후에도 다양한 정보를 종합하여 제공해 정보의 단절을 줄이고, 응급진료의 과정에서 환자와 보호자의 결정권을 증대시키게 될 것이다.

퇴원 이후 처치

응급처치가 제공되고 질병의 급성기가 지나면 환자는 집과 직장으로 돌아가 평소의 생활로 복귀하게 된다. 그러나 질병의 중증도나 후유증이 심하면 원래의 기능을 회복하는 일이 어려울 수 있다. 앞으로 입원치료의 기준이 높아지면서 퇴원 이후 가정에서 재활을 시도하는 일이 더욱 늘어날 것이다. 병이 완치된 이후 귀가하는 것이 아니라 병이 낫는 중에 퇴원을 하므로, 환자가 귀가한 이후 가장 먼저 닥치는 문제는 전문 의료인력의 부재다. 입원 중에는 응급환자의 식사, 자세, 생활 범위 모두 의료인의 처방으로 결정된다. 퇴원 이후에 환자들은 구체적으로 어떤 음식을 얼마나 복용해야 하는지 몰라 당황하거나, 운동의 강도를 문의할 수 없어서 비전문가의 결정에 의존하는 경우가 많다. 최악에는 이러한 혼란이 환자의 예후에 영향을 미쳐 불필요한 응급실 재방문을 일으키기도 한다.

미래에는 응급상황과 그 이전 및 이후가 하나로 통합되어 관리될 것이다. 환자는 퇴원 이후에도 의료진이 곁에 있는 것처럼 체계적인 관리를 받고, 이를 통해서 건강한 일상으로 돌아가는 데 도움받을 수 있다. 장기적인 병원 생활로 인한 부작용 역시 줄어들게 된다. 병원은 적절한 관리를 전제로 환자를 조기에 퇴원시켜 병상의 효율적인 순환이 가능해지며, 환자의 일상생활로 의료서비스를 확장하여 효과적인 재활은 물론, 질병의 재발과 악화도 줄일 수 있을 것이다.

응급의료 체계

응급의료는 하나의 독립된 질병이나 증상 영역으로 존재하지 않는다. 의료시스템에 따라 어느 나라에서는 응급실로 가야 하는 병이, 다른 나라에서는 그렇지 않기도 하다. 또한 같은 정도의 발열 증상이 있더라도 건강한 사람에게는 단순한 감기지만, 항암제를 투여받는 사람에게는 응급실로 달려가야 할 정도로 위급한 일일 수 있다. 따라서 미래에 응급의료를 가장 많이 바꾸는 건 단위요소의 기술이 아니라, 의료 체계 전체의 모습일 것이다.

현재 대한민국의 의료서비스는 행위별 수가 체계로, 의료서비스 하나하나에 가격을 지급하는 방식이다. 이는 의료의 전문화·고도화에는 긍정적 영향을 미치나, 의료서비스의 통합화·효율화에는 적합하지 않다. 환자들은 더 나은 서비스를 찾아 응급실을 전전하게 되고, 의사 역시 자신의 전문 분야를 기준으로 고도화된 서비스만을 계속 제공하는 일이 반복된다. 진료 과정 중에 발생하는 합병증과 부작용이 악화되면 응급실에서 이에 대한 진료를 받는 일도 더욱 늘고 있다.

만약 미국 등 선진 사회에서 진행 중인 가치 기반의 수가 체계로 전환되고, 전체 의료비용을 효율적으로 사용하며, 진료 성적을 정교하게 계측할 수 있게 된다면 미래의 응급의료 체계는 또 다른 모습이 될 것이다.

미래 응급의료의 예상 시나리오

다음은 미래 응급의료의 긍정적인 모습을 예상해 본 것이다.

2025년 어느 가을날, A 씨는 갑작스러운 자동차 사고를 당했다. 자율주행 자동차 덕분에 교통사고 발생률은 급격히 줄어들었으나, 어느 기계나 고장은 나기 마련이었다. 다행히 자동차의 긴급 시스템으로 몸이 받는 충격은 최소화되었고, 사고 직후 자동차 내에 있던 센서가 A 씨의 상태를 인근 119구급대에 전달했다. 구급대는 출동하면서 A 씨의 기왕력을 확인했고, 현재 활력징후를 파악하여 미리 도구와 약물을 준비했다. 구급대가 현장에 도착하는 순간 중증도 예측 시스템을 통해 인근 응급의료센터로의 이송이 결정되었다. 해당 병원에서는 정보를 미리 전달받아 수술장을 준비시켰고, 덕분에 A 씨는 응급실을 거칠 필요도 없이 바로 수술장으로 올라갈 수 있었다. 사고 발생 이후 수술장에 도착하기까지 걸린 시간은 30분에 불과했다.

중환자의학의 미래

서지영[*]

중환자실은 병원에서 가장 위중한 환자들이 모여 있는 곳으로, 즉시 적극적인 치료를 하지 않으면 문제가 생길 수 있는 환자들이나 당장의 상태는 괜찮아도 그런 위급한 상황이 발생할 가능성이 있는 환자들을 진료하는 공간이다.

처음으로 환자를 위중도에 따라 분류하고자 했던 사람은 바로 플로렌스 나이팅게일Florence Nightingale이었다. 나이팅게일은 크림 전쟁Crimean War 때 심하게 다친 병사들을 따로 분류해 치료하면 결과가 더 좋다는 것을 알게 되었다. 오늘날의 중환자실과 유사한 개념의 공간은 수술이 발달하면서 수술 후 환자들을 관찰하기 위해 생겼고, 미국과 유럽에서는 1940년대에서 1950년대에 걸쳐 유행하던 소아마비로 호흡부전에 빠진 환자를 모아서 치료하는 공간이 있었다. 세계 최초로 중환자실을 운영했던 사람은 뵈른

---

* 성균관대학교 의과대학 삼성서울병원 호흡기내과 교수, 삼성서울병원 임상역학연구센터장 및 중증치료센터장

입센Bjorn Ibsen으로 알려져 있다. 그는 1953년에 코펜하겐의 한 병원에서 다양한 중환자들을 한 곳에 모아 치료했다. 이 경험을 정리하여 발표한 논문을 근거로 입센은 최초의 중환자실을 운영한 의사로 인정받고 있다. 우리나라에는 서양식 병원들이 도입되면서 중환자실이 생겼을 것으로 추정되나, 정확히 언제부터였는지는 알 수 없다. 다만 1980년대에 대한중환자의학회의 전신인 대한구급의학회가 창설되었으니, 그 이전이었을 것으로 추측된다.

중환자실에는 많은 자원이 투입된다. 병실 중 환자 수 대비 가장 많은 의사와 간호사, 장비가 투입되고 있다. 예를 들어 일반 병실에서는 한 명의 간호사가 10명 이상의 환자들을 맡아 돌보지만, 중환자실에서는 적절한 시기에 적절한 개입이 있어야 치료 결과가 향상되기 때문에 선진국에선 한 명의 간호사가 1~2명의 환자를 돌본다.

중환자실은 일반 병실에서는 할 수 없는 특수한 치료가 시행되는 공간이기도 하다. 인공호흡기로 환자의 호흡을 돕고, 심장 기능이 떨어지거나 다른 이유로 쇼크 상태가 온 환자의 심장 기능을 돕고, 그 외에도 혈압을 올려 주는 치료, 신장 기능을 대체해 주는 치료 등이 행해지는 공간이다.

한국 중환자실의 당면 과제

우리나라 의료는 저수가 정책에 발목이 잡혀 있어서 병원들이 생명과 직결되는 분야에 투자할 여력이 부족하다. 그 대표적인 곳이 중환자실이다. 국가가 대부분의 병원을 운영하는 호주에서는 한 간호사가 돌보는 위중한 중환자실 환자를 1명으로 제한하고 있다. 우리나라에는 그런 제한이 없으며, 일선 병원의 중환자실에서는 한 간호사가 5명 이상의 위급한 환자를 돌보는 경우도 흔하다. 또한 중환자실에는 전담의가 반드시 필요한데도 담당 전문의가 없는 중환자실이 태반이다.

우리나라 의료계는 어째서 이런 상황을 내버려 두고 있는 것일까? 병원 경영자들의 윤리 의식이 다른 나라의 병원 경영자들보다 못한 것일까? 그런 이유는 아닐 것이다. 우리나라 의료는 OECD 국가 중 의료의 공공 부문이 차지하는 비율이 최하위일 정도로 대부분 민간에서 투자하고 운영하고 있다. 중환자실 수가가 낮게 책정되어 있다 보니, 환자 안전에 결정적인 역할을 하는 의사와 간호사에게 투자할 여력이 없는 것이다.

이런 상황에서도 중환자실을 이용하는 환자들의 수는 기하급수적으로 늘어날 가능성이 크다. 삼성서울병원에서 건강보험심사평가원 자료를 분석한 바에 따르면 2009년부터 2016년까지 중환자실 입실 수는 꾸준히 증가했다. 특히 인구당 중환자실 이용자 수는 나이에 따라 완만히 증가하다가 60대를 넘어서부터 기하급수적으로 늘어나서 80대에 가서 정점을 이룬다. 고령화가 급속하게 진행되는 우리나라의 상황을 고려했을 때 앞으로 10년에서 20년 후(베이비붐 세대가 70대와 80대가 되는 시점)에는 전체 인구는 줄어들지 몰라도, 중환자실 이용자 수와 사용 횟수는 지금보다 훨씬 늘어날 것으로 예상된다. 미리 대비하지 않으면 중환자실이 모자라서 적절한 치료를 제공할 수 없는 상황이 생길 수도 있는 것이다.

중환자실 치료에는 지역 간, 병원 간 편차가 매우 크다는 문제도 있다. 다른 의료에 비해 중환자들은 병원 간 이동이 어렵고 위험해서 해당 지역 병원으로 방문하는 비율이 높을 수밖에 없다. 이런 관점에서 지역 간 편차는 큰 문제가 된다. 2012년 건강보험심사평가원에서 시행한 중환자실 적정성 평가에 따르면, 우리나라에서 중환자실 1등급*을 받은 병원은 전체 병원 266곳 중 12곳에 불과하였으며, 더 심각한 문제는 1등급을 받은 병

---

* 그나마 우리나라의 1등급 기준은 선진국의 중환자실 최소 요건에도 미치지 못한다.

원이 부산의 2곳을 제외하고는 모두 수도권에 위치하고 있어 지역 간 편차가 매우 심하다는 점이다. 삼성서울병원에서 분석한 '상급종합병원의 중환자실 사망률'에서도 병원별로 매우 큰 편차를 보여 국민의 건강권이 심각하게 침해되는 상황임을 알 수 있다.

4차 산업기술이 중환자실 진료에 미칠 영향

정보통신 분야의 발전은 중환자실의 진료 양상에도 많은 변화를 불러오고 있다. 중환자실의 전담 전문의를 구하기 힘든 미국에서는 벌써 전자의무기록과 모니터링 기기에서 축적되는 데이터를 가공해 환자의 상태를 조기에 감지하는 등 진료에 활용하고 있으며 상업화된 시스템도 출현했다. 전자응급실eICU; electronic-Intensive Care Unit로 불리는 이 시스템을 통해 일부 병원이나 대학병원이 환자에게서 나오는 데이터를 원격감시센터에 전달하면, 원격감시센터 전문가들이 데이터를 모니터링하다가 이상을 발견하는 즉시 현장의 의료진과 함께 환자 상태와 조치 방향을 논의할 수 있다. 이 시스템으로 전담의가 없거나 부족한 중환자실에서 환자의 상태 변화를 조기에 발견할 수 있고 적절한 치료 방향에 대해 전문가의 조언을 받을 수 있다. 이미 유수 저널에서 그 유용성을 인정받았으며, 미국 에모리대학교에서 관련한 각종 연구를 진행하고 있다. 실제로 미국과 밤낮이 반대인 호주에 원격감시센터를 조성해 원격으로 모니터링하면서 직원들의 근무 만족도를 높인 사례도 있다.

환자의 여러 생체신호와 검사 경향 데이터를 인공지능을 이용해서 의료장비에 학습시키면 상태가 악화될 환자들을 초기 단계에서 발견할 수 있게 된다. 이렇게 개발된 알고리즘은 중환자실 환자뿐만 아니라 일반 병실 환자들에게도 적용되어 여러 도움을 줄 수 있다.

의료로봇 기술을 이용하여 부족한 간호 인력을 대체할 수도 있다. 중환자들의 장기적인 예후에는 기본적인 간호와 재활이 특히 중요한데, 우리나라처럼 의료인력이 부족한 곳에서는 필요한 만큼의 간호를 제공하지 못한다. 로봇 기술은 환자의 기본적인 간호와 앉히고 세우고 걷게 하는 등 재활에도 활용할 수 있다. 뿐만 아니라, 섬망 등을 줄이기 위해서 환자가 중환자실에 있는 동안 말동무해 주거나 원하는 영상을 보고 음악을 듣는 데도 도움을 주는 등, 집에 더 가까운 중환자실 환경을 조성하는 데 활용할 수 있다.

무선 모니터링 기기를 통해 지금보다 정확하고 다양한 정보가 제공될 것이고, 여러 장기를 보조하는 장치 역시 소형화되고 무선충전이 가능해져서 환자들이 편리하게 장기 기능 보조를 받을 수 있게 될 것이다. 예를 들어 현재는 호흡부전이 생기면 매우 불편한 튜브를 목 안에 넣고 밖에서 큰 기계를 통하여 바람을 불어넣어야 하는데, 앞으로 체외막산소화장치extracorporeal membrane oxygenator, ECMO가 소형화되면 인공호흡기 대신 이 장치로 심폐 기능 보조가 이루어질 수 있다. 그렇게 되면 마약성 진통제와 진정제 사용이 현격하게 줄어들 것이고, 중환자들이 안정된 상태에서 밥을 먹고 말하고 운동할 수 있는 시대가 올 것이다.

장기 기능 확인에 필요한 검사 수치는 실시간으로 모니터링될 것이다. 환자의 혈액이나 검체에서 감염증을 일으키는 원인균도 수 분 내에 찾아내게 될 수 있다. 개인의 유전체 분석을 통해 어떤 약에 예민하고 취약한지 알 수 있다면, 건강할 때부터 미리 질병을 대비할 수 있고 개개인에 따른 맞춤형 치료가 가능해질 것이다.

마치며

　현재 우리나라는 세계에서도 보기 드문 무선환경을 가지고 있다. 정보통신 등 신기술에 대한 수용성도 좋은 편이어서, 이런 기술의 발전을 선점하고 발전시킬 수 있는 잠재력이 있다. 문제는 투자 여력에 있다. 대부분의 병원이 중환자실 인력 및 장비 투자에 소극적일 수밖에 없는 현실에서, 이런 기술들의 발전을 선도하기란 어려운 일이다. 이런 이유로 다른 나라에서 개발된 기술들이 비급여로 받을 수 있는 로봇수술 분야 등에 먼저 적용되고, 그다음에 중환자실로 적용될 가능성이 크다. 하나의 변수는 정책적인 변화다. 다행히도 중환자실 진료의 공공성 및 중요성에 대한 시각 변화가 국회나 정부에서 이루어지고 있다. 이러한 기술의 중요성을 인식하고 앞으로 10~20년 후에 찾아올 중환자실 진료 공백의 대안 마련에 능동적으로 나서게 된다면 미래는 달라질 수 있다. 마지막으로 병원 경영자들 역시 중환자실 진료의 질이 그 병원의 전체적인 진료 수준을 대표한다는 생각으로 환자들을 위해 적극적인 투자를 하게 되기를 기대해 본다.

영상의학의 미래

최연현* 이호연**

영상의학은 4차 산업혁명을 주도할 것으로 기대되는 모든 첨단기술이 가장 활발하게 적용될 분야다. 미래 영상의학과의 모습을 바꿀 기술로는 인공지능, 빅데이터, 3D 프린팅, 로봇, 사물인터넷 등이 있다.

인공지능 기술

인공지능은 컴퓨터가 반복되는 학습을 통해 데이터의 패턴을 스스로 발견하거나 예측해 내는 기술이다. 다시 말해서 불확실한 상황에서 인간처럼 의사결정하는 자동화된 일련의 방법이다. 실제 일상생활에서 필요한 정도의 지능을 기계가 학습하기 어려워 정체되어 있었던 인공지능 기술은

* 성균관대학교 의과대학 삼성서울병원 영상의학과 교수 및 과장, 대한자기공명의과학회 회장
** 성균관대학교 의과대학 삼성서울병원 영상의학과 부교수

2000년대에 이르러 딥러닝을 통해 획기적으로 개선되었다. 딥러닝은 컴퓨터가 인공신경망 기술을 확장하여 여러 층의 신경망 네트워크를 구성함으로써 인간의 계층적인 인식 방법을 모사하는 것이다. 이 기술은 수십 년간 축적된 디지털 빅데이터와 획기적으로 개선된 컴퓨터 하드웨어 기술과 맞물리면서 완전히 다른 수준의 성능 개선을 보여 주고 있다.

인공지능 기술의 혁신적인 발전은 의학 분야에도 큰 영향을 미칠 것이다. 이미 자동화 기술, 전산화 진단 기술 등이 일부 적용되었으며 인공지능 기술이 영상의학 진단의 자동화를 더욱 촉진할 것으로 예상한다. 미래 보건의료 분야에서는 빅데이터의 수집과 분석을 통한 통합적인 접근이 이루어질 것이고, 여기서 영상의학 진단이 큰 부분을 차지할 것이다.

최근 영상의학 검사가 크게 늘면서 영상자료의 양 또한 급증하고 있다. 방대한 양의 영상을 분석하고 진단하는 영상의학과 의사에 대한 수요도 늘어날 것으로 보이며, 만약 수요와 공급의 불균형이 있을 경우 인공지능 기술의 도움을 받을 수 있다. 인공지능은 의사의 판독 오류human error를 줄이고 더욱 정확한 영상진단이 가능하게 할 것이며, 특히 영상 자료가 많은 검사의 분석과 진단에 매우 중요한 역할을 하게 된다.

인공지능은 영상의학 검사의 예약, 과정, 검사 후 처리, 방사선량 측정과 관리, 검사의 질 관리, 영상의학과 보고서 작성 등 영상의학의 모든 과정을 개선할 수 있는 잠재력이 있다. 영상에서 의사의 눈에 발견되지 않는 특성을 찾아낼 가능성도 기대된다. 반면 현재의 기술로 미루어 볼 때 사람을 완전히 대신할만한 기술이 나오기는 어려울 거라는 견해도 있다. 실제 진료에 미치는 영향에 관한 대규모 임상시험 결과가 나오지 않은 상태이므로 사실상 인공지능 기술이 영상의학에 미칠 영향은 정확히 예측하기 어렵다.

1. 영상의학 분야에서 인공지능 연구 개요

의료영상medical imaging 또는 영상의학과radiology에 관한 관심은 빅데이터의 활용 가능성, 강력한 기능을 가진 컴퓨터의 등장, 심층신경망deep neural network을 훈련할 수 있는 새로운 알고리즘의 개발 등으로 급격하게 증폭되고 있다.

먼저 흉부 영상에서 폐 결절의 분류, 간질성 폐 질환에서의 유형 분석 등 흉부 단순촬영 영상의 연구와 CT에서 폐암의 컴퓨터보조진단CAD, 폐병변의 발견, 간질성 폐 질환에서의 유형 분석 연구가 있으며 PET-CT에서 컴퓨터보조진단을 이용한 결절의 발견에 관한 연구가 있다.

골 질환에 대해서는 골의 특성texture 분석, 골다공증 정도 측정, 골 연령bone age 분석, 골절의 발견과 진단 등의 연구가 있다. 주로 단순촬영을 이용한 연구지만 CT, MRI, PET-CT 등이 포함된다.

뇌신경계에는 주로 MRI를 이용하여 뇌종양, 조현병, 뇌 손상, 치매, 파킨슨병, 다발성 경화증, 간질의 평가와 기능성 MRI 분석 등이 다양하게 이루어지고 있으며, 일부 연구에서 CT와 PET를 이용하였다.

전립선 질환에는 MRI에서 컴퓨터를 이용한 발견과 진단에 관한 연구가 이루어지고 있다.

유방 질환에는 컴퓨터를 이용한 발견과 진단 연구가 다양하게 수행되었다. 유방촬영술mammography에 관한 연구가 많으며 유방 초음파, MRI에 관한 연구가 이루어졌다.

간 질환에는 CT와 MRI에서의 분절화segmentation 연구가 있다.

2. 영상의학과에서의 인공지능 연구법과 연구 현황

인공지능을 연구하기 위해서는 적절한 자료의 양과 다양성을 확보해야 한다. 연구 주제에 따라서는 방대한 양의 데이터가 필요할 수 있다. 이럴 때는 협업을 통해 자료를 공유해야 한다. 공유를 위해서는 자료의 표준화가 이루어져야 하며 훈련training set, 검증validation set, 시험test set의 세 부분으로 나누어 이용한다. 영상 자료는 인공지능이 알고리즘을 인식할 수 있는 형태로 만들어야 하며 지도학습법, 비지도학습법, 또는 강화학습법reinforcement learning을 통해 알고리즘을 학습시킬 수 있다.

(1) 유방 분야

스위스 취리히대학교의 베커Becker 박사 등에 의하면 인공신경망은 유방 촬영술을 통해 영상의학과 의사와 동일한 수준의 정확도로 유방암을 발견할 수 있었다. 이 연구에는 3,228명의 영상을 이용했으며 그중 유방암 환자는 119명이었다. 인공신경망의 곡선하면적AUC; Area Under the Curve은 영상의학과 의사의 곡선하면적(0.77-0.87)과 다르지 않았다(p=0.016). 인공지능은 유방촬영술에서 미세석회의 특성 진단에는 89.7%의 정확도를, 종괴의 진단에는 61.3%의 정확도를 보였다. 유방의 실질 구조왜곡architectural distortion 부위에 대해서도 95%의 정확도를 보였다.

초음파 분야에도 유방암을 진단할 수 있는 인공지능이 개발되고 있다. 서포트 벡터 머신SVM; Support Vector Machine과 인공면역 시스템AIS; Artificial Immune System 의 알고리즘을 사용한 유방 초음파 영상에서의 유방종양 분류에는 96.7% 의 정확도를 보였다.

역동적 조영증강dynamic contrast-enhanced MRI에서 유방종양과 배경 조직의 동적 특성을 인공지능(서포트 벡터 머신)으로 파악했을 때 115명의 검사를 이용한 유방종양 특성 진단에 곡선하면적 0.919라는 높은 수치를 보였다. 루미날 Aluminal A형과 루미날 Bluminal B형의 유방암 분자아형molecular subtype 분류에서 컴퓨터 비전 알고리즘을 이용했을 때 유의한 차이가 있었다. 이 연구에는 275건의 유방 MRI 형태와 역동조영 증강 특성을 포함한 56개 특징이 이용되었다.

디지털 유방촬영술과 MRI에서도 유방 밀도의 분석과 분절화에 대한 연구가 이루어지고 있다.

(2) 소화기-복부 분야

췌장의 점액성 종양과 장액성 종양을 이중 에너지 스펙트럴 CTspectral CT 영상에서 컴퓨터보조진단으로 진단할 수 있다.

단일블록 선형검출 알고리즘Single-block linear detection에 의한 CT에서는 신속하며 높은 간 분절화 및 간암 진단 정확도(98.7%)를 달성했다.

머신러닝 알고리즘으로 126명의 초음파 횡파탄성영상기법shear wave elastography imaging의 채색 영상을 분석하였을 때, 정상과 만성 간 질환 분류에는 정확도 87.3%, 예민도 93.5%, 특이도 81.2%, 곡선하면적 0.87의 결과가 나타났다.

또 다른 연구에 의하면 여러 MRI 기법을 이용할 때 직장암의 발견과 분절화에 콘볼루션 신경망이라고 부르는 CNNConvolutional Neural Network 기술이 높은 정확도를 보였다.

(3) 흉부 분야

흉부는 컴퓨터보조진단에 관심이 집중되었던 분야다. 흉부 단순촬영에서 늑골의 발견과 억제, CT에서 폐엽간열fissure의 추출, 기도의 분절화, 결절의 발견·분류·특성화 등에 관한 연구들이 이루어졌다.

흉부 영상으로 정상과 비정상, 폐결핵, 폐암 등에 대한 예비 진단을 제시할 수 있다. 콘볼루션 신경망과 35,038건의 흉부 단순촬영 데이터를 이용하여 2,443건의 시험군에서 정상과 비정상(예민도 91%, 특이도 91%, 곡선하면적 0.964), 흉수(91%, 91%, 0.962), 폐부종(82%, 82%, 0.868), 폐렴(74%, 75%, 0.850), 심장 비대(81%, 80%, 0.875), 기흉(78%, 78%, 0.861)과 같은 흔한 병변을 지적할 수 있었다.

심층 콘볼루션 신경망DCNNs; Deep Convolutional Neural Networks을 이용한 인공지능(딥러닝)은 흉부 단순촬영에서 결핵을 곡선하면적 0.99의 수준으로 분류할 수 있었다.

인공지능 기술을 통해 CT에서 흡연자 중 만성폐쇄성폐질환 환자를 식별하고, 급성 호흡기 질환이 발병할 확률이 높은 환자와 사망률이 높을 환자를 찾을 수 있었다.

CT의 결절 탐지와 진단에 대한 컴퓨터보조진단의 한 체계에서는 결절 발견에 관한 정확도가 97%, 암이 강력하게 의심되는 결절에 대한 곡선하면적이 0.83이었다.

서포트 벡터 머신은 CT에서 가장 큰 임파선의 단경short-axis diameter보다 식도암의 임파선 전이를 더 잘 진단할 수 있었다.

인공신경망을 이용한 동위원소 관류-환기검사 영상에서 폐색전 부위를 찾는 기술이 전문가의 수행과 유사한 성과를 보였으며, 이 기술로 의사의 영상 판독이 도움받게 될 것으로 기대되고 있다.

(4) 뇌신경 분야

뇌신경은 인공지능의 연구가 가장 활발한 분야다. 뇌 MRI의 계량적 분석에 진보된 인공지능 기술이 사용되어 관심 부위의 분절화가 쉬워지도록 만들었다. 뇌졸중 환자에게서 확산강조영상DWI; Diffusion-Weighted Imaging의 자동화된 분절화가 제안되었으며, 병변발견율은 0.94였다.

원발성 뇌종양의 악성 판별을 위해 분석해야 하는 많은 양의 MRI 정보(신생 혈관 형성, 세포 밀집도, 혈관 투과성, 화학적 성분)와 병리학적 정보를 처리하는 알고리즘을 인공지능 기술을 통해 개발할 수 있다. 뇌전이암도 인공지능 기술을 통해 전이암과 방사선 괴사 평가가 가능할 것으로 보인다.

뇌 손상 환자의 백질 MRI 고신호강도 발견에서는 인공지능이 68%의 예민도를 보였다.

치매에 관한 연구도 활발하다. 3차원 적응형 콘볼루션 신경망3D Adaptive CNN을 심층 관리 알고리즘deep supervision algorithm으로 향상하면 MRI 영상으로 치매를 예측할 수 있을 것으로 기대한다. 아밀로이드 양전자 단층촬영과 인공지능 기술을 이용해 치매가 발생하기 24개월 전 이를 예측할 수 있는 알고리즘이 개발되었는데 정확도 84%, ROC 곡선하면적이 0.91이었다.

(5) 근골격 분야

자동화된 인공지능 체계에 의해 높은 예민도(95.7%)와 낮은 위양성률(환자당 0.29)로 척추 골절을 발견하고 분류하며 골밀도를 측정할 수 있었다.

다발성 골수종 환자의 대퇴골의 저 방사선량 CT에서는 골수 침범을 곡선하면적 0.996으로 진단할 수 있었다.

(6) 소아 분야

소아의 골 연령을 측정할 수 있는 자동화된 프로그램이 활용되고 있다. 16세 미만의 뇌 외상 환자(39명)에게 인공지능 방법이 로지스틱 회귀 분석logistic regression 방법보다 CT에서 중등도 이상의 심한 뇌 손상을 진단하면서 더 넓은 곡선하면적(0.98 vs. 0.93), 더 높은 예민도(94.9% vs. 82.1%) 및 특이도(97.4% vs. 92.3%)를 보였다.

(7) 심장 분야

컴퓨터보조진단 알고리즘으로 관상동맥 협착 부위를 자동으로 발견하여 병변이 표시된 영상을 전송할 수 있으며 높은 음성예측률을 보인다.

폐동맥 고혈압 환자의 심장 수축 3차원 양상을 인공지능을 통해 분석했을 때 환자의 생존율과 우심실 부전의 기전에 대한 정보를 알 수 있었다.

에이다부스트AdaBoost 알고리즘으로 휴식기의 CT 영상에서 폐쇄성 관상동맥 질환의 진단에 정확도 0.7, 예민도 0.79, 특이도 0.64를 보였다.

신경망neural network으로 심장과 그 주위 지방의 자동화된 분절화와 용적 측정이 가능하다.

최근의 연구에 의하면 머신러닝 기반을 추가한 CT-분획혈류예비력FFR; Fractional Flow Reserve으로 73%(62/85)의 CT 관상동맥혈관촬영술CTA 가양성 증례를 정확하게 재분류하고 혈관별 정확도를 58%에서 78%로 향상할 수 있었다.

(8) 영상 화질 개선

CT와 MRI의 인공물, 잡음제거 등 영상 화질 개선에도 인공지능 기술이 활용될 수 있다. MRI 데이터를 통해 인공지능을 이용한 CT 영상의 합성도 가능하며, 오토맵AUTOMAP; Automated transform by manifold approximation과 같은 심층신경망을 사용한 알고리즘으로 MRI와 CT의 영상 재건reconstruction에서 화질과 속도를 향상할 수 있다.

3. 영상의학 분야에서 인공지능의 활용 가능성

머지않아 데이터에 근거하여 논리적으로 판단하는 역할이나 단순하고 반복적인 작업은 인공지능 기술로 대치가 가능할 것으로 예상한다. 또한 미래 영상의학 분야에서 가장 가능성이 큰 시나리오는 인공지능이 제2판독자로 실제 임상에 적용되는 것이다. 현재도 유방촬영술 진단에 컴퓨터보조진단이 활용되고 있다. 인공지능이 수많은 학술 정보와 축적된 임상 경험을 제공하여 최선의 진단을 가능하게 할 것이다. 그러나 영상의학과 의사의 경험이나 직관력을 넘어서는 진단능력을 가진 인공지능이 개발된다고 하더라도 영상의학과 의사의 확인이 필요할 것으로 본다.

인공지능 기술은 영상의학 분야 업무의 흐름을 개선하고 계량하고 측정하는 업무를 자동화하고 현실화할 것이다. 환자 안전 역시 보강될 것이다. 영상의 정밀한 분석과 판독, 구조화된 권장 사항, 계량화된 정보가 가능할 것으로 보이며, 이것은 의료기록, 유전체학 등과 함께 맞춤의학, 정밀의학의 근간이 될 수 있다.

4. 인공지능 기술이 의료인력 수급에 미칠 영향

영상의학 분야에서 인간이 인공지능과 일자리 경쟁을 하리라는 우려는 현실이 되고 있다. 먼저 영상의학과 지원자 수가 급감하고 있다. 인공지능이 활용되는 시대는 미지의 세계이기 때문에 누구도 예측할 수 없으나 막연한 두려움이 지배하고 있는 것이다. 대한영상의학회에서 발행하는 홍보 매체인 〈Radiology Korea〉에서 2016년 시행한 설문조사에 의하면, 설문에 참가한 422명의 회원 중 26.8%는 인공지능 기술이 영상의학에 직접적인 영향을 주지 않을 것이라고 답했으며, 23.4%는 영상의학의 발전에 촉매제가 될 것이라고 답했다. 반면 39.8%는 영상의학과 의사들의 일자리가 다수 사라질 것으로 예상했다.

다양한 의견들이 있으나 인공지능 기술을 회피하거나 방관하기보다는 적극적으로 대응하고 준비해야 한다는 주장이 많다. 영상의학과 의사를 대치하는 위험한 기술이라기보다는, 오히려 의사에게 새로운 기회와 영역을 제공할 유용한 기술일 수 있다. 인공지능은 영상의학과 의사의 결정을 보조하는 역할을 할 것이며, 영상의학 업무 시스템을 개선하고 생산성과 환자 만족도를 향상하는 데 도움이 될 것이다. 인공지능의 급속한 발전이 상상하는 것보다 빠르게 일어날 수 있다. 영상의학 분야의 의과대학생 및 전공의 교육에도 변화가 필요한 시점이다.

그 밖의 4차 산업시대 기술

스위스 다보스 세계경제포럼에서 4차 산업혁명을 '물리적·생물학적·디지털적 세계를 빅데이터에 근거해서 통합시키고 모든 산업 분야에 영향을 미치는 다양한 신기술'로 설명하며 그 중심에 빅데이터가 있음을 명시했다. 여기서 '빅데이터'는 말 그대로의 대규모의 데이터라는 1차원적인 개념이 아니다. 모든 것이 디지털화됨에 따라 다양한 분야에서 실시간 새로운 유형의 대규모 데이터가 출현하고, 분석 기술 및 기법의 발전에 따라 과거와는 비교할 수 없는 수준으로 정확하고 신속하게 데이터에서 통찰력을 추출할 수 있음을 내포한다. 즉 빅데이터 관련 기술은 사물인터넷, 클라우드 컴퓨팅, 모바일 관련 기술인 ICBM(IoT-Cloud-Big data-Mobile)으로 대표되는 '스마트'의 핵심 개념이며, 인공지능 등 새로 발전하는 고도의 데이터 분석 체제의 발전에 근간을 제공한다. 영상의학과는 의학영상정보시스템(PACS)을 도입해 의료 분야의 디지털 혁명을 주도했으며, 지금까지 약 20년간 막대한 양의 영상 데이터를 축적하여 보건의료 데이터 중 실제 빅데이터 기술을 적용할 수 있는 최적의 조건을 마련하고 있다. 이제 축적된 데이터를 바탕으로 더욱 의미 있는 재발견 및 재생산을 할 시대가 온 것이다.

영상 데이터를 기반으로 한 3D 프린팅 기술은 이미 의료의 다양한 미충족 수요를 기반으로 시술 및 수술용 시뮬레이터, 가이드, 이식보형물, 수술 도구 등을 환자 맞춤형으로 개발 및 제작하여 임상에 적용하고 있다. 맞춤형 의료기기는 정밀의료를 실현하는 데 핵심 역할을 하고 있다.

로봇 기술에서도 최근 영상 장비 기술의 고도화로 인해 다양한 형태의 의료로봇 개발이 촉진되고 있다. 영상 데이터를 기반으로 한 가상현실 및 증강현실 기술이 의료로봇의 형태와 기능을 혁신적으로 발전시키고 있는 것이다. 정밀한 수술을 보조하기 위한 영상유도 기술은 기본적으로 증강현실 기술의 일종으로 볼 수 있다. 증강현실 기술의 정확도와 사실감의 발전으로 더욱 직관적인 형태로 영상유도 또는 수술용 항법 기능을 제공하는 기술 개발이 가능해졌다. 수술훈련용 시뮬레이터를 중심으로 한 가상현실 기술도 현실감과 임상적 유용성을 지속해서 향상해 가고 있다.

사물인터넷은 정보통신기술을 기반으로 주변 사물에 네트워크 기능을 탑재하여 언제 어디서나 사람과 사물, 사물과 사물 간 상호소통을 가능하게 하는 지능형 인프라 및 서비스 기술이다. 사물인터넷 센서를 통해 실시간으로 영상 자료를 수집하고 이후 수집한 자료를 자동 분석 소프트웨어가 탑재된 클라우드에 전송하는 방식으로 환자 개인에게 가장 적합한 서비스를 제공할 수 있게 될 것이다.

미래 영상의학과 전문의를 위한 제언

다가오는 인공지능의 시대에 대비하여 적극적으로 연구하고 대비하며, 다음 세대 의사들을 교육할 필요가 있다. 의사들은 인공지능 기술의 한계와 가능성을 이해해야 한다. 인공지능 기술과 함께 도래할 격변하는 환경에 적절하게 대응하지 못하는 일부 의료인력은 도태될 수 있으며, 앞으로 영상의학과 전문의에게는 의료 행위의 전문성뿐만 아니라 영상 데이터 분석의 전문성 역시 요구될 것이다. 더 나아가 보건의료 현장에 종사하면서 인공지능 기술을 적용할 수 있는 영상의학 분야를 발굴하고, 인공지능 기술 전문가와 융합연구를 통해 적용 가능한 기술을 공동개발할 영상의학 연구진도 필요하다. 개발된 기술이 보건의료 현장에 사용될 만큼의 충분한 유효성 및 안전성을 확보하고 있는지 평가하는 시스템 마련 역시 필요하다. 따라서 보건의료의 혁신에 대비한 영상의학과 수련 프로그램의 변화가 필수적이며, 이를 통해 영상의학과 전문의의 새로운 역할을 창출할 때다.

방사선종양학의 미래

유규상* 임도훈**

방사선종양학은 20세기 초에 태동하여 지금까지 눈부신 성장을 거듭하였으며, 오늘날에는 수술 및 항암요법과 더불어 종양 치료의 한 축을 담당하고 있다. 방사선종양학의 발달은 종양학을 비롯해 치료 기기 및 의료영상 기기에 관여하는 모든 기술의 혁신에 기반을 둔다. 4차 산업혁명 시대에서는 의료계의 전반적인 변화와 기술 혁신이 이루어짐은 물론 방사선종양학의 역할 또한 급변할 것으로 전망된다.

이 글에서는 정밀의학의 실현을 위해 방사선종양학이 첨단기술들을 어떻게 활용할지, 그리고 방사선종양학이 맡게 될 역할은 무엇일지 고찰해보고자 한다.

---

* 성균관대학교 의과대학 삼성서울병원 방사선종양학과 임상강사
** 성균관대학교 의과대학 삼성서울병원 방사선종양학과 교수

차세대 염기서열 분석과 방사선종양학

4차 산업혁명 시대가 개인 맞춤형 의학인 정밀의학 시대로 거듭나는 데 유전체 정보를 획득하고 구축하는 기술인 차세대 염기서열 분석NGS 기술이 중요한 역할을 할 것이다. 이 기술을 선도하는 일루미나Illumina 사는 2000년 초반에 수조 원에 달하던 유전체 염기서열 분석 비용을 지속해서 낮췄고, 2017년에는 100달러로 유전체 염기서열 분석이 가능해졌다. 이 기술로 인구 단위의 대규모 유전체 정보 축적이 가능해졌으며, 특히 암 유전체 정보 구축에 성과가 나타났다. 미국 국립암연구소NCI의 프로젝트인 암유전체지도나 국제암유전체컨소시엄International Cancer Genome Consortium, ICGC 등을 통해 수십 가지 암종에 대한 유전체 자료가 공개된 상태다.

종양학 분야에서는 이러한 자료가 신약 개발 및 개별 암 환자의 치료 반응 예측에 활용된다. 기존의 임상연구 대부분이 질병 치료 '이후'의 경과와 예후 혹은 예후인자 분석에만 집중되었다면, 현재의 많은 임상연구는 개별 암종의 유전체 정보와 그 정보를 공여한 환자의 임상 정보를 통해 특정 치료가 해당 환자에게 적합한지 질병 치료 '이전'에 예측하는 일에 초점을 맞춘다.

방사선종양학에서도 관련 연구 결과들이 발표되었다. 지금까지 두경부암, 유방암, 뇌종양, 육종 등에 대한 방사선 치료 효과를 예측하는 인자들이 암유전체지도를 통해 밝혀지고 있다. 유전체 정보는 치료 후에 발생하는 부작용을 예측하는 데도 활용된다. 유방암, 전립선암 등의 방사선 치료에서 치료 이후 독성 예측에 활용할 수 있는 유전자 변이가 밝혀진 바 있다.

이러한 흐름 속에서 4차 산업혁명 시대의 방사선종양학은 개별 암종의 방사선 민감도와 정상 기관에 대한 독성을 치료 전에 예측하여 환자 개인에게 가장 적합한 치료법을 선택하고, 최적의 치료 목표를 설정하는 방향으로 정밀의학을 실현해 갈 것이다.

빅데이터 및 딥러닝 시대의 방사선 선량 설계

유전체 분석을 통해 방사선 치료의 효과와 부작용을 예측하고 이를 바탕으로 최적의 치료 목표를 설정했다면, 다음에는 치료 목표를 달성할 수 있는 최적의 선량 설계가 필요하다.

방사선 치료의 선량 설계 기술은 지금까지 방사선 치료 계획 설계 시스템인 RTP Radiation Therapy Planning Computer System의 발달에 힘입어 선량 계산의 정확성 및 최적화 측면에서 많은 발전이 있었다. RTP는 4차 산업혁명과 함께 더욱 비약적으로 혁신될 것으로 보인다. 현재는 선량 분포의 계산에만 주로 사용되며, 종양억제율 tumor control probability이나 정상 조직 독성 확률 normal tissue complication probability을 몇몇 수학적 모델링을 통해 예측하는 역할을 하지만, 임상적 검증이 부족하여 그 유용성이 제한적이다. 그러나 4차 산업혁명 시대에는 RTP에 다양한 선량 설계 모델과 그에 관한 대규모 임상검증 결과를 망라한 빅데이터가 탑재될 것이다. 단순히 최적화된 선량 분포를 위한 선량 설계를 넘어, 최적화된 치료를 목표로 한 선량 설계가 가능하도록 발전하고 있다.

현재 종양억제율 및 정상 조직 독성 확률과 관련된 임상 정보가 유럽의 여러 기관을 중심으로 축적되고 있다. 이 임상 정보는 환자의 방사선 치료 설계 정보, 증상, 실험실 검사 결과 등을 비롯해 모든 영상 정보, 즉 라디오믹스 radiomics도 포함한다. 영상의학에 많은 부분을 의존하는 방사선종양학에서 라디오믹스는 개인의 유전체 정보 못지않은 광범위하고 구체적인 개인 맞춤형 정보를 제공하면서도, 침습적 조직검사에 의존하는 유전체 정보와는 달리 정보 획득 과정이 비침습적이어서 더욱 주목을 받는다. 라디오믹스 분야에서는 대상 환자의 영상 정보 내에서 유전체 정보나 다른 임상 정보와 관련된 요소를 활발히 탐색하고 있으며, 이 과정에서 빅데이터 분석이나 딥러닝 등 4차 산업혁명 시대의 기술이 활용된다.

4차 산업혁명 시대에는 RTP의 선량 계획 방식에서도 혁신이 있을 것으로 예상한다. 현재 첨단 방사선 치료로 널리 활용되는 '세기조절 방사선 치료IMRT; Intensity Modulated Radiation Therapy'에는 대부분 역방향 선량 계획 방식이 적용된다. 이는 방사선 치료자가 목표로 하는 선량 분포를 설정하고, 가장 최적화된 방사선 조합을 자동화된 반복 계산을 통해 찾아가는 방식이다. 최근 이 세기조절 방사선 치료의 선량 설계에 딥러닝 기술을 도입하기 시작했고, 이를 통해 치료 계획 수립의 효율을 높일 수 있다는 연구 결과가 보고되기도 했다.

이처럼 4차 산업혁명 시대의 방사선종양학은 RTP의 혁신과 더불어 선량 설계의 효율성을 높이고, 개별 환자에 대한 보다 최적화된 선량 설계를 통해 정밀의학의 실현에 일조하게 될 것이다.

그 밖의 4차 산업혁명 시대의 기술들

4차 산업혁명 시대에는 앞서 언급된 기술 외에도 다양한 기술들이 방사선종양학에 활용될 것이다. 그중에서도 인공지능을 통한 진료 시스템의 도입은 추후 방사선종양학이 맞이하게 될 중요한 변화 중 하나이다. 2016년 12월 국내에 처음으로 도입된 왓슨은 방대한 연구 결과에 대한 메타분석을 단시간에 수행하고 이를 바탕으로 최적의 치료법을 제시한다. 왓슨을 근거중심의학을 위한 강력한 도구로 이용하는 것 외에도 유전 정보 분석, 의료영상 판독, 전자의무기록 분석을 통한 증거 창출의 도구로 활용할 수 있다. 이러한 왓슨의 도입으로 방사선종양학 의사들의 진료 및 연구 활동의 효율성이 높아질 것이다.

방사선종양학에서 주목을 받는 또 하나의 중요한 기술로 3D 프린팅 기술이 있다. 3D 프린팅 기술은 방사선 치료 시 환자의 움직임을 제한하는 맞춤형 고정 장치의 제작과 유리한 선량 분포를 유도하기 위한 맞춤형 보상체compensator의 제작 등에 활용될 수 있다. 또한 방사선 치료 계획을 수립한 후, 계획과 실제로 조사된 방사선 분포 간의 일치도를 평가하는 방사선 치료 정도 관리quality assurance에도 3D 프린팅 기술이 활용될 수 있다. 기존에는 인체의 형태와 물질의 속성이 상이한 선량 계측 모형을 가지고 정도 관리를 진행하여 그 정확도를 확신하기 어려웠다. 반면 3D 프린팅으로 개별 환자의 체형이나 밀도 등 여러 가지 속성에서 유사한 선량 계측 모형 제작이 가능해진 덕분에, 환자 맞춤형 방사선 치료 정도 관리가 가능해졌다.

다양한 정보통신기술을 통해 방사선 치료 중이거나 치료가 종료된 환자들의 급·만성기 부작용 모니터링, 삶의 질 평가 등이 더욱 활발해질 것이다. 특히 모바일 기기를 이용한 환자의 자발적 보고가 주목을 받으면서, 이른바 전자환자결과보고electronic patient reported outcome, ePRO와 관련된 데이터가 주목받고 있다. 전자환자결과보고를 통해 얻어진 데이터는 치료 중이거나 치료가 끝난 환자 관리에 도움이 되며, 부작용으로 인해 치료 계획의 조정 여부를 결정해야 할 때도 유용하게 활용될 것이다. 현재 전자환자결과보고 데이터와 여타 객관적 임상지표 간의 연관성, 혹은 영상의학적 정보 간의 연관성을 밝히는 연구가 진행되고 있다. 정보통신기술의 발달로 전자환자결과보고 데이터는 가까운 시일 내에 방사선종양학이 환자 맞춤형의 정밀의학을 실현하는 데 중요한 역할을 하게 될 것이다.

한편, 입자선 치료의 출현으로 방사선 치료 자체도 변화를 맞이하고 있다. 1895년 독일의 물리학자 빌헬름 뢴트겐Wilhelm Konrad Röntgen이 엑스선을 발견한 이후, 인류는 120여 년간 엑스선이라는 단일한 방사선으로 암 환자를 치료해 왔다. 엑스선은 매질의 투과성은 좋지만, 역으로 이의 직진성을 조절하지 못하여 정상 조직에도 부작용을 초래하는 근본적인 한계가 있었다. 1900년대 초에는 엑스선과 달리 매질 내에서 완전히 멈춰 설 수 있으며, 이 깊이를 정밀하게 조절할 수 있는 새로운 종류의 방사선(입자선; 양성자선, 탄소선 등)의 존재가 알려졌다. 그리고 1990년 최초의 입자선(양성자) 전용 치료기가 미국 로마린다 병원에서 개발되었으며, 2017년 입자선 치료기는 전 세계적으로 66대에 이른다. 입자선 치료기의 활용은 지속해서 늘어날 것으로 전망된다. 양성자선 및 중입자선 등의 입자선 치료기는 기존의 엑스선과 비교할 수 없을 정도로 정밀하며 부작용 억제 기능이 우수하다. 반면 치료기가 정밀해질수록 종양의 위치나 미세분포를 확인하는 분자영상 혹은 기타 분자생물학적인 기술이 뒷받침되어야 한다. 4차 산업혁명 시대에는 입자선 치료기의 사용이 확대되면서 빅데이터를 이용해 종양의 위치와 분포를 정밀하게 확인하는 분자영상 기술이 개발될 것이며, 이 두 기술의 융합으로 새로운 차원의 방사선 치료가 가능해질 것으로 보인다.

마치며

지금까지 4차 산업혁명 시대에서 방사선종양학의 역할과 이용 가능한 첨단기술들, 그리고 그 기술들의 활용에 대해 살펴보았다. 4차 산업혁명 시대의 첨단기술들은 진단, 치료 목적 설정, 치료 방법의 결정에서부터 선량 설계, 방사선 조사 단계, 치료 후 환자 모니터링에 이르기까지 방사선 치료의 모든 단계에 다양한 방식으로 관여하게 될 것이다. 이 모든 과정은 개별 환자에게 최적화된 의료, 즉 정밀의학을 실현하는 것을 목적으로 한다. 4차 산업혁명 시대에서 방사선종양학은 다양한 첨단기술을 바탕으로 정밀의학을 실현하는 분야로 거듭나게 될 것이다.

마취통증의학의 미래

조현성[*]

1차 산업혁명 초기에 증기기관 기반의 기계화로 많은 실업자가 양산되었듯이, 인공지능을 기반으로 한 컴퓨터와 로봇은 인간의 역할 중 많은 부분을 대신하게 될 것이다. 이러한 일은 이미 산업현장에서 연속적으로 진행되고 있다. 자동차 생산라인에는 각종 로봇이 투입된다. 이 생산로봇은 인공지능 이전 단계의 로봇이며, 프로그램된 작업을 수행하는 기능에 그친다. 로봇의 이러한 기능만으로도 생산현장의 많은 인력이 축소되는 결과가 나타났다. 독일의 스포츠의류 업체인 아디다스는 중국의 공장을 폐쇄하고 독일과 미국에 새로운 공장을 건설하기로 했다. 생산라인을 모두 로봇이 수행하는 수준에 이르자, 인건비는 문제되지 않는 시대가 온 것이다.

---

[*] 성균관대학교 의과대학 삼성서울병원 마취통증의학과 교수

마취 분야에서의 4차 산업혁명 시작

인공지능은 의료 현장에도 활용되기 시작했다. 미국 제약업체 존슨앤드존슨에서는 2013년 '세다시스Sedasys'라는 인공지능 마취로봇을 개발했다. 세다시스는 위나 대장의 내시경 검사 때 프로포폴을 주사해서 환자의 수면을 유도하고 유지하는 역할을 한다. 환자가 헤드폰을 낀 채 손에 공 하나를 올리고 음성 지시에 따라 반복적으로 움켜쥐는 행동을 하면 마취로봇이 환자의 혈중산소함량, 심장 박동 수 등 신체징후에 따라 투여량을 조절한다. 인공지능과 유사한 컴퓨터 시스템을 통해 혈중산소함량이 정상보다 감소하거나, 심장 박동 수가 이상 수준으로 떨어지면 바로 투여를 멈춘다.

마취는 본래 마취과 의사나 전문 의료인에게만 허용되던 의료 행위였으나, 2013년 미국 FDA에서 사용을 승인하면서 세다시스는 미국을 비롯해 호주, 캐나다 등의 병원에 보급되기 시작했다. 세다시스는 의료비를 10분의 1 수준으로 떨어뜨리는 혁신을 일으켰지만 결국 퇴출당하고 말았다. 일자리를 빼앗길 것을 염려한 의사들의 집단 반발 때문이었다. 인공지능이 인간의 역할을 대체하기 위해서는 먼저 기술적으로 대체 가능해야 하며, 경제적으로 수지타산이 맞아야 하고, 이용자들이 긍정적으로 수용할 수 있어야 한다. 세다시스는 미국 FDA의 승인을 받았다는 점에서 기술적으로 대체 가능하다는 점을 인정받은 셈이다. 의료비가 이전보다 10분의 1로 떨어졌으므로 경제적 측면에서도 유용하다 할 수 있다. 결국 세다시스가 실패한 원인은 이 세 가지 이유 중 이용자들의 수용 거부에 있었다.

마취로봇의 활용은 서민과 중산층에서는 환영할만한 변화지만, 마취전문의협회 등에서는 이에 대대적인 반대 캠페인을 벌이고 정치권에 규제 로비를 전개했다. 표면적인 반대 이유는 "세다시스가 의도한 것보다 더 깊은 수면 상태를 유도하며, 돌발 사태 발생 시 환자 안전을 책임질 수 없다"

는 것이었다. 판매가 중단되자 의료계에선 "결국 안전 문제 때문에 세다시스가 하차했다"고 주장했다. 반면, 직접 병원에서 활용되는 세다시스를 목격한 〈워싱턴포스트〉나 〈월스트리트저널〉 등의 언론은 "기계는 실제 마취 전문의가 마취할 때보다 더 엄격한 기준에 따라 작동된다"고 보도하면서 "세다시스가 의료 현장에서 일으킨 갈등은 인간의 일자리를 자동화로 대체하려는 기업이 직면할 수 있는 '후퇴'의 상징"이며, "큰 수입원이 줄어들 위기에 처한 마취 전문의들과의 싸움에서 패한 것"이라고 보도했다.

마취로봇 세다시스의 퇴출 사건은 인공지능과 로봇 등 4차 산업혁명으로 대두되는 패러다임의 변화 과정에서 인간이 맞닥뜨릴 수밖에 없는 갈등의 한 단면을 보여 주었다. 그러나 세다시스의 실패는 4차 산업혁명의 진행 과정 중 일시적인 좌절에 불과하다. 4차 산업혁명의 거센 바람은 언젠가 마취과 의사의 영역에도 불어닥칠 것이다.

마취와 인공지능의 접목

마취의 목적은 수술 중 통증을 제거하여 환자가 편안하고 안전하게 수술받을 수 있는 여건을 만드는 것이다. 많은 사람들이 마취를 통증을 제거하기 위한 정도로 가볍게 여기는 경향이 있다. 그래서 마취를 잘 알지 못하는 사람들은 마취가 인공지능으로 빠르게 대체될 의료 분야 중 하나라고 생각한다.

실제로 일반인들의 생각대로 통증 제거는 어렵지 않다. 한 번의 주사약제 투입으로 가능하다. 그러나 마취 현장에서는 쉽지 않은 많은 술기가 동원되며, 마취과 의사는 통증 관리보다는 환자를 안전하게 관리하는 데 더 많은 역량을 집중해야 한다. 다시 말해서 일반적인 생각과는 달리 마취는 간단히 수행될 수 있는 의료 행위가 아니다.

마취는 크게 전신마취, 국소마취, 진정마취로 나눌 수 있다. 전신마취는 다시 마취유도, 마취유지, 마취회복의 세 단계로 나뉜다. 마취유도는 정맥관을 삽입하여 수액을 투입할 수 있는 루트를 확보하고, 수면유도제를 정맥으로 투입하여 수면을 유도한다. 동시에 근이완제를 투입해 근육을 이완시키고 호흡보조를 시행한다. 근육 이완이 충분히 일어나면 후두경을 이용해 환자의 체형에 맞는 기관 튜브를 기관 내로 삽입한다. 기관 내 튜브의 정확한 위치를 확인한 후 고정하고 인공호흡기를 거치한다. 마취유지는 수술 동안 환자가 깨지 않도록 마취약제를 지속해서 투여하는 과정으로, 흡입마취제를 투여하거나 정맥마취제를 투여하여 마취를 유지한다. 마취유지에서 환자가 각성하지 않게 수면을 유지하는 것은 물론, 환자의 활력징후와 정상혈액량을 유지하고 각종 신체 기능이 정상을 유지할 수 있도록 관리하는 일이 대단히 중요하다. 전신마취에서의 회복은 마취 용량을 줄여 환자의 의식을 회복하고, 길항제를 투여하여 근이완제의 효과를 차단해서 근력을 회복시킨 후, 정상 호흡이 돌아오면 기관 내관을 발관하는 과정이다. 전신마취의 유도·유지·회복 과정을 살펴보면 마취유도와 회복은 단순히 자료를 수집 및 판단하는 것이 아니라, 환자의 상황에 따라 많은 수작업이 요구되는 과정이다.

마취유도 과정에서 수면유도, 근이완제 주입은 인공지능이 충분히 수행할 수 있다. 연령과 키, 체중, 성별에 따른 약용량 결정도 어쩌면 인공지능이 더 정확할 수 있다. 만약 인공지능이 계산한 용량으로 수면유도가 이루어지지 않는다면, 인공지능을 관리하는 인력이 그것을 인식시켜 추가 용량을 주입할 수 있다.

문제는 호흡보조와 기관삽관이다. 호흡보조란 마스크를 환자의 입과 코에 잘 맞추어 공기가 새지 않게 하고, 마취기에 달린 호흡보조백으로 환자에게 인공호흡하는 것으로, 숙련된 마취과 의사가 아니면 어려운 과정이다. 기관삽관 역시 사람마다 입에서 기도까지의 길이가 조금씩 다르고 기관지의 길이에도 차이가 있는데, 과연 이것을 인공지능이 파악할 수 있을지가 문제다. 지금 활용되는 인공지능은 자료를 수집해서 환자 상태를 분석하는 역할에 그치며, 어떤 술기를 직접 수행하지는 않는다. 지금까지 개발된 인공지능의 한계다. 그러나 인공지능이 더 발달해 로봇 형태로 활용된다면 이야기는 달라진다. 환자의 얼굴 형태에 맞추어 마스크를 변형하면서 인공호흡을 보조하고, 환자에게 적합한 모양으로 변형되는 기구를 사용한 기관삽관도 할 수 있게 될 것이다.

의료 분야에서 기계는 1970년대부터 적용되기 시작됐다. 이후 의료는 급속히 발전했고, 마취과에 인공지능이 도입되는 건 그 연장선상이라 할 수 있다. 4차 산업혁명은 넓은 의미에서 디지털 혁명이다. 각종 환자 모니터링 장비들은 디지털 기기들이며, 그런 관점에서 환자 모니터링 장비의 확대 자체가 마취과에서 4차 산업혁명의 시작이라 할 수 있다.

1990년대 초만 해도 수술실을 20개 정도의 가진 대학병원에서는 한 달에 한 번 이상 알 수 없는 이유로 CPR(심폐소생술) 상황이 발생했다. 하루에 두 건이 발생할 때도 있었으나, 그때는 혈압계와 심전도가 환자 상태를 모니터링하는 장비의 전부였다. 1990년대 중반이 되면서 호기말 이산화탄소 분압 모니터링, 맥박산소계측기 등의 환자 모니터링 장비가 마취과 영역에 도입되기 시작했고, 원인 불명의 CPR 상황은 대폭 감소했다. 오늘날에는 카테터catheter를 동맥 내에 삽입하여 환자의 혈압을 지속해서 모니터링하고 각종 검사를 실시간으로 시행할 수 있다. 또한 폐동맥 카테터를 삽입하여 심장의 상태, 몸속 혈액량, 산소 공급 및 이용의 균형 등을 실시간으로 알 수 있으며, BISBispectral Index를 통해 환자의 의식 상태를 즉각적으로 분석할 수 있다.

이런 환자 상태 모니터링 장치의 발달로 현재는 원인을 알 수 없는 CPR

상황은 거의 발생하지 않는다. 각종 모니터링 장비가 발달하면서 마취유지의 안정성이 향상된 것이다. 즉, 초보적인 디지털 혁명이 마취과 영역에 엄청난 변화를 가져왔다. 그러나 이러한 복잡한 모니터링 장비의 발달은 마취과 의사에게 자료 분석을 하기 위한 많은 양의 지식과, 실시간으로 주어지는 자료를 분석할 수 있는 능력을 요구한다. 현재 수술실에서 마취과적 문제로 발생하는 CPR 상황은 마취과 의사의 무관심이나 각종 자료 분석의 오류에 기인한다. 이런 상황에서 인공지능이 마취유지 과정에 도입되어 각종 모니터링 장비에서 나오는 자료가 인공지능에 연결될 수 있다면, 더욱 신속하고 정확한 판단과 정확한 처치가 이루어져 한층 안전한 환자 관리가 이루어질 것이다.

마취회복은 근이완제 효과를 차단할 길항제를 투입하는 것 이외에는 마취과 의사의 술기로 이루어진다. 마취회복기의 환자에게는 다양한 상태 변화가 일어난다. 갑작스러운 혈압이나 심박 수의 변화, 부정맥의 출현, 과도한 흥분 등 예측하기 힘든 여러 문제점이 발생한다. 이러한 상황에서는 마취과 의사의 적극적이고 행동적인 대응이 필요하므로 인공지능만으로 대응하기에 한계가 있다. 현재 수준의 인공지능으로는 환자의 근육 이완의 정도와 BIS에서 나오는 신호를 분석하여 환자의 의식 회복 정도를 마취과 의사에게 전달하고, 활력징후의 변화에 따른 응급처치를 시행하는 데 도움을 주는 정도의 보조가 가능하다.

진정마취는 수면유도제의 양을 조절하여 얕은 수면 상태에 도달하나 자발호흡이 유지되게 하는 마취 방법이다. 기관삽관은 하지 않는다. 자발호흡은 유지하나 의식은 없는 상태를 유지하는 마취 농도를 달성하는 것이 진정마취의 어려운 과제다. 과거에는 환자와의 대화를 통해 의식 상태를 확인했으나, 근래에는 BIS라는 기계로 뇌파를 분석해 의식 상태를 확인한다. 그러나 수면으로 들어가는 마취 농도와, 자발호흡이 상실되는 마취 농도 사이의 안전마진safety margin이 넓지 않으며 환자 개개인의 격차도 심한 편이다. 이 부분에서 문제가 생기면 환자가 심정지 상태로 들어가거나, 심하면 사망에 이르기도 한다. 많은 마취과 의사가 진정마취를 전신마취보다 더 어렵게 느끼는 이유이기도 하다.

그러나 진정마취는 마취유도와 유지 및 회복에 인간의 수작업이 거의 요구되지 않아서 현재의 인공지능으로 마취를 시행하기 가장 적합한 영역이다. 환자의 의식 상태를 알려 주는 BIS 기계에서 나오는 자료를 인공지능에 연결하면, 마취과 의사보다 훨씬 세밀한 분석을 통해 약제의 용량을 조절할 수 있게 된다. 이러한 이유로 최초의 인공지능 마취로봇 세다시스가 도입된 영역이기도 하다. 보도에 따르면 세다시스는 실제 마취 현장에서도 마취과 의사들이 어렵게 여기는 부분을 잘 수행했던 것으로 알려진다.

국소마취는 국소마취제를 이용하여 수술 부위의 통증만 제거하고 의식은 유지하는 마취법이다. 수술로 인한 출혈이나 그 밖의 영향이 적은 환자에게 시행하는 마취로 유지에 큰 어려움은 없다. 다만 마취약제로 인한 환자 상태 변화가 가끔 발생하며, 때론 환자에게 치명적인 경우도 있다. 따라서 국소마취의 유도는 많은 술기가 필요하고 인공지능으로 대체되기 어렵다. 다만 마취과 의사가 술기를 시행하는 동안, 중증 환자처럼 활력징후의 급격한 변화의 위험이 있는 환자의 변화를 자세히 관찰하고, 필요하면 약제를 투여하는 등의 관리 과정에서 인공지능의 도움을 받을 수 있을 것이다.

마취에서 인공지능의 미래

의료 분야에 인공지능이 도입되는 건 어쩌면 자연스러운 일이다. 인간에게 발생하는 질환은 너무도 방대해 그것을 진단하는 방법 또한 그 수를 헤아리기 어렵다. 이 모든 것을 사람이 숙지하고 판단하는 것에는 한계가 있다. 의사들도 이러한 문제점을 인식하고 해결법을 찾기 위해 인공지능의 도입에 앞장서고 있다. 그러한 예가 인공지능 의사 왓슨이지만, 왓슨의 기능이 진단과 치료법 제시에 집중되어 마취과에서는 그 효용이 제한적이다. 그런 면에서 인공지능 마취로봇 세다시스는 마취의 질적 향상보다는 비용 절감을 목적으로 개발되었다. 미국에서 내시경 시술의 진정마취 비용은 약 2,000달러지만, 세다시스를 이용하면 200달러 정도에 불과하다.

한국인들은 세계 어느 나라 사람보다 기계 친화적인 성향이 있다. 휴대폰 기능의 발전 속도가 가장 빠르기도 하며, 공장에서도 각종 로봇이 거부감 없이 받아들여지고 있다. 그런 관점에서 보면 한국은 인공지능이 쉽게 정착할 수 있는 여건을 가지고 있는 셈이다. 반면 실제로 의료 분야에서 인공지능이 도입되어 사용되는 일은 다른 선진국에 비해서 뒤처져 있다. 낮은 의료수가와 아직은 고가인 인공지능에 원인이 있다.

다시 세다시스를 예로 들어 보자. 마취로봇 세다시스를 이용한 진정마취 비용이 약 22만 원이라면, 한국의 마취과 의사가 시행하는 진정마취 비용은 10만 원 정도에 불과하다. 비용의 관점에서 보면 한국 병원에서는 세다시스를 도입할 이유가 없다. 일부 병원에서 왓슨을 도입하여 진료하는 것 역시 병원 홍보의 차원이지, 비용 절감의 목적은 아니다. 특히 가장 홍보 효과가 떨어지는 마취과의 특성상 세다시스의 도입은 어렵다고 볼 수 있다.

이런 이유로 한국의 마취과는 세계적 흐름에서 가장 낙후된 의료 영역이 될 가능성이 크다. 그러나 미래의 의료는 4차 산업혁명과 함께 흘러갈 것이다. 과학기술의 발달과 발맞추어 등장할 새로운 환자 모니터링 장비로 마취를 더욱 안전하게 시행할 수 있다는 점은 명백하다. 만약 인간의 감각만을 믿고 새로운 모니터링 장비나 인공지능의 도입을 거부한다면, 이는 과학의 유용성을 스스로 버리고 1차 산업혁명 당시 있었던 러다이트 운동 Luddite movement과 같은 우를 범하는 것이다.

물론 새로운 흐름의 도입으로 인한 부작용도 있다. 마취과 영역에 인공지능이 도입되면 관련 종사자나 주변 환경에도 큰 영향을 주게 된다. 다른 부서와 마찬가지로 마취 전문의도 간호사나 다른 조력자의 도움을 받는다. 간호사나 조력자는 마취과 의사의 지시에 따라 약제를 준비하고, 준비한 약제를 환자에게 투여하기도 하며, 마취기록지를 작성한다. 이런 조력 업무의 많은 부분이 앞으로는 인공지능으로 대체될 수 있다. 결과적으로 마취 영역에서의 인공지능 기능 확대는 비용 절감과 환자의 안전 관리에 도움을 줄 것이나, 일차적으로 많은 마취보조인력이 직장을 잃게 되는 결과를 가져올 수 있다.

미래 마취과 의사의 모습

현재 기술의 수준으로는 공장에서 물건 찍듯이 인공지능 혼자 마취를 수행하는 건 불가능하다. 특히 흉부외과나 이식수술의 마취처럼 복잡한 술기가 필요할 때 마취과 의사의 역할은 절대적이다. 그러나 병원은 항상 비용 절감과 진료의 질적 향상에 대한 압박을 받는다. 이런 상황에서 인공지능 기술은 계속 발전할 것이고, 언젠가 대량생산 체계가 갖춰지면서 소요되는 비용도 현저히 줄어들 것이다. 인공지능이 더욱 발달하여 로봇으로 진화하고, 그 로봇이 술기 면에서도 마취과 의사를 능가한다면 어떤 일이 벌어질까? 아마 세다시스를 처음 도입할 때 우려했던 마취과 의사의 대량 실직 사태가 벌어질지도 모른다. 한 걸음 더 나아가, 사회적 의견 일치가 로봇이 혼자 하는 마취를 허용하는 방향으로 간다면, 더는 마취과 의사가 필요하지 않은 상황이 벌어질 수도 있다.

자율주행 자동차가 사고를 내면 그 책임은 누구에게 있을까? 차에 타고 있던 사람일까, 인가해 준 정부일까, 아니면 차량 제조사일까? 만약 제조사의 책임으로만 돌린다면 이는 자율주행차량 자체에 운전면허증을 발급하는 것과 같다. 이는 현재 구글에서 추구하는 방향이다. 같은 논리로 인공지능로봇이 모든 마취 업무를 담당하고 그 결과에 책임도 지게 되면, 그건 마취과 의사면허증을 인공지능로봇에게 부여하는 것과 같다. 결국 공장에서 마취과 의사를 대량생산하는 시대가 되는 것이다. 이런 세상에서 인간 마취과 의사는 더는 필요치 않을 것이다. 마취과 의사면허증을 로봇제조사에서 발급하게 되는 것이다.

과거 봉건시대는 인간이 인간을 노예로 소유해서 부리던 시대였다. 만약 지금보다 인공지능이 더 발달하여 로봇으로 발전한다면, 인간 의사가 로봇을 소유해서 활용하게 될지, 아니면 로봇 의사가 자체적으로 활동하게 될지, 양단간에 결정해야 하는 시대가 올 것이다. 각자가 극도의 이기심으로 자신의 이익만 추구한다면 인간은 모두 직업을 잃고 하루하루 생계를 걱정하는 지옥에 살게 될 것이고, 반면 서로 양보하고 이해하는 지혜를 발휘한다면 인간이 로봇을 노예로 부리는 천국에서 살게 될 것이다.

우리는 인간 사회의 진화가 인류를 더욱 사람답게 살도록 돕는 방향으로 변화해 왔다는 것을 알고 있다. 그런 인간의 선의의 노력에 기대를 걸어 보자. 여기에 미래 마취과 의사의 운명도 달려 있을 것이다.

안과의 미래

한종철[*]

안과는 눈의 해부적인 구조, 기능, 질병과 관련한 의학의 한 분과이다. 안과를 뜻하는 영어 단어 'ophthalmology'는 눈을 뜻하는 'ophthal-mos'와 지성을 뜻하는 'logos'라는 그리스 단어에서 유래했다. 기원전 5세기, 인도의 한 의사가 각종 안과 질환을 기술하고 최초로 백내장수술을 시행했다는 기록이 있으나, 안과 영역의 본격적인 발전은 17세기에 이르러 이탈리아 생리학자인 마르첼로 말피기Marcello Malpighi가 돋보기를 발명하고 현미경을 사용하면서 시작되었다.

안과 진료에서 빅데이터의 활용

최근 정보통신 분야에서 가장 뜨거운 주제는 단연 빅데이터이다. 빅데이

---

[*] 삼성서울병원 안과 임상조교수

터 열풍은 정보통신 분야를 넘어 다양한 학문 영역으로 확장되고 있으며, 심지어 어린이를 위한 빅데이터 책이 다수 출간될 정도로 현대 사회에 보편적인 지식으로 자리매김했다. 온갖 영역에서 폭발적으로 증가하는 방대한 데이터 중에서 자신에게 유용한 정보만을 선별하여 얻는 건 현대인에게 매우 큰 관심사가 되었다.

역사적으로 의학 발전을 이끌어 온 핵심 원동력은 '데이터'였다. 차트, 혈액 및 소변검사 결과, 영상 자료 등을 통해 각종 의학지식을 쌓을 수 있으며, 이렇게 쌓인 지식은 새로운 의료 기술 개발의 토대가 된다. 실제로 이러한 데이터를 축적하기 위해선 국가나 기관의 연구비 지원이 필수적이다. 보통 연구비는 암, 뇌신경 질환, 심혈관 질환 등 사람의 생명과 밀접하게 연관된 분야에 집중되며, 이들 질환에는 상대적으로 빅데이터가 잘 구축되어 있다. 하지만 안과 질환처럼 다른 질병에 비해 발생 빈도가 상대적으로 낮으며 환자의 생존에 치명적인 영향을 미치지 않는 질병의 경우 연구비 지원이 뒷순위로 밀리게 된다. 결국 특정 국가를 제외하고는 양질의 대규모 의료 데이터가 부족한 실정이다.

앞으로 4차 산업혁명으로 전자차트가 발전하면서 이러한 연구비 쏠림 현상을 해결하고, 안과 영역에서의 의료 데이터 확보에 도움이 될 것으로 예상한다. 전자차트는 진료와 동시에 환자의 의료기록을 디지털화하여 대량의 데이터를 단시간에 의미 있는 형태로 얻을 수 있게 할 것이다. 이는 데이터 축적 비용을 획기적으로 낮춰서 결과적으로 저렴한 비용으로 양질의 데이터를 얻게 하여, 그동안 연구비 문제로 데이터 활용이 어려웠던 영역에서도 쉽게 빅데이터 연구를 진행할 수 있을 것이다.

단순히 많은 데이터를 얻는 것에 머무르지 않고, 얻은 데이터를 분석하는 방법 역시 획기적으로 발전할 것이다. 현재 우리가 '의학지식'이라고 부르는 의학 데이터는 의사가 진단을 통해 얻은 데이터 중에서 대표성을 띠는 일부를 추출하고 분석해서 얻어진다. 하지만 실제 진료를 통해서 대표적인 데이터를 추출하기가 매우 어렵고, 얻는다고 해도 충분한 양을 확보하는 일이 쉽지 않다. 결과적으로 추출한 정보의 대표성 문제, 통계적으로 분석 가능한 충분한 표본 수의 부족, 적절한 통계 분석 방법의 부재 등 여러 요인에 의해 의학 분야에서 지식을 얻기란 상당히 어렵다.

이러한 문제는 가까운 미래에 해결될 것으로 보인다. 진료와 동시에 질병의 정보가 디지털화되고, 질병 정보를 저장하는 플랫폼이 통일되어 상급 의료기관 간 정보 공유가 쉬워진다면 이러한 데이터 확보의 파급 효과는 더욱 커질 것이다. 더 나아가 공중보건을 담당하는 보건소부터 일차 및 이차의료기관과 최상위 의료기관까지 통일된 플랫폼이 구축된다면 충분한 의학지식을 효과적으로 축적할 수 있으며, 우리나라의 대표성을 띠는 표본 데이터가 만들어질 수 있을 것이다. 이러한 데이터는 국민의 건강을 효과적으로 치료하는 데 일조하며 한국 의료가 세계 시장에서 경쟁력을 갖는 발판이 된다.

빅데이터의 획득뿐만 아니라 분석 방법 역시 진일보할 것이다. 현재 의료 데이터를 분석하는 표준적인 방법은 '고전적인 통계 분석법'이다. 고전적 통계 분석법은 전체 집단에서 95% 이내에 분포하는 집단을 '표준 집단'으로 간주하고, 이를 벗어나는 경우(약 5% 이내)를 '다른 집단'으로 간주해 분석하는 방법이다. 보통 유의확률(p-value)이라는 통계 지표를 사용하며, 이 값이 5% 이내로 나타나는 지표를 통계적으로 유의한 값이라고 한다. 하지만 이 수치를 신뢰할 수 있는지 끊임없이 논의되고 있다. 특히 이 값은 분석에 포함되는 변수의 종류나 개수에 따라 달라질 수 있어서 분석을 복잡하게 만들기도 한다.

이 문제는 인공지능을 통해 해결될 것이다. 인공지능을 이용해 복잡한 변수 간 상관관계를 빠르게 분석하고, 분석된 자료를 통해 훈련된 인공지능으로 더 큰 규모의 빅데이터를 분석할 수 있다. 결과적으로 인공지능을 통한 빅데이터 분석법이 진보하면 단순히 질병 정보뿐만 아니라 유전자 정보, 가족력, 다른 진료과 정보 등을 종합하여 환자의 진단 및 치료에 도움을 줄 수 있을 것이다.

증강현실 및 가상현실의 활용

인공지능에 대한 폭발적인 관심이 알파고로 인해 시작되었다면, '포켓몬고' 게임을 통해서는 증강현실 및 가상현실을 향한 관심이 증대되었다. 벌써 증강현실을 이용한 해부학 교육 방법이 제시되고 있다.

안과는 그 특성상 시각의 자극을 이용한 여러 검사의 필요성이 매우 높은 영역이다. 예를 들어, 현재 녹내장 환자들이 가장 힘들어하는 검사로 '시야검사'가 있다. 10분 이상 하얀 원통을 들여다보면서 반짝이는 점들을 찾아 버튼을 눌러야 한다. 녹내장 혹은 시신경 질환의 진단을 위해서는 이 검사가 필수적이다. 하지만 정확한 진단을 위해서는 환자의 집중 여부가 매우 중요하다 보니, 검사 중 끊임없이 집중을 강요받아서 환자들이 스트레스를 받는다. 또한 황반변성의 진단과 변화를 확인하는 암슬러격자검사나 M-chart와 같은 검사도 필수적이지만, 이 모든 검사를 진행하기 위해 환자가 각 도구가 있는 검사실로 매번 이동해야 하는 등의 불편이 있다. 미래에 증강현실 및 가상현실을 이용한 안과용 검사 기기가 개발된다면 검사 중 환자의 집중도를 향상시키고 검사 결과의 신뢰성도 높이는 데 도움이 될 것이다.

증강현실과 가상현실은 진단 영역을 넘어, 의사들의 이미지 트레이닝 image training을 통한 술기 교육에도 적극 활용될 것이다. 특히 의료술기를 처음 배우는 의사들에게 상당한 도움이 될 수 있다. 안과적 수술은 그 시야가 매우 좁아서 수술 집도의의 시야를 보조의와 모두 공유하기 어렵다. 결과적으로 오랜 기간 보조를 해도 막상 집도하게 될 때 수술이 익숙하지 않아 당황할 수 있다. 만약 증강현실 또는 가상현실로 제작해 술기 교육에 활용한다면 기존의 교육과는 비교되지 않는 높은 수준의 의학교육이 이뤄질 것으로 생각한다.

로봇의 활용

현대 의학의 많은 영역에 로봇이 활용되고 있다. 로봇은 의사의 손이 접근하기 힘든 부분이나 어려운 술기를 상대적으로 쉽게 하도록 도와준다.

안과 분야에서는 시력교정술을 예로 들 수 있다. 눈과 주변부 부속 기관은 해부학적으로 크기가 작아서 때에 따라 수술이 어려운 경우가 많다. 그래서 시력교정술을 할 때는 먼저 컴퓨터를 이용해서 각막 굴절 정도를 파악하고, 그에 맞는 레이저를 사용해야 한다. 이러한 작업은 술기의 시간을 상당히 줄여 주어서 정확한 시술을 가능하게 한다. 최근에는 백내장수술 전에 미리 레이저를 사용하여 전처리해 두는 기계가 개발되었다. 덕분에 의사의 숙련도에 따라 차이가 날 수 있는 부분이 최소화되어 치료에 도움이 되고 있다. 레이저로 수술하게 될 부분을 가장 적절한 크기와 형태로 만들고, 백내장수술 시 렌즈를 미리 쪼개서 수술 중 발생할 수 있는 문제의 가능성을 최소화하는 방법이다.

현재도 많은 백내장수술 과정 중 절개하고 쪼개는 과정은 장비에 입력된 환자 데이터를 기반으로 자동으로 이루어지고 있다. 하지만 아직 직접 수정체를 제거하고 인공수정체를 삽입하는 과정, 즉 환자의 눈에 도구를 넣어 시행하는 과정은 의사의 손을 통해서만 할 수 있다. 시간이 지나면서 이 모든 과정이 환자의 실전 데이터를 근거로 한 로봇수술로 바뀔 가능성이 크다. 단기일 내에 복잡한 안과수술의 모든 과정이 대체되지는 않더라도 일부 사람의 손으로 하기 어려운 술기, 예를 들어 사람의 손이나 도구가 닿기 힘든 부분에 레이저를 시행하거나 봉합하는 과정은 로봇에 의해 도움받을 수 있을 것이다.

체내삽입 의료기기

미래 의학의 또 다른 핵심 주제는 체내삽입 의료기기로, 이는 그동안 의학의 여러 분야에서 필요에 따라 개발되고 사용되었다. 부정맥 환자의 심장 내 흐름을 인지하고 필요에 따라 적절한 전기자극을 주는 페이스 메이커나, 수면무호흡증 환자에게 수면 시 호흡 정지가 발생할 때 자동으로 양압기가 작동하여 일정 시간 이상 무호흡이 발생하지 않도록 방지하는 장치는 이미 우리에게 익숙하다.

이와 더불어 안과 영역에서는 최근 벌써 소개된 몇 가지 체내삽입 의료기기가 있다. 대표적인 예가 눈에 삽입하는 콘택트렌즈형 안압 측정기이다. 콘택트렌즈형 안압 측정기는 눈에 자리를 잡고 24시간 동안 안압변동 정보를 제공한다. 지금까지는 진료실에서의 안압 측정 결과가 정상이어도, 밤이나 새벽 시간에 안압 상승이 의심되는 환자들은 입원해서 안압을 측정받아야 했다. 반면 콘택트렌즈형 안압 측정기가 상용화되면 굳이 병원에 입원하지 않아도 된다. 앞으로 기능이 더욱 향상된다면 눈물을 분석해서 안구 건조증이나 환자의 전반적인 건강 상태를 측정하는 기술을 기대해 볼 수 있다.

눈에 사용하는 여러 약제를 체내삽입 의료기기를 통해 부작용 없이 더욱 효과적으로 지속시키려는 여러 시도가 있다. 눈에 사용하는 안약은 매일 1~4회 이상 점안해야 하고, 사람마다 눈 속에서 안약이 전달되는 농도가 달라 투약 횟수 결정에도 더러 어려움이 있었다. 최근 약물을 서서히 분비해서 눈 속에 전달하는 장치가 개발되어 사용되고 있다. 이 장치는 환자들의 안약 투약에 대한 불편함을 최소한으로 줄이고, 약물의 효과를 오랫동안 지속시킬 수 있다는 장점이 있다. 미래에는 이러한 약물전달 장치가 더욱 개선되어, 더욱 정교하게 필요한 만큼 필요한 시간 동안만 약물이 나오는 '맞춤형 투약 속도 조절 기능'을 갖춘 기기 또한 기대해 볼 수 있을 것이다.

3D 프린팅 기술의 활용

3D 프린팅 기술에 대한 기대가 가장 큰 의학 분과를 꼽으라면 단연 안과가 아닐까 생각한다. 이는 안과 장비나 삽입물의 크기가 워낙 작고 구조가 미세하여 사람의 손으로 제작하기 쉽지 않기 때문이며, 이로 인한 비용 증가 문제로 도구를 충분히 정교하게 만들기 어려워서다. 예를 들어 의료용 실리콘 튜브의 경우가 있다. 안과에서 사용하는 대표적인 실리콘 튜브는 '녹내장 안압 하강수술'이나 '눈물길 폐쇄수술'을 위해서 사용되는데, 이때 사용되는 실리콘 튜브의 내경이 약 $300\mu m$, 외경이 약 $600\mu m$ 정도이다. 문제는 이렇게 세밀한 튜브는 안과 외 다른 영역에서는 필요한 경우가 드물어서 제작되는 종류가 다양하지 않다. 결국 한 사이즈의 튜브를 여러 목적으로 사용하고 있지만, 임상적으로 환자에 따라서 다양한 사이즈의 마이크로 실리콘 튜브가 필요할 수 있다. 만약 3D 프린팅 기술이 발전하면 맞춤형 튜브를 합리적인 가격으로 활용할 수 있게 될 것으로 보인다.

다른 예로는 각막이식 목적으로 사용되는 인공각막, 의안수술 시 사용되는 안구 모형 임플란트가 있다. 지금은 정해진 크기의 각막이나 안구 모형 몇 가지 중에서 환자에게 가장 적합한 크기를 선택해 사용한다. 보통은 문제가 없으나, 가끔은 크기가 적합하지 않아 수술 시간이 지연되거나 수술 후 문제가 발생하기도 한다. 안타깝게도 아직은 의료용 실리콘을 이용한 3D 프린팅 기술은 활성화되지 않았다. 그러나 미래에 이 기술이 발전한다면 의사가 수술 전에 환자 눈의 크기와 형태를 분석한 뒤, 이를 기반으로 맞춤형 임플란트 설계도를 제작하고, 3D 프린팅 제작업체나 병원 제작팀에 의뢰하여 개인에게 가장 적합한 임플란트를 생산해 수술에 사용할 수 있을 것이다.

미래의 안과 진료 가상 시나리오

63세 남성 최한올(가명) 씨는 최근 녹내장 진단을 받았다. 최 씨는 녹내장 위험과 연관된 유전자를 가지고 있어서 일찍이 건강검진을 받도록 권유받았고, 덕분에 녹내장을 조기에 발견할 수 있었다. 병원에 방문한 최 씨는 의사와 상담한 후 녹내장 발생의 원인을 정확히 파악하기 위해 실시간으로 안압 측정이 가능한 콘택트렌즈를 착용하기로 했다. 불과 10년 전까지만 해도 최 씨 같은 녹내장 환자는 병원에 입원해서 한 시간마다 안압검사를 받아야 했다. 하루 동안의 안압 변화를 관찰하는 것이 매우 중요했기 때문이다. 하지만 의료 기술이 발전한 덕분에 콘택트렌즈를 착용하는 것만으로도 간편히 안압을 측정할 수 있게 되었다. 의사는 최 씨에게 착용할 콘택트렌즈의 재질이 상당히 개선되어 착용감이 매우 편해졌으며, 한 번 착용하면 한 달까지 사용할 수 있다는 설명을 해 주었다. 콘택트렌즈로 한 달간 안압 측정을 한 후에 안압 하강제 사용 방법을 결정할 것이라는 설명도 했다. 의사는 이 콘택트렌즈가 안압 측정뿐만 아니라 최 씨의 시신경 모양을 분석해 녹내장의 정도와 양상에 대한 정보를 제공할 것이라는 설명도 덧붙였다. 결과적으로 최 씨는 콘택트렌즈로 분석한 결과를 통해 향후 병의 진행 속도와 추이에 대해서 더 자세한 상담을 받을 수 있게 되었다. 녹내장에 관련된 여러 데이터가 개별적으로 제공될 뿐만 아니라, 이를 인공지능을 이용한 질병 예후 분석을 통해 종합하여 치료를 받지 않거나 받았을 때 향후 실명하게 될 위험도에 대해서도 예측할 수 있게 된 것이다.

한 달 후, 최 씨는 병원을 재방문했다. 의사는 한 달간 측정된 안압에 대해 상담을 해 주었다. 최 씨의 안압 데이터는 이미 병원으로 전송되어 분석이 끝나 있었다. 또한 함께 측정된 최 씨의 식생활 정보(식사량, 육류 및 채소류 섭취량, 음주 및 흡연 관련 정보, 운동량, 혈압 등)를 통해 어떤 생활습관이 안압을 조절하고 녹내장 진행 위험을 낮추는지도 확인할 수 있었다.

측정된 시신경의 특징을 분석해 본 결과, 최 씨의 안압은 크게 높지 않았으나 정상 안압에서도 시신경 변형이 다수 발생한다는 문제점이 있었다. 밤에 안압이 상승하는 양상도 보였다. 최 씨의 안압이 25% 하강하면 녹내장 진행의 가능성은 10% 미만으로 떨어지고, 100세 이전에 실명할 가능성도 7% 미만으로 예측되었다. 하지만 안압이 조절된다고 해도 만약 야간에 안압이 충분히 하강하지 않으면 추가로 안압을 하강하기 위한 여러 부가적인 치료가 필요하다. 의사는 안압 하강제를 사용해 보기로 했다.

의사는 최 씨에게 안압을 하강시키기 위한 여러 방법을 설명해 주었다. 고전적인 방법으로 안약을 눈에 직접 넣는 방법이 있다. 이는 이미 오래 사용되던 방법으로 임상자료가 가장 많이 축적되긴 했지만, 매일 1~2회씩 점안해야 하는 불편, 점안을 정확히 하지 못할 가능성, 눈꺼풀 주변 부작용 발생 등의 문제가 생길 수 있다. 그래서 의사는 약물을 눈에 효과적으로 전달하기 위한 다른 선택지들을 제시해 주었다.

먼저 눈에 주사를 맞는 방식이 있었다. 1년에 1~2회 정기적으로 주사를 맞아야 하지만, 눈 속에 작은 캡슐을 주사하면 약물이 지속해서 작용하여 안압 하강을 효과적으로 유도할 수 있고, 특히 눈꺼풀 주변부에 발생할 수 있는 부작용을 피할 수 있다. 안약을 직접 넣어야 하는 불편 또한 피할 수 있다. 혹은 안압에 따라 약물 작용을 조절하는 캡슐도 있었다. 안압 측정용 콘택트렌즈와 함께 사용되는 방법이었다. 그 밖에 결막 구석에 약물을 위치시키는 임플란트 타입 등의 방법이 있으므로 만약 주사 형태가 부담되면 다른 방식을 사용할 수 있었다.

최 씨는 주사 형태가 가장 많이 이용된다는 설명을 듣고 고민 끝에 주사를 맞았다. 당분간 치료 후 안압의 추이를 관찰하기 위해 안압 측정용 콘택트렌즈를 착용하고 집으로 돌아갔다.

6개월 후, 최 씨는 안압 추이와 녹내장 진행 여부를 확인하기 위해 병원을 다시 방문했다. 이전과 마찬가지로 최 씨의 안압 정보는 이미 콘택트렌즈를 통해 병원으로 전송되어 있었다. 자료를 보니, 주사를 맞고 안압 하강 효과가 있었으나 야간 안압 하강 정도는 상대적으로 크지 않았다. 녹내장 검사로도 명확한 진행 소견이 관찰되었다. 이 데이터를 현재의 안압, 진행 속도, 유전 인자, 전신 정보 및 생활습관 정보와 함께 인공지능을 통한 녹내장 예후 분석기로 분석했다. 그 결과, 이대로는 5년 후 시야 손상으로 인한 불편을 경험할 수도 있었다.

의사는 최 씨에게 2가지 치료 방향을 제시했는데, 바로 레이저 치료와 수술적 치료였다. 레이저 치료는 비침습적 방법이라는 장점이 있으나 효과가 미미했다. 최 씨의 눈 형태를 분석해 보니 레이저 치료를 받았을 때 효과가 있을 확률은 약 55%이고, 이 효과가 1년 이상 지속할 확률은 40% 정도였다. 의사는 최근 로봇으로 각 환자의 섬유주 모양에 따라 가장 적절한 세기와 횟수의 레이저를 시행하기 때문에 이전보다는 치료 성공률이 많이 향상되었다고 설명했다.

의사는 그럼에도 안압을 가장 확실하게 떨어뜨리는 방법은 수술적 치료라고 설명했다. 녹내장의 수술적 치료는 이전에도 많이 시행되었지만, 안압을 떨어뜨리는 적극적인 방법으로는 사용되지 못했다. 이는 적절한 정도의 안압 하강이 어려웠기 때문이다. 개인에 따라 때로는 약효가 너무 과하고, 때로는 부족하여 수술 부작용이 발생하거나 너무 일찍 수술 실패로 도달하는 예도 많았다. 현재는 환자의 조직 정보, 결막이나 공막 등 수술 부위의 콜라겐, 섬유아세포의 종류 및 분포 정도에 따라 마이토마이신의 권장 농도와 사용 시간이 제시되어 이전보다 수술 성공률이 많이 향상되었다고 한다.

최근 녹내장수술은 최소 절개를 이용한 로봇수술로 시행되고 있는데, 작은 절개 부위로도 수술을 할 수 있어 절개 부위에서의 방수 유출로 인한 여러 합병증을 예방할 수 있다.

녹내장수술 후에는 감염 등의 합병증 없이 수술 부위가 잘 유지되는 것이 가장 중요하다. 녹내장수술 후 사용되는 임플란트에는 세균에서 분비되는 특정 물질을 감지하는 센서가 부착되어 있다. 만약 안내염 같은 최악의 합병증이 발생하더라도 대부분 조기 치료를 할 수 있어서 최근에는 합병증으로 인한 실명의 위험성은 거의 없다고 했다.

의사의 설명을 듣고 최 씨는 로봇을 이용한 녹내장수술을 받기로 했다. 수술 결정 후, 수술 관련 정보 및 인공지능으로 분석한 수술 성공률과 합병증 발생률이 최 씨의 스마트폰으로 바로 전송되었다.

마치며

이처럼 가까운 미래에는 안과 영역에서도 인공지능과 빅데이터를 적절하게 활용하고, 이를 활용할 수 있는 시스템과 기술이 뒷받침되어 환자에게 맞춤형 의료서비스를 제공할 수 있게 될 것이다. 향후 벌어질 4차 산업혁명 시대 의학의 발전, 특히 안과 영역에서의 발전이 많이 기대되는 이유다.

피부과의 미래

이주흥*

피부과의 내재적 특성은 질환적 특성, 진단적 특성, 치료적 특성으로 설명할 수 있다.

먼저 피부과의 질환적 특성을 살펴보자. 피부과는 소위 '마이너 과'로 분류되지만 질환의 수로만 따지면 메이저 진료과에 필적한다. 피부 질환의 상당수가 형태적 기술 위주로 정의되는 반면 기전적인 이해는 매우 부족한 실정이다.

두 번째로는 피부과의 진단적 특성이 있다. 피부 질환은 오랫동안 형태적인 특성을 기준으로 분류되었다. 형태적 분류의 경우 질환별 구분이 쉽지 않아 의사 간 진단 일치도가 다른 질환에 비해 떨어지는 경향이 있다. 흔한 질환인 건선도 많은 피부과 의사가 다른 병으로 진단할 만큼 오진의 가능성이 크다. 피부 질환에는 이를 진단하기 위한 혈액 및 이미지 검사 등이 거

---

* 성균관대학교 의과대학 삼성서울병원 피부과 교수, 삼성서울병원 교육인재개발실장

의 없다. 조직검사, 즉 병리학적 소견이 유일하게 진단에 도움이 되지만, 이역시 일부 종양을 제외하고는 눈으로 병변을 보고 진단하는 방식이 보통이다. 병리 진단을 할 때는 특정 세포와 조직 변화의 패턴 파악이 가장 중요하다. 예를 들어 암의 경우 암세포의 존재 여부와 암 조직의 패턴 파악이 진단의 핵심이다. 문제는 피부 질환에서 암이 차지하는 비중은 매우 적으며, 대부분은 염증성 질환이라는 점이다. 염증성 질환에서는 몇 가지 종류의 염증세포가 공통으로 존재하며 패턴이 다소 차이가 나는데 이를 진단에 활용한다. 다시 말해서 패턴 기반의 진단인 것이다. 그러나 이 패턴이 질환마다 확연한 차이를 보이지 않고, 질병의 진행 정도에 영향을 많이 받아 염증성 질환에서는 병리 진단이 임상 진단의 보조적인 자료로만 활용된다.

세 번째로는 피부과의 치료적 특성이 있다. 반세기 전만 해도 피부 질환의 치료는 약물치료 그것도 바르는 약 위주로 이루어졌으며, 질병의 다양성에 비해 치료제의 종류도 매우 한정적이었다. 그러다가 70년대부터 자외선 치료가 도입되고, 80년대부터는 레이저 치료가, 90년대부터는 피부외과의 도입이 이루어졌다. 피부과에서 약물은 주로 소염제, 항생제, 항진균제가 주를 이루며 최근 일부 면역기반 질환에서 면역억제제 등이 도입되고 있다.

미래의 변화가 의료계에 미칠 영향

혹자는 4차 산업혁명이 가져올 기술적 변화가 의료인들에게 위협이 될 것이라 보기도 하지만, 기술의 변화는 위협이라기보다는 기회로 보아야 한다. 실제로 우리에게 더 영향을 미치는 것들은 오히려 환자 중심주의, 고령화, 고비용 의료에 있다고 볼 수 있다. 우리는 4차 산업혁명의 기술적 변혁을 활용해서 현대 의료시스템이 맞이하고 있는 다음과 같은 요인들을 잘

소화해야 할 것이다.

1. 환자 중심주의의 확산: 의료기록 통제권의 이전

현재도 많은 병원이 '고객 중심주의'를 외치고 있다. 그러나 '환자 중심주의'는 친절 위주의 고객 중심주의보다 깊은 의미와 파급력을 가진다. 환자 중심주의에서는 환자가 치료의 대상이 아니라 치료의 공동 주체로서 의사와 동반관계이다. 이러한 접근법은 특히 만성병과 같이 단순한 약물 투여만으로 치료의 성과를 기대하기 어렵고 환자의 삶의 모든 영역의 변화, 즉 생활습관 관리lifestyle management가 필요한 질환 영역에서 두드러질 것이다.

환자 중심주의에서는 환자로부터 유래된 검사 및 이미지 자료의 사용 권한이 병원이 아니라 환자에게 넘어가게 될 것이다. 현재는 각 병원에 자료가 축적되고 이를 환자가 요구하면 복사 등의 형태로 공유하는 형식을 취한다. 자료는 환자에게서 유래하였지만, 그 운영 권한이 광범위하게 의료기관에 귀속되는 것이다. 이러한 병원 주도 환경에서는 환자는 특정 의료기관에 의존하게 되며, 진료 기간이 길어지고 기록이 많아질수록 그 경향은 심화된다. 그러나 앞으로는 진료 정보가 데이터베이스를 운영하는 기관에 소속되고 이에 대한 접근 통제권이 환자에게 넘어가게 되며, 환자가 어떤 의료기관을 선택할 때 그 기록에 대한 접근 권한을 특정 의료기관에 허용하는 방식으로 진화할 것이다. 이런 경우 접근 권한을 받은 의료기관은 특정 환자의 진단과 치료에 여러 의료기관에서 구축된 매우 구체적인 정보까지 활용할 수 있을 것이다. 이런 환경에서는 환자가 주 의료기관을 바꾸는 것이 매우 쉬우므로 의료기관 간에는 환자의 선택을 받기 위한 경쟁이 더욱 치열해질 것으로 전망된다. 또한 특정 환자에 대한 여러 의료기관의 진료 정보가 통합되어 더욱 효율적이고 안전한 진료가 가능해질 수 있다.

2. 고령화사회로 진입

노령 인구의 급증으로 선진국 대부분은 고령사회에 접어들고 있다. 특히 한국은 이미 2000년에 고령화사회, 2017년에 고령사회에 접어들었으며, 통계청에 따르면 2026년에는 65세 인구가 전 인구의 20%를 초과하는 초고령화사회로 진입하게 될 것이다. 한국의 경우 유례를 찾아보기 힘들 정도로 변화 속도가 빠르며, 이를 사회적 인프라가 감당할 수 없을 때 세대 간 갈등 및 사회 해체 요인으로 작용하게 될 것이다.

고령화사회 진입이 의료계에 미치는 영향은 다양하다. 먼저 질병의 프로파일이 급성질환보다는 노화 관련 질환이나 만성질환으로 변화하게 될 것이다. 만성질환은 정기적인 모니터링과 생활습관 관리가 필요한 질환으로, 치료에 필요한 기간이 수십 년 이상이므로 총 진료비가 많이 들게 된다. 또한 생산 인구가 부양 대상 인구보다 상대적으로 감소하여 의료예산보다 지출이 상대적으로 커지면 의료비용을 통제하는 당국으로서는 비용의 최소화에 대한 압박을 받게 될 것이다.

3. 의료비용 상승

고령화로 인해 한 사회가 감당해야 할 총 의료비는 증가하고 있으나, 그것만이 의료비용의 상승 원인은 아니다. 현대 의학은 기술적인 측면에서 비약적인 발전을 하고 있다. 그러나 이러한 기술적 진보는 엄청난 비용을 요구한다. 우리나라의 경우에는 상급병원은 물론 중소병원에서도 저렴한 영상진단이 아니라 초음파, CT, MRI를 광범위하게 사용하고 있다. 이런 기계는 도입 혹은 운영 단가가 막대하며 당연히 사회가 부담할 비용도 크다. 치료 면에서도 같은 현상이 일어나고 있다. 내성으로 인해 고가의 항생제들이 요구되는 상황은 어쩔 수 없다 하더라도, 꼭 필요하지 않음에도 불구하고 여러 가지 이유로 값비싼 약제가 사용되는 경우가 많다. 현대 의학을 대표하는 인공장기, 장기이식, 중재시술 및 줄기세포 관련 시술은 백세 시대를 가져온 현대 의학의 꽃이라고 할 수 있겠지만, 모두 초고가 의료 행위이다. 그전에는 포기할 수밖에 없었을 미숙아, 다발성 선천성 장애, 연명 치료 등도 우리 사회가 누릴 새로운 기술이자 고액의 고지서라는 양면을 가지고 있다.

4차 산업혁명이 피부과에 미칠 영향

1. 인공지능

많은 이들이 인공지능의 도입에 따른 의사의 실직을 걱정한다. 어느 정도 가능성이 있는 예측이다. 그러나 인공지능은 의사를 대체하기보다 인간 의사의 파트너로, 조력자로 활용할 가능성이 크다. 수많은 자료의 축적과 신속한 분석능력은 인공지능을 당할 수 없겠지만, 이를 바탕으로 하는 최종 의사결정을 인공지능이 하도록 내버려 두기는 어렵기 때문이다. 인공지능의 또 다른 장점으로는 24시간 365일 쉬지 않고 분석하고 판단할 수 있다는 것이다. 앞으로 전문의들은 전공의가 아니라 인공지능 시스템으로부터 환자 상태를 보고받고 추천된 조치를 검토하게 될 것이다.

영상의학과 같이 패턴을 기반으로 하는 진단 분야도 인공지능에 의해 많은 영향을 받을 것이다. 이미 지문이나 홍채 등 패턴 기반 인식은 기계의 영역으로 넘어갔다. 영상 자료를 기존의 정상 및 비정상 자료와 비교하여 판독하는 것도 이러한 패턴 기반 인식과 크게 다르지 않다. 임상진료과 중에서는 내과계가 많은 영향을 받을 것이다. 내과는 진단이 수치 변수와 알고리즘을 기준으로 하고, 치료도 체계적인 알고리즘을 기반으로 시행되는 경우가 많기 때문이다.

인공지능이 피부과에 최대한 활용되기 위해 필요한 것은 무엇일까? 먼저 임상과 관련한 변수들이 혈압이나 혈당처럼 수치화되어야 하고, 엑스레이 등 이미지 자료에도 패턴 인식이 적용되어야 하며, 치료 알고리즘이 개발되어야 한다. 피부 질환은 질병의 특성이 이차적으로 수치화된 경우는 있으나, 처음부터 수치 자료로 측정되는 경우는 거의 없다. 예를 들어 건선의 경우 질병의 고유한 특성인 붉기, 두께, 각질의 정도를 평가해 질병의 중증도를 지수로 만들기도 하는데 이는 암의 대표적 중증도 평가법인 TNM 시스템 방식과 유사하다.

이미지 자료로는 임상사진, 병리조직, 초음파 등의 자료가 있다. 최근에는 조직 확보가 불필요한 동일초점현미경술confocal microscopy과 피부확대경dermoscopy 등의 검사 자료가 추가되고 있다. 이런 이미지 자료의 특징은 질환군 간의 차이는 비교적 뚜렷한 반면, 질환군 내 개별 질환 간의 차이는 모호하다는 점이다.

일부 질환에서는 치료 알고리즘이 비교적 잘 만들어져 있다. 그러나 다수 질환에서는 아직도 진단과 치료가 의사 개인의 경험에 많이 좌우되므로 체계적이고 검증된 알고리즘 개발이 필요하다.

2. 빅데이터

빅데이터는 데이터양의 방대함만을 지칭하는 것이 아니다. 다양한 데이터의 수집 및 통합이 더욱 중요하다. 이는 개별화된 치료 접근을 가능하게 할 것이다. 예를 들어 현재는 2기 림프종이라면 어떤 치료를 일차치료로 시도하라는 식의 알고리즘이 만들어져 있다. 그런데 실제로 치료를 해 보면 성공하는 경우와 실패하는 경우가 있다. 어떻게 보면 매우 다양한 차이를 가진 환자들을 2기 림프종이라는 한 가지 변수에 근거해 같은 집단으로 규정하고 치료해서 생기는 불가피한 결과이다. 30대 남자라고 해서 모두가 같은 크기의 양복을 입을 수 없는 것과 같다. 치료는 더욱 세분화되고 개별화되어야 하는데, 이를 위해서는 성공한 집단과 실패한 집단 간에 어떤 차이가 있는지 광범위한 자료 분석이 필요하며, 가능하다면 유전자 수준에 이르기까지 개별화할 필요가 있다. 빅데이터가 실제 치료에 사용된다면 인류 역사상 처음으로 한 사람 한 사람만을 위한 치료가 시작되는 것이다.

빅데이터는 피부과의 진단 및 치료 영역에도 영향을 줄 것이다. 추정 오차를 최대한 줄일 수 있고, 각종 비정형 데이터를 포함하여 분석하면서 맞춤의료의 기반이 되기 때문이다. 앞서 기술한 바와 같이 피부 질환은 질환군 내 개별 질환 간 이미지 패턴의 차이가 매우 근소하여 방대한 양의 자료 분석이 필요하다. 일부 질환에서는 고가 치료제에 대한 반응성을 예측하기 위해 유전 정보를 비롯한 다양한 정보를 통합 분석하는 빅데이터 작업이 필요하다.

3. 초연결성

초연결성이 인공지능과 연계되어 운영될 때 만성질환의 치료 및 관리는 획기적으로 도약할 수 있다. 당뇨병을 예로 들어 보자. 센서 기술의 발전으로 채혈 없이도 혈당이 24시간 지속적으로 모니터링될 것이다. 이를 바탕으로 전문병원의 인공지능 시스템이 투여되어야 할 약의 종류와 용량을 실시간으로 결정하여 스마트폰이나 스마트워치를 통해 환자에게 전달한다. 아울러 웨어러블 센서가 환자의 1일 활동량을 측정하여 약물치료와 통합 관리한다. 만약 스마트폰 일정표에 운동이 있으면 당일에는 아침 약을 줄이고 운동으로 혈당 강하를 유도하는 방식이다.

필요한 운동의 종류와 양도 정확히 처방할 수 있을 것이다. 당뇨에는 올바른 식사가 중요하므로 매일 필요한 식품의 종류와 양이 혈당과 활동량을 기반으로 결정될 것이다. 이를 기반으로 메뉴가 결정되면 사물인터넷에 의해 냉장고 내 해당 재료 보유 현황이 확인되고, 필요하면 자동적으로 주문

된다. 공상과학영화 같은 느낌이겠지만 사실 이런 기술 대부분은 이미 실용화 단계거나 상용화되어 있다. 다만 이를 시행할 유닛이 서로 연결되어 있지 않고, 종합적으로 조정할 통제 센터가 부재한 것뿐이다.

앞에서 기술한 당뇨병의 치료와 같이 피부과에서도 만성질환의 치료에 초연결성이 중요한 변화를 가져올 것이다.

4. 나노 기술

피부과 치료제는 바르는 형태가 많다. 현재 피부과 외에서는 많은 약물이 경구 혹은 주사로 투약되는데, 그 이유 중 하나가 피부를 투과할 수 없는 약물의 크기 혹은 성질 때문이다.

앞으로 나노 기술nano technology이 발전되어 적용되면 바르는 약물이 더 많이 사용될 것이다. 피부에 통과할 수 있는 크기로 약물을 제조할 수 있기 때문이다. 약물을 피부 장벽, 즉 지질층에 흡수할 수 있는 형태로 변형하고 이를 각각 피부에 통과시키면 목표 지점에서 약물이 자동으로 재조합되는 방식이다. 바르는 당뇨약, 바르는 혈압약을 사용할 날이 곧 올 수 있다.

마치며

앞서 기술한 여러 요소를 종합할 때, 4차 산업혁명에 의한 피부과의 진료 환경 변화가 매우 급속하거나 파괴적이지는 않을 것으로 추정된다. 초연결성, 인공지능, 빅데이터의 적용으로 얻는 것들도 적지 않겠지만, 다른 진료과만큼 투입되는 초기 비용보다 순이익이 현저하게 높지는 않으리라 생각된다. 이것은 피부 질환 자체의 특성 때문이기도 하지만 피부과의 사회 경제적인 비중이 크지 않음에도 기인한다.

4차 산업혁명이 가져올 기술적 혁신이 인간 대 기계의 대결 구도로 인식되는 경향이 있다. 그러나 기술적 혁신은 가치 중도적이다. 이를 잘 활용하면 인류 문명은 다시 한번 도약할 수 있지만, 활용에 실패하면 해악이 될 수 있다. 즉 기술 혁신 자체의 문제가 아니라 이를 활용할 우리의 역량 문제라는 것을 역사는 반복적으로 보여 준다. 4차 산업혁명의 핵심 기술인 인공지능, 초연결성, 빅데이터는 현 의료시스템의 약점을 잘 보완할 수 있는 요소를 가지고 있다. 우리가 정말 걱정해야 할 미래의 위협 요소는 이런 기술 혁신이 아니라 고령화, 고비용 의료, 환자 중심주의라는 인류가 한 번도 경험하지 못한 새로운 환경이다. 이를 극복하기 위해서는 기술 혁신을 최대한 활용하여 의료시스템의 내적 역량을 높여야 할 것이다.

이비인후과의 미래

문일준[*]

이비인후과는 인두, 후두, 갑상선 등과 관련된 질환들을 내과적·외과적으로 치료하는 전문 진료과로, 전통적으로는 이과(귀), 비과(코), 두경부외과(목)의 3개 분과 형태였다. 최근에는 이과학, 청각학, 신경이과학, 비과학, 안면성형의학, 수면의학, 두경부외과학, 후두과학, 기관식도과학, 음성언어의학, 두개저종양학, 소아이비인후과학 등으로 세분되어 얼굴과 목 부위에 발생하는 질환을 전반적으로 다루고 있다. 이러한 이비인후과 학문과 진료 현장은 언뜻 4차 산업혁명과 관련이 없는 듯하나, 4차 산업혁명이 의료계에 상당한 변화의 바람을 일으키고 있는 만큼 이비인후과 역시 영향을 받을 수밖에 없으며, 그러한 변화는 이미 시작되었다고 볼 수 있다.

의료 분야 중 이비인후과 및 청각 분야에 미칠 4차 산업혁명의 영향을 살펴본다면, 대표적인 예가 스마트 보청기smart hearing aids와 가상현실, 로봇수

---

[*] 성균관대학교 의과대학 삼성서울병원 이비인후과 부교수

술 등의 적용이 있다. 이 글에서는 이러한 4차 산업혁명 시대에서 이비인후과와 청각 분야의 발전 방향을 논의해 보고자 한다.

사물인터넷과 스마트 보청기

이비인후과 영역의 대표적인 의료기기로는 보청기가 있다. 보청기는 청력이 감소한 난청 환자에게 각각의 주파수별 청력에 맞추어 소리를 적절하게 증폭시켜 들려주는 기구로, 흔히 귀에 장착하여 사용한다. 보청기는 외부 소리를 받아들이는 마이크로폰, 소리를 주파수별로 적당하게 증폭하는 증폭기, 증폭된 소리를 환자의 귀로 내보내는 스피커(리시버) 등으로 구성되어 있다.

사물인터넷의 발전으로 보청기에 신체활동을 감지하는 센서와 외부와의 통신 기능을 내장하려는 시도가 있었으며, 현재 초기 모델이 출시되어 판매되고 있다. 2016년 덴마크의 보청기 회사 오티콘Oticon은 세계 최초의 사물인터넷 보청기 오픈Opn을 출시했다. 이 보청기는 인터넷 통신이 가능하며, 스마트폰 앱과 연동되어 여러 기능을 수행할 수 있다. 예를 들어 음성 메시지로 약 먹는 시간 알람을 받고, 배터리가 부족할 때는 미리 보호자의 이메일이나 메시지로 내용을 전달할 수 있다. 아침에 일어나서 보청기를 착용하면 자동으로 방의 전등이 켜지고, 주방의 커피포트에서 물이 끓도록 설정할 수 있으며, 집 안에서 다른 일을 하고 있을 때 방문객이 도어벨을 누르면 방문 사실을 보청기를 통해 알 수 있다. 이처럼 인터넷 기능을 가진 보청기를 통해 스마트폰, 자동차, TV, 라디오, 주방 기구, 조명 시스템, 온도조절 시스템, 보안 시스템 등과 연계되어 기능을 조절하고, 음성 메시지로 알람을 받는 시대가 열린 것이다.

이러한 인터넷 연결 기술에 최근 급격히 발달하고 있는 신체활동 감지

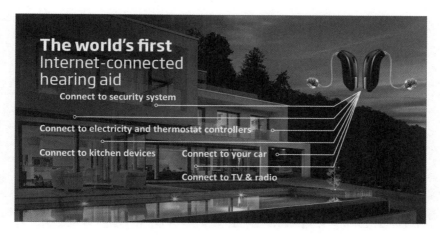

그림35-1. 보청기의 인터넷 연결 기술로 실현 가능한 기능들 [출처: https://www.oticon.com/solutions/opn-wire-less-connectivitying-aid.]

기능이 융합하여 적용된다면, 보청기는 대표적인 스마트 헬스케어 의료기기로 발돋움할 수 있을 것이다. 난청 환자들이 일상생활에서 늘 착용하는 보청기는 외이도 내부나 귓바퀴 뒤쪽에서 피부와 항시 접촉한다. 따라서 보청기에 각종 웨어러블 센서를 탑재하면 환자의 건강 상태(심장 박동이나 혈당 등)를 지속해서 모니터링할 수 있다. 수집한 정보는 무선통신으로 중앙 데이터 저장소에 전송되며, 이를 기반으로 구축된 맞춤형 헬스케어 빅데이터 플랫폼을 통해 개개인에게 건강관리 등 맞춤의료서비스를 제공할 수 있다.

현재 보청기 사용자들이 가장 불편해하는 것 중 하나가 소음 환경에서의 어음 인지력 감소 문제다. 이를 해결하기 위해 IT 기반의 여러 기술이 응용된다. 즉 보청기에 인식되는 소리를 어음과 잡음 부분으로 구별하여, 어음은 향상하고 잡음은 제거하는 알고리즘이 보청기에 탑재되었다. 하지만 잡음 제거 기술이 현실적으로 완벽하지 않아서 이를 개선하기 위해 인공지능이 활용되고 있다. 인공지능은 방대한 데이터를 인간의 능력과 비교할 수 없이 빠른 속도로 처리할 수 있으며, 특히 딥러닝으로 분석한 데이터를 통해 패턴을 인식하고 예측할 수 있다. 따라서 다양한 잡음이 포함된 여러 신호를 각 환자에게서 대량으로 수집하고, 인공지능은 이렇게 모은 빅데이터에서 신호 패턴을 인식하여 잡음을 걸러 낼 수 있는 것이다. 인공지능 기술을 이용하면 기존의 잡음제거 기술보다 기능 면에서 향상될 것이므로 현재 여러 보청기 업체에서 관련 연구를 진행하고 있다.

보청기나 머리에 장착된 센서를 통해 뇌파를 분석하여 난청자의 의도를 파악하고, 그에 맞추어 자동으로 보청기를 제어할 수 있는 기술도 시도되고 있다. 만약 사용자가 우측에 있는 사람의 목소리가 더 잘 들렸으면 좋겠다고 생각하면 센서가 그 생각을 하는 뇌파를 인지하여 마이크로폰의 지향성을 우측으로 이동시키는 것이다.

보청기 사용자들은 다양한 소리에 노출된다. 조용한 방에서의 대화나 극장이나 거리의 소음 속 대화, 강당에서 강의를 청취하는 상황 등에서 필요한 보청기 증폭량과 증폭 알고리즘은 분명히 다르다. 인공지능 기술이 접목된 보청기 센서가 이러한 다양한 청취 환경을 실시간으로 분석하고, 사용자에게 적합한 알고리즘을 찾아서 가장 최적화된 증폭량을 제공할 수 있을 것이다. 인공지능 중 특히 인공신경망을 활용한 딥러닝 알고리즘이 패턴 인식에 월등한 성능을 보이기 때문이다.

원격의료가 점점 확산되면서 병원에 내원하지 않고도 보청기나 보청기 프로그램 설정을 할 수 있게 될 것이다. 덴마크의 보청기 제조사인 리사운드resound에서는 스마트폰과 무선통신 기능 및 클라우드 기능을 활용해 보청기 사용자와 전문 청각사를 연결하는 초기 단계의 원격의료(보청기 조절)를 시도하고 있다.

구글에서 출시한 무선 헤드셋 픽셀버드Pixel Buds는 실시간으로 구글번역서비스를 제공한다. 구글의 번역 프로그램은 이전부터 개발되어 사용되었으나, 2016년 11월 인공신경망을 활용한 딥러닝 알고리즘을 적용한 이후 번역의 정확도가 획기적으로 향상되었다. 기존에는 문장을 구문으로 나눠 번역했다면, 지금은 문장 전체를 이해한 뒤 언어별로 의미가 가장 가까운 단어와 구문을 찾아 문장을 만드는 '엔드 투 엔드end-to-end' 방식을 사용한다. 이 방식은 무선 헤드셋이나 보청기에 접목될 때 그 효과가 극대화된다. 미래에는 보청기에 이러한 실시간 번역 기술이 탑재되어 기존의 기능은 물론, 맞춤형 개인비서의 역할까지 하게 될 것으로 보인다.

전술한 바와 같이 보청기가 난청 환자들이 사용하는 청각 재활 기기였다면, 난청의 정도가 심하지 않은 사람들이나 정상 청력을 가진 사람들도 필요에 따라 사용할 수 있도록 만들어진 개인소리증폭기personal sound amplification products가 관심을 받고 있다. 현재 판매되는 보청기의 평균 가격이 약 200여만 원인데 비해, 개인소리증폭기는 그보다 훨씬 저렴한 가격대(평균 30~50만 원)를 형성하며, 보청기보다 활용법이 간단하며 기초적인 알고리즘으로 잡음 감소나 소리 증폭이 가능하다. 이미 블루투스로 연결되는 무선 이어폰이나 헤드셋이 사용되고 있는 시점에서 앞으로는 개인소리증폭기에도 관련 기술이 융합되면서, 난청 환자들뿐만 아니라 더욱 많은 사람들이 개인소리증폭기를 이용하게 될 것으로 예상된다.

가상현실과 이비인후과

가상현실은 컴퓨터를 통해 실제가 아닌 환경을 실제처럼 구현하고, 사용자가 구현된 환경과 상호작용하도록 돕는 인터페이스를 의미한다. 의료 영역에서는 해부학 교육과 의료실습의 목적으로 응용될 수 있으며, 환자 치료의 목적으로도 접목해서 활용되고 있다.

다른 의학 분야와 마찬가지로 이비인후과에서도 교육과 치료 등에 가상현실이 응용될 것이다. 예를 들어 어지럼 치료에 가상현실이 적용될 수 있다. 사람에게는 우측과 좌측 귀 안쪽에 전정기관이 있는데, 고개를 좌우로 회전할 때 양측 전정기관의 균형이 잘 맞아야 눈동자가 눈앞의 사물을 쫓아가면서 어지럼을 느끼지 않는다. 하지만 한쪽 전정기관의 기능이 저하되면 균형이 맞지 않아 어지럼증을 호소하게 된다. 이러한 환자들은 어지럼 극복을 위해 전정 기능의 재활운동vestibular rehabilitation이 필요하다. 또한 돌발성 체위변환성 어지럼benign paroxysmal positional vertigo, 이석증과 같은 질환에서는 미세한 결석otolith들이 내이의 반고리관 안으로 떨어져 나와 특정 체위에서 외림프액의 비정상적인 흐름을 유발하여 안진nystagmus과 심한 어지럼을 유발하므로 반고리관 내부에 잘못 위치한 결석을 원위치로 돌려놓는 물리치료(이석정복술)가 필요하다. 현재는 환자가 병원에 내원해야 이석증 진단과 치료가 가능하지만, 가상현실을 응용하면 머리 위치에 따라 변화하는 내이의 반고리관 결석 위치를 환자가 직접 눈으로 확인하면서 스스로 치료할 수 있게 될 것이다. 또한 전정 기능의 재활 운동을 할 때도 가상현실 장비를 활용하면 환자 스스로 재활을 시행하고 더 적극적으로 몰입할 수 있게 된다.

가상현실은 다양한 환경에서 난청 환자들의 듣기능력을 평가하고 향상시키는 데도 활용할 수 있다. 예를 들어 식당, 백화점, 시장 등에서 여러 사람의 소리와 잡음이 동시에 들릴 때나 철도역, 도로 위 등과 같은 실제 환경에서 어느 정도의 듣기능력을 갖추고 있는지 가상현실을 통해 정확히 파악할 수 있다. 실생활에서 실제로 환자가 느끼는 장애 정도를 정확히 평가하고, 이러한 평가 결과를 보청기 조절이나 재활 방법 결정에 응용하게 될 것으로 예상한다.

의료로봇과 이비인후과

2000년 다빈치 로봇이 FDA의 승인을 받으면서 본격적으로 시작된 로봇수술은 현재 각종 의료 분야에서 널리 활용되고 있다. 로봇수술의 가장 큰 장점은 정교함과 안전성 및 최소 침습 수술이 가능하다는 것으로, 특히 초정밀 수술에서 빛을 발한다. 따라서 이러한 로봇수술에 인공지능을 결합하고자 하는 시도가 이루어지고 있다. 로봇수술은 고해상도의 내시경이나 현미경 화면을 술자가 보면서 로봇을 활용해 수술을 진행하는 것으로, 이러한 모든 수술 영상이 인공지능 프로그램을 구동하기 위한 기초 데이터로 활용될 수 있다. 수천, 수만 건의 로봇수술 영상 데이터를 통해 외과 의사가 수술하는 장면(예를 들어 기구를 움직이는 각도, 종양 부분을 잘라내는 방법 등)을 인공지능이 딥러닝 기법으로 학습하는 것이다. 만약 단순한 작업이 반복되는 수술이라면 인공지능을 적용하기가 더욱 수월해진다. 시간이 지나면서 여러 술자에 의해 많은 양의 데이터가 입력될수록 인공지능을 활용한 수술의 정확도는 향상되며, 궁극적으로는 인공지능이 결합한 수술로봇이 현재 의사가 진행하는 수술의 상당 부분을 대체하게 될 수 있다. 앞으로는 의사가 없는 곳이라도 수술용 로봇만 있다면 언제 어디서든 수술이 가능해질 수 있는 것이며, 환자가 부담하는 수술비도 줄어들 것으로 예상된다.

마치며

우리는 로봇기술, 생명과학, 인공지능이 서로 융합되고 실제와 가상이 통합되며, 모든 사물이 인터넷을 통해 유기적으로 연결되고 지능적으로 제어되는 4차 산업혁명 선상에 놓여 있다. 머지않은 미래에 기존의 의료 현장과 진료 행태에도 큰 변화가 일어날 것이다. 이비인후과 분야 역시 이러한 4차 산업혁명 시대의 흐름을 비켜 갈 수 없다. 이 글에서 다룬 변화는 이미 시작되고 있으며, 또 앞으로 더 많은 변화가 일어날 것이다. 따라서 현재와 같은 4차 산업혁명의 태동기에 변화를 빠르게 받아들이고 선도해 나가려는 노력이 필요하며, 우리의 노력에 따라 이비인후과 영역의 미래는 달라질 수 있을 것으로 기대한다.

병리학의 미래

송상용[*]

지금으로부터 약 10년 전인 2007년 6월, 미국 시카고에서 '병리의 미래 콘퍼런스Futurescape of Pathology Conference'가 열렸다. 말 그대로 병리의 미래를 논하는 흥미로운 모임으로 2011년까지 총 4회 개최되었으며, 이곳에서 논의되었던 주제 중 일부는 이미 시작되었고 일부는 아직 준비 단계에 있다. 미국 병리 의사들은 이 모임을 준비하며 앞으로 병리의 미래를 이끌 원동력을 조사했고 그 결과를 첫 모임에서 공유했다. 이를 살펴보면 다음과 같다.

- 조기건강모델
- 분자병리 중심 진단
- 예후와 치료 효과 표지자
- 비용 효과

---

[*] 성균관대학교 의과대학 삼성서울병원 병리과 교수

- 병리, 진단검사의학, 영상의학의 융합
- 진단 및 건강 모니터링에 복합 생체표지자 패널
- 디지털 병리
- 병리영상은행
- 초분광 영상 장비
- 진단검사의학적 상품화에 대한 반상품화 전략

이를 통해 현재를 살피고 10년 후 미래를 예측해 보기로 한다.

조기건강모델

조기건강모델early health model은 전임상적·전증상적 단계의 진료를 의미한다. 내과의 예를 들면 내시경의 활성화로 폴립과 조기 암종 절제가 활성화되어 진행형 위암과 직장암의 빈도가 감소했다. 이는 과거 수술 중심의 진료에서 내시경 중심의 진료로 패러다임이 바뀌고, 외과 의존적 진료에서 내·외과가 협력하는 다학제 진료로의 전환을 유도한다. 조기건강모델에서 병리의 역할은 전절제된 위장을 다루는 검체 처리 과정을 점막 절제된 위 조직을 효과적으로 다루는 과정으로 변환하는 것이다. 또한 조직검사의 한계를 극복하는 신의료 기술의 개발, 생물학적 표지자 개발 등이 있으며, 그 과정에서 분자병리 중심 진단으로 전환되는 것이다. 실제로 조기건강모델은 지난 십 년 동안 현대 의학에서 중요한 위치를 자리매김해 왔고, 앞으로 십 년은 영상의학과의 협업 모델인 영상의학-병리 융합radiology-pathology conver-gence, 컴퓨터 하드웨어와 소프트웨어 발달에 힘입은 컴퓨터지원발견 및 진단computer-aided detection and diagnosis 등을 통해 더욱 활성화될 것으로 전망한다.

분자병리 중심 진단

병리학의 근간은 현미경으로 질병 조직을 관찰하고 실험하는 과학적 입증 방식을 통해 질병의 기전을 이해하고 진단하면서 형성되었다. 20세기 후반 분자생물학의 발전은 현미경 중심의 질병 기전 이해를 분자 수준의 이해로 변화하는 데 크게 기여했으며, 21세기에 들어서 분자병리 결과는 진단 분류에 포함되기 시작했다. 세계보건기구WHO에서 발표한 중추신경계 종양의 분류를 살펴보면 분자병리 결과를 진단 분류에 직접 표기한다는 사실을 알 수 있다.

〈Selected neoplasia of WHO classification of central nervous system〉
- Diffuse astrocytoma, IDH-mutant
- Diffuse astrocytoma, IDH-wild type
- Diffuse astrocytoma, NOS
- Anaplastic astrocytoma, IDH-mutant
- Anaplastic astrocytoma, IDH-wild type
- Anaplastic astrocytoma, NOS
- Glioblastoma, IDH-mutant
- Glioblastoma, IDH-wild type
- Glioblastoma, NOS
- Diffuse midline glioma, H3 K27M-mutant
- Oligodendroglioma, IDH-mutant and 1p/19q-codeleted
- Oligodendroglioma, NOS
- Anaplastic oligodendroglioma, IDH-mutant and 1p/19q-

codeleted

- Anaplastic oligodendroglioma, NOS
- Ependymoma, RELA fusion-positive
- Medulloblastoma, WNT-activated
- Medulloblastoma, SHH-activated and TP53-mutant
- Medulloblastoma, SHH-activated and TP53-wild type
- Medulloblastoma, non-WNT/non-SHH
- Medulloblastoma, NOS
- Embryonal tumor with multilayered rosettes, C19MC-altered
- Embryonal tumor with multilayered rosettes, NOS

이러한 분자병리 중심 진단은 중추신경계종양에 그치지 않고, 다른 암종과 질환에서도 관찰할 수 있으며 해가 갈수록 확대되고 있다. 정밀의료는 분자병리 중심의 정밀진단에서 시작하므로 분자병리 없는 정밀의료란 있을 수가 없다. 현미경 중심의 전통 병리에서 분자병리로의 이행 과정에서 지난 십 년이 도입 및 정착기였다면, 앞으로 십 년은 확대 및 발전기라고

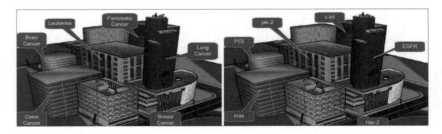

그림36-1. 장기 중심 헬스케어(왼쪽)에서 기전 중심 헬스케어(오른쪽)로 패러다임 변화 [출처: Mara G, Aspinall. 2017. "Disruptive Innovation in Health Care. Adoption of Personalized Medicine and Beyond". *Futurescape of pathology conference series* III.]

예상할 수 있다. 병리의사들은 현재 새로운 기회와 도전을 맞이하고 있으며 그 중심에 분자병리 중심 진단이 있다.

예후와 치료 효과 표지자

분자병리 중심 진단의 정착과 확대는 분자표지자를 통해 건강과 질병과의 연관성이 계속 입증되고, 이 표지자들 또는 관련된 인자들을 조절하는 것이 환자 진단, 치료, 예후, 예방에 도움이 된다고 여겨지기 때문이다. 이는 진단 중심의 병리 패러다임을 치료와 예후 예측으로 확장할 수 있게 했다. 과거 필자는 이런 병리 분야를 치료지향병리treatment-oriented pathology, TOP라고 명명하였으나, 대중적으로는 치료진단theranostics이라는 용어가 널리 알려졌다.

암의 병기stage는 현재까지 알려진 예후 예측 인자 중에서 가장 정확한 것으로 알려졌으나 이를 대치하려는 시도는 계속되어 왔다. 2004년 미국 기업 지노믹헬스Genomic Health의 온코타입 DX가 유방암 분야에서 그 정확성을 인정받은 후 유사한 기술들이 소개되고 있다. 최근에는 차세대 염기서열분석인 NGS 기술을 기반으로 진단, 약물 표적, 예후 정보를 얻기 위한 노력이 이루어지고 있다. 삼성서울병원 병리과는 2017년부터 NGS 플랫폼 기반의 검사와 결과 보고서를 작성하고 있다. 이 보고서에는 일반적인 유전체 정보 외에 치료와 연관된 국제적 임상시험과 약물 정보가 상세히 제공되어, 임상의사가 환자를 진료하는 데 매우 유용하게 활용될 수 있다. NGS 기반의 유전체 정보의 축적은 앞으로 더욱 가속화될 것이다. 이를 이용한 예후와 치료 효과 표지자 플랫폼의 개발 역시 가속화되어, 미래 병리 검사 보고서의 기본 형식으로 자리매김할 것으로 예측한다.

비용 효과

비용 효과는 기업이나 병원에서 항상 고려되어야 할 중요한 경영 항목이다. 검사를 더 정확하게 더 저렴한 가격으로 공급하는 것은 병원의 영원한 과제라 할 수 있다. 기존의 재료로 시행하는 검사들은 재료공급업체의 경영합리화를 통하여 비용을 절감할 수 있었으나, 이미 최소 가격에 근접했기 때문에 다중검사법multiplex testing을 통해 비용, 시간, 인력을 절감하는 노력이 시도되어 왔다. 다중검사법은 중합효소연쇄반응polymerase chain reaction, PCR을 이용한 핵산검사법에서 시도되어 대중화되었고, 면역조직화학immunohistochemistry, IHC을 이용한 슬라이드 염색법에서는 2개 항체를 이용하는 방법이 시도되었으나 아직 대중화되지는 않았다. 시험적으로 12개 항체를 이용하여 연쇄적으로 염색 및 정량화하는 방법이 연구 결과로 발표된 바 있다. 기술의 발전은 시간이 해결해 주기 때문에 2027년에는 이런 다중면역조직화학검사법이 대중화되어 비용 효과 향상에 크게 기여할 것으로 기대한다.

비용 효과를 향상하기 위해 예상되는 시도로는 승인완화검사waived testing의 허용과 개발이 있다. 의료 관련 검사들은 일반적으로 정부의 승인을 받아야 하고, 그 과정에서 현실적으로 많은 개발비와 기타 비용이 발생한다. 그러므로 검사의 중요도에 따라 정부 승인을 완화하는 항목을 정하여 의료기관이 아닌 편의점 등에서의 판매를 허용한다면 비용 효과 향상에 큰 도움이 될 것이다. 체액의 성분을 이용하는 진단검사의학 분야에서는 이미 많은 검사가 승인완화검사 목록에 이름을 올렸고 관련 제품을 약국이나 편의점에서 판매할 수 있지만, 조직 검체를 현미경으로 관찰하는 전통적인 병리 분야에서는 이런 승인완화검사가 불가능한 것이 현실이다.

그러나 분자병리검사가 병리에 포함되기 시작하면서 새로운 시도가 이루어지고 있다. 예를 들어 흔히 자궁경부암검사로 불리는 인유두종바이러스human papillomavirus, HPV 검사를 승인완화검사에 포함하려는 노력을 들 수 있다. 일반적인 자궁경부암검사는 환자가 산부인과를 방문하여 내진 후 세포를 채취하는 방식인데, 이 과정을 여성들이 꺼리는 경향이 있다. 반면 생리대 모양의 패드를 이용해 세포를 수집하면 산부인과를 방문하지 않을 수 있고, 방문하더라도 내진 없이 검사할 수 있어서 감정적·비용적·시간적으로 모두 유리한 검사법이다. 과거에는 민감도가 낮아서 탐폰을 이용하기도 했는데 핵산 처리를 위해서는 패드가 유리하고, 기술의 발달로 내진으로 직접 채취하는 방식과 민감도 차이가 없어서 전망이 밝다.

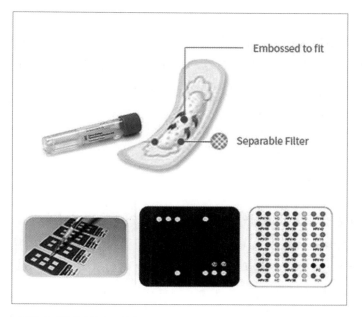

그림36-2. 패드식 인유두종 바이러스 검사 키트 [출처: Kim SR, et al. 2007. "Pad-a new self-collection device for human papillomavirus". *International Journal of STD and AIDS* 18(3): 163-166.]

병리·진단검사의학·영상의학의 융합

병원 진단의 핵심 과들(병리, 진단검사의학, 영상의학, 핵의학 등) 간 융합은 1997년 미국의 물리학자 리처드 프리드버그Richard M. Friedberg에 의해 3개 주에 걸쳐 구축된 단일 진단의학서비스 라인인 '버지니아 남동부 네트워크VA Southeast Network, VISN7'가 효시였다. 프리드버그 박사는 이러한 다학제 융합은 의료영상, 분자영상, 분자병리 등의 통합결과 보고서를 통해 임상의사에게 고품질 진단서비스를 제공하는 것을 목적으로 하는 '미래진단의학'이라고 주장했다. 이 분야들이 모두 정보 기술, 분자진단, 영상 기술에 기반을 두기 때문에, 이를 통합 관리하면 매우 강력한 시너지 효과가 있을 것으로 예상했기 때문이다. 2012년 버지니아대학교 제임스 소레이스James Sorace 박사역시 분리된 영상의학과 병리는 임시변통 상태로 사일로silos와 같다고 하면서, 여러 한계에도 불구하고 두 전문 영역의 통합은 특히 병리 분야에 디지털 기술이 활발하게 도입되면 가능할 것으로 전망했다. 그러나 디지털 기술의 격차, 문화의 차이 등은 이런 통합을 막는 걸림돌이 되고 있으며 앞으로 풀어야 할 숙제다.

디지털 병리

디지털 병리란, 전통적인 병리의 유리 슬라이드를 바이너리 파일 형태로 디지털화하고, 이를 모니터로 관찰하며 해석·분석한 후 보관 및 관리하는 체계 또는 환경으로, 최근 인공지능의 발전에 힘입어 주목받고 있다. 과거에는 가상현미경virtual microscopy과 혼용되어 사용되었으나, 최근에는 과정의 대부분이 컴퓨터 주도로 이루어져서 컴퓨터 병리computational pathology와 혼용되는 경향이 있다. 아직 구체적인 차이에 대한 정립은 없지만 가상현미경과 디지털 병리가 영상 및 이미지 중심적인 개념이라면, 컴퓨터 병리는 문서와 오믹스 정보를 모두 포괄하는 개념이며, 전술한 영상의학 병리 융합에 근접한 수단이라 할 수 있다.

디지털 병리의 주요 수단인 슬라이드 스캐너의 역사는 오래되었지만 보급률은 매우 떨어진다. 대부분의 의료 분야가 디지털화가 되었음에도 병리에서는 문서만 디지털화가 진행되었다. 이러한 병리의 비디지털화는 자료의 통합을 방해하여 진료와 연구의 장애가 되고 있다.

병리 정보는 병원 진단에서 최대 70%를 차지한다. 따라서 디지털화된 병원정보시스템에서 병리의 누락은 전체 효율을 감소시키게 된다. 영국에서는 2014년 '국가 병리 프로그램 디지털 최우선: 병리 혁신을 통한 임상 변화National Pathology Programme Digital First: Clinical Transformation through Pathology Innovation'라는 국가 차원의 디지털 병리 사업을 선언했다. 영국 정부에서 환자들에게 제

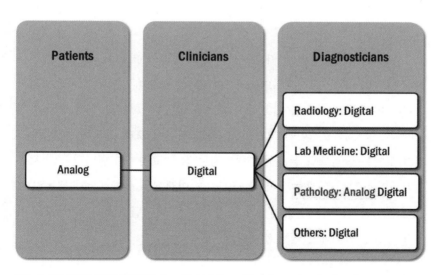

표36-1. 병리 데이터 흐름의 단절 [출처: Song SY. 2017. "Digital Pathology and Artificial Intelligence in Pathology". *Asia Pacific Cancer Conference.*]

공하는 진료의 질은 디지털 병리를 통해서만 가능하다고 판단했기 때문이다. 디지털 병리에 국가적 지원을 하는 가장 중요한 이유는 정보의 공유를 통한 진단 품질의 향상과 원격지원을 위해서다. 병리 디지털화의 가장 전격적인 사례로는 네덜란드 LabPON 병리과에서 세계 최초로 유리 슬라이드를 모두 디지털화한 경우가 있다. 또한 2017년 네덜란드 의료기기업체인 필립스는 디지털 병리 장비를 진단용으로 개발하여 첫 FDA 승인을 받았다. 1997년 문헌에 최초로 가상현미경이 보고된 이후 20년 만에 진단 장비로 승인받은 것이다.

디지털 병리는 미래 병원에서 가장 기대되는 분야 중 하나다. 디지털 병리는 인공지능이라고 불리는 영상분석image analysis 또는 컴퓨터보조진단과 연결되기 때문이다. 이 분야는 최근 주목받는 딥러닝을 이용한 영상 인공지능의 중요한 소재기도 하다. 또한 다른 의료영상들이 영상을 통해 개인을 식별할 수 있다면, 병리 영상들은 개인을 식별할 수 있는 정보가 전혀 없다. 즉 정보 관련 규제로부터 매우 자유롭다는 점에서 앞으로 발전 가능성이 큰 분야다.

그동안 삼성서울병원 병리과에서는 분자병리와 더불어 디지털 병리를 미래 병리의 양축으로 보고 연구와 교류를 해 왔으며 2016년 미국 병리학회에서 이에 관한 연구를 발표하여 주목을 받았다. 디지털 병리 장비인 전슬라이드영상wsi 스캐너가 고가이고, 작업 시간이 오래 걸리며, 파일의 크기가 크다는 단점으로 실용성이 떨어지는 점을 고려하여 현미경-스마트폰 인터페이스 장비를 개발해 사용하고 있다. 미래에는 스마트폰과 태블릿 기반의 환경과 컴퓨터 서버 기반의 환경이 모두 디지털 병리의 영역에서 사용자 필요성에 의해 선택될 것이다.

병리영상은행

병리영상은행pathology image bank은 병리검체은행 또는 인체유래물은행의 변형으로 이해할 수 있다. 다만 병리 영상은 인체에서 직접 수집된 것이 아니며, 개인은 물론 때에 따라서는 인간과 동물을 구분할 수도 없는 자연 정보이기 때문에 동의서에 대한 부담이 없고, 과정 대부분이 전산적 처리로 진행되어서 서버 외 공간에 대한 부담이 매우 적다는 장점이 있다. 그러나 인체유래물은행의 경우 병리 의사가 종양, 정상, 괴사, 염증, 점액 등의 유무와 비율을 판독하는 것에 비해 병리영상은행은 훨씬 많은 항목을 주석anno-tation한 정보가 필요하므로 개발 과정에서 매우 큰 노력이 필요하다는 단점이 있다.

아직 병리영상은행 구축에 대한 뚜렷한 움직임은 관찰되지 않으나 곧 출현할 것으로 예상하며, 머지않아 지금의 인체유래물은행에 해당하는 수준의 병리영상은행들이 활동할 것으로 전망한다.

특수현미경

이 글에서는 초분광 영상 장비를 대신하여 두 가지 특수현미경을 다루고자 한다. 이유는 병리 의사의 사고에 있다. 병리 분야에서는 병리 의사의 전통적인 판독 행위를 벗어나는 기술과 장비의 정착이 매우 어렵다. 전문 분야는 체계화된 학문, 오랜 수련, 실증적 경험으로 형성되고 전문의는 바로 이 체계 속에서 탄생하고 인정받는데, 기술이나 장비에 새롭게 적응해야 한다는 것은 전문성 전체를 바꿔야 한다는 의미와 다름없기 때문이다. 따라서 기술이나 장비는 전문의의 전문성을 손상하지 않는 범위 내에서 개발되어야 하지만, 초분광 영상 장비를 비롯한 여러 장비는 범위 밖에 있다고 판단했다. 물론 그렇지 않은 장비와 기술도 있으나 그런 것들은 공간을 많이 점유하거나 고가이거나 다루는데 복잡하고 번거로운 경향이 있어서 모두 제외했다.

먼저 푸리에 타이코그래픽 현미경Fourier ptychographic microscopy은 LED를 광원으로 사용하여 광각 차를 이용해 고해상도 영상을 구현하며 염색 없이 병리 영상을 획득할 수 있게 한다.

홀로그래피 현미경Holography microscopy은 일반 광학현미경의 대안렌즈 대신 광파장 정보를 변환하는 컴퓨터 알고리즘을 이용하여 영상을 재생한다. 1960년대 처음 개발된 이 기술은 2016년도에 이르러 조직 검체에 활용되면서 현미경 영상에 질적 성장을 이루었다. 다만 홀로그래피 현미경은 기존의 광학현미경보다 크고 사용이 복잡한 고가의 장비다. 이에 대한 기술

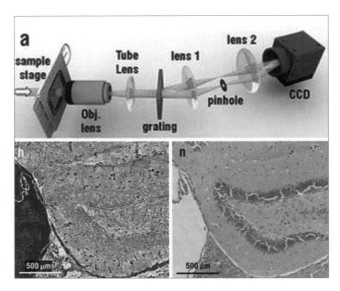

그림36-3. (위쪽) 홀로그래피 현미경의 구조 (왼쪽 아래) 홀로그래피 현미경으로 촬영한 이미지, 무염색 (오른쪽 아래) 기존 현미경으로 촬영한 이미지, 염색 [출처: Lee M, et al. 2016. "Label-free optical quantification of structural alterations in Alzheimer's disease". *SCIENTIFIC REPORTS* 6: 31034.]

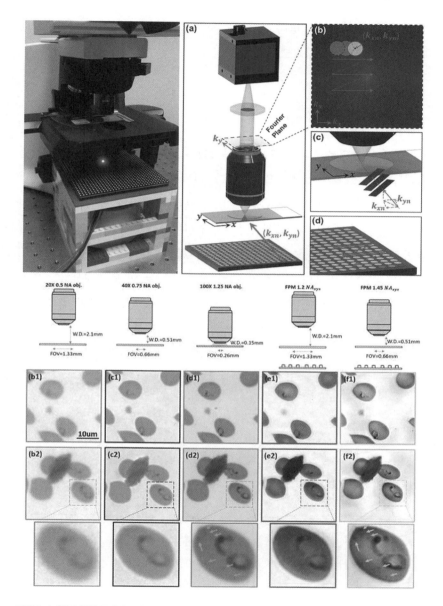

그림36-4. (위쪽 왼쪽) 푸리에 타이코그래픽 현미경의 모습 (위쪽 가운데, 위쪽 오른쪽) 푸리에 타이코그래픽 현미경의 원리 (b, c, d) 기존 광학현미경 이미지-염색 (e, f) 푸리에 타이코그래픽 현미경 이미지-무염색 [출처: Zheng G, et al. 2013. "Wide-field, high-resolution Fourier ptychographic microscopy". *Nat Photonics* 7: 739-745.]

적 보완이 있기 전에는 병리 분야에서 사용될 가능성이 푸리에 타이코그래픽 현미경에 비해 상대적으로 낮다.

마치며

지금까지 살펴본 결과, 분자병리 분야는 비교적 변화가 빠르지만 디지털 병리 분야는 그렇지 않음을 알 수 있다. 이는 분자병리 분야가 분자생물학적 기초에 기인하며, 디지털 병리 분야는 컴퓨터공학과 물리학적 기초와 연관성이 있기 때문이다. 그러나 4차 산업시대에는 어느 때보다 공학적 융합이 강조되리라는 점을 고려하면 초기 단계인 디지털 병리 분야의 발전이 매우 기대된다. 미국의 전산학자 앨런 케이Alan Kay는 미래를 예상하는 가장 좋은 방법은 직접 미래를 만드는 것이라고 했다. 병리를 비롯한 의학 분야에서 미래는 남들의 예상을 지켜보는 것에 그치는 것이 아니라, 우리가 직접 선도하고 만들어나가야 한다는 말을 끝으로 이 글을 마친다.

진단검사의학의 미래

김종원[*]

진단검사의학은 전통적으로 진단혈액, 임상화학, 임상미생물, 진단면역, 면역혈액(수혈의학), 진단유전검사, 검사정보의학으로 분류된다. 의학의 패러다임이 근거중심으로 변화하면서 평가의 객관적 지표가 되어 주는 진단검사의학은 그 비중이 계속 커지고 있다.

진단검사의학은 지난 30년간 급격히 변화했다. 검사의 전산화와 과정의 자동화를 통해 신속하고 정확한 검사 결과 보고가 가능해졌다. 또한 최근 의학계의 연구 성과를 바탕으로 새로운 생화학검사 항목(각종 항체 및 항원, 대사 지표 등)이 도입되었으며, 이제 유전검사는 연구가 아닌 임상검사로 본격적으로 시행되고 있다.

유전검사는 1980년대까지는 미미했으나, 1990년대에 이르러 검사 항목과 건수가 폭발적으로 증가했다. 세포유전검사, 생화학유전검사, 분자

---

[*] 성균관대학교 의과대학 삼성서울병원 진단검사의학과 교수, 대한진단유전학회 회장

유전검사가 차례로 임상적 의의와 적합성을 갖게 되었기 때문이다. 분석 기술의 발전으로 질환의 유전 분석이 현실적으로 가능해졌고, 유전질환에 대한 이해가 점점 확대되면서 검사 항목도 늘고 있다. 유전자증폭기술poly-merase chain reaction의 발전과 범용화, 염기서열 분석 기술의 발전과 함께 이중질량분석법tandem mass spectrometry이 진단검사실에 도입되면서 검사의 정확도가 높아졌다. 또한 검사 과정의 자동화와 간편화로 인력 요구량이 감소하고, 검사 시간의 단축과 검사법의 표준화로 결과의 신뢰도가 향상하면서 검사 영역은 더욱 확대되고 있다. 현재 진단검사의학에서 시행하는 검사 항목은 1,500개 이상이며, 환자의 객관적 상태를 포괄적으로 이해하기 위한 진단 검사 항목은 당분간 계속 증가할 것으로 예상한다.

이처럼 많은 체외검사 중 어떤 검사가 환자 진단과 진료에 의의가 있는지 파악하는 건 매우 복잡할 수 있다. 따라서 이들 검사의 적절한 분류와 해석 및 추가 의학적 판단을 추정하는 과정에서 인공지능에 기반을 둔 의사결정시스템이 매우 효과적인 역할을 할 것으로 기대된다. 그와 함께 현재의 과제이자, 다가오는 미래 의료의 주요 패러다임은 바로 '정밀의료'이다. 정밀의료는 유전 정보를 기반으로 한다. 유전 정보를 얻기 위한 적절한 검사법의 선택과 해석은 정밀의료의 성패를 좌우하는 핵심 요소라 할 수 있다.

맞춤의료와 정밀의료의 배경과 필요성

맞춤의료는 개인별 특성, 특히 유전체의 유전형genotype 차이를 고려하여 환자를 진단하고 치료한다. 유전체 기술의 발달로 맞춤의료에 대한 관심이 계속 증가하고 있으며, 그 중요성도 강조되고 있다. 표37-1은 펍메드에서 맞춤의료 또는 정밀의료가 언급되는 문헌의 수로, 매년 크게 증가한다는

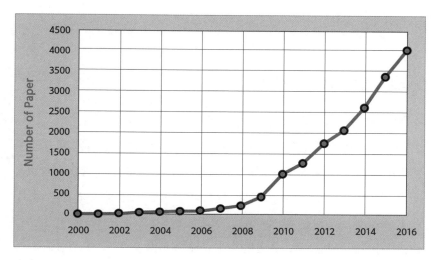

표37-1. 맞춤의료(personalized medicine) 또는 정밀의료(precision medicine)를 언급한 문헌의 수 [출처: Pubmed. https://www.ncbi.nlm.nih.gov/pubmed.]

걸 알 수 있다. 이처럼 개인의 유전자 정보를 바탕으로 질병의 진단과 치료, 건강 증진을 위한 맞춤의료의 활용 패러다임이 제시되고 있다.

2003년 완료된 인간유전체프로젝트를 통해 유전체 염기서열이 공개되면서 인간의 유전자 종류와 기능을 밝혀내는 데 한 발 더 다가섰다. 인간 유전체 서열은 서로 다른 개인의 경우 약 0.2%(대략 1천200만 염기서열)의 차이를 보이는데, 이를 바탕으로 환자에게 나타나는 유전적 차이를 확인하여 질환의 원인을 규명하고 이해하고자 하는 노력을 해 왔다. 이는 차세대 염기서열 분석의 발달로 더 저렴한 비용으로 빠르게 개인 유전형 확인이 가능해지면서 가속화되고 있다. 지난 10년간의 전장유전체연관분석GWAS; Genome-Wide Association Study으로 특정 질환이나 형질과 연관된 변이 발굴이 가능 해졌으며, 한 질병에 다양한 원인 유전자가 개입하고 있음이 밝혀졌다. 즉 통상질환common disease에 대해서도 맞춤의료 및 정밀의료 관점에서의 새로운 접근 전략이 필요하다.

맞춤의료와 정밀의료의 적용

맞춤의료의 활용성은 크게 두 가지 관점에서 살펴볼 수 있다.

첫 번째로 예방 중심의 예측의학 관점에서의 활용이다. 이는 개인의 유전자형 분석을 통해 특정 질환이 나타날 발병 위험도나 시기를 예측하는 등, 효율적인 대비를 목표로 한다. 대표적인 예로 유전성 유방암을 들 수 있다. 유전성 유방암은 잘 알려진 BRCA1, BRCA2 유전자에서 발견된 돌연변이가 주요 원인으로, 돌연변이의 존재 여부에 따른 발병 위험도를 예측하는 여러 모델이 제시되어 있다. 개인의 유전자형 검사와 함께 특정 유전자의 돌연변이 판별을 바탕으로 질환의 위험도를 예측하며, 그 결과를 토대로 질환을 적극적으로 예방할 수 있게 되었다.

최근 문헌에서는 기존에 질환과 연관되어 있다고 밝혀진 변이들의 PHS_{Polygenic Hazard Score} 값 계산을 통해 질환의 발병 위험도를 예측하는 모델이 제시되고 있다. 한 예로, 미국 샌프란시스코 캘리포니아대학교의 데시칸_{Desikan} 교수팀이 제시한 알츠하이머성 치매의 발병 위험도는 환자 개인의 유전자형뿐만 아니라, 나이까지 고려하여 위험도를 더 정확하게 예측할 수 있다. 전장유전체연관분석을 통해 알츠하이머성 치매와 연관되어 있다고 밝혀진 31개의 단일염기 다형성_{single nucleotide polymorphism, SNP}의 유전형에 따라 PHS 값을 계산하여 값이 높으면 고위험군으로 분류하고, 값이 낮으면 저위험군으로 분류했다. 이에 따라 알츠하이머성 치매의 발병률은 나이에 따라 저위험군보다 고위험군에서 크게 증가하는 것을 확인했다. 이는 알츠하이머성 치매와 연관되어 있다고 밝혀진 APOE 유전자의 APOE ε4+(positive) 유전자형을 갖는 경우보다 위험도 값이 더 높으며, 하나의 유전형이

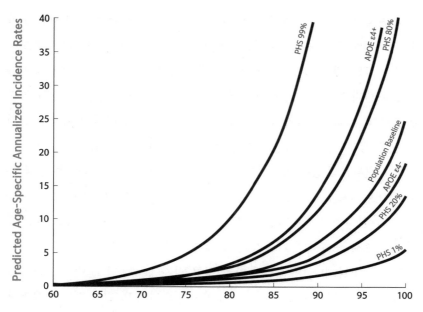

표37-2. PHS 값 위험군 그룹의 연령에 따른 알츠하이머성 치매의 발병률 [출처: Desikan RS, Fan CC, Wang Y, Schork AJ, Cabral HJ, Cupples LA, et al. 2017. "Genetic assessment of age-associated Alzheimer disease risk: Development and validation of a polygenic hazard score". *PLoS Med* 14(3): e1002258.]

아닌 여러 유전형을 종합한 점수 계산이 중요함을 보여 준다. 이를 토대로 개인 유전자형에 따라 질환 발병률을 조기 예측하여 질병 예방과 삶의 질 개선에 활용할 수 있게 될 것이다.

하지만 질병의 위험도를 정확하게 예측하기 위해서는 해당 질병과 연관된 돌연변이 및 단일염기 다형성의 발굴과 검증이 중요하다. 최근 특정 질병 및 형질에 대한 컨소시엄이 구성되며 다기관 국제공동연구가 활발해지고 있다. 또한 통계적 검증을 위해 여러 표본에서 데이터를 통합 분석하는 메타분석이 이루어지고 있다. 이러한 노력을 통해 발굴되고 축적되는 변이 정보들이 예측의학 관점에서 맞춤의료의 중요한 토대가 되고 있다.

두 번째가 치료의 관점에서의 활용이다. 즉, 개인의 특정 변이 양상에 따른 선택적 약물치료에 맞춤의료를 활용하는 것이다. 예측의학의 관점보다 환자 치료와 밀접하게 연관되어 있어서 더 많은 연구가 수행되었고, 임상적으로 환자별 약물 반응성 평가를 위해서도 활용되고 있다. 이러한 약물 유전체학pharmacogenomics 연구의 목표는 개인별 유전적 변이 차이가 약물의 효능, 독성, 내성에 어떠한 영향을 주는지 이해하는 것이다.

현재 대부분의 암종 항암제는 암 발병 및 진행에 주된 영향을 주는 암 유발 돌연변이driver mutation를 표적으로 한다. 폐암의 항암제인 제피티닙gefitinib은 폐암 환자에서 나타나는 EGFR 체세포 돌연변이를 표적으로 하며, 유방암 치료제 중 하나인 타목시펜tamoxifen은 에스트로겐 수용체estrogen receptor를 표적하는 항암제다. 항암제에 따라 일부 환자에게서 약물 내성이 나타나고, 약물 이상 반응adverse drug reaction, ADR이 발견되면서 암 환자 개인별 유전자형 특성에 따른 선택적 맞춤의료의 필요성이 제기되었다. 어느 한 개인이

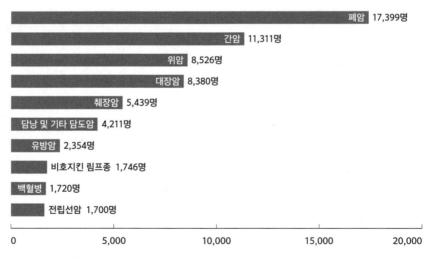

표37-3. 2015년 암종별 사망자 수 [출처: 국가암정보센터]

가지고 있는 생식세포계열변이germline mutation가 항암제의 약물 반응에 영향을 줄 수 있다는 사실도 보도되었다. 예를 들어, 미국 FDA에서는 급성림프구성백혈병acute lymphoblastic leukaemia, 폐암, 유방암 등에서 항암제를 사용하기 전에 특정 유전자의 유전형 확인을 권장하고 있다. 급성림프구성백혈병의 대표적인 치료제인 메르캅토퓨린mercaptopurine은 TPMTthiopurine S-methyltransferase 유전자 내에 존재하는 변이 유전자형에 따라 약물 활성 반응에 영향을 주어서 동일한 양의 약물을 사용해도 개인에 따라 독성이 나타날 수 있다. 그러므로 메르캅토퓨린을 사용하기 전에 TPMT 유전자의 유전형을 확인하여 약물 복용량을 조절하는 것이 매우 중요하다. 유방암 환자에게 사용하는 항암치료제 타목시펜은 CYP2D6 유전자 내 특정 유전형이 나타나는 환자에게 사용할 시 임상치료 결과가 좋지 않을 수 있다. 이처럼 개인의 유전자형에 따라 적합한 양의 약물을 사용하는 맞춤의료가 필요하다.

맞춤의료 및 정밀의료의 또 다른 대표적인 예로 폐암을 들 수 있다. 폐암은 전 세계적으로 가장 높은 사망률을 보이는 암에 해당하며, 국내에서도 전체 암 사망자의 26.6%를 차지해 사망률이 가장 높은 암종에 해당한다. 폐암의 한 종류인 비소세포폐암NSCLC; Non-Small Cell Lung Cancer 환자에게서 암 발달과 연관된 EGFR 유전자의 암 유발 돌연변이가 확인되었다. 돌연변이에 의해 수용체의 구조가 변하고 EGFR 인산화효소tyrosine kinase의 활성을 촉진해 다양한 세포 내 신호 전달 경로에 지속적인 자극을 주어 암세포의 생존 및 증식을 일으킨다. 이러한 분자 기전을 토대로 비소세포폐암의 EGFR 유전자를 표적치료하는 제피티닙, 에를로티닙Erlotinib 같은 다양한 항암제가 개발되었다.

제피티닙과 에를로티닙은 1세대 EGFR 인산화효소 억제제first-generation EGFR TKIs로 개발되었다. 하지만 약물에 내성이 나타나면서 결과적으로 모든 환자에게 재발이 발생했다. EGFR 유전자의 T790M 돌연변이 발생(약

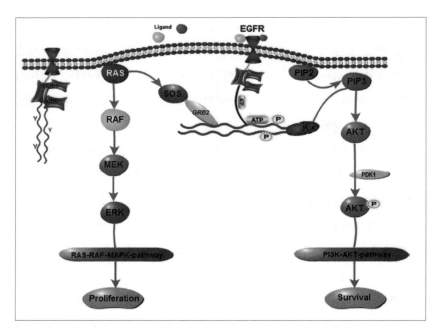

그림37-1. EGFR의 세포 내 신호 전달 [출처: Liu X, Wang P, Zhang C, Ma Z. 2017. "Epidermal growth factor re-ceptor (EGFR): A rising star in the era of precision medicine of lung cancer". *Onco target* 8(30): 50209-50220.]

50~60%)으로 약물의 결합 친화성이 크게 감소하였고, 제대로 EGFR의 인산화 효소 활성을 억제할 수 없게 되었던 것이 가장 주요한 원인이었다. 이러한 내성 문제를 극복하기 위해 2세대 EGFR 인산화효소 억제제second-gen-eration EGFR TKIs로 아파티닙afatinib, 다코미티닙dacomitinib, 네라티닙neratinib, 카네르티닙canertinib 등이 개발되었다. 2세대 약물은 ATP 결합 영역을 표적으로 한 1세대와는 달리, EGFR 유전자의 C797과 공유 결합을 통해 T790M 돌연변이와 관계없이 높은 결합 친화성을 보여 주었다. 이어서 3세대 EGFR 인산화효소 억제제third-generation EGFR TKIs로 AZD9291osimertinib 등이 개발되었고, T790M 돌연변이와 관계없이 약물 내성을 극복하여 2015년 FDA 승인

을 완료하였다. 또한 약 5%의 비소세포폐암 환자에게 나타나는 ALK-재배열rearrangements 돌연변이에 대한 표적치료제 크리조티닙crizotinib이 개발되어 2011년 FDA의 승인을 받았다. 그 외에도 비소세포폐암 환자들에게 나타나는 다양한 돌연변이 유전자의 표적치료제들이 개발되고 있다. 질환을 유발하는 유전자를 선택적으로 표적치료하거나 특정 약물 반응에 따라 맞춤형 약물치료를 제공하는 것은 맞춤의료 또는 정밀의료의 가장 대표적인 예시에 해당한다.

이처럼 약물에 내성을 유발하는 돌연변이들이 확인되면서 효과가 개선된 표적항암치료제들이 개발되고 있다. 개인 유전체 유전자형 확인은 개인의 특성에 적합한 약물을 선택하기 위한 중요한 검사법이 되었고, 개인별 유전자형에 근거한 맞춤치료는 앞으로 필수적인 의료 분야가 될 것이다.

이러한 개인 유전체 맞춤의료가 임상의료 현실에 적용되는 분야는 바이오마커 데이터의 해석과 전자건강기록 데이터의 활용이다. 바이오마커는 질환의 여부를 확인하거나 상태 구분 또는 측정할 수 있는 표지자를 말한다. 현재 다양한 질환의 바이오마커들이 연구되고 있으며, 맞춤의료와 결합되어 질환의 상태에 따른 반응 예측 및 모니터링에 활용될 수 있다. 이는 신약 개발 시 약물 테스트 결과 및 질환의 병적 상태를 확인하기 위해서도 활용될 수 있다. 바이오마커와 함께 체중, 체지방률, 흡연의 여부, 음주량, 식습관 등의 전자건강기록은 임상의가 환자의 질환을 진단하고 약물을 처방하기 위한 판단에 도움을 줄 수 있다. 예를 들어, 당뇨 PHDPersonal Health Decisions서비스는 미국 당뇨병학회American Diabetes Association에서 제공하는 것으로, 환자의 건강 상태를 토대로 당뇨 위험도를 예측해 준다. 관련 합병증인 심장병, 중풍, 신장병 등을 함께 예측하여 개인이 건강관리를 어떻게 해야 할지도 조언한다. 이처럼 유전적 변화뿐만 아니라 전자건강기록까지 종합적으로 판단하여 실제 임상의료에서 적용되고 활용되고 있다.

맞춤의료와 정밀의료의 전망

유전변이genetic variation가 어떻게 표현형 변이phenotypic variation에 기여하는지 그 관계를 이해하고 규명하고자 하는 노력은 오래전부터 계속되었다. 특히 유전 정보에 대한 이해와 유전체 연구 기술은 질환 발병의 위험도 예측뿐만 아니라, 진단 및 치료를 위한 맞춤의료의 수준까지 발전하고 있다. 1000 유전체 프로젝트1000 Genomes project, ENCODE project, ExACExome aggregation consortium 등과 같은 국제공동연구를 통해 다양한 질환의 유전체 연구가 수행되고 있다. HGMDHuman Gene Mutation Database, OMIMOnline Mendelian Inheritance in Man, ClinVar, PharmGKBPharmacoGenomics Knowledge Base와 같이 유전변이와 질환의 관계에 대한 체계적인 데이터베이스화는 유전변이의 임상적 해석 및 적용을 가능하게 한다. 또한 차세대 염기서열 분석 기법의 발달로 점 돌연변이뿐만 아니라 유전체의 작은 삽입 및 결실, 구조적 변이 등 다양한 형태의 돌연변이 확인이 가능해지면서 질환의 발병 원인 및 기전에 대한 새로운 관점이 제시되고 있다. 가까운 시일에 개인 유전체 데이터는 맞춤의료 및 맞춤치료에 폭넓게 활용이 될 것이다.

진단검사, 미래 의학으로 가는 기본 토대

유전(체)학의 눈부신 발전으로 의학은 근본적인 패러다임의 변화를 맞고 있다. 지금까지 의학이 생겨난 이래, 모든 질환은 질환의 '표현'인 증상과 각종 지표검사를 기반으로 분류되었다. 반면 유전학의 발전으로 질환의 '원인', 즉 유전 요인에 의한 관점에서 질환은 재평가되고 있다. 유전(체)검사가 특정 질환에 한정되는 것이 아니라, 모든 질환에서 기본으로 수행되는 검사가 되는 것이다.

이러한 패러다임의 변화를 대비하기 위해 많은 준비가 필요하다. 좁은 의미에서 보더라도 정밀의학 및 맞춤의학은 유전체 분석 기술의 발전과 확립으로 더욱 촉진될 것이다. 그런데도 정밀의학을 실현하기 위한 진단검사는 현재 몇 가지 과제를 안고 있다. 한 예로, 정밀의학 구현을 위한 새로운 장비나 기술의 도입에 의료보험의 과도한 규제와 통제가 보이지 않는 걸림돌이 되고 있다. 정밀의학이 의료 현장에 활발히 도입되기 위해서는 사후 규제, 명시된 제한 이외에는 모두 허용하는 네거티브 규제, 새로운 정밀의학 기술을 당국의 사전 승인을 받지 않고도 시도하거나 수행할 수 있는 검사기관의 자격제도 도입 등이 검토되어야 한다. 마지막으로, 검사 결과에 대한 적절한 해석과 의미가 의료진과 환자에게 전달될 수 있도록 유전 상담을 포함한 관련 전문지식 확산을 위한 제도적 도입과 비용 마련 등이 필요할 것이다.

완화의료의 미래

송윤미[*]

의료서비스는 의료제공자 중심에서 의료소비자가 주체가 되는 방향으로 패러다임이 바뀌었으며, 4차 산업혁명 시대가 도래하면서 의료와 정보통신기술의 융합을 통해 의료비용을 효율화하고 환자의 삶의 질을 높이는 방향으로 획기적인 변화를 겪고 있다. 이러한 변화는 완화의료palliative care에도 영향을 미칠 것이다. 인구의 노령화가 가속화되고 만성질환 유병률이 증가하면서 완화의료 수요도 점차 증가하고 있다. 또한 전통적 방식의 대면의료서비스를 탈피한 새로운 형태의 완화의료서비스 개발과 도입이 이루어질 것으로 예상된다.

---

* 성균관대학교 의과대학 삼성서울병원 가정의학과 교수

완화의료의 특성

완화의료는 생명을 위협하는 질환이 있는 환자와 그 보호자들이 직면하게 되는 신체적·사회적·영적인 다양한 건강 문제를 조기에 발견·예방·경감하여 삶의 질을 개선하려는 의학적 접근 방법을 뜻한다. 완화의료서비스의 대상은 주로 완치가 어렵고 일상생활 수행(수면, 섭식, 배뇨 등)에 심각한 장애가 있는 환자, 운동·신경학적이고 정신·인지적인 장애를 동반하는 질환이 있는 환자, 진행성 질병이나 합병증으로 인해 결과적으로 임종에 이르게 하는 질환이 있는 환자들이다. 이러한 질환의 구체적인 예로는 암, 심부전, 호흡기 질환, 치매, 만성 간 질환, 신부전, 뇌졸중, 파킨슨병, 근위축성 축삭경화증, 후천성면역결핍증 등이 있다.

우리나라에서는 주로 암 환자들이 완화의료서비스를 이용한다. 한국보건산업진흥원의 보고에 따르면 2008년에는 전체 암 사망자 중 7.3%가 완화의료서비스를 이용했고, 2014년에는 13.8%가 이용했으며, 2021년경에는 암 사망자의 약 20~29%가 완화의료서비스를 이용할 것으로 보인다. 완화의료서비스의 목적은 환자가 임종할 때까지 가능한 한 활동적으로 생활할 수 있는 지지 체계를 제공하는 것이다. 여러 분야의 전문가로 구성된 팀이 효율적인 의사소통 방안 설정, 사전돌봄계획advance care planning 수립, 통증 및 증상 관리, 임종환자 관리 등의 서비스를 제공한다. 전인적인 돌봄을 제공하기 위해서는 신체적·정신심리적·사회경제적 영역을 모두 고려한 포괄적인 평가를 환자의 질병 경과에 따라 반복적으로 시행하고, 변화된 평가를 적시에 반영할 수 있어야 한다. 완화의료서비스는 환자와 돌봄제공자들이 자신의 감정을 적절하게 표현하고, 환자의 삶의 질을 가능한 한 높게 유지하고, 인생의 마지막 국면을 존엄과 위엄을 갖고 맞이하도록 지지해주어야 하며, 영혼의 치유를 돕는 역할을 해야 한다.

통증은 완화의료 환자들이 응급실을 방문하게 하는 가장 흔한 원인 중 하나다. 객관적으로 통증의 발생 부위, 특성, 관련 요인, 강도, 시간적 양상, 통증 조절에 관한 믿음 등을 반복적으로 평가하고 그 결과를 통증 조절에 반영해야 한다. 또한 임종을 앞둔 환자에게는 각종 증상(극심한 피로, 식욕 부진, 탈수, 점막 건조, 연하곤란, 임종 천명, 호흡 이상, 요실금, 대변 실금, 초조, 섬망 등)이 나타날 수 있으므로, 필요하다면 약물치료를 통해 증상을 완화하여 환자가 편안할 수 있게 도와야 한다.

완화의료의 주요 요소 중 하나는 환자 스스로 의사결정을 내리지 못할 상황에 대비하여 미리 사전돌봄계획을 세워서 말기 상태의 의학적인 돌봄을 계획하고 실현하는 것이다. 사전돌봄계획은 환자와 가족들 간의 논의를 통해 내용을 구체화하여 문서로 만들고 주기적으로 수정하는 것이 좋다.

임종을 맞이하는 일은 환자, 보호자, 의료진에게 모두 부담스러운 일이지만 서로 간의 충분한 의사소통을 통해 환자가 임종을 편안하게 받아들일 수 있도록 돕는 역할을 해야 한다.

전통적인 대면 완화의료서비스 제공 방식의 변화

완화의료는 분야의 특성상 지속적인 평가를 바탕으로 한 전인적인 관리가 필요하며 환자, 보호자, 의료진 간의 원활한 의사소통이 필수적이다. 완화의료 환자들은 면밀한 감시가 필요한 증상의 악화로 응급실을 방문하거나 재입원이 잦은 경우가 많은데, 이 중 17~50%는 서비스 간의 협력과 소통을 통해 예방할 수 있는 사례로 추정된다.

완화의료 환자는 통증 관리를 필요로 하는 경우가 많다. 통증 조절 시 환자 개개인에게 적합한 진통제의 종류, 용량, 투여 방법을 맞춤형으로 선택하는 것이 중요하다. 만일 병원을 방문하지 않고도 지속해서 통증을 모니터링하고 면밀하게 조절할 수 있다면, 환자의 고통과 불필요한 의료서비스 이용을 줄일 수 있을 것이다.

2013년 기준으로 국내 완화의료 병상에 입원한 환자들의 평균 재원일수는 23일(표준편차 24.5일)로 완화의료 병상 이용자 간 편차가 크다. 만약 서비스 제공 방식이 변화한다면 일부 환자들의 입원 기간을 단축할 수 있을 것으로 보인다. 예를 들어 한국보건산업진흥원의 원격의료시범사업이나 외국의 연구 결과에 따르면, 원격진료를 통해 만성질환 환자의 진료비를 상당 부분(약 27%) 절감하는 등 비용 효용성을 높일 수 있는 것으로 보고되었다.

한편 완화의료 전문기관을 이용하기 위한 환자들의 평균 이동 거리는 45.4km로 나타났다. 73.8%의 환자들은 60km 이내의 지역 의료기관을 이용했으나, 22.2%는 60km가 넘는 원거리 의료기관을 이용한 것이다. 완화의료 환자가 거동이 불편한 경우가 많은 점을 고려하면, 대면 진료 외의 다른 방법으로 접근성을 강화해 이용 편의성을 높일 필요가 있다. 최근 눈부시게 발전하고 있는 새로운 헬스케어 시스템을 통해 스마트폰과 같은 모바일 기기를 활용할 수도 있을 것이다. 완화의료 환자들의 건강 정보와 진료기록을 이러한 기기에 담아 활용한다면, 의료기관 내의 대면 진료에 국한되지 않고 환자들의 삶의 공간에서도 쉽게 의료서비스를 받을 수 있게 되지 않을까. 이는 특히 와병 상태거나 거동이 불편하여 직접 대면하는 의료서비스 이용이 어려운 환자들에게 더욱 유용할 것으로 전망된다.

정보통신기술과 의료서비스의 융합

전파를 이용해 먼 거리에서 정보를 인식하는 기술인 전자식별RFID, 일명 전자 태그과 강화된 정보관리 기술을 바탕으로 모든 사물의 위치와 상태를 원격에서 파악하고 조정할 수 있는 만물정보통신망ubiquitous information and communication network이 가능해졌다. 신체에 부착할 수 있는 형태(팔찌, 목걸이, 반지, 안경, 머리띠, 신발, 전자 문신, 패치, 콘택트렌즈, 스마트 의류 등)로 개발된 웨어러블 기기는 우리의 생체 정보를 편리하게 측정하고 수집된 정보를 무선으로 전송한다. 덕분에 원격에서도 생체 정보를 시시각각 파악할 수 있게 되었으며, 나날이 더 작고 더 편리한 장비들이 새로 개발되고 있다.

이런 변화로 보건의료 분야에도 기존의 의료정보화를 뜻하는 e-헬스케어electronic health care를 넘어서 u-헬스케어ubiquitous health care와 같은 획기적인 헬스케어 시스템이 도입되었다. 또한 최근에는 개인이 소유한 스마트 기기를 이용하여 언제 어디서나 개인의 건강 상태를 모니터링하고 다양한 맞춤의료서비스(건강 증진, 질병 예방, 진단, 치료, 재활 등)를 실시간 제공하는 모바일 헬스케어mobile healthcare로 진보하고 있다.

보건의료에 직접 관련이 없는 통신사업자나 보험회사, 서비스업체 등 비의료 영역의 사업자들도 점차 보건의료서비스에 관심을 두고 있다. 법이 허용하는 범위 안에서 이들은 의료이용자들과 건강 정보 및 서비스를 주고받을 수 있다. 미국 최대의 통신회사인 AT&T에서는 사용자가 언제 어디서나 의료영상을 저장할 수 있고, 의료진과 헬스케어서비스업체는 사용자의 정보를 공유받아 각종 의료서비스를 제공할 수 있게 하는 서비스를 시작했다. 또한 네트워킹 하드웨어, 보안서비스 등을 제공하고 판매하는 미국의 다국적 기업인 시스코시스템즈Cisco Systems와 의료보험회사인 유나이티드헬스그룹UnitedHealth Group에서 함께 구축한 전국망 프로그램 '커넥티드 케어connected care'는 정교한 영상 시스템과 이용이 간편한 웹캠 기술을 활용하여 원격진료가 가능하게 했으며, 최근에는 스코틀랜드와 같은 다른 나라에서의 확대 적용을 시도하고 있다.

아시아에서는 일본이 u-헬스케어의 선두주자로 활약하고 있다. 일본의 의료기기업체인 오므론헬스케어Omron Healthcare와 통신회사인 NTT도코모NTT Docomo에서는 도코모 헬스케어Docomo Healthcare를 설립했다. 이곳에서 제공하는 스마트용 헬스케어 포털사이트를 통해 사용자는 자신의 운동, 수면, 식이, 체중 감량 등에 도움이 되는 콘텐츠를 이용할 수 있으며, 각종 기기와 연계해 데이터를 축적, 저장, 분석할 수 있다.

우리나라는 의료기관 내 e-헬스케어 시스템이 매우 발전해 있다. 반면, u-헬스케어나 모바일 헬스케어서비스는 국내 의료법상 서비스 제공에 많은 제약이 있다. 의사와 환자 간의 직접적인 원격진료가 허용되지 않고, 민간사업자의 건강관리서비스에 대한 법적 근거가 없기 때문이다. 또한 다른 나라에 비해 의료진과 환자의 인지도가 낮고, 이용 경험이 부족하며, 광범위한 사례나 경험에 대한 입증 자료가 부족한 것도 헬스케어서비스 도입에 어려움을 겪는 이유다.

하지만 국내에서도 점차 의료기관과 통신사업체 간의 협력을 통해 인터넷과 모바일 기기를 이용한 헬스케어서비스 협력 체계를 갖추기 시작했다. 통신 기기를 이용해 개인의 생체신호와 건강 상태를 의료기관에 실시간으로 전달하게 되었으며, 다양한 건강 관련 애플리케이션이 개발되고 있다. 여러 정부 부처에서 u-헬스케어에 관심을 두고 인력 양성, 임상 적용 시범사업, 기기 및 기술 개발 등의 분야를 지원하고 있다. 또한 원격진료를 포함한 다양한 서비스 제공을 시도하고, 스마트케어 시범사업을 통해 서비스 흐름을 제안하기도 한다. 글로벌 헬스케어서비스 전략으로 중국과 동남아 등 주요 지역에 원격진료센터를 세워 해외 의료관광객의 사전·사후 관리를 하는 등 원격진료서비스를 제공하려는 시도가 이루어지고 있다. 우리나라의 앞선 정보통신 기술력과 우수한 인력, 신속한 변화 대응능력을 통해 모바일 헬스케어에 눈부신 발전이 있을 것으로 예상한다.

완화의료에서의 모바일 헬스케어

완화의료서비스 영역에서 안전하고 효율적으로 모바일 헬스케어서비스를 제공하기 위해 필요한 건 무엇일까? 모바일 의료기기, 스마트 기기, 애플리케이션, 정보통신기술, 클라우드 컴퓨팅 등을 활용한 원격의료(원격모니터링, 원격진료, 원격간호, 원격건강관리, 원격응급진료)의 개념을 통합 발전시켜 나가야 한다.

먼저 외장형 모바일 기기나 웨어러블 컴퓨터로 재택에서도 손쉽게 활력징후(체온, 혈압, 맥박 수, 호흡 수), 심·폐음, 신체활동량, 혈당, 심전도, 산소포화도와 같은 생체정보를 측정할 수 있어야 한다. 그런 후 RFID 센서를 응용해 데이터통합센터나 완화의료 제공기관으로 데이터를 실시간 전달하는 원격생체감시시스템remote physical tracking system을 구동한다면 완화의료 환자의 건강을 주기적으로 모니터링할 수 있을 것이다. 또한 응급처치 및 심폐소생술 정보를 제공하는 앱이 개발되어 도움을 줄 것으로 보인다.

이렇게 전달된 건강 정보들은 클라우드 기반의 플랫폼에서 수집하고 통합 관리된다. 이 정보들이 병원 진료기록과 연계하여 의료 빅데이터가 되면, 의학적 판단의 바탕이 될 근거중심 지식이 축적될 것이다. 이 지식은 다시 모바일 헬스케어서비스에서 활용되어 개인의 건강을 주기적으로 파악하고 완화의료의 질을 향상하는 데 기여한다. 최근에는 온라인에서 아바타의 특정 부위를 클릭하면 연계된 개인의 의료 정보를 축적하고 검색할 수 있는 '헬스아바타Health avatar' 개념이 도입되었다. 이는 완화의료 대상자 개개인의 건강관리서비스에도 도입될 수 있을 것으로 기대된다. 또한 정보통신기술을 활용하여 정밀하고 광범위한 전문가 네트워크를 형성할 수 있다. 이를 활용해 위험도가 높고 중재가 필요한 완화의료 환자와 가족에게 시기적절한 전문가의 중재를 제공할 수 있을 것이다.

통증은 완화의료에서 가장 흔히 맞닥뜨리는 문제다. 환자, 돌봄제공자, 의료진에게 통증 관리 관련 지식을 제공하고, 모바일 기기로 통증 관리에 사용하는 기구(인퓨전 펌프 등)를 지속해서 모니터링하고, 필요할 때 원격에서 용량 조정을 할 수 있다.

사회관계망social networking service과 같은 웹이나 앱 기반 소통중심기술communi-cation-centered technology을 활용하면 환자와 돌봄제공자 간에 상호연계감을 제공할 수 있다. 또한 완화의료에 대한 정보 수요를 실시간으로 파악해 각종 정보와 콘텐츠를 제공하고, 인터넷 자립 개입self-help intervention이나 상호학습을 제공할 수 있게 된다. 환자와 가족들 간의 소통을 원활하게 하여 사전돌봄계획 수립과 실행을 활성화할 수도 있다.

e-헬스케어의 구현으로 이미 많은 의료기관에서 내부 정보시스템을 통해 환자의 진료 정보, 고화질 영상 등 필요한 정보를 제공할 수 있게 되었다. 또한 환자가 스마트 기기 앱으로 의료기관 정보망에 연결하면 자신의 질병 이력, 각종 검사 결과, 처방 약물의 투약 내역을 확인할 수 있게 되었다. 이런 정보시스템을 데이터통합센터와 연결한다면 원격에서 환자의 진료 정보를 통합적으로 파악할 수 있게 될 것이며, 모바일 헬스케어 시스템을 이용한 완화의료 환자와 의료진 간의 비대면 진료에도 적극적으로 활용할 수 있을 것이다.

모바일 헬스케어의 구성 요건

완화의료 영역에서의 모바일 헬스케어서비스는 다음과 같은 구성 요건을 갖출 필요가 있다. 먼저 데이터통합서비스센터의 클라우드 기반 플랫폼과 허브를 통해 각종 정보(환자의 생체 정보, 진료 정보, 건강 콘텐츠, 지역사회 의료진 정보 등)를 통합한 의료정보시스템을 구축해야 한다.

완화의료센터에서는 의료진이 원격에서 환자를 모니터링하고, 이를 환자의 기존 의료정보와 연계하여 분석할 수 있어야 한다. 의료진 내 의사결정 과정을 거쳐 분석한 정보를 환자와 보호자에게 피드백하고, 처치가 필요할 때 지역사회 의료진을 통하거나 원격에서 투약과 응급처치서비스를 제공할 수 있다.

완화의료 대상자는 구급차와 같은 응급시설을 이용하는 경우가 많다. 무선통신과 GPS 기술을 결합한 텔레매틱스telematics를 구급 시스템에 적용하면, 환자를 이송하는 중에도 환자의 생체신호를 완화의료기관에 전송해 원격에서 투약할 수 있게 된다.

또한 의료공급자 네트워크를 이용해 완화의료센터, 데이터통합센터, 지역 의료진 간의 실시간 소통이 가능해질 것이며, 환자의 소재지에 있는 지

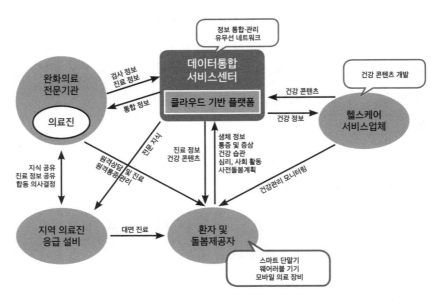

표38-1. 완화의료 모바일 헬스케어의 구성

역 의료진이 환자에게 완화의료를 제공할 수 있게 된다. 지역 의료진은 데이터통합센터를 통해 진료에 필요한 정보를 지속해서 습득해야 한다.

헬스케어서비스센터에서는 환자와 보호자, 의료진의 수요를 파악하고 이를 바탕으로 운동, 수면, 통증 관리 등 교육자료 등을 개발하고 제공하며, 필요할 때 건강관리 모니터링을 해야 한다.

마지막으로 기반 기술이 마련되어야 한다. 환자를 중심으로 돌봄제공자, 의료진 간의 의사소통이 원활해지고 고령의 이용자도 쉽게 서비스받을 수 있도록 사용자 중심의 첨단 장비와 앱이 개발되어야 한다. 이를 위해서는 전문인력을 양성하여 기술 기반을 확보하고, 안전성 향상과 장비의 표준화 그리고 질 관리를 위한 시스템의 검증이 반드시 뒷받침되어야 한다.

앞으로의 과제

4차 산업혁명 시대에 완화의료서비스의 발전을 위해서는 무엇이 필요할까? 앞으로는 전통적인 의료기관, 의료기기 산업, 제약 분야에 정보통신 기반 기술(강력한 무선 네트워크와 클라우드, 빅데이터 등)이 융합되어 완화의료서비스 개발과 제공이 이루어질 것으로 예상된다. 특히 모바일 헬스케어서비스 등을 활용한 비대면 진료가 확대될 것이다. 이러한 새로운 진료 형태는 기존의 전통적인 대면 방식과 조화를 이루어 더욱 안전하고 질 높은 의료서비스를 신속하고 효율적으로 제공하는 것을 목표로 해야 한다. 또한 관련 의료법, 보험법 등 법적 근거와 및 공공정책이 마련되어야 하고, 이해관계자들 간의 합의 도출이 전제되어야 한다. 개인정보 보호 대책이 수립되어 환자의 건강 정보 유출 위험을 최소화하는 것도 중요하다.

무엇보다 눈부시게 발전한 기술과 장비에 지나치게 의존한 나머지 신체적 문제의 해결만을 위주로 한 의료서비스는 자칫 의료의 비인간화를 초래할 수 있음에 주의해야 한다. 언제나 환자와 돌봄제공자의 심리적·정신적인 수요를 반영해야 하며, 환자가 존엄과 위엄을 갖고 임종을 맞이할 수 있도록 지지해 주는 전인적인 완화의료서비스가 구현될 수 있도록 노력해야 한다.

스포츠의학의 미래

박원하*

일반적으로 스포츠의학sports medicine은 전문 운동선수의 경기력 향상과 부상의 치료, 재활, 예방을 위한 학문이라고 할 수 있다. 또한 스포츠의학은 의료서비스의 한 부분이며 스포츠가 활성화되면서 그 중요성도 대두하기 시작했다. 최근에는 일반인을 위한 올바른 운동법, 만성 질환자의 치료를 위한 운동법까지도 다루고 있다. 삶의 질 향상을 위한 필수 요건인 건강 유지와 회복에 운동은 빠질 수 없는 조건이므로, 미래에는 스포츠의학이 헬스케어 산업에서 주도적인 자리를 차지하리라는 것은 쉽게 예상할 수 있다.

이처럼 운동선수뿐만 아니라 스포츠를 즐기는 대중으로 스포츠의학의 범위가 넓어진 현시점에서 그 관심은 재활치료를 넘어 지역사회의 건강 사업과 같은 예방의학적 역할로 확대되고 집중될 것이다. 각종 성인병과 만성 퇴행성 질환의 조절과 관리를 비롯해 운동을 통해 미리 질병을 예방하

* 성균관대학교 의과대학 삼성서울병원 정형외과 교수, 삼성서울병원 스포츠의학 실장

는 일, 그리고 현재의 건강을 유지하고 더욱 증진하는 일 등이 스포츠의학의 주요 관심사로 떠오르고 있다.

미래의 4차 산업혁명은 스포츠의학 분야의 발전에 영향을 미칠 것으로 예상된다. 특히 정보 및 평가 시스템, 치료 관리, 예방 관리의 차원에서 통합적인 네트워크가 이뤄질 것이다. 이러한 미래의 스포츠의학 분야는 크게 두 가지 영역으로 나뉘게 되는데, '스포츠 손상의 의학적 관점과 재활의 발전'과 '운동을 통한 성인병 관리'가 그것이다.

스포츠 손상의 의학적 관점과 재활

스포츠 손상의 의학적 관점에서 가장 먼저 활용될 수 있는 것은 빅데이터를 이용한 분석법이다. 이를 통해 스포츠 종목별로 필요한 체력 수준, 경기력에 미치는 요인들을 알아낼 수 있으며. 높은 기량을 보이는 선수와의 데이터 비교를 통해 기술적·체력적으로 부족한 점을 보강하고 경기력을 향상시킬 수 있을 것이다. 선수들의 데이터는 몸에 여러 센서를 부착하는 방식으로 수집되고 있으며, 이렇게 수집된 빅데이터를 통해 참여자의 상태를 파악하고 부상의 위험도를 미리 평가하여 예방하는 데 이용된다.

스포츠용품 업체인 언더아머Under Armour는 모든 건강 정보를 연결하는 '커넥티드 피트니스connected fitness'를 추구한다. 언더아머는 스마트폰 애플리케이션(응용프로그램)을 통해 1억6천만 명으로 구성된 플랫폼을 구축했고, 이 플랫폼을 통해 사용자에게 전방위적 맞춤 디지털 피트니스서비스를 제공하려는 목표를 가지고 있다. 즉 10년 후에는 언더아머에서 생산하게 될 10억 점이 넘는 옷, 신발, 모자 등 모든 제품이 플랫폼을 통해 서로 연결되는 미래를 지향하는 것이다. 이처럼 그동안 진단 및 치료에 집중되었던 산업이 질병 예방과 건강관리의 영역으로 확대되었다.

손상 후 수술에도 컴퓨터를 사용한 내비게이션이 활용되고, 4D 등 입체적이고 다면적인 측면을 분석할 수 있게 되면, 각 환자의 움직임과 생체적인 상황에 따라 개별화되고 안전하며 효과적인 수술을 할 수 있게 될 것이다. 또한 정형외과적 이식수술에서 다양한 인공물질들이 개발되어 사용될 것이다.

재활 기간에는 증강현실과 가상현실을 이용한 스포츠 경기를 통해 경기 감각을 유지하고, 복귀에 대한 심리적 두려움도 해소할 수 있다. 증강현실 기기는 현장의 공간에 존재하지 않는 다른 개체를 현실에 있는 것처럼 보여 주고, 가상현실 기기는 현실과 완전히 분리되어 사용자가 착용한 기기로부터 시공간의 제약을 벗어나는 경험을 제공한다. 마치 경기장에서 경기하는 것과 같은 상황을 만들어서 실제 경기에 참여하기 전의 컨디션 트레이닝 conditioning training에 도움이 될 것이다. 이외에도 스포츠 재활 장비의 과학적 진보와 보급으로 환자의 다양한 기능적인 평가가 가능해지고, 가장 적합한 재활 프로세스를 통해 안전하고 빠른 일상으로의 복귀를 도울 것이다.

운동을 통한 성인병 관리

운동을 통한 성인병의 치료적 관리 부분을 살펴보자. 대부분의 성인병 원인은 풍요로운 삶을 영위하는 데 따른 부작용과 운동 부족이다. 대표적 질환으로 비만증, 고혈압, 당뇨병 그리고 이와 연관된 대사증후군 등을 꼽을 수 있다.

앞으로는 정보통신기술과의 융합을 통한 원격진료로 더 빠른 성인병 진단과 의료서비스 제공이 가능해지게 된다. 모바일 기기와의 접목을 통해서도 추적 및 관찰 범위가 크게 확대될 전망이다. 이미 상용화된 '디지털 만보기'와 휴대폰에 장착된 '활동량 측정기'는 우리에게 디지털 헬스를 더욱 친숙하게 만들었다. 웨어러블 기기로 측정한 환자의 생체신호 모니터링 데이터(심전도, 혈압, 혈당 등)를 통해 만성질환을 관리하고 수집한 정보를 빅데이터로 활용할 수 있다. 단순한 활동량 측정을 넘어서 수면, 스트레스, 질환의 관리 및 가상 코치가 가능해질 것이다.

하지만 아직 디지털 헬스케어 산업은 시작 단계에 불과하다. 전 세계적인 헬스케어서비스 시장은 매년 빠르게 성장하고 있다. 그중 헬스케어 기능이 접목된 웨어러블 기기 시장은 2020년에는 200억 달러(약 24조 5400억 원)로 급성장할 것으로 전망한다.

마치며

이러한 연속적인 모니터링으로 측정된 생체신호를 분석하여 더욱 쉽고 정확하게 성인병 질환을 조기에 감지하고 관리할 수 있게 될 것이다. 미래에는 4차 산업혁명의 기술을 접목하여 사회적·의학적으로 스포츠의 순기능을 증대시키고 그 혜택을 더욱 많은 사람이 균등하게 받을 수 있도록 하는 것이 스포츠의학의 중요한 과제라 할 수 있다.

제4부

의과학 및
병원 운영의 미래

미래 의학의 네 가지 축

김주한[*]

질병 양상은 시대와 함께 변한다. 과거에는 주된 건강 문제가 영양결핍과 전염병이었다면, 의학과 경제 수준의 향상을 이룬 오늘날에는 만성·퇴행성·생활습관성 질환이 가장 큰 건강 문제가 되었다. 사회문화적인 변화역시 의학에 큰 변화를 일으킨다. 저출산 및 고령화 시대의 도래는 우리나라의 건강 문제를 근본적으로 변화시켰다. 소비자 중심주의와 웰빙의 열풍역시 현시대를 설명하는 큰 흐름 중 하나다.

의료는 경제 발전과 사회 구조의 선진화를 통해 거대 산업으로 진화했다. 미국의 의료비 지출 규모는 1987년 GDP의 10.8%에서 2016년에는 18%로 증가했으며, 2025년에는 GDP의 20%에 이를 것으로 보인다. 연 1조 달러가 넘어선 미국의 의료시장은 이미 국방, 교육, 금융 등 모든 거대 시장을 제치고 단일 분야로 최대 규모가 되었다.

---

[*] 서울대학교 의과대학 의료정보학과 교수, 시스템바이오정보의학연구센터 소장

오늘날 정보통신기술의 혁신적 발전으로 주요 부문에서 정보통신 관련 지출은 연간 예산의 약 7~10%에 해당하는 것으로 추산된다. 금융 분야에선 10%가 넘어가지만 의료산업 분야의 정보통신 관련 지출은 약 2~3% 정도로 추산되며, 이는 주요 산업 중 최하위에 해당한다.

의료는 근본적으로 매우 정보집중적인information-intensive 산업이다. 한 연구에 의하면 병원 운영비용의 약 30~35%가 전문인력 간 의사소통, 의료인과 환자 간 의사소통에 지출된다고 한다. 또 다른 연구 결과에 의하면 의사는 근무시간의 38%를 의무기록의 작성·정리·검색에 소모하며, 간호사는 약 50%를 소모한다. 의료산업에서의 정보 증가 속도는 매우 빨라서 이러한 정보비용이 차지하는 비중은 앞으로 더욱 커질 것으로 전망된다. 그러므로 의료정보 시장에는 정보통신산업의 적용이 필수적이며 잠재력도 매우 높다.

그러나 주요 산업 중, 정보 관련 예산이 가장 낮은 분야가 의료 분야라는 점이 의미하듯이 의료정보 산업은 잠재 시장이 매우 큰 한편 시장 개척은 매우 어렵다. 의료산업은 고도로 분절fragmented된 분야이며, 지역적으로 그리고 전문 분야별로 분절되었다. 예를 들어 미국에서는 주 경계를 넘어 의료서비스를 제공할 수 없고, 의사면허도 주별로 관리된다. 또한 국제적 의료서비스의 매매는 매우 제한적이다. 주요 산업 분야에서 고도의 세계화가 진행 중인 것과 비교하면 이러한 분절화는 의료산업의 특수성이라 할 수 있다. 이는 분절과 통합의 핵심 기술인 정보통신기술이 의료산업에 적용될 수 있는 무한한 가능성을 가진다는 점을 의미하는 동시에, 획일적 대량생산에 기반을 둔 대중시장 창출이 어렵다는 점을 의미하기도 한다.

살펴본 바와 같이 의학은 관련 과학기술의 발전뿐 아니라, 사회 변화 및 경제 산업 발전과도 별개가 될 수 없다. 이 글에서는 미래 의학의 발전을 과학기술 발전의 관점과 사회경제 변화의 맥락에서 조망해 보고자 한다.

융합 기술

경영학 용어로 사용되는 메디치 효과Medici effect란 서로 다른 분야와 영역이 결합하면서 혁신적인 아이디어가 폭발적으로 증가하는 현상을 일컫는다. 15세기 금융 가문인 이탈리아 피렌체의 메디치 가문에서 철학자, 예술가, 과학자, 시인 등을 광범위하게 후원했고, 이들은 서로의 분야와 문화를 교류하면서 협력 관계를 이루었다. 그 결과 놀랍게도 중세의 암흑을 헤치고 르네상스 시대가 개막되었으며, 피렌체는 인류 역사상 가장 혁신적인 창조의 중심지가 되었다.

19세기와 20세기에는 물리학, 화학, 생물학과 같은 자연과학 분야와 공학, 기술학 분야의 놀라운 발전이 끊임없이 이어졌다. 많은 이들은 개별 분야가 아닌 '융합 기술converging technologies'이 미래 과학기술을 주도할 것이라 말한다. NBIC는 NT(나노), BT(바이오), IT(정보), CS(인지)의 네 가지 기술을 의미하며, 이는 21세기 과학기술이 새로운 르네상스 시대로 접어들고 있음을 상징한다. 그동안 각자 발달했던 개별 학문 영역들이 한계에 부딪치면서 수렴적·융합적·시스템적 패러다임 전환이 요구되고 있는 것이다. 다른 한편으로는 그동안의 발달로 개별 학문 영역이 공통의 지적 원리에 이르는 근원적 영역으로의 수렴이 가능해지면서 이제 단순한 '조합'이나 '결합'이 아닌, 경계를 넘나드는 진정한 '융합'이 가속될 것으로 예견한다.

공학에서는 새로운 분야가 빠르게 탄생하고 사라진다. 미래에는 공학뿐아니라, 절대 변함이 없을 것으로 여겨진 물리학, 수학, 생물학, 화학과 같은 고전적인 자연과학에도 변화가 일어날 것이다. 우주의 모든 물성은 나노 규모에서 출현한다. 나노 규모는 개별 원자와 분자들의 '불연속적 세계'와 집단 간 상호작용이 일어나는 물질들의 '연속적 세계'가 공존하는 영역이다. 즉 나노의 세계는 물리학, 화학, 생물학이 모두 수렴하는 영역인 것이다. 오늘날 NT는 원자와 분자의 구조와 기능을 직접 분석하고 제어하는 단계로 진입하고 있으며, BT는 유전자와 단백질이라는 생명 현상의 분자론적 이해에 근접했다. 물리 세계의 상호작용은 근원적으로 물질과 물질, 물질과 에너지 사이의 정보 현상으로 이해된다. IT는 비트 기반의 언어를 통해 미시 세계에서 거시 세계에 이르는 자연계를 구성하는 다계층적 시스템의 구조와 기능을 통합적으로 이해하고 설명하는 기반을 제공한다. 이 동일한 지적 원리가 사람의 인지적·사회적 상호작용의 이해에도 빠르게 접목되고 있다.

동일한 지적 원리를 공유하며 물리학은 NT·IT로, 화학과 생물학은 NT·BT·IT로, 수학은 IT·CT로, 인문사회과학은 CT·IT로 융합해 가고 있다. 새로운 인재와 새로운 공학적·기술학적 발전 전략이 요구되는 것이다. 이 글에서는 앞으로 점점 더 연계가 강화될 과학기술의 6대 메가트렌드를 제시하면서 융합 기술의 통합적 목표로 '사람의 수행능력 향상'을 함께 제

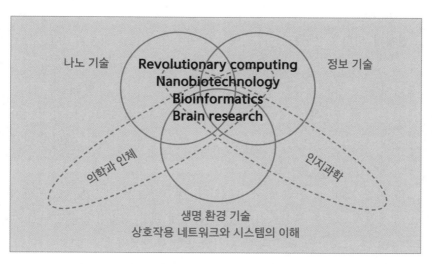

표40-1. 연계가 더욱 강화될 6대 과학기술 메가트렌드

시한다.

정보 기술은 기술 융합의 핵심 동인이다. 융합은 자주 쓰이는 말이지만 실제로 서로 다른 분야의 융합은 쉬운 일이 아니다. 메디치 가문의 후원 사례와 같은 공동의 시공간적 교류의 장이 필요하고, 각 전공 분야에 관한 깊이 있는 이해가 필요하며, 타 분야 간 공통의 지적 구성 원리를 이해하고 갈망하는 혜안과 열린 마음도 필요하다. 과학기술의 새로운 르네상스는 단순한 '조합'이나 '결합'을 넘어서는 진정한 '융합'을 통해서 펼쳐질 것이다.

P4 의학

저명한 생명과학자인 리로이 후드Leroy Hood 박사가 주창한 'P4 의학P4 Medicine'은 예측의학predictive, 예방의학preventive, 맞춤의학personalized, 참여의학participatory을 의미한다. 이는 미래 의학의 방점이 융합의 기술학을 통해 기존의 질병 치료 모형에서 개인화된 맞춤형 건강 향상 모형으로 변환하고 있음을 의미한다.

현재의 의학은 '예측적'이고 '예방적'이라기보다는 '대응적'이고 '사후적'인 특성을 가진다. 질병이 발생한 후에야 비로소 적극적인 진단과 치료에 나서는 것이다. 대응적 모형은 인구집단의 특정 질병 발생 확률은 알 수 있으나, 특정 개인에게 어떤 질병이 발생할지는 알 수 없다는 가정에 기반을 둔다. 즉 집단적 예방이나 의료수요의 예측은 가능하지만, 개인별 맞춤화된 예측과 예방은 불가능한 것이다.

'예측'은 '예방'을 위한 전제 조건이다. 개인화된 맞춤형 예측을 위해서는 개개인의 고유한 생물학적·유전적 특성에 대한 정밀하고 포괄적인 계측이 필요하므로, 예측의학의 핵심 기술 또한 유전체의학과 정보의학이다. 지난 10여 년간 놀라운 발전을 보인 유전체학, 단백체학, 생리체학을 비롯한 체학體學; omics의 혁신적 발전으로 개개인의 온전한 유전체, 단백체, 생리체학적 특성 계측이 현실화되었다. 많은 연구는 이러한 체의학體醫學; omic medicine 정보로 개인화된 예측이 가능함을 시사한다. 실제로 차세대 염기서열 분석 기술의 급속한 발전으로 개인의 유전체 정보를 구성하는 30억 염기서열의 획득 비용이 CT나 MRI 촬영 비용에 해당하는 100만 원 이하로 대중화되었다. 앞으로는 모든 개인이 자신의 유전자 서열 정보를 보유하게 될 것이며, 이는 현대 의학의 패러다임을 근본적으로 흔들어 놓을 것이다.

예방은 특정 질병의 위험도를 개인별로 예측하고, 개인별로 맞춤화된 치료제와 치료 방침을 결정함으로써 가능하다. 예를 들어 유방의 원인이 되는 돌연변이 유전자를 보유한 여성에게 60세 이전에 유방암이 발병할 확률이 70%에 달하여 예방적 유방절제술을 수행한 사례가 있다. 아직 수술 이외의 예방적 방법은 알려지지 않았지만, 질병 예측과 예방에 개인의 유전적 소인(체의학적 정보)과 그가 속한 환경적 요인(식이, 운동, 감염, 독성 등) 그리고 이 둘의 상호작용 현상을 활용할 수 있을 것으로 기대된다. 30세부터 투약하면 60세에 유방암이 발병할 확률을 기존의 70%에서 5% 이하로 낮출 수 있는 약물 활용과 같은 새로운 패러다임이 주목받는 것이다. 머지 않은 미래에 모든 개인이 이러한 정보를 손쉽게 보유하게 되면서 예측의학적이고 예방의학적인 사전 처치가 가능해질 것이다.

맞춤의학 또한 예측 및 예방의학에서 논의된 바와 같이, 개개인의 고유한 체의학적 소인 정보 획득과 정보의학적 통합 분석능력이 가장 중요하다. 사람의 30억 염기서열의 개인별 차이는 약 1%에 불과하다지만, 이 차이가 개인별 모습이나 질병의 차이를 유발하기 때문이다.

참여의학은 이러한 예측·예방·맞춤의학의 결과와 첨단 정보통신기술에 기반을 둔 정보의학의 대중화를 통해 가능해진다. 기존 의료서비스에서는 의사가 주도적으로 진단과 치료 행위를 선택해야 했지만, 개인에 관한 방대한 정보 사용과 정보의학 기술의 발전에 따른 체계적 관리가 가능해지면 의료서비스 제공의 패러다임은 수평적으로 변할 것이다. 또한 기존의 의료가 의사와 환자의 양자 관계를 기반으로 한다면, 새로 대두할 참여의료는 양자 외에도 다양한 전문가, 비전문가 참여자들이 네트워크 속에서 긴밀히 소통하는 '공유된 의사결정shared decision making' 구조로 변할 것이다. 모든 개인은 자신의 건강 정보를 직접 관리할 수 있게 되고, 이는 인터넷과 모바일 환경에서 사회망서비스SNS나 클라우드 컴퓨팅 환경을 통해 이루어질 것이다.

미래 의학의 네 가지 축

앞서 논의한 NBIC 융합과 P4 의학 패러다임의 가장 가시적인 성과는 고도로 정교한 목표지향적 접근에 기반을 둔 맞춤-예측의학personalized and pre-dictive medicine 시대와 정보의학-시스템의학biomedical informatics and systems medicine 시대의 개막이라 할 수 있다. 그 외에도 미래 의학을 선도할 새로운 물결로 줄기세포 연구와 조직공학으로 대표되는 재생의학regenerative medicine, 나노 기술의 접목에 기반을 둔 나노-분자의학nano-molecular medicine을 빠뜨릴 수 없다. 따라서 미래 의학을 이끄는 네 개의 기둥인 유전체의학, 정보의학, 재생의학, 나노의학의 발전을 살펴보겠다.

1. 유전체의학

1953년 왓슨과 크릭이 DNA의 이중나선 구조를 발표하기 전에도 사람들은 자식이 부모를 닮는 '유전 현상'에 대해서 잘 알고 있었다. 유전 현상의 과학적 이해는 찰스 다윈Charles Robert Darwin의 적자생존론을 비롯한 진화론과, 그레고어 멘델Gregor Johann Mendel의 유전법칙 연구를 통해 시작되었다. 과학자들은 오랫동안 이러한 '유전 현상'을 매개하는 물리적 존재, 즉 유전

물질이 있을 것으로 확신했다. 초기에는 단백질이 유전 물질 후보로 많이 탐구되었으나, 왓슨과 크릭의 연구는 네 개 핵산(A, G, T, C)의 1차원적 서열 조합이 유전의 암호임을 명백하게 밝혔고, 1962년에는 그 공로로 노벨 생리의학상을 수상했다. 하지만 2003년 인간유전체프로젝트를 통해 인간 유전체의 30억 염기서열이 마침내 공표되기까지 무려 50년의 세월이 흘렀다.

인간유전체프로젝트의 결과에서 가장 먼저 주목받은 것으로는 SNP_{Single Nucleotide Polymorphism} 즉, 단일염기 다형성을 들 수 있다. SNP란 A, G, T, C 네 개의 염기로 이루어진 30억 염기서열 중 특정 염기 위치가 사람마다 다르게 나타나는 것을 말한다. 염기가 서로 다르면 그 서열로 코딩된 단백질의 구조가 달라지고, 이러한 유전형의 차이로 개인마다 다른 키나 피부색 혹은 질병과 같은 표현형의 차이를 설명할 수 있다.

SNP는 30억 유전체 서열의 약 1%에 해당하는 3000만 염기 위치에서 발견되는 유전형의 개인차를 설명한다. 염기변이라는 측면에서 SNP는 점 돌연변이와 비슷하지만 소수대립유전자_{minor allele}의 빈도가 1% 미만이면 돌연변이로, 1% 이상이면 다형성으로 구분하며 그 의학적 해석에는 큰 차이가 있다. 돌연변이는 단순형질_{simple trait} 희귀 유전질환의 원인으로 지목되지만, 다형성은 복잡형질_{complex trait}을 보이는 흔한 질병의 발생 기전으로 제시된다. 즉 SNP는 소위 '빈발질환-빈발변이 가설_{common-disease common-variant hypothesis}'에 근거한다. 이는 다양한 유전적·환경적 배경을 가진 집단에서 고르게 나타나는 조현병, 양극성 장애, 당뇨병 및 자가면역질환 등의 복잡형질 질환의 원인을 흔한 변이들의 상호작용으로 보아, 질병 특이 단일 유전자에 의한 멘델식 유전질환_{Mendelian genetic disorders}의 원인론과 차별되는 유전체 질환_{genomic disorders}의 병인론을 제공한다.

한편 빈발질환-빈발변이 가설은 오랜 연구의 성과가 기대에 미치지 못하는 경향이 있다. 최근의 연구는 빈발변이보다 고전적인 희귀변이 몇 개의 다양한 조합이 실제 병인론에 더 가깝다는 주장을 뒷받침한다. 이러한 주장은 차세대 염기서열 분석 기술의 보급, 전장유전체분석 기술의 보급 등으로 빠르게 검증 단계를 거치고 있으므로, 머지않아 그동안 베일에 싸였던 빈발질환과 희귀질환의 병인론 및 맞춤의학적 접근에 다가갈 수 있을 것으로 기대된다.

유전체 다형성의 첫 번째 의학적 응용은 개인별 맞춤 의약학인 약물유전체학의 탄생이다. 약물유전체학은 유전체 다형성에 따라 약물에 대한 반응이 개인별로 다르다는 가실을 밝혔고, 현재도 수십 개의 관련 연구가 진행되고 있다. 특히 약물대사를 담당하는 간 대사효소의 다형성에 대한 유전형 검사는 약물치료의 용량과 시간을 결정하는 핵심 정보로 식약처의 승인을 얻어 실제 적용되기에 이르렀다. 예를 들어 와파린은 혈액의 응고를 방지하여 혈전 치료에 많이 사용되지만 너무 적게 투약하면 혈액응고를 막지 못하고, 너무 많이 투약하면 출혈성이 증가하여 환자를 위험에 빠뜨린다. 현재는 경험 많은 임상의사가 세심하게 관찰하면서 소량에서부터 서서히 증량하여 적정량을 찾는 방식으로 치료가 이루어지나, 개인별 차이가 심하며 위험 부담으로 인해 과소치료되는 경향이 있음을 부인할 수 없다. 적정량을 결정하기 어려운 와파린 간 대사 효소의 유전형 분석에 따라 결정하는 알고리즘 개발이 '국제 와파린 약물유전체 컨소시엄'에서 수행되어 그 우수성을 입증했다. 약물유전체학은 이에 그치지 않고 수많은 약물과 유전자의 상호작용을 연구하고 있으며, 이를 통해 개인 유전형의 차이에 따른 최적 약물을 처방하기 위한 맞춤의학 분야를 선도하고 있다.

유전체 다형성 분석이 유전형의 구조적 변이를 활용한다면, 유전체 발현 분석gene expression analysis은 DNA 마이크로어레이에 기반을 둔 유전체의 기능적 분석을 수행한다. 유전체 발현 분석에 기반을 둔 맞춤·예측의학은 현시점에서 가장 상용화에 성공했으며, 실제 임상의학에 가장 널리 적용되는 매우 강력한 도구임이 밝혀졌다. 또한 유전체 발현 정보의 분석은 전 임상의학 과정에 성공적으로 적용될 수 있음이 보고되었다. 최초의 연구는 1999년 MIT에서 수행된 골럽Golub 교수팀의 연구다. 그들은 6,817개의 유전자 발현을 분석할 수 있는 유전자 칩을 이용하여 백혈병의 아형인 급성 골수성 백혈병과 급성임파성 백혈병에서 다르게 발현되는 상위 유전자 50개를 선정했다. 그리고 선정한 유전자들을 이용한 판별진단 함수를 도출하여 이 판별함수로 새로운 환자의 진단을 내릴 수 있음을 보고했다.

다음해인 2000년에는 스탠퍼드대학교의 알리자디Alizadeh 교수팀이 임파선암의 유전체 발현 분석으로 새로운 두 아형을 찾아내고 임상기록에서 찾은 생존곡선과 비교하여, 두 아형의 생존율에 차이가 나며 유전체 발현 정보로 이를 예측할 수 있음을 보고했다. 이 두 연구는 머지않아 암의 진단분류 체계, 예후 판정, 치료 방침 결정 패러다임이 영구히 변할 것을 시사하고 있다.

2004년에는 인구집단을 대상으로 한 대규모 연구가 수행되었다. 그 결과 유전체 발현 분석으로 암의 예후아군예측prognostic subgroup prediction이 가능하다는 사실이 입증되었다.

6,000명의 임파선 음성 유방암 환자를 대상으로 항암제 치료의 필요 유무를 결정하기 위한 전향적이고 무작위적인 통제 임상시험인 마인닥트MINDACT도 진행 중이다. 현재는 임파선 음성 유방암 환자의 85~95%가 혹시 모를 재발의 방지를 위해 보조 항암요법을 받고 있으나, 이들 중 상당수는 불필요한 항암치료에 따른 부작용을 겪고 있다. 마인닥트는 재발 위험의 증가 없이 대상 환자의 약 25%인 연간 5만 명 이상에게 불필요한 항암치료를 없앨 수 있을 것으로 기대된다.

기능유전체정보학 기술은 매우 빠르게 상용화되고 있다. 네덜란드 아젠

디아_{Agendia} 사는 70개 유전자의 발현 패턴 분석을 이용한 유방암 전이확률 예측분자 진단검사로 개발된 맘마프린트_{MammaPrint}를 상용화했다. 미국 FDA 는 2007년 60세 이하면서 크기 5cm 이하의 임파선 음성 유방암 환자에 대한 맘마프린트의 사용을 승인했다. 최근에는 기존 치료가 듣지 않는 난치성 암 환자를 대상으로 분자 프로필 분석을 통해 활성화된 신호 전달 경로를 찾아, 관련 억제제를 투여하는 개인별 예측치료를 시행해 놀라운 성과를 보인 연구들이 보고되고 있다.

기능유전체학의 또 하나의 성과는 'RNA 세계'의 재조명이다. 예전에는 유전체에서 유전자를 코딩하지 않는 97%에 이르는 방대한 비유전자 영역은 무의미하다고 생각되었으나, 이 중 상당 부분이 발현되며 중요한 역할을 한다는 사실이 속속 밝혀지고 있다. 이미 그 중요성이 밝혀진 마이크로 RNA는 적어도 수백에서 수천 개가 존재하며, 유전자 코딩 RNA를 특이적으로 억제할 수 있어 RNA를 직접 치료제로 사용하는 'RNA 약물 시대'를 열었다.

후성유전체학_{epigenomics}은 DNA와 이를 둘러싼 염색질 단백의 변형만으로 광범위한 유전체 조절이 가능함을 밝혔다. 이는 DNA의 직접적 메틸화_{DNA methylation} 또는 염색체를 둘러싼 히스톤 단백의 메틸화, 아세틸화, 유비퀴틴화 등에 의한 염색질 재편성_{chromatin remodeling}을 통해 나타나며, 개체의 환경 변화에 대한 단기적 적응능력과 관련된다.

암세포에서 상당한 염색질 재편성이 일어남이 밝혀져 신개념 암 치료제 개발과 새로운 진단 및 분류 기법이 도입되었다. 환경 변화나 식이, 운동 등의 생활습관은 염색질 재편성에 영향을 미친다. 이러한 '획득 형질'은 자손에게 유전되지 않는 것으로 알려져 왔으나, 최근 DNA 복제 과정에서 염색질 재편성도 복제된다는 놀라운 보고로 '획득 형질 유전_{transgenerational epigenetic inheritance}'의 분자론적 기전이 정립되었다. 획득 형질의 유전 가능성

은 그동안 다윈의 적자생존론에 밀려 있던 용불용설의 귀환을 의미할 뿐
아니라, 그동안 유전학적으로는 미지의 영역이었던 환경 및 생활습관 관련
질환의 이해에 크게 기여할 것이다.

2. 정보의학

논의 전개상 유전체의학을 정보의학의 발전과 분리하여 설명했지만 사
실 유전체의학과 정보의학은 불가분의 관계이다. 인간유전체프로젝트의
가장 큰 성과 중 하나는 바로 생명과학과 정보학의 결합으로 탄생한 생명
정보학의 태동이다. 유전체 다형성에 기반을 둔 맞춤의학과 유전체 발현
분석에 기반을 둔 예측의학의 새로운 패러다임은 생명정보학의 발전 없이
는 불가능했을 것이다. 오늘날 주류가 된 산탄총 방식의 서열 분석shot gun
sequencing은 초기에는 정보처리 속도의 한계와 비용 문제 등으로 불가능할
것으로 믿어졌다. 그러나 생명정보학의 발전은 유전체 분석 패러다임을 근
본적으로 혁신했다.

생명정보학이 독립된 학제로 발전되는 것은 생명 현상이 '진정으로 정보
학적 현상'이라는 근원적 사실에 기인한다. 생명정보학의 급속한 발전으로
인하여 과거 분류학에 머물던 생물학은 생명 현상을 '물질계의 화학적 상
호작용'으로 재조명하며 생화학으로 꽃피었다. 또한 유전자, 단백질 등 거
대 생분자들의 결정론적 특성에 다시 주목하며 분자, 세포생물학으로 발전
해 온 현대 생명과학 발달의 현주소와 그 진화의 맥락을 같이한다. 생명정
보학은 생명 현상을 '물질과 물질, 물질과 에너지 사이의 정보학적 현상'으
로 파악한다.

정보의학biomedical informatics은 유전체의학, 정보과학, 임상의학 지식이 삼위
일체를 이루어 가며 미래 의학을 주도할 핵심 학문이다. 앞서 논의한 골럽
교수팀의 연구와 알리자디 교수팀의 연구도 관련 의료기관의 훌륭한 임상

정보시스템에서 추출한 임상 정보와 생존율 정보가 없었다면 불가능했을 것이다. 선진국에서는 이미 1970년대부터 임상정보시스템을 구축해 왔다. 국내에서도 2004년 서울대학교병원에서 완전 전자의무기록시스템을 구축하면서 종이와 필름과 처방전 없는 디지털 병원의 시대가 열렸다.

개인별 맞춤의학과 예측·예방의학의 실현에서 개인건강정보의 중요성은 두말할 나위가 없다. 예전에는 건강 정보 대부분을 의료기관에서 생성하는 것으로만 생각했다. 그러나 인터넷의 보급과 모바일 환경의 도래로 개개인의 일상생활 정보(식이나 운동, 다양한 활동과 환경 노출 등의 시시각각의 정보)가 획득되기 시작했다. 라이프로그로 불리는 이러한 개인의 정보들은 기존의 의료시스템을 벗어나는 범위에서도 방대한 건강 정보가 생성됨을 의미하며 동시에 건강 정보 관리의 새로운 패러다임을 요구한다. 관련한 두 가지 발전 방향은 소위 u-헬스와 개인건강기록시스템의 대두, 전사적·국가적 의료정보 연구 네트워크의 구축이다.

현재의 의료시스템에서는 개인의 건강기록을 의료기관에서 관리하는 것이 매우 당연하다. 그러나 한 사람의 건강기록이 여러 의료기관에 흩어져 있고 필요할 때 찾을 수 없으며, 의료시스템도 고도로 세분되어 한 개인의 정보가 지나치게 분절되고 관리되지 못한다는 한계점이 있다. 무엇보다 현재의 의료기관 중심의 정보시스템에서 환자 중심적 정보통합patient-centered integration은 사실상 불가능하다. 또한 라이프로그와 같이 의료기관이 생성 주체가 아닌 정보들의 관리 체계가 없다는 한계점을 가진다.

개인건강기록시스템의 출현은 불완전한 시스템에 대한 반성에서 출발한다. 인터넷과 모바일 환경의 정보시스템을 통해 만약 건강기록을 개인 스스로 관리하면 정보화 시대 최대 이슈인 개인정보 보호 문제를 해결할 수 있고, 환자 중심의 정보 통합도 더 원활히 이루어질 것으로 기대된다. 유전체의학의 발전으로 획득되는 개인 유전체 서열 정보는 이러한 접근에 더 큰 설득력을 제공한다. 왜냐하면 유전체 정보는 근본적으로 개인을 식별하는 정보이며 막대한 정보이므로 유출 시 개인의 프라이버시를 심각하게 위협할 수 있기 때문이다.

오늘날 컴퓨터 없는 병원을 상상하기 어려운 것처럼, 머지않아 스마트폰과 인터넷으로 연결되지 않은 의료는 상상하기조차 어려워지게 될 것이다. 환자와 의료인은 네트워크를 통해 연결되고 의사결정에 협력적으로 참여할 것이다. P4 의학의 하나인 참여의학이 현실화되는 것이다. 이 네트워크에는 환자와 의료인뿐만 아니라 가족 및 친지, 조언자 그리고 각종 서비스를 제공하는 사람들이 함께 참여하게 되어 기존 의료시스템의 경계를 넘어서게 될 것이다. 개인 유전체 분석이 현실화된다는 것은 앞으로 수많은 인구집단의 개인 유전체 정보의 통합과 비교 분석이 가능해짐을 예고한다. 그러므로 인간 유전 현상에 대한 이해는 현상학적 탐구와 분자론적 이해의 단계를 거쳐, 그 암호의 해독을 시도하는 정보학적 단계로 진입하게 된 것이다. 우리가 아는 한 유전체와 완전히 무관한 인간의 질병이나 건강 문제란 없다.

유전체 수준의 체계적인 생명 정보와 방대한 의료정보시스템의 통합에 관한 논의도 활발하다. 맞춤·예측의학은 환자의 유전형 및 유전체 발현 관련 정보를 이용하여 최적의 시점에 질병 분류, 치료 방침 결정, 예방 조치를 취하는 것이다. 병리검사나 영상검사 및 임상 정보의 적용도 같은 중요성을 가진다. 이는 기존의 의학적 의사결정이 주로 임상증상에 의존하며 임상군별로 결정되었던 한계점을 극복하기 위해 직접 분자 수준에서 정보를 얻고 좀 더 세분된 고유한 특성군, 나아가 개인별로 구분해 환자에게 최적의 처방약을 최적의 시점에 투여하여 그 치료와 예방 효과를 높이고자 하는 것이다. 이를 위해서는 임상 정보와 유전체 정보의 통합 네트워크 구축이 필요하다. 나아가 의료기관에서 생성되지 않는 라이프로그를 담은 개인건강기록 체계와의 통합이 필요하다. 이러한 연구의 가속화를 위한 전사적·국가적인 연구정보시스템의 구축도 필요하다.

3. 재생의학

질병 예방과 치료만으로 인류의 건강 문제를 모두 해결할 수는 없다. 사고로 조직, 장기의 손상이나 결손을 입을 수 있고, 질병의 후유증이나 만성질환으로 결손이나 장애가 남을 수 있다. 이러한 손상이나 결손, 장애를 극복하는 전통적인 방법은 이식수술과 재활치료, 보조기구 활용, 교육과 같은 고식적 치료였다. 재생의학은 이처럼 꼭 필요한 세포나 조직, 장기를 대체 혹은 이식하려는 노력이다. 재생의학은 크게 장기이식, 조직공학, 세포이식으로 나눌 수 있다.

장기이식은 1954년 보스턴에서 신장이식에 성공한 후 거의 모든 신체 장기의 이식으로까지 발전해 왔다. 그러나 인체 장기의 경우 수요와 공급에는 극복하기 어려운 격차가 있어서 이종 장기이식이나 조직공학, 줄기세포를 중심으로 한 세포이식 등의 연구가 활발히 진행되고 있다. 이종 장기이식의 가장 큰 장애물은 거부반응을 포함한 면역반응과 여전히 장기 획득이 쉽지 않다는 사실 등이다. 달리 구하기 어려운 심장과 췌장 등의 이식을 중심으로 연구가 활발히 진행되고 있고 좋은 면역억제제도 많이 개발되었으나, 아직 적극적인 임상 적용은 어려운 형편이다. 이종 세포이식에 관한 연구도 활발히 진행되고 있다.

조직공학tissue engineering은 얻기 힘든 조직이나 장기를 체외에서 제작하여 이식하는 분야다. 세포나 조직뿐 아니라, 고분자 화합물과 금속, 세라믹 등의 다양한 재료가 활용된다. 이들은 독성이 없고, 혈액응고나 면역반응을 일으키지 않으며, 조직 장기의 역할을 수행하기에 적합한 재료들로 구성된다. 생체 재료는 인공피부, 인공각막, 인공췌도, 인공관절 등에 적용되고 있다. 수혈도 넓은 의미의 세포이식으로 볼 수 있다. 세포이식의 대표격인

골수이식 또는 동종조혈모세포이식은 1970년 최초로 수행되었고, 최근에는 연간 수천 명에게 시술되고 있는 비교적 안전한 시술로 백혈병 치료에 획기적인 전기를 마련했다. 세포 치료는 혈액세포 외에도 연골세포, 심근세포, 췌장세포 등을 중심으로 활발히 발전하고 있다. 최근에는 혈관이나 기관지와 같이 복잡한 구조를 갖춘 조직과 장기의 합성도 시도되고 있다.

재생의학은 인체의 재생능력이 제한적이라는 점 때문에 연구되기 시작한 학문 분야이다. 그러나 인체에는 재생능력이 매우 강한 세포들도 분포하며, 이 중 가장 대표적인 것은 줄기세포들이다. 줄기세포는 성체에서 얻어지는 성체줄기세포와 배아에서 획득되는 배아줄기세포로 나눌 수 있다. 줄기세포의 중요성은 다른 세포로 분화 가능한 분화능에 있다. 골수의 조혈모세포는 다양한 혈액 세포로 분화될 수 있으며, 신경줄기세포는 다양한 신경계통 세포로 분화할 수 있다. 또한 활용성이 높을 것으로 기대되는 줄기세포로는 간엽줄기세포와 지방줄기세포 등이 있다.

줄기세포 치료에 대한 기대는 대단히 높지만, 아직은 기술적 난점이 매우 많다. 배아줄기세포의 경우 윤리적 문제로 인한 상당한 사회적 갈등이 있을 수 있음은 이미 우리 사회가 경험한 바 있다. 재생의학은 그 용어에서처럼 생명과학과 의학의 문제뿐 아니라 사회문화 및 종교적 논점이 복합적으로 얽혀 있다.

4. 나노의학

나노의학은 나노기술학의 의학적 응용이라 정의할 수 있다. 나노 기술 자체가 그런 것처럼 나노의학은 아직은 개념 단계이지만 무한한 의학적 가능성이 있다. 미국 국립보건원은 전국적으로 네 곳의 나노의학센터 설립을 지원하고 있다. 전 세계적으로 100여 가지 이상의 나노 기술 기반 신약 및 약물전달 기술이 개발되고 있는 것으로 알려져 있다. 나노의학은 나노 물질의 의학 적용 외에도 진단에 나노 센서의 이용, 각종 나노 장치를 활용한 연구개발 및 진단, 나아가 분자영상 등의 광범위한 영역을 포함하며, 종국에는 나노로봇 등의 논의로 확장할 수 있다. 그러나 나노 기술로 개발된 나노 물질의 생체 독성과 환경영향평가 등은 아직 검증조차 되지 않은 단계이므로 실제 의학에 활발히 활용되기까지 상당한 연구와 시간이 필요할 것으로 보인다.

약물전달은 나노의학의 대표적 탐구 분야다. 가장 대표적인 나노 약물전달 시스템은 지방 혹은 중합체 기반의 나노 입자에 약물을 넣어 침투시키는 방식이다. 약물은 그 목표지점까지 효과적으로 운반되었을 때 최적의 약효를 발휘한다. 만약 원하는 부위에만 전달하고 다른 부위로의 전달을 차단하면 원치 않는 부작용을 효과적으로 줄일 수 있을 것이다. 이는 나노 장치를 이용한 분자표적 기법으로 접근할 수 있다. 이러한 방법은 분자영상술에도 활용된다. 사용되는 나노 물질의 특성에 따라서는 분자영상과 동시에 치료 효과를 발휘할 수도 있다. 예를 들어 암세포에 특이성을 갖는 나노 물질을 개발하고, 여기에 암세포 독성을 갖거나 외부 에너지로 활성화되는 독성 물질을 부착해 운반하면 암의 진단과 동시에 치료를 수행할 수 있고, 암 치료제의 효과가 다른 곳으로 번지는 것을 예방할 수 있다.

미국 존 칸지우스John Kanzius 박사의 전자기파 치료술Kanzius RF Thearpy은 금이나 탄소 나노 입자를 암세포에 결합한 후, 특정 주파수의 전자기파를 쪼이는 방식이다. 일반 생체조직의 흡수율은 극히 미미하지만, 해당 나노 입자는 효과적으로 전자기파를 흡수하여 열을 발생함으로써 암세포를 파괴한다.

분자영상학molecular imaging은 세포 내에서 일어나는 분자 수준의 변화를 최소 침습적으로 검출하고 시각화하는 영상술이다. 검출 대상은 유전자 발현, 단백질 발현, 생화학적 변화와 같은 근본적인 생명 현상의 전 분야를 포괄한다. 이는 기존의 영상의학 기법이 생체의 비특이적인 물리-화학적

성상의 차이를 가시화하는 것에 비하여, 근본적인 생명 현상인 유전자 수준이나 분자 수준의 변화를 직접 검출하고 가시화하여 현상 특이적 영상을 재구성한다는 점에서 구분된다. 또한 기존의 핵의학 영상 기법이 생체 물질의 동위원소를 활용하는 것에 비하여, 검출 대상 유전자의 상보서열과 같은 생체 물질에 특이적으로 결합하는 프로브를 사용한다는 점에서 구분된다. 유전체학적 분석은 세포를 채취하여 분석하는 인비트로in vitro 실험이라는 한계를 갖지만, 분자영상학적 유전자 발현 시각화는 연속 계측도 가능한 인비보in vivo 실험이라는 장점이 있다. 그러나 유전체학적 분석이 수만 개의 유전자를 동시 검출하는 것에 비해, 분자 프로브를 사용해야 하는 분자영상학적 분석으로는 단지 몇 개의 유전자를 동시 검출할 수 있다는 한계를 가진다. 향후 많은 나노 입자가 분자영상학에 이용될 것으로 기대되며, 분자영상학은 이처럼 근본적인 생명 현상의 영상화를 통해 질병을 이해하고, 조기 진단과 치료에 적용될 것으로 기대된다.

마치며

사이버펑크 문학의 시조인 윌리엄 깁슨William Gibson은 미래에 대해 다음과 같이 말했다. "미래는 이미 우리 곁에 있다. 단지 널리 퍼지지 않았을 뿐이다." 미래 의학은 아직 충분히 보급되지 않았을 뿐, 이미 우리 곁에 와 있다.

의학과 의료도 사회 현상의 일부이므로 사회 변화와 무관할 수 없다. 저출산과 고령화는 막대한 의료수요를 창출할 것이다. 웰빙주의와 소비자 중심주의는 다양한 신기술 융합 수요를 유발할 것이다. 서비스 경제와 지식경제 시대의 도래는 의료 분야에서의 지적재산권 확보 경쟁을 더욱 강화할 것이다. 한편 감당하기 어려운 의료비용의 증가를 해결하기 위한 기술적이고 법 제도적인 혁신이 이루어질 것이다. 보험자와 의료기관은 네트워크화될 것이다. 소비자들도 고도로 상호연결될 것이고, 이러한 연결은 현재의 의료시스템 바깥까지 이어질 것이다. 효율적인 정보시스템은 의료시스템 혁신의 기틀을 제공할 것이다.

미래 의학의 4축으로 예시한 유전체의학, 정보의학, 재생의학, 나노의학의 전체를 꿰뚫는 핵심어는 '개인화'와 이에 따른 '예측'으로 볼 수 있다. 개인화는 예측, 예방, 맞춤의학 모두의 기반이 된다. 미래 의학의 주도권 경쟁은 건강과 관련된 모든 지식 정보의 개인화로 진행될 것이다. 개인화는 방대한 양의 데이터와 이의 통합에 기반을 둔다. 현시점에서 핵심 데이터는 유전체 정보와 진료 정보, 라이프로그를 포함한 개인의 건강 정보로 예상된다. 최근에는 모바일 스마트폰 환경의 급속한 보급으로 소비자 측면에서의 '정보 활용의 개인화'마저 가속되고 있다. 따라서 미래 의학 시대의 가장 큰 기회 요인은 개인화와 지식 정보의 통합이 될 것이다. 개인화와 정보 자산화에 따른 가장 큰 위협은 개인정보 보호 문제다. 개인화는 개인에 대한 가장 내밀한 곳까지 탐구하는 것을 전제로 하고, 이는 개인의 인권을 심각하게 침해할 소지가 있으며 관리자의 막대한 책임을 유발한다. 미래 의학의 최대 기회 요인과 최대 위험 요인은 이미 개개인의 가장 내밀한 곳에서 충돌을 일으키고 있다. 우리가 아직 그 해결 방안을 갖고 있지 않은 미지의 도전 영역이다. 미국의 전산학자 앨런 케이의 말대로 "미래를 예측하는 최선의 방법은 우리가 미래를 창안해 내는 것"이다.

정밀의료 시대의 의과학 연구

임효근* 강단비**

4차 산업혁명 광풍이 온 나라를 거세게 흔들고 있다. 일간지에는 연일 관련 특집 기사가 게재되고 있으며, 각 분야의 연구자들은 거대한 흐름에서 낙오되지 않기 위하여 고군분투하고 있다. 4차 산업혁명은 단지 3차 산업혁명의 진화된 모습이 아닌, 디지털 기술을 바탕으로 생명과학, 물리학, 공학 등 기존 학문 간 상호경계가 허물어지고 융합되는 새로운 기술혁명이라 볼 수 있다.

이러한 4차 산업혁명이 의료 분야에 미치게 될 영향을 알기 위해서는 최근 급변하고 있는 의료 환경의 변화를 살펴볼 필요가 있다. 평균 수명의 증가와 생활양식의 변화에 따라 질병 구조가 감염성 질환 중심에서 만성질환 중심으로 변화하였고 이로 인한 의료비용의 급속한 증가가 나타나고 있다.

---
* 성균관대학교 의과대학 삼성서울병원 영상의학과 교수, 성균관대학교 삼성융합의과학원장, 사단법인 스마트 헬스표준포럼 회장
** 성균관대학교 삼성융합의과학원 연구교수

또한 생활 수준의 향상으로 삶의 질 측면이 강조되면서 의료서비스에 대한 국민들의 욕구가 질병의 진단과 치료뿐 아니라 예방·관리적 측면에서도 지속적으로 증대되고 있다.

삶의 질 향상에 대한 욕구는 기술의 발전으로 이어졌다. 급변하는 사회 변화와 요구를 수용하기에는 기존의 산업만으로는 한계가 있었고, 이를 극복하기 위하여 정보통신, 컴퓨터, 공학 및 신소재 기술과의 활발한 융합이 추진되고 있다. 특히 건강관리와 질병 예방에 대한 관심이 세계적으로 높아지면서, 여러 산업에서 발 빠르게 바이오산업을 자신들의 분야로 끌어들이고 있다.

이러한 큰 흐름 속에서 우리는 4차 산업혁명 시대로 접어들었다. 현재까지 보건의료 분야는 다른 분야보다 보수적인 특성으로 인해 전 과정에서 비효율성이 매우 높았다. 하지만 4차 산업혁명이 도래하면서 보건의료 분야는 타 산업들과의 융합을 통해 변화의 여지가 매우 높을 것으로 기대된다.

정보통신기술과 의료산업을 융합한 스마트 헬스케어는 스마트 팩토리 smart factory, 지능형 생산공장와 함께 4차 산업혁명 시대의 화두로 떠오르고 있다. 건강에 대한 정의와 접근 방식이 변화하면서, 전 세계적으로 스마트 헬스케어 산업에 대한 관심이 높아지는 것이다. 실제로 2016년 스마트 헬스케어 산업의 세계 시장은 8조 5490억 불 규모였으며, 의료 및 건강서비스 시장이 대부분을 차지했다. 영국의 시장조사업체 The Business Research Company의 보고서에 의하면 스마트 헬스케어 시장은 2025년에 14조 3591억 불로 2016년에 비해 68% 상승할 것으로 예측되었다. 비록 서구 선진국들에 비해 늦은 감은 있지만 우리나라에서도 최근 '4차 산업혁명 주도를 위한 스마트 헬스케어 산업 발전전략'을 발표하는 등, 스마트 헬스케어 산업을 신성장 동력으로 키우기 위한 노력을 하고 있다.

스마트 헬스케어의 핵심, 정밀의료

정밀의료는 4차 산업혁명의 중심축으로 주목받고 있다. 정밀의료는 환자마다 다른 유전체 정보, 환경적 요인, 생활 습관 등을 분자 수준에서 종합적으로 분석하여 최적의 치료 방법을 제공하는 의료서비스를 의미한다. 이러한 정밀의료에서 가장 중요한 것은 양질의 데이터 수집이다. 최근 과학기술의 급속한 발전에 힘입어 유전자 정보의 해석이 가능해지고, 모바일 기기와의 접목을 통해 생활환경, 라이프로그의 정량적 해석 및 수집이 가능해졌다. 이용 가능한 데이터가 이전과 비교해 더욱 다양해지고 구체화되면서, 정밀의학의 범위는 진단 및 치료뿐 아니라 질병 예측의 범위까지 확장되었다. 4차 산업혁명 시대에는 디지털 기술의 발달로 모든 것을 기록하고 공유할 수 있다. 보건의료 분야에서도 이렇게 모인 데이터를 활용해서 최적의 치료를 선택하고 질병 예측 및 관리가 이루어지게 될 것이다. 즉 경험에 근거한 판단이 아니라, 다량의 정밀한 데이터들을 기반으로 예측하는 것이다. 데이터에 기반을 둔 근거중심의 판단이 4차 산업혁명 시대 보건의료의 핵심이라 볼 수 있다. 이를 위해서 다차원적이고 광범위한 데이터, 즉 빅데이터의 효과적인 활용의 중요성이 주목받고 있다.

빅데이터를 활용한 정밀의료 분야에서 우리나라는 유리한 고지를 점할 가능성이 상당히 크다. 국내 대형병원을 중심으로 의료기관 대부분에 전자의무기록시스템이 갖춰져 있어 정보 저장이 용이하고, 모든 국민이 건강보험에 가입되어 있어 데이터의 중앙화 역시 용이하다. 또한 정보통신기술 분야에서도 선진화된 기술을 가지고 있어 모바일이나 웨어러블 기기를 통한 일상생활 자료 수집 및 의료정보와의 연결이 비교적 수월하다. 우리나라 정부에서도 우리의 미래를 책임질 '9대 국가전략 프로젝트' 중 하나로 정밀의료를 선정하여 맞춤 암 치료법과 병원정보시스템 개발 등에 투자하고 있으며, 정보 교류를 위한 상호운용 가이드라인을 준비하고, 시범사업을 진행하고 있다.

해결해야 할 문제점

정밀의료의 안착 및 실용화를 위해서는 아직 갈 길이 멀다. 해결해야 할 많은 장벽이 우리 앞을 가로막고 있다. 첫 번째 장벽은 국제 수준의 표준화 및 가이드라인이 마련되지 않았다는 점이다. 특히 의료서비스 및 건강서비스는 상호운용성을 높이기 위한 표준 가이드라인이 정립되지 않아 플랫폼 경쟁력에서 뒤처지고 있다. 표준화는 통일된 형식으로 내용을 담기로 약속하는 것이라 볼 수 있다. 표준화가 잘 되면 여러 데이터를 합치고 해석하기 쉬워진다. 그러나 현재는 한 병원 내에서도 진료과 간의 기록 양식이 서로 다른 실정이다. 또한 동일 진료과 내에서도 의료진마다 각기 다른 방식으로 기록을 남기고 있다. 일부 병원에서는 이를 보완하기 위한 노력의 하나로 표준화 서식을 개발하여 의료진에게 제공하고 있으나, 여러 이유로 활용이 잘 되지 않고 있다.

가이드라인 역시 마찬가지다. 최근 여러 병원 및 분과에서는 데이터의 중요성을 깨닫고 독자적인 레지스트리를 구축해 나가는 경우가 많다. 하지만 체계적인 틀 없이 무조건 모으고 보자는 주먹구구식의 레지스트리 구축은 결국 무용지물이 되고 만다. 따라서 정밀의료를 위한 의료 빅데이터가 제대로 쌓이기 위해서는 의료에 대한 명확한 이해를 바탕으로 측정 표준을 정립하고, 정확한 사전 계획과 잘 구축된 프로토콜에 입각한 표준화가 선행되어야 할 것이다. 다행히 정부에서도 이 문제의 중요성을 인지하고 대비하기 위하여 산업통상자원부 국가기술표준원 산하에 '사단법인 스마트헬스표준포럼'을 창설했다. 이는 스마트 헬스케어의 표준 검증 및 인증을 포함하는 표준 적합성 평가 시스템을 구축하고, 국내외 관련 기술의 동향을 조사·분석하여 표준안 개발 등을 통해 스마트 헬스케어 산업의 활성화를 도모하는 역할을 한다. 물론 이 시도에 성공하기 위해서는 이해당사자들의 적극적인 협력이 필수적이다.

두 번째로 임상 적용성의 문제가 있다. 정밀의료가 그 가치를 발휘하기 위해서는 실제 헬스케어서비스의 프로세스상에서 활용되어야 한다. 결국 빅데이터를 활용한 예측이 임상현장 프로세스에 적용되고, 이를 통해 환자의 건강이 증진되거나 질환이 개선되고 관리되는 등, 구체적인 임상적 가치와 연결되어야 한다. 그렇게 되기 위해서는 의무기록과의 연계 및 분석을 바탕으로 개인 맞춤형이고 예측 가능하며, 예방적이고 참여적인 정밀의료가 실현될 수 있어야 한다. 국내에는 세계적인 의료서비스 수준을 보유한 의료기관이 많다. 그러나 이미 많은 논의가 이루어지고 있는 국가 규제와 법률적·윤리적 논란 외에도, 초기 단계의 산학연 협업 체계가 선진국 대비 미비하여 임상 적용이 자유롭지 못한 상황이다. 실제로 데이터 구축, 정제, 활용 단계는 개별 전문가에 의해 단편적으로 이루어지고 있으며, 이들을 이어 주는 연결 고리가 취약하여 임상적 가치로 이어지는 부분에서 종종 좌절을 경험하게 된다. 궁극적인 목적이 임상현장의 질 향상임을 고려할 때 이러한 상황을 개선하기 위해서는 최근 애플, 구글 등 거대 글로벌 정보통신 기업들이 의료기관들과 협업 체계를 구축하는 사례를 바탕으로 우리나라도 산학연의 협업을 통한 기반을 만드는 것이 중요하다.

융합이 열쇠다

위에서 언급한 두 가지 장벽을 개선하기 위한 여러 방안 중 가장 기본적인 인프라인 인력 양성과 이를 위한 시스템에 대해 언급하고자 한다.

지금까지는 의료에서 기술, 서비스, 제품 등의 영역이 나뉘어 있었다. 그러나 4차 산업혁명 시대에는 보건의료 산업이 정보화·지능화되면서 그 경계가 사라지고 있다. 뿐만 아니라 이들의 상승적 결합을 통해 창조적 가치를 창출하는 융합이 필수적이다. 정밀의료는 기존 의료서비스보다 개인화된 양질의 서비스를 제공할 수 있다는 장점뿐만이 아니라, 산업적인 관점에서도 헬스케어와 정보통신의 융합산업을 키울 수 있다는 특징이 있다. 하지만 방대하고 다양한 데이터 속에서 의사 개인이 치료에 필요한 가치있는 정보를 일일이 분석하기는 어렵다. 따라서 의학뿐만 아니라 다차원적인 데이터를 이해하고, 종합적으로 분석하여 가치를 도출할 수 있는 융합적 능력이 국가경쟁력 향상을 이끌 핵심적인 요소로 손꼽히고 있다. 장기적인 관점에서 투자가 이루어져야 하는 영역이 바로 융합형 인재 양성인 이유다. 특히 세계적으로 보건기술 산업의 경쟁이 치열해지고, 생산성 향상이 주요한 이슈로 주목받으면서, 보건산업 기술 개발을 혁신적으로 주도할 수 있는 우수한 인재인 '융합 기술 인력'의 필요성이 커지고 있다.

실제로 선진국에서는 기존의 세분된 학문 분야별 구분에 의한 교육과 인력 양성 프로그램의 적절성에 의문을 제기하고 있다. 전문인력의 양성 및 시스템 구축을 위한 국가 차원에서의 노력도 이루어지고 있다. 특히 융합학문에 안정적인 연구비 지원이 이루어지고 있으며, 미국의 경우 국립보건원에서 수십 년 전부터 의과학자육성과정MSTP; Medical Scientist Training Program을 추진하여, 의료 분야는 물론 관련 산업에서도 비약적인 성장을 이루는 기반이 되고 있다. 학계나 임상현장에서도 다양한 전문가들이 모여 연구한 결과를 바탕으로 의사결정을 하며, 더 나아가 현장에서의 모호한 상황을 연구로 바로 증명할 수 있도록 병원 내 임상연구 네트워크를 구축하고 있다.

국내의 많은 전문가 역시 정밀의료 실현을 위한 연구와 교육에는 융합이 해답임을 인지하고 있으나, 현장에서는 반영이 제대로 이루어지지 못하는 상황이다. 물론 국내에서도 융합 기술을 혁신하기 위한 정부 대책이 추진되고 있고, 공동연구 환경을 조성하는 사업을 운영하고 있다. 하지만 이 사업은 인력 양성 목적이라기보다는 공동연구에 가까우며, 기초과학 연구를 통해 밝혀진 개념과 지식·기술을 관련 임상에 적용하는 중개연구가 대부분이다. 과학기술이 빠른 속도로 융합화·복합화됨에 따라 완전히 새로운 연구 분야가 생기는 경우가 늘고 있지만, 고도화된 최신 기술과 결합한 진정한 의미의 융합형 인력 양성 사업은 부재하다. 학계에서도 유행처럼 융합 인력 양성을 위한 프로그램을 제시하고 있으나, 학과 이기주의와 시스템 미비 등으로 인해 무늬만 융합인 전시학과가 속출하고 있다는 비판이 제기되고 있다. 실제로 이들 학과의 커리큘럼을 보면 교과목 명칭만 바꾸고 배우는 내용은 비슷하거나 같은 경우가 많아서 오히려 융합학문을 공부한 학생들이 정체성 혼란을 느끼곤 한다. 정부와 학계 주도의 각종 융합 인력 양성 프로그램이 단순히 여러 종류의 개별 학문을 한곳에 모아 놓았을 뿐, 기존의 학문적 틀을 유지하는 형태로 진행된다는 한계가 있는 것이다. 이 문제를 해결하고자 최근에는 학교를 벗어나 대학병원 내에 융합의과학대학원을 설치하여 의학, 공학, 자연과학 및 인문사회과학 등 다양한 학부를 졸업한 대학원생을 대상으로 융합교육이 시도되고 있다. 다양한 전공 분야의 학생들이 실제 임상현장에 투입되어 의료 현장에서 도출되는 어려운 문제들을 파악하고 연구를 통해 문제에 대한 해결책을 제시하고 다시 검증하는 교육이 병원을 중심으로 이루어지고 있는 것이다. 학생들은 단순히 서로 다른 두 분야의 전문적 지식을 습득하는 것을 넘어서 독자적인 새로운 학문 분야의 전문성을 가지게 된다. 단순히 의료에 어느 정도 지식이 있는 공학도, 유전학도, 통계학자, 역학자가 아니라 의공학, 바이오인포매틱스, 의학통계, 임상약학 등 독자적인 학문 분야의 전문가로 양성되는 것이다. 해당 학생들은 다시 병원 내 중요한 인력으로 흡수되면서 점차 융합 인재들이 효과적으로 활용되고 있다.

융합 인재 양성을 위한 생태계 조성

이 추세를 더 견고하게 하기 위해서는 장기적인 관점에서 병원 내의 다양한 전문가들이 동등한 입장에서 참여할 수 있는 사회적 시스템이 필요하다. 어렵게 교육을 받고 새로운 전문성을 획득한 융합형 인재들이, 대학 및 연구기관의 고용 불안정성과 연구개발에 대한 능동적 참여 동기의 부족으로 해외나 다른 분야로 유출되는 현상이 극심하다. 실제로 대부분 병원에서는 진료를 주로 하는 의료진 이외의 다른 직종은 비정규직 또는 진료과 교수의 개인연구원으로 운영되고 있다. 기술과 산업 분야에서의 융합에 실질적 바탕이 되어 줄 대학에서도 여전히 20세기 분과학문 전통이 지배적인 상황이다. 기존의 대학이나 연구소들은 기존 학제 기반으로 조직되어 있고 제도도 그에 맞추어져 있다 보니 학문 간 융합은 매우 더디고 힘들게 진행되고 있는 것이다. 이렇게 열악한 상황에서 융합학문을 전공한 전문가들은 졸업 후 자신의 전문 분야와는 동떨어진 산업체나 연구소로 다시 돌아가는 수밖에 없다. 지금과 같은 상황이 지속된다면 융합 인재의 활용은 더욱 어려우며, 이들의 교육에 투자한 자원은 불필요한 낭비가 될 것이다. 정밀의료의 실현이라는 공동의 목표 아래, 전문적 지식을 보유하면서도 의료산업을 이해하는 융합 인재의 활용을 위한 생태계 및 적극적인 시스템 확보가 절실히 필요하다. 이러한 기본 인프라의 마련이야말로 고도화된 디지털 기술과 헬스 패러다임을 이해하고 상호보완하여 소통할 수 있는 융합 인재들이 여러 단계의 기술을 개발하고 적용할 수 있는 자양분이 될 수 있을 것이다.

헬스케어와 정보통신기술의 융합으로 구현될 정밀의료는 지금 4차 산업혁명의 중심에서 미래 의료의 패러다임 변화를 가속하고 있다. 치료가 아닌 예방 중심의 의료, 표준 치료가 아닌 개인 맞춤형 치료가 이뤄지는 시기는 머지않아 보인다. 시간이나 장소의 제약 없이 의료 혜택을 받을 수 있게 되면서 건강 상태를 실시간 확인할 수 있으므로 질병으로 인한 부담이 줄어들 것이다. 또한 치료 중심에서 예방 중심 서비스로 변하면서 병원 및 의료진 중심 서비스가 가정 및 환자 중심이 될 것이다. 예방의학, 정밀의료, 재생의료, 유전자 및 줄기세포 치료, 로봇 활용 치료 등 첨단 의학기술이 발달하면 질병에 걸릴 확률이 줄고, 질병이 생겨도 초기에 진단하여 맞춤 치료를 받을 수 있게 된다. 이는 결과적으로 기대수명 연장, 삶의 질 상승 등으로 이어질 것이다. 현재 일부 병원에서는 빅데이터에 기반을 두어 의료진의 결정을 도와주는 임상의사결정시스템을 활용하고 있다. 이 시스템을 통해 검사 및 처방 시 검열의 기능을 수행할 수 있다.

빅데이터에 기반을 둔 정밀의료의 시대가 도래하면 그 범위는 더욱 확장될 것이다. 지금은 병원 의료정보시스템의 정보만을 활용하지만 앞으로는 외부 데이터까지 활용할 것이기 때문이다. 환자 개인의 정보도 반영되어 지금보다 훨씬 정교한 논리에 의한 예측이 이루어져 의료의 질은 크게 올라갈 것이다.

시간은 우리를 기다려 주지 않는다

우리나라의 임상의학 분야는 여러 분야에서 세계 수준으로 인정받고 있다. 이식, 성형수술부터 난임 시술, 암 치료 및 유전자 치료에 이르기까지 두각을 보이는 분야가 많다. 여기에 정보통신 강국으로서의 기술력까지 더해져 효과적인 시너지를 창출한다면 세계 시장을 선도하기에 충분하리라 생각한다.

정밀의료의 시대가 도래하면서 우리가 알고 있던 전통적인 병원의 모습은 많은 부분에서 변화할 것이며, 종래의 의과학 연구와 교육 방식의 변화 역시 불가피할 것이다. 이 거대한 변화의 흐름 속에서 다양성에 기반을 둔 창의적인 융합 인재의 역할이 매우 중요하다. 물론 소통을 통해 단절과 경계를 허물고 창의성에 바탕을 둔 새로운 교육과 연구방법론을 확립하는 일은 절대 쉽지 않다. 그렇지만 현재의 큰 흐름 속에서 일어나고 있는 변화는 의료 현장에서의 융합을 한층 더 요구할 것이다. 따라서 융합 인재들을 양성하고 활용하기 위해서는 고정관념을 뛰어넘는 생태계 마련이 시급하다.

시간은 우리를 기다려 주지 않는다. 서구 선진국들은 이미 우리보다 몇 발짝 앞서가고 있다. 이를 따라잡고 더 나아가 선두에 서기 위해서는 절실함으로 무장한 패러다임의 혁신이 시급하다.

미래의 의학교육

이종철* 이경수** 최연호*** 손희정**** 이주흥*****

　지금까지의 의학교육은 해부학, 생리학, 생화학, 병리학 등을 배우고 이를 임상에 적용하는 과정을 거쳐 실습하는 전형적인 틀을 유지하고 있었다. 그러나 컴퓨터공학 등의 발전으로 의료융합이 가속화되면서 의학교육 역시 변화하고 있다. 학부 교육에서는 소프트웨어 교육의 강화, 연구방법론의 조기 노출, 세부전공의 조기 선택 등이 이루어지고 있으며, 대학원 교육에서는 디지털 헬스, 인공지능, 데이터 축적과 분석, 딥러닝 등이 공통 필수과목으로 선택되었다. 한편 디지털 헬스 혹은 의사 사업가_{physician entrepreneurs}의 출현은 의학교육이 단순히 의학 관련 융합에 머물지 않고, 사회의학·보건·보

*　前 삼성의료원장, 現 창원시 보건소장

**　성균관대학교 의과대학 삼성서울병원 영상의학과 교수, 성균관대학교 의무부총장

***　성균관대학교 의과대학 삼성서울병원 소아청소년학과 교수, 성균관대학교 의과대학 학장

****　성균관대학교 의과대학 삼성서울병원 소화기내과 교수

*****　성균관대학교 의과대학 삼성서울병원 피부과 교수, 삼성서울병원 교육인재개발실장

험제도 등 큰 범주의 통합교육이 되어야 함을 예견한다.

현재 의학교육 체계는 상당한 혼란을 겪고 있다. 대학 대부분이 의과대학과 의학전문대학원 두 체제를 혼합하여 운영하다가, 2019년부터는 41곳의 의과대학 및 의학전문대학원 체계 중, 대부분인 36곳에서 의과대학 체계(2년 의예과 및 4년 의학과)를 채택하기로 한 것이다. 이로 인한 의대 교육은 6년 과정으로 다시 환원되었으며 의학의 빠른 변화에 발맞추어 의학교육 체계도 그에 상응하는 변화가 필요한 실정이다.

세계적인 미래학자 제롬 글렌Jerome Glenn은 자신의 저서에서 2045년을 주목한다. 기술의 발전, 특히 컴퓨터공학 기술의 급격한 발전으로 인해 인간의 생활방식을 과거의 관습적conventional인 방식으로 되돌릴 수 없으며 더는 미래를 예측할 수도 없는 특이점singularity의 시기를 2045년으로 예측한 것이다.

이 글에서는 변화할 미래 의료 체계를 예측하고, 이러한 의료시스템의 급속한 변화에 상응하기 위해서 기존의 교육제도에 어떤 변화가 필요한지 예상해 보려 한다. 더불어 제한된 의대 교육 기간 내에 전달할 수 없는 의료 관련 첨단기술 교육은 어떻게 어떤 시각표timeline에 따라 실천할 수 있을지 살펴보겠다.

의학 및 의학 관련 학문의 발전과 변화

1. 환자의 진단과 치료

현 의료제도에서 폐암 환자의 진단은 CT와 뇌 MRI를 촬영한 후, 각각의 영상소견을 영상의학과 전문의가 해석하는 방식으로 이루어진다. 영상 유도하에 얻은 병리조직을 병리과 의사가 판독하고, 판독한 자료를 바탕으로 임상의가 환자를 진단하고 치료하며, 필요하면 의사 간 다학제 토론을 통해 진단과 치료 방법을 논의하고 예후를 예측한다. 조기 폐암의 경우 대부분은 수술로 치료하고, 진행된 폐암은 술전 항암·방사선 치료로 병기를 줄이고 수술하거나 바로 항암·방사선 치료를 진행하고 있다.

반면, 미래 병원의 폐암 환자 진단과 치료는 지금과는 사뭇 다른 모습일 것이다. 먼저 CT 또는 MRI에 장착된 딥러닝 진단 기기가 환자의 진단과 치료 방법 그리고 예후까지 즉시 예측하게 된다. 영상 유도하에 얻은 병리 조직을 이용한 진단(암세포형, 구성 성분과 유전자 변이 상황) 및 예후 예측 역시 딥러닝에 의해 빠르게 진행될 것이다. 여기에 임상소견을 더하여 다학제 소견을 통합하면 진단 정확도가 향상됨은 물론, 치료 및 처방과 더불어 환자의 예후가 순간적으로 결정 된다.

컴퓨터 기반의 신속하고 정확한 진단을 최종 확인하는 쪽으로 전문의의 업무 역할이 변화하면서, 각 학제 전문의 수는 지금보다 줄어들게 된다. 반면 주어지는 방대한 정보를 통합하기 위한 다학제 진료가 필수적일 것으로 예상한다. 외과 명의가 사라지는 대신 모든 수술 및 시술이 단순화될 것이다. 수술 대부분이 최소 침습 수술이 되고, 영상의학과의 중재시술이 흔히 사용될 것이다. 조기 폐암은 광범위쐐기절제술wide wedge resection, 폐엽절제술lobectomy로 치료하며, 진행성 폐암은 정교한 술전 치료neoadjuvant therapy로 병기를 낮춘 후, 앞서 언급한 수술적 치료를 시행하기 때문이다. 술전 항암치료는 유전자검사 결과를 반영해 더욱 정밀해지며, 방사선 치료에도 4D 시뮬레이션을 이용한 정밀표적화targeting와 양성자 치료와 같은 새로운 치료법이 가미되면서 병기 감소를 유도하고 수술 범위를 줄이게 될 것으로 보인다.

2. 중개의학과 맞춤의학

개인의 유전자, 환경, 생활방식을 고려한 표적치료가 바로 맞춤의학이고 정밀의료이다. 미래에는 암 치료뿐 아니라, 만성 염증성 질환에도 유전자 검사가 일반적으로 활용될 것이다. 맞춤의학 및 정밀의료의 실현을 위해서는 중개의학의 발전이 필수적인데, 환자와 질병에 대한 정밀한 분석에는 다양한 기초연구 기법이 활용되며, 새로운 분석 기법의 개발도 필요해질 것이기 때문이다.

따라서 병원의 진료실과 검사실에서 의료인력에 의해 이루어지던 치료에, 앞으로는 연구실의 전문 연구자들까지 합류하게 될 것으로 보인다. 외래진료실 및 수술실에서 수집된 정보를 얼마나 빠르고 정확하게 분석하여 환자 개인별 치료에 적용할 수 있는가는 맞춤의료 및 정밀의료의 수준을 결정하게 된다. 이 과정에서 진료실과 연구실 사이의 의사 전달 속도와 정확성, 진료를 뒷받침할 수 있는 우수한 연구실의 존재 여부가 의료의 최종 수준을 결정하는 중요한 요소로 작용하게 될 것이다.

3. 의학과 융합학문

융합학문이란 의학을 포함한 생명과학, 물리학, 공학 등 새로운 미래에 대처하는 학제 간 지식 통합 및 협업 등을 일컫는다. 의료의 다양성과 복잡성을 고려하면 일반적 접근 방식으로는 문제 해결이 어려운 경우가 많다. 또한 진단과 치료 방식이 매우 빠른 속도로 발전하고 있으며, 분자생물학과 정보생물학을 이용한 개인별 맞춤치료가 대중화되는 현재의 흐름 속에서 학제 간 협업은 앞으로 더욱 활발해질 것이다.

4. 인공지능과 디지털 헬스

인공지능과 디지털 헬스의 발달은 이 책의 다른 부분에서 자세히 논의되었으므로 여기에서는 생략한다.

5. 보험제도

첨단의료와 관련해 신기술 도입과 의료비 상환 문제는 의료인과 정부가 맞닥뜨리는 흔한 문제다. 공공의료를 실천해야 하는 정부는 효율적이고 경제적인 의료전달을 강조할 것이고, 의료의 최첨단에 있는 의과학자들은 제대로 된 최첨단 의료 기술을 환자에게 시술하기를 원할 것이다.

지역사회의학 등 단순한 사회의학에 초점을 맞추던 의학교육도 경제 개념과 의료재원의 올바른 분배에 관심을 두게 될 것이고, 의료경제 정의의 실천에도 관심이 증대될 것이다. 여기에 발맞춘 의료전달 체계 및 의료보험제도에 대한 구체적이고 합리적 의료교육의 필요성이 대두된다.

의학 관련 학문의 변화에 맞추어 준비하는 의학교육*

1. 6년 의학교육 제도의 변화

(1) 소프트웨어 교육

성균관대학교(이하 성균관대)에서는 대학교육의 가장 기본적인 지적·언어적 능력을 배양하기 위한 기본 교양 과정을 운영하고 있으며, 영역별로 반드시 이수해야 할 필수학점을 지정하여 학생이 모든 영역에서 고르게 발전할 수 있도록 한다. 교양교육 과정 중 '창의와 소프트웨어'는 '컴퓨팅 사고와 SW코딩', '문제 해결과 알고리즘' 등 소프트웨어 관련 과목으로 이루어져 있으며 최소 6학점을 이수해야 한다. 성균관대 의대 학생들은 교양교육 과정에서 소프트웨어 기초과목을 이수함으로써 통계학, 알고리즘, 프로그래밍 언어 등에 대한 기본적인 지식을 습득하게 된다.

---

* 이 부분은 성균관대학교가 최근 개편한 의학교육 체제를 바탕으로 기술되었다.

(2) 연구방법론의 조기 도입

4차 산업혁명 이후 사회에서는 새로운 분야에 관해 탐구하고 비판적·창의적으로 사고하는 능력이 더욱 강조될 것이다. 성균관대 의대 6년 교육과정에서는 학생연구 교육 과정을 전 학년에 걸쳐 확대 운영하여 학생이 의과학자로서의 연구 역량을 기를 수 있도록 하고 있다. 예과 시기에는 의학통계, 역학, 기초의학실험 등의 과목을 통해 연구의 기초를 다루고, 임상의학교육 시기에는 학생이 직접 연구를 수행하여 연구계획서와 초록을 제출하게 된다. 학생연구 교육 과정을 통해 학생들은 실제 연구 경험을 쌓고 의학연구에 관심을 갖게 되며, 과학적 접근 태도와 평생학습능력을 기르고, 학생으로서 필요한 기본적인 연구 역량을 갖추게 된다.

(3) 의료인문학의 중요성과 필요성

인공지능과 달리 인간 의사는 공감능력과 윤리 의식이 있고, 환자와 직접 소통할 수 있다. 성균관대 의대 6년 교육 과정에서는 인문사회학적 소양을 지닌 바람직한 인성을 갖춘 의사를 양성하기 위해 의료인문학 교육을 강화하였다. 의료인문학 과목은 일반적인 강의식 수업이 아닌 발표, 토론, 노인체험, 역할극 등의 다양한 방법으로 수업을 진행한다. 또한 필기시험이 아닌 과제물, 발표 등의 학습결과물로 학업 성취도를 평가한다. 학생들은 의료인문학 과목을 통해 타인의 감정을 이해하고 환자와 보호자와 눈높이를 맞추어 공감하는 태도를 기를 수 있으며, 예비의료인으로서 필요한 인문사회의학적 소양을 함양하게 된다.

(4) 세부전공에 대한 조기 노출(미래의 전공을 조기에 결정하고 준비)

변화하는 의료 현실 속에서 많은 의과대학 학생들은 진로 탐색의 어려움을 겪고 있다. 성균관대 의대에서는 '진로 상담 소그룹 제도'를 운영하여 학생들에게 진로 탐색의 기회를 열어 주고자 한다. M4(본과 2학년) 학생 5~7명씩 소그룹을 이루어, 소그룹별로 멘토mentor 교수를 지정하고, M6(본과 4학년) 졸업 시까지 멘토 교수와 학생 간의 정기적인 만남을 통해 전공과 진로를 탐색하는 데 도움을 주고 있다. 소그룹별로 멘토 교수가 정해지면 해당 교수와 학생들이 직접 만나 학교생활부터 자신의 적성, 흥미, 희망 진로 분야 등에 대해 토의하는 시간을 가진다. 토의 후 학생들은 각자 평소에 관심 있던 분야의 교수를 정하여 인터뷰를 진행하게 되고, 인터뷰 보고서를 작성하여 다음 만남 때 멘토 교수에게 제출하고 후속 면담을 진행한다. 학생들의 진로 탐색 과정에 의과대학이 제도적으로 도움을 주려는 프로그램이라 할 수 있다.

2. 대학원 교육의 다양화와 전문화 그리고 융합

대학에서 교육을 마친 후 대학의 목적을 심층적으로 탐구하며 학술연구의 리더십과 창의성을 발휘하는 시기가 대학원이라면, 이는 인공지능 시대의 딥러닝과 비견할 수 있는 과정이다. 자료를 수집하고 범주화시키며 큰 틀big picture을 보는 시간을 대학에서 보냈다면, 대학원은 이 데이터를 깊이 파고 들어가는 채굴mining의 시기인 것이다.

대학원의 역사를 보면 행정대학원이 법과대학에서 출발했고, 보건대학원이 의과대학에서 갈라져 나왔듯이 분화의 과정을 밟는다. 이는 순수 목적의 학문으로부터 실세계real world의 프레임으로 다양화되고 각각 전문적인 학문으로 탈바꿈하는 것이다. 미래의 의과대학 교육 또한 유사한 패턴을 따르게 되어 이미 의과대학원은 각 분과의 전문가를 생산해 내는 산실이 되고 있다.

그러나 눈여겨볼 필요가 있는 부분이 이제는 환원주의적인 세분화 혹은 전문화만으로 미래의 대학원 교육을 논할 수 없는 지경에 이르렀다는 것이다. 예를 들어 삼성서울병원과 성균관대 의대에 설립된 삼성융합의과학원 SAIHST; Samsung Advanced Institute for Health Sciences and Technology은 임상의학 혹은 기초의학 으로부터 우리나라 의료산업 발전을 도모하는 중개연구 과정을 선도하고 있다. 미래의 대학원 모델로 적합한 삼성융합의과학원은 타이틀에 지향하 는 목표가 내재하여 있듯이 '융합'을 모태로 상이한 분야를 상호연계하여 업적을 만들어 낼 수 있다. 에드워드 윌슨Edward Wilson이 제창한 '통섭consilience' 은 인문학과 과학을 연계하는 신호탄이 되었으며, 이제 융합을 언급하지 않고는 과학의 발전을 따질 수 없게 된 것이다. 인공지능 시대의 데이터 채 굴은 이러한 경향을 더욱 가속할 것이며, 의과대학원 교육 역시 전문적인 융합의 학문으로 거듭 태어날 것이다. 지금과 같은 분과 전문 석박사는 더 는 유용하지 않을 것이며, 두 개 혹은 세 개 이상의 학문을 통합하는 전문 가 교육 과정이 인공지능 시대에 걸맞은 대학원 교육의 패러다임으로 자리 잡게 될 것이다. 이런 의미에서 대학원 교육은 논문 작성법, 의료통계학 등 의 기존의 고식적 교육보다 다양성과 심도 있는 지식(특히 컴퓨터공학)이 주 류를 이룰 것이고 그러한 방향으로 교육 내용을 꾸리기 위해 부단히 노력 하고 있다.

소결

변화에 둔감했던 의학교육이 컴퓨터공학의 발전, 의료융합, 그리고 의료 전달 체계의 빠른 발전과 변화로 그에 걸맞은 혁신을 요구받고 있다. 하지 만 학부 교육에서 가능한 변화와 대학원 교육에서 가능한 변화는 다를 것 이다. 그리고 모든 학문에서의 빠른 변화를 의학이 융합으로 특정된다고 하더라도, 이러한 발전과 변화를 모두 받아들일 수는 없을 것이다. 하지만 고식적 교육에서 벗어나지 못하는 의학교육은 의료공동체에서 필요로 하는 인재상에는 많이 부족한 의료인을 양성할 것이다.

소프트웨어 교육의 강화와 연구방법론에의 조기 노출이 학부 교육에서 필요하다면 디지털 헬스, 인공지능, 데이터 축적과 분석(채굴), 그리고 딥러닝 등이 대학원 교육에서의 필요한 변화다. 디지털 헬스 혹은 의사 사업가의 출현은 의학교육이 사회의학 혹은 보건과 보험제도에까지 뻗쳐져 큰 범주로의 통합교육이 되기를 요구한다.

전공의 수련교육의 변화

오늘날 수련교육 환경은 급격히 변화하고 있다. 특히 전공의 수련 환경 관련 법령은 크게 전공의 수련 시간과 비용, 즉 급여에 관해 규정하고 있으며, 이 법령은 의료계 전반에 폭발적인 영향력을 미칠 것으로 보인다.

먼저 시간의 문제를 살펴보자. 인턴에서 4년 차 전공의까지는 소속 진료과에 상관없이 근로 시간이 주당 평균 80시간을 넘지 못하게 되어 있다. 진료 지원 성격의 진료과나 일부 계열에서는 지금도 80시간을 준수하고 있으나, 주요 진료과의 저년차 전공의 대부분은 근로 시간을 80시간 넘게 초과하고 있어서 병원에서는 이를 줄이기 위해 여러 노력을 하고 있다. 즉, 대부분의 병원은 진료에 직접 필요한 때 외에는 전공의를 투입하지 않으려 할 것이며, 연구와 교육 부분에서는 전공의를 배제하는 방향으로 재조정될 것이다. 수련병원이 교육에서 전공의를 배제한다는 것이 어불성설이라고 느껴지겠지만, 진료에서 교육이 완전히 분리될 수 없는 상황이라 진료를 통한 교육은 되도록 살리되, 순수한 교육 시간은 줄일 수밖에 없게 되는 것이다.

다음으로 비용의 문제가 있다. 근로 시간을 줄여도 비용을 줄이기는 어렵다. 따라서 단위 근로 시간당 급여는 상대적으로 증가하게 되고, 병원은 과거처럼 값싼 노동력이란 이득을 취하기 어려워질 것이다. 일부 병원에서는 수련병원으로 남아야 할 것인가를 심각하게 고민하기 시작했고, 이미 한계에 봉착한 병원들이 수련병원 지위를 포기하는 경우도 생기고 있다. 이러한 병원들의 경영 악화 문제와 더불어, 의사 수련이 공익적 성격을 띠고 있으니 정부가 선진국처럼 국가적으로 수련 비용을 분담해야 한다는 목소리도 나오고 있다. 만약 정부가 수련 비용을 분담하게 된다면 이 비용이 누구에게 얼마나 지원될 것인가가 첨예의 관심사가 된다. 수련에 들어가는 시간, 난이도, 교육 비용, 효과 등에 따라 예산이 차등 지급될 가능성이 있기 때문이다. 병원에 따라 수련교육에 집중하는 병원과 포기하는 병원이 생길 것이고, 병원은 아니지만 수련교육을 전담하는 기관도 생겨날 수 있다.

환자 중심주의의 대두

환자 중심주의를 표방하여 환자의 권익을 높이려는 병원에서는 젊은 의사들의 수련보다 진료 품질과 환자 권익, 그리고 사생활 보장 문제가 더욱 중요한 이슈일 수 있다. 이미 많은 병원에서 과거에는 인턴이 하던 일을 전공의가, 전공의가 하던 일을 전임의가, 전임의가 하던 일을 교수가 하는 상황이 되었다. 업무의 상향 이동은 수련 기회를 감소시킬 수 있어서 수련 실습의 기회가 필수적인 전공의로서는 이러한 상황이 결코 반가울 수 없다.

의료 기술의 발전

과거에 의사는 도제교육apprenticeship을 통해 양성되었다. 이 교육법의 핵심은 제자가 스승을 그림자처럼 따라다니며 그의 일거수일투족을 배우고 닮는 것에 있다. 그러나 현대 의학, 특히 시술과 수술의 분야에서 이러한 그림자 학습법shadowing만으로 스승과 같은 수준에 도달하기란 점점 불가능한 일이 되고 있다. 외과의 많은 수술이 개복 형태에서 복강경 형태로 넘어가고 있으며, 일부는 로봇수술로 변하고 있기 때문이다. 개복 수술은 어깨너머 보고 기술 술기만 연습하면 점차 일정 수준에 이를 수 있게 된다. 반면 로봇수술은 제한된 시야에서 기계손을 통해 이루어지므로, 기계 및 기구를 직접 사용하면서 반복 연습하는 것만이 일정 수준에 이르는 방법이다. 복강경이나 로봇수술은 곁에서 아무리 열심히 보아도 수련을 마친 후 스스로 할 수 있는 건 아무것도 없다. 그렇다고 무턱대고 실제 환자를 대상으로 해볼 수도 없다. 내과 계열도 예외는 아니다. 초음파나 내시경을 이용한 진단 기술과 스텐트를 삽입하는 중재술은 어깨너머로 보는 학습만으로 숙달할 수 있는 기술이 아니다.

이러한 상황을 종합하면, 현재 혹은 근 미래의 수련교육 환경에서 배워야 할 것들은 더욱 어려워지고 익숙해지기 위한 시간도 많이 필요한데, 경험할 기회는 줄고 훈련에 몰입할 수 있는 시간도 법적으로 제한되어 있다. 결국 전공의들이 수련병원에서 4년간 진료 보조자로 일을 해도 한 명의 전문의로 양성되기는 부족한 환경에 몰리고 있는 실정인 것이다.

4차 산업혁명이 가져올 수련교육의 변화

이렇듯 전공의 수련 환경은 여러 가지 면에서 악화되고 있다. 전공의들이 배워야 할 것은 더 많아질 뿐만 아니라, 내용은 더 어려워지고 실습할수 있는 시간도 기회도 부족하다. 특히 시술과 수술에 첨단기술이 적용되고 있는 현재의 흐름 속에서, 앞으로는 수련교육을 한 명의 스승, 한 진료과, 심지어 한 개의 병원이 감당하기도 어려울 수 있다. 이에 따라 수련교육 제공 주체가 변할 것으로 보인다. 개인 차원보다는 진료과 차원에서, 진료과 차원보다는 병원 차원에서, 병원 차원보다는 학회나 수련교육 전담 민간기관의 차원에서 점차 비중을 늘려 갈 것이다. 실제로 삼성서울병원에서도 최근 몇 년간 병원 차원의 수련교육 비중이 급격히 늘어나고 있다.

4차 산업혁명의 흐름은 수련교육 방법에도 변화를 일으킬 것이다. 이미 시작된 변화로 병원에서는 복강경이나 로봇수술의 도입은 물론, 진단 등에도 첨단 기기를 사용하고 있다. 이러한 기술을 터득하기 위해서는 시뮬레이터, 동물실험 혹은 카데바 실험이 절대적으로 필요하다. 동물실험이나 시뮬레이터를 이용한 수련교육은 비용적인 문제로 단일 기관이 모두 감당하기 어렵다. 따라서 이를 전담하는 민간기관 혹은 국가 지원 기관이 생길 가능성이 크다.

수련교육 채널의 변화도 예상된다. 법적으로 주당 평균 근무시간이 제한됨에 따라 병원 내에서 수련에 투입할 수 있는 시간은 매우 제약될 수밖에 없다. 따라서 많은 수련 프로그램은 주말 동안 병원이 아닌 수련교육 전문기관에서 행해질 것이며, 일부 교육은 온라인이나 모바일 환경에서 이루어지게 될 것이다.

수련교육 내용도 변화할 것이다. 4차 산업혁명의 특징으로는 초연결성, 인공지능, 그리고 빅데이터가 있다. 의료계도 이러한 기술을 최대한 활용하는 방향으로 변화하게 될 것이다. 그렇다면 의료계의 미래를 담당할 전공의 교육도 이런 환경 변화에 잘 적응하도록 수련교육에 반영할 필요가 있다.

디지털 헬스와 표준

안선주[*]

정보통신기술과 의료의 결합은 그 편리함과 뛰어난 결과로 세계적으로 거스를 수 없는 거대한 흐름이 되었다. 의료 분야에서의 4차 산업혁명에 해당하는 왓슨과 같은 의료용 인공지능의 출현, 당뇨병성 망막병증을 진단하는 인공지능 기반 의료기기, 빅데이터 분석을 통한 정밀의료, 가상현실을 이용한 재활치료, 로봇 의사, 클라우드, 생체보안, 블록체인, 3D 프린터, 사물인터넷까지 의료에 접목되어 활용되는 정보통신기술은 그 수를 셀수 없을 만큼 늘어나고 있다. 이러한 기술의 결합(특히 인공지능과 빅데이터의 결합)은 신속한 정보 접근을 통해 언제 어디서나 건강관리가 가능한 디지털 헬스 시대의 시작을 의미하며, 디지털 서비스의 본격화를 위해서는 '표준화'를 통한 상호운용성 확보가 필수적이다.

표준이란 해당 산업 분야에서 의사소통에 필요한 용어·규칙·규격 등을

[*] 성균관대학교 삼성융합의과학원 디지털헬스학과 초빙교수

이해관계자(기관) 간의 합의를 통해 정한 공통기준을 의미한다. 오늘날 전 세계인이 신용카드를 어디서나 자유롭게 사용할 수 있는 건 표준화된 규격 때문이다. 마찬가지로 의료 데이터를 정밀의료나 다기관 임상연구 등의 목적으로 어느 플랫폼에서나 호환되게 하려면 공통된 데이터 처리 기준(표준)과 표준 적용(표준화)이 선행되어야 한다. 의료 데이터는 문자, 영상, 음성, 신호 등 데이터 포맷이 다양하고 이 중 80%가 비정형 데이터지만, 이의 총체적 분석으로 정밀진단과 질병 예측이 가능하므로 디지털 헬스 시대의 원유로 인식된다. 보건의료가 인간의 생명을 다루는 분야인 만큼 데이터 수집, 저장, 활용의 각 단계에 국제표준을 적용하는 것은 단기적으로는 의료의 효율성 제고, 중장기적으로는 인류의 의료혁신과 맞닿아 있는 주제이다.

하지만 디지털 헬스에 필요한 정보는 대부분 병원에서 소유하고 있으며, 한국은 고부가 가치의 의료 데이터 대부분이 국제적으로 호환되는 표준을 따르지 않아 이러한 시대적 변화에 뒤처지고 있다. 국제 흐름에 걸맞은 보건의료정보시스템의 개혁이 필요한 시점이다.

표준의 필요성

1996년부터 국내 병원에 전자의무기록이 도입되면서 대부분 의료 데이터가 전산화되었지만, 활용보다는 저장의 목적이 강했기 때문에 표준을 충분히 고려하지 않은 시스템에서 출발했다. 더구나 2016년까지 표준 기반의 진료정보 교류 사업이 법적 근거 없이 시범사업 형태로 전개되다 보니, 병원으로서는 표준에 투자할 동인이 없었다. 의료영상저장전송시스템PACS에는 정부의 수가보전 정책 덕분에 국제표준인 DICOM이 성공적으로 적용되었지만 처방전달시스템, 약국정보시스템 등 병원정보시스템은 각 병

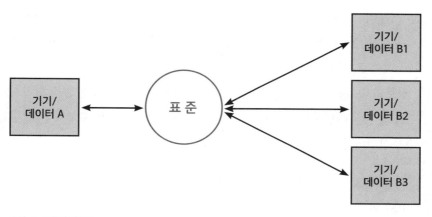

표43-1. 표준의 필요성

원의 자체 작성과 저장 형식을 따를 수밖에 없었다. 이로 인해 전자의무기록도입 20년이 지난 지금, 국내 병원정보시스템은 시스템 간 중개하는 표준이 없으면 병원 간 정보 연계와 자료의 비교 분석이 불가능한 실정이다.

의료 데이터 및 정보의 비표준화로 인해 발생하는 문제는 다양하다. 통일된 기준이 없이 각 기관 고유용어를 사용하다 보니 의사소통의 명확성은 낮고, 의료진과 시스템 간의 의사 전달 과정에서 자의적 해석이 일어날 가능성을 배제하기 어렵다. 이로 인해 정보 해석이 잘못되어 환자 안전을 위협하는 요인이 되거나, 외부 시스템과 진료 정보 교류가 불가능할 수 있다. 환자가 여러 의료기관에서 진료받을 때마다 생성되고 축적되는 정보가 효율적으로 연계되지 못하는 문제도 있다. 국민건강보험공단과 건강보험심사평가원, 질병관리본부 등에 집중된 빅데이터 역시 기관별 코드로 관리되어 상호연결되지 않는다. 이로 인해 데이터 추적성과 호환성이 낮다. 구조와 형식이 다른 빅데이터는 비교와 활용이 어렵고, 표준화되지 않은 콘텐츠는 분석 결과의 타당도를 입증하기 어렵다. 따라서 기관별로 흩어져 있는 스몰데이터에서 공공기관의 빅데이터까지 표준화가 이루어져야 한다. A 병원의 데이터가 B1 병원이나 B2 공공기관의 데이터와 호환되는 일은 표준화를 통해서 가능하다.

정보의 표준화는 다자 간 데이터 해석의 예측 가능성과 일관성을 획기적으로 높이는 수단이다. 이것이 이해관계자 간 합의에 따른 표준화가 반드시 추진되어야 하는 이유다.

표준화의 기대 효과

보건의료 정보의 이용자가 많을수록 표준화 수요는 증가한다. 이는 표준화가 정보의 복잡성을 제거하고 교환을 쉽게 하여, 결과적으로 정보 공유 비용을 획기적으로 낮추는 데 기여하기 때문이다. 그뿐만 아니라 정보량이

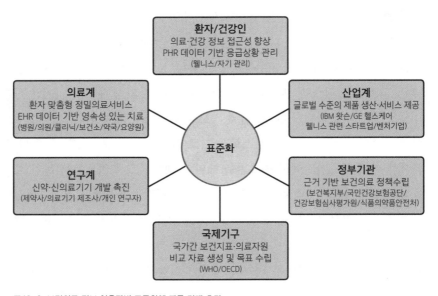

표43-2. 보건의료 정보 이용자별 표준화에 따른 기대 효과

많다고 해도 표준화를 통해 기능의 단순화가 실현되고, 궁극적으로 타 산업 분야와의 융합 또한 쉬워지게 된다.

디지털 헬스의 특성인 환자정보중심 의료로 발전하기 위해서는 환자와 건강인 자신의 질병과 건강 정보에 접근성이 향상되어야 한다. 이는 응급 상황에서 의료진의 치료 방법 결정을 도와 환자 안전을 확보하는 중요한 수단이 된다. 최근 보건의료 정보의 생성은 병원 내 전자건강기록에 국한되지 않고 개인건강기록, 모바일 헬스, 착용형 및 웰니스 기기로 확대되는 추세이다. 해외에서는 원격질환 관리, 현장 진단 기술, 유전 정보 분석 등 소비자에게 직접 서비스를 제공direct to consumer, DTC하는 시장도 열리고 있다. 세계적 기업 애플이 모바일 솔루션인 헬스키트HealthKit 제품을 통해서 차세대 국제표준으로 평가받는 FHIRFast Healthcare Interoperability Resources로 전자건강기록을 환자와 의료진에게 서비스하는 것도 향후 다양한 건강정보서비스를 제공하기 위한 초석이다.

일관성 있는 보건의료 정보는 국가 보건 정책 방향 수립의 근거가 되고, 국가의 질병 부담을 낮추는 데 기여한다. 빅데이터가 축적된 건강보험공단, 질병관리본부, 건강보험심사평가원 데이터의 일관성이 확보된다면 정부는 양질의 정보를 바탕으로 데이터 기반 정책수립이 가능해진다. 더 나아가 암과 희귀난치성 질환의 극복과 개인 맞춤형 정밀의료 실현을 위해서 국가 간 비교 연구가 추진되고, 신종 전염병 출현에 국제적 차원의 공동대응 체계가 활발해지면서 세계보건기구, 경제협력개발기구OECD 등에서 통일된 보건자료 수집을 요구하고 있다.

최근 들어 표준화의 중요성이 크게 강조되고 있는 이유는 의료 데이터가 방사선 등 영상·병리조직검사 결과 등이 인공지능 학습을 위한 우수한 자료원이 될 뿐만 아니라, 빅데이터 분석으로 신제품 및 신약 개발 분야에서도 그 가치가 입증되기 때문이다. 2016년부터 국내에 도입되어 진료에 활용되고 있는 인공지능 왓슨은 의학 문헌검색 지원 표준인 UMLS_{Unified Medical}
_{Language System}를 활용해 폐암 가이드라인을 학습했다. 2018년 미국 FDA의
허가를 받은 IDx-DR은 영상 데이터를 학습해 의료인의 개입 없이 당뇨병
성 망막병증을 진단하는 인공지능 진단 시스템이다.

디지털 헬스 표준 현황

디지털 헬스의 정의는 다양하지만, 정보통신기술과 의료의 융합으로 개
인건강기록서비스 제공을 목표로 하는 시스템이라는 점에서 스마트 헬스
라는 용어로도 불리고 있다. 소비자 중심의 디지털 헬스가 가능해지려면
기기를 통해 수집되는 의미 있는 정보들을 인공지능, 머신러닝, 딥러닝 기
법을 통해 통합적으로 분류하고 분석해서 최적의 건강 관련 의사결정을
소비자에게 안내하는 메커니즘이 필요하다. 이를 위해서는 용어나 문서,

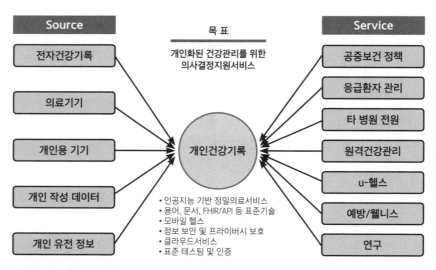

표43-3. 표준 기반의 디지털 헬스서비스

FHIR과 같은 플랫폼 등 표준 기술이 필요하다.

1. 표준화 기구

보건의료 분야를 포함한 정보통신기술 표준을 개발하는 공식 표준화 기구로는 국제표준화기구ISO, 국제전기통신연합IEC, 국제전기기술위원회ITU가 있다. ISO 기술위원회 중 보건의료 정보에 관한 표준 제정에 특화된 위원회는 ISO/TC 215(보건의료 정보)로 미국이 간사국으로 활동하고 있다. 이 외에도 유럽 지역에서 사용되는 보건의료 정보 표준을 개발하는 CEN/TC 251과 사실상 가장 핵심적인 표준화 기구인 HL7에서 이해관계자들이 모여 합의에 따라 표준을 배포하는데, 두 기구의 주요 표준은 ISO/TC 215를 통해 공식적인 표준으로 제정된다.

2. 디지털 헬스 표준

디지털 헬스를 지원하는 대표적인 표준들을 세부 분야별로 구분하면 표 43-4와 같다. 전자건강기록의 호환성을 보장하는 용어 표준, 정보모델 표준, 문서 표준, 이미지 표준, 전자건강기록시스템의 기능 모델 표준, 임상 의사결정지원용 표준 등은 각국 정부에서 제도적으로 채택하거나, 산업적

보건의료 데이터 및 정보의 상호운용성 보장을 위한 표준 목록	
• 의료 용어: ICD, SNOMED CT, UMLS, LOINC, NPU	• 의료기기: IEEE 11073, IEC 62304
• 정보 모델: DCM, Archetype, FHIR	• 제약 업무: IDMP
• 문서 모델: CDA, CCD, CCR, QRDA, FHIR	• 유통 물류: GS1
• 기능 모델: EHR-S/PHR-S Functional Model	• 객체 식별: OID, UID, PID
• 지식 지원: Arden Syntax, Infobutton	• 유전 정보: FHIR Genomics, Metadata
• 의료영상: DICOM	• 측정 단위: UCUM
• 의학연구: CDISC, CDM	• 위험 관리: ISO 80001

표43-4. 보건의료 정보 세부 분야별 표준 목록

으로 제품에 적용된다.

이 중 보건의료 용어는 보건의료 정보를 구성하는 최소 단위이자 보건의료정보시스템 간 호환성을 보장하는 골격에 해당한다. 표준용어는 다양하게 표현되는 용어들을 정확한 의미로 이해할 수 있도록 개념과 개념 간 관계를 코드화하여 정보의 매핑과 매칭을 가능하게 한다. 또한 특정 개념을 하나의 대표어와 복수의 동의어로 표현하고, 각 용어의 식별을 위해서 유일한 코드를 부여하며, 용어 간 관계 정보를 제공한다. 표준용어 체계의 사용은 자료의 모호성을 없애고, 지식 기반 임상의사결정과 연구를 포함한 다양한 2차 자료 활용을 지원한다. 하나의 표준용어가 모든 주제 영역을 포괄하지는 못하고, 같은 주제 영역별로 상호경쟁하거나 상호보완한다. 질병 및 사인 분류의 국제적 호환에는 세계보건기구, 임상 용어의 표준에는 SNOMED CT, 진단검사 용어에는 LOINC가 대표적인 용어 표준화 기구이다. 현재 국제적으로 가장 많이 사용되는 용어 체계는 ICD, SNOMED CT, UMLS, LOINC이며 측정 단위는 UCUM이 있다. 우리나라는 KOSTOM, ICD의 한국어판 KCD을 표준으로 고시하여 사용하고 있다. 표준용어의 선택은 사용자의 몫이다. 이것이 도메인별 용어의 의미적 등치를 확보하기 위한 매핑이 활발한 이유이기도 하다. 이제 표준화가 가장 활발한 영역인 정밀의료와 최근 쟁점이 되는 의료 인공지능 관련 표준화 현황을 살펴보고자 한다.

정밀의료 표준화 동향

정밀의료란 개인의 유전 정보, 임상 정보, 생활환경 및 습관 정보(라이프로그)의 통합 분석으로 개별 환자에게 최적화된 맞춤형 예방 및 진단·치료를 제공하는 지능형 의료 행위를 말한다. 정밀의료는 2015년 미국 오바마 대통령이 정밀의료 이니셔티브를 발표하면서 논의가 본격화되었지만, 이후 영국, 일본, 중국 등이 연달아 정밀의료에 대한 대대적인 재원 투자 계획을 발표하면서 한국에서도 정밀의료를 9대 전략 프로젝트로 선정하였고, 산업통상자원부 국가기술표준원에서는 정밀의료 국제표준 로드맵을 개발했다. 정밀의료는 'All of Us Research Program'으로 명칭이 변경되어 추진되고 있으며, 건강 관련 연구와 의료혁신 촉진을 위해서 건강과 질병에 관한 공통데이터세트common data set를 구축하고 활용한다는 기본 목표는 같다.

정밀의료 공통데이터세트에서 주목할 만한 사실은 기존 표준화 정책과의 연계를 통해서 표준화된 데이터 축적·확대라는 정책적 고려가 반영되었다는 점이다. 정밀의료 공통데이터세트는 2009년부터 시행된 미국 경기부양법ARRA의 일부인 '표준화된 전자건강기록의 의미 있는 사용The Health

Data Source	Data Provided
Self report measures	Diet, substance use, self-report of disease and symptoms (e.g., cognitive or mood assessment)
Baseline health exam	Vitals(e.g., pulse, blood pressure, height, weight), medical history, physical exam
Structured clinical data (EHR)	ICD and CPT codes, medication history, select laboratory result, vitals, encounter records
Biospecimens	Blood sample
mHealth data	Passively-collected data(e.g., location, movement, social connections) from smartphones, wearable sensor data (activity, hours and quality of sleep, time sedentary)

표43-5. 정밀의료에 필요한 공통데이터세트 [출처: Precision Medicine Initiative (PMI) Working Group Report to the Advisory Committee to the Director. September 17, 2015. "The Precision Medicine Initiative Cohort Program-Building a Research Foundation for 21st Century Medicine". *NIH.*]

Information Technology for Economic and Clinical Health Act'에 인센티브를 제공하는 정책에서 요구하는 데이터 교류 항목과 맥을 같이 한다. 이 공통데이터세트는 2015~2017년도에 제시한 전자건강기록 정보 교류Health Information Exchange 프로그램에서 의료기관 간 교류 항목으로 명시한 내용과도 상당 부분 일치한다. 미국의 정밀의료 프로젝트는 '표준화된 전자건강기록의 의미 있는 사용' 정책과 일관성을 띠고 진행되어 자료 수집의 효율성을 높일 것으로 전망된다. 정밀의료 파일럿 프로젝트 중 하나인 'Sync for Science'는 환자와 건강인에게 자발적인 PMI 코호트 참여(데이터 기부)를 권장하기 위한 것으로, 참여자로부터 공통데이터세트를 수집하고 있다. 이 공통데이터세트는 미국 의료정보기술조정국ONC에서 정의한 '공통임상데이터세트'에 기반을 두고 있다.

이외에도 Sync for Science 프로젝트에서는 데이터 모델로는 HL7의 차세대 표준인 FHIR의 적용을 장려하고, 보안 표준으로는 Health IT OAuth profiles를 따를 것을 명시한다. 또한 의료기관을 통해 All of Research Program에 참여하는 사람의 전자건강기록을 데이터 수집기관All of Us Data and Research Center으로 보낼 경우, 오몹OMOP의 공통데이터모델에서 제시한 포맷으로 데이터를 추출하고 있다.

인공지능 표준화 동향

인공지능이란 기계로부터 만들어진 지능 혹은 인공적으로 만들어진 인간과 같은 지능을 의미한다. 의료에서의 인공지능이란 의료 분야 문제 해결을 위해서 인간의 시각·지각·추론·학습능력 등을 컴퓨터 기술로 구현한 것이다. 최근 챗봇을 이용한 진료 상담, 엑스레이 원격판독, MRI 등 영상 분석을 통한 조기 진단, 빅데이터 분석으로 처방 추천과 신약 물질 개발,

만성 질환자의 재택간호로봇 등 의료 인공지능 소프트웨어가 폭발적으로 증가하고 있다. 의료 인공지능에 대한 표준화는 아직 초기 단계지만, 범용적인 인공지능에 대한 표준화 논의가 국제표준기구를 중심으로 활발하다. 일반적인 인공지능 표준화 동향은 추후 의료 인공지능 분야 표준화 방향과 무관하지 않으므로 주요 내용을 소개하면 다음과 같다.

1. IEEE의 인공지능 표준화

2018년 8월까지의 인공지능 표준화를 보면 기술적 관점보다는 윤리적 관점에서의 논의가 우세하다. 이는 스티븐 호킹, 일론 머스크, 빌 게이츠를 포함한 많은 정보통신기술 분야 전문가들이 언젠가 인공지능이 인간의 지능을 넘어설 것이며, 이 과정에서 인류가 미처 대비할 수 없는 파괴적 현상이 도래할 것이라 말했던 전망에 동의하기 때문이다. 인류의 인공지능 통제를 윤리적 관점에서 다룬 문건 중 IEEE에서 제정 중인 표준을 소개하면 다음과 같다.

- IEEE 7000 – Model Process for Addressing Ethical Concerns During System Design
- IEEE 7001 – Transparency of Autonomous Systems
- IEEE 7002 – Data Privacy Process
- IEEE 7003 – Algorithmic Bias Considerations
- IEEE 7004 – Standard for Child and Student Data Governance
- IEEE 7005 – Standard for Transparent Employer Data Governance
- IEEE 7006 – Standard for Personal Data Artificial Intelligence (AI) Agent
- IEEE 7007 – Ontological Standard for Ethically Driven Robotics and Automation Systems
- IEEE 7008 – Standard for Ethically Driven Nudging for Robotic, Intelligent and Autonomous Systems
- IEEE 7009 – Standard for Fail-Safe Design of Autonomous and Semi-Autonomous Systems
- IEEE 7010 – Wellbeing Metrics Standard for Ethical Artificial Intelligence and Autonomous System

표43-6. IEEE 인공지능 프로젝트 [출처: https://www.ieee.org.]

IEEE는 1963년에 결성된 전기·전자공학 전문가들의 국제 조직이다. 2016년에 가장 먼저 인공지능의 윤리적 개발을 표준 관점에서 다루기 시작해 〈EAD Ethically Aligned Design, 윤리적 설계〉를 발표했다. 2018년 현재 〈EAD〉 2판을 발표한 상태이며, 전 세계 표준 전문가와 IT 인사들로부터 의견을 수렴하고 있다. 〈EAD〉 2판에서는 인공지능 연구, 개발과 활용에 대한 다양한 원칙(투명성, 책임성, 개인정보 보호, 웰빙 매트릭스 표준 등)을 담고 있는데, 이 내용은 현재 IEEE가 개발 중인 인공지능 관련 표준시리즈(IEEE 7000-7010)를 포괄한다.

2. ISO/IEC JTC 1 SC42의 표준화

ISO/IEC JTC 1 SC42(인공지능)는 인공지능 기반 기술, 핵심 기술 및 서비스에 대한 표준 개발을 목적으로 2017년에 설립된 분과 위원회로 2018

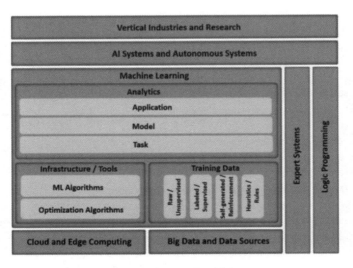

표43-7. 신규표준안 23053에서 제시한 인공지능 생태계 [출처: ISO/IEC AWI 23053 Framework for Artificial Intelligence (AI) Systems Using Machine Learning (ML), Draft.]

년 4월 중국에서 첫 회의를 개최했다. 인공지능 분야 선도국으로 평가받는 미국과 중국이 설립을 주도했고, 회원국은 2018년 8월 현재 20개국이며, 인공지능 관련 세계적 기업이 대거 참여했다. 인공지능과 빅데이터는 불가분의 관계이므로, 기존에 별도의 작업반Working Group 9에서 다루던 빅데이터 표준화를 앞으로는 인공지능 분과 위원회에서 다루게 된다. 현재 빅데이터의 아키텍처에 관한 표준 2건이 발간되었다. 개발 진행 중인 표준 4건 중 2건은 〈인공지능의 개념과 용어〉, 〈기계학습을 이용한 인공지능의 프레임워크〉 표준안이다.

3. 인공지능 기반 의료기기 소프트웨어 표준화

인공지능 기반 소프트웨어가 의료기기에 해당할 때 준수해야 할 표준으로 품질 관리 목적의 ISO 13485, 위험 관리 목적의 ISO 14971, 소프트웨어 전주기 프로세스 관리를 위한 IEC 62304를 들 수 있다. 이외에도 인공지능이 탑재된 로봇의 위험 관리나 검증을 위한 표준들을 ISO/TC 299에서 개발하고 있다.

4. 의료 인공지능의 표준화

2017년 산업통상자원부는 '국가표준코디네이터 사업'을 통해 의료 인공지능 분야의 주요 기술과 표준 후보를 도출했다. 의료 인공지능은 10개 핵심 기술을 5개 기술 그룹으로 구분할 수 있다. 5개 기술 그룹은 인공지능의 기반이 되는 학습 데이터의 개인정보 보안(학습 데이터 보안) 및 개발된 인공지능서비스에 대한 정보 보안(인공지능 악용 방지)을 포함하는 보안 기술, 학습 데이터의 구조화(비정형 데이터 정형화 및 사전화), 고도화(지식 네트워크 생성·분석) 및 데이터 공유(오픈 데이터 표준화)를 위한 데이터 기술, 헬스케어 인공지능서비스를 평가하기 위한 성능 평가 기술(의료 인공지능 평가 표준

데이터 개발), 유전체 데이터와 관련된 유전체 기술(신규 인간 참조 유전체 표현 방법 개발, 유전체 분석 및 변이 표현 표준화), 인공지능 모델과 관련된 학습 기술 (의료 인공지능 API 표준, 의료 인공지능 학습 과정 및 모델 공유)이다. 각 기술에 대응하는 표준화 항목을 도출했는데, 예를 들어 의료 인공지능 학습 데이터 보안에 관한 표준화 항목을 제시하면 다음과 같다.

의료 인공지능 학습 데이터 보안

인공지능, 기계학습에서 학습 데이터 및 모델의 노출로 인한 프라이버시, 지식 재산권 침대 등의 위협에 대응하는 기술

1. 학습 데이터 프라이버시 노출	2. 모델 탈취
•학습 데이터가 여러 조직으로부터 수집되는 과정에서 데이터 공유가 일어나는데, 이때 민감 정보의 노출 등 보안 문제가 발생	•학습 완료된 기계학습 시스템의 예측 API가 공개된 경우, 다수의 질의어를 사용하여 모델 학습에 사용된 데이터를 재현하거나, 학습된 모델을 탈취하는 것이 가능
대응 기술	대응 기술
•암호학적 다자연산기법 또는 암호화된 데이터를 이용해서 기계학습을 수행하는 동형암호 기반 기계학습 기술과 trusted processor를 이용한 다자연산기법이 제안됨	•예측 API의 결과로 제공되는 확신도(confidence level)의 정밀도를 낮추는 기법. 차분(differential) 프라이버시, 앙상블 기법을 통한 단일 모델 재구축 차단 등의 기법이 제안됨
필요 표준항목	필요 표준항목
•기계학습 프라이버시 취약성 분류 •대응기법의 분류 및 시험 기준	•모델 탈취 위협의 분류 •대응 방안의 시험 기준

표43-8. 의료 인공지능 필요 표준 항목 예시

마치며

4차 산업혁명으로 의료와 최첨단기술의 융합이 활발하다. 인공지능, 빅데이터, 클라우드, 사물인터넷 등이 의료와 결합한 디지털 헬스케어는 앞으로 의료와 건강관리의 패러다임을 바꾸고 혁신을 거듭할 것이다. 디지

털 헬스케어를 통한 의료혁신을 위해서는 디지털 시대 원유로 지목되는 데이터의 정교한 분석과 인공지능 기술을 접목한 지능적인 활용이 요구되며, 이는 표준화된 방식의 정보 공유와 활용을 통해서만 가능하다.

정밀의료 연구에서는 전자의무기록, 전자건강기록에서 사용되는 표준을 활용하는 것이 중요하다. 이는 타당도 높은 임상자료를 기준으로 유전 정보, 생활습관 정보를 표준화를 통해 연결하기 위함이다. 인공지능과 기계학습 방식을 이용해 진단과 처방을 할 수 있는 시대가 왔다. 의료 인공지능 표준화는 아직 초기 단계지만 그 방향을 주목할 필요가 있다. 의료 분야는 인간의 생명을 다루므로 인공지능의 윤리적 설계가 우선하여 고려되어야 하는 매우 중요한 영역이다. 인공지능과 로봇의 안전성에 대한 우려가 커지고 있는 만큼, 향후 표준 개발의 방향은 인공지능 기반 의료 소프트웨어의 위험 관리, 품질 관리, 표준 기반 시험과 인증 제도가 발전할 것으로 전망된다. 디지털 헬스케어는 소비자 중심의 건강관리서비스이므로, 재택 상황에서 정밀의료와 의료 인공지능의 서비스를 활용하기 위한 표준 제정에 대한 수요도 증가할 것으로 예측된다.

전자의무기록의 미래

차원철* 최종수**

    병원정보시스템은 병원에서 통상적으로 사용하는 전산 시스템을 의미한다. 이 시스템은 의료인이 환자를 진료하기 위하여 사용하는 것에 국한되지 않고, 병원 내에서 발생하는 모든 업무(원무, 진료, 진료 지원, 경영 관리 등)를 전산화하고 자동화하는 프로세스를 포함한다.

    병원정보시스템은 다시 둘로 구분된다. 먼저 다른 산업에서도 유사하게 사용하는 인사 및 급여 관리, 시설 및 장비 관리 등과 같은 일반 관리 업무를 위한 정보시스템이 있다. 다음으로는 병원의 특성에 따라 필요한 환자의 외래와 입퇴원 관리, 의료수가 관리, 급식 관리 등에 대한 환자정보시스템이 있다.

    다른 각도에서 보면 병원정보시스템은 임상정보시스템과 비임상정보시

---

* 성균관대학교 의과대학 삼성서울병원 응급의학과 조교수
** 삼성서울병원 정보전략팀장

스템으로도 구분할 수 있다. 임상정보시스템은 환자가 외래를 방문하여 진찰받고, 처방을 받으며, 진료에 필요한 검사 등을 받는 진료지원시스템 등을 포함한다. 비임상정보시스템은 다른 산업계와 같이 병원이라는 기업의 공급망이나 재무회계 등 경영 관리 부분을 포함하며 다른 산업의 전산 시스템과 매우 유사하다.

병원정보시스템이 다른 산업의 정보시스템과 근본적으로 다른 점은 환자의 진료 예약·접수 과정부터 의학적 지식을 기반으로 운영된다는 것이다. 이 글에서는 병원정보시스템의 과거 발전 모습과 미래의 예상 모습을 임상정보시스템을 중심으로 살펴보겠다.

과거 병원정보시스템의 발전 모습

병원정보시스템, 즉 임상정보시스템은 나라마다 또는 병원마다 다양한 모습과 방향으로 발전했지만 크게 5단계로 나누어 볼 수 있다.

① 1단계: 병원의 초기 전산화 시스템 구축. 기본적인 환자의 입퇴원 등의 원무 업무와 진료비 전산화 등이 일부 진행된 상태. 의무기록과 처방은 모두 종이로 구현.

② 2단계: 기존의 종이기록을 스캔하여 디지털화된 이미지로 저장 및 조회함. 종이의무기록의 형식과 구조를 그대로 유지하는 단계.

③ 3단계: 단일 의료기관 내의 전자의무기록시스템. '종이 없는 시스템'을 구현하는 단계.

④ 4단계: 지역 및 국가 단위의 의무기록정보시스템을 구축. 용어와 서식, 데이터의 저장 방식 등을 표준화하는 단계.

⑤ 5단계: 사물인터넷이나 개인용 모바일 기기로부터 데이터를 받아

의료기관에 저장하며, 개인화된 서비스 중심으로 변화되는 단계. 전자의무기록의 궁극적 목표.

병원정보시스템의 발전은 사회 보장 제도, 특히 건강보험 관련 제도의 변화 과정과 그 맥을 같이 한다. 미국의 경우를 살펴보면 건강보험 관련 사회 보장 제도가 1965년에 법제화되었고, 최초의 전산화된 시스템은 미국 매사추세츠 종합병원이 1968년에 개발하였다. 1975년에 이르러서는 듀크대학교를 중심으로 종이의무기록을 완전히 대체하는 시스템 개발을 시작하였으나, 이러한 기술이 본격적으로 미국 의료 현장에 도입되기 시작한 때는 이보다 한참 지난 2000년대에 이르러서였다.

병원정보시스템의 발전에 도화선이 되었던 건 1999년 미국의학원에서 출간되어 의료사고의 현실을 밝힌 《사람은 누구나 잘못할 수 있다: 보다 안전한 의료시스템의 구축To err is human: Building a safer health system》라는 책이었다. 매년 44,000~98,000명의 환자가 예방이 가능한 의료 과실로 사망한다는 충격적인 내용과 함께 정보 기술 활용을 촉구한 이 책을 통해서 환자의 안전을 보장하는 시스템에 관한 관심이 급격히 커졌으며 정보시스템이 발전하는 계기가 되었다.

2009년 미국 경기부양법하의 〈HITECHHealth Information Technology for Economic and Clinical Health Act〉는 병원들의 전자의무기록 도입을 추진하기 위하여 제정되었다. 당시 미국은 높은 의료비용과 낮은 보장성으로 의료시스템이 한계에 도달했고, 이를 극복하는 방안 중 하나로 국가적 차원에서 전자의무기록 도입을 진행했다. 초반의 우려와는 달리 미국은 전자의무기록의 활용 정도가 정부 기준을 만족해야만 인센티브를 받는 정책을 효과적으로 정착시켰고, 이를 통해 유례없는 속도로 병원정보시스템을 확산시켰다.

우리나라는 1963년 〈의료보험법〉이 처음으로 제정되었으며, 실질적으로 의료보험이 적용되기 시작한 때는 1977년이었다. 병원에서 정보 기술을 처음으로 활용한 시기도 이와 유사한 1980년대 초반이었다. 초창기의 의료정보시스템은 진료비 계산 등 경영 관리에 치중되었고, 처방이나 검사 등의 진료 업무에도 본격적으로 적용되기 시작하는 때는 네트워크 환경이 향상된 1990년대부터였다.

1994년 삼성서울병원이 개원했고, 개원할 때부터 모든 의료진이 전산으로 처방을 입력하는 변화를 시도하였다. 이후 삼성서울병원이 추진한 정보 기술의 활용은 우리나라 병원정보시스템 발전과 그 궤를 같이하게 되었다. 1998년부터 인터넷 진료 예약이 가능해졌고, 1999년에 이미 협력 병의원들과 진료기록을 공유하게 되었다. 1996년에는 전국에서 처음으로 필름 없는 영상판독시스템을 구축하였다.

우리나라는 대체로 미국보다 빠르게 더 많은 병원에서 전자의무기록을 적용했다. 그러나 상호운용성이나 연구를 위한 표준화는 미비했고, 추후 상호연결성을 고려하여 의무기록을 저장·관리하는 경우는 매우 드물었다. 같은 기관 내에서도 수술장, 회복실, 병실, 중환자실, 응급실 등에서 사용하는 기준이 서로 달라서, 연속적으로 환자 한 명을 관리하기 어려운 점이 많았으며, 삼성서울병원의 시스템 역시 이런 유사한 문제를 가지고 있었다.

삼성서울병원의 병원정보시스템은 2000년대에 본격적으로 도입된 윈도 환경에 적응하기 위한 변혁을 거치게 되는데, 2012년까지 각 진료 영역에 적합한 전자의무기록, 서식, 서비스를 개발하게 된다. 이때까지 삼성서울병원이 추구한 정보시스템 활용의 전략은 다음과 같다.

① Paper-less: 종이 없는 처방
② Chart-less: 종이차트 없는 의무기록
③ Film-less: 필름 없는 영상 시스템

④ Wait-less: 기다림 없는 서비스

2000년대 대부분 의료기관 정보시스템의 목표는 기존의 아날로그 업무를 단순히 기계적으로 디지털화하는 것이었다. 오늘날의 정보시스템은 여기에 그치지 않고 특정 질병과 환자, 의료상황에 맞는 지능적인 솔루션을 요구하는 방향으로 발전하게 되었다.

이전까지 병원정보시스템의 요구 사항이 주로 의료진에게서 나왔다면, 최근 정보 기술 개발의 동기는 환자에게서 나오는 경우가 급격히 늘었다. 기술을 잘 모르는 일반인일지라도 모바일을 필두로 다양한 경로를 통해 최신 기술을 경험하며, 이전보다 훨씬 쉽게 의료 지식에 접근할 수 있게 되었기 때문이다. 이제 환자들은 외부 경험을 기반으로 병원정보시스템의 발전을 요구하고 있다. 의료진 역시 빠르게 발전하는 의학적 지식을 정확하고 효율적으로 구현할 수 있는 솔루션을 요구하고 있는데, 이러한 요구를 효과적으로 구현하는 병원을 '스마트 병원'이라 지칭한다. 삼성서울병원은 스마트 병원을 구현하기 위해 20여 년 전에 구축된 병원정보시스템을 근본부터 고쳐야 했으며, 이러한 요구를 만족하는 시스템을 차세대 시스템 '다윈'이라 명하여, 2016년 7월 성공적으로 개발하여 도입했다.

차세대 병원정보시스템의 당면 과제

현재 차세대 병원정보시스템은 대한민국 대형병원 대부분의 당면 과제이다. 서두에서 밝혔듯이 대형병원들이 처음 전산 시스템을 구축한 1990년대에서 20여 년이 지난 지금, 시스템의 근본적인 기반을 바꾸지 않으면 안 되는 상황이 되었으며, 그동안 구축된 의료정보 역시 손실 없이 이관되어야 한다. 이행하는 중에도 진료는 계속 이루어져야 하고 의료진의 적응도 어렵지 않아야 한다. 가장 어려운 문제는 기존 진료의 틀을 유지하면서 새로운 시스템을 도입하는 것이다. 정보시스템이 아닌, 실무시스템에 대한 분석과 정비 그리고 마스터 데이터를 정비하지 않고는 새로운 시스템으로 이관할 수 없다. 이러한 정비에는 많은 시간과 비용이 들지만 사업 기획 및 개발 초기 단계에서 드러나지 않아 마치 기뢰처럼 사업 성공을 위협하게 되므로 이에 대한 대책이 절실히 필요하다.

병원의 가장 핵심 업무는 의사가 환자를 만나서 진단을 붙이고 처방을 내리는 것이다. 이러한 핵심 과정에서 오류가 발생하게 되면 의료 기반을 심각하게 흔들게 된다. 의사는 처방 내리는 약물이 기존에 환자가 복용하던 약제와 어떠한 작용을 일으키는지 미리 확인해야 한다. 문제는 환자가 여러 의사로부터 다수의 약물을 처방받고 있으며, 환자의 연령 및 유병 기간이 증가함에 따라 이러한 문제가 누적되어 늘어나게 된다는 점이다. 특히 약물의 상호작용은 처방되는 약물의 수에 따라 경우의 수도 기하급수적으로 늘어난다. 빠르게 신약이 개발되는 현재 의료 상황을 고려한다면 이러한 약물의 잠재적 문제점을 의사 개개인의 지식을 통해 해결하는 건 현실적으로 불가능하다.

결과적으로 처방과 관련된 임상결정지원시스템의 도입이 필요하다. 이러한 시스템은 기존에 구축된 국가 처방지원시스템DUR과 조화되어 동작하되, 공신력 있는 국제적인 약물 데이터베이스와도 연결되어야 한다. 진료의 흐름을 최소한으로 방해하면서 빠짐없이 처방을 감시해야 하며, 필요한 약물을 검색하고 선택하여 최종 처방에 서명하는 과정을 차례대로 수행하는 시스템을 구축해야 한다. 이를 위해서는 처방 시스템의 과정을 이해하는 의사와 약물 이해도가 높은 약사, 그리고 컴퓨터와 인간의 상호작용을 이해하는 개발자가 긴밀하게 협업해야 한다. 만약 처방지원시스템이 너무 민감하여 경고를 자주 발생시킨다면 이에 대한 의사의 피로를 증가시켜 주요 경고를 무시하게 되는 경우가 발생할 수 있다. 차세대 시스템에서는 의사가 약을 입력하는 경과에 따라 시스템을 설계 및 개발해야 하고, 경고에 반응하는 과정을 데이터로 저장하여 임상지원시스템을 다시 감시할 수 있어야 한다.

진료의 또 다른 핵심 과정은 진단 선택이다. 의사가 환자를 파악하기 위해서는 처방 이력, 협진 이력, 투약 이력, 수술 이력, 진료 이력 등 환자가 받았던 의료서비스를 확인해야 한다. 의무기록을 확인하는 과정은 법적으로 의사에게 요구되는 '주의의 의무'를 수행하는 과정으로, 이 과정에서 누락이 있으면 의료적 문제를 발생시킬 수 있으며 나아가 법적 책임을 져야 할 수 있다. 문제는 유병 기간이 증가하고 질병이 복잡해지면서 진료 과정이 세분됨에 따라 확인해야 하는 정보의 양이 너무 많아졌다는 점이다. 매우 간단한 진단과 처방을 해야 할 때도 진단 및 처방 목록을 확인해야 한다. 차세대 시스템은 현장 상황을 고려하여 통합된 정보를 최소한의 동작으로 확인할 수 있도록 해야 하며, 이러한 정보의 큐레이팅은 진료의 안전성과 효율성을 높인다는 본래의 목적에 집중되어야 한다.

병원에서 환자에게 가장 많은 서비스를 제공하는 이는 의사가 아닌 간호사이다. 따라서 간호의 업무를 돕는 시스템은 환자에게 직접 영향을 미치게 된다. 24시간 환자를 관찰하고 처치를 제공하는 간호사는 응급실, 수술실, 병동을 거치는 동안 여러 장소 특이적인 의료서비스를 제공하게 된다. 그러나 처방과 달리 부서나 간호 단위를 벗어나면 각각의 기록과 정보가 공유되지 않는 경우가 많으며, 표준화된 데이터로 활용하지 못하는 경우가 대부분이다. 차세대 시스템을 구축하기 위해서는 간호 활동 및 검사 항목을 표준화하여 정보가 부서 밖에서도 쓰일 수 있도록 해야 한다. 정보 누락으로 인한 의료사고는 정교한 정보시스템을 통해서만 극복될 수 있다.

서두에 기술한 바와 같이 오늘날의 병원정보시스템은 그 주체가 국가이든 병원이든 5단계인 개인 생애주기 기준 건강 정보를 담을 수 있는 형태를 지향한다. 이러한 시스템을 구축하기 위해서 세계 여러 나라의 주요 기업들이 각고의 노력을 기울이고 있으며, 국내에서도 여러 부처와 기업에서 진료 정보 교류사업을 추진하고 있으나 아직 그 성과는 미미하다. 이는 정보 공유의 목표가 명확하지 않고, 정보 공유를 통해 얻는 이득이 투자 가치를 웃돌지 못하며, 궁극적으로는 정보 공유를 통해 이룰 수 있는 비용 감축의 효과를 의료공급자에게 피드백할 수 있는 의료비용 정책이 수립되지 않아서다. 앞서 서술하였듯이 미국처럼 의료 정보의 공유 및 활용에 인센티브를 제공하고 있는 경우에도 정보의 공유 및 활용 영역의 확대는 예상처럼 이루어지지 못하고 있는데, 이는 기술의 성숙도가 높아지고 정보 공유가 일반화되는 시기가 되어야 달성될 수 있는 목표라 생각된다.

미래 병원정보시스템의 발전 양상

미래의 병원정보시스템은 병원에서 발생하는 정보에 기반을 둔다는 점에서 현재의 그것과 유사하나, 더욱 많은 양의 정보는 환자의 모바일 및 사물인터넷, 스마트홈 등에서 발생할 가능성이 크다. 이를 통해 개인의 삶 자체를 건강 정보화하여 담고, 더 건강한 삶을 개인에게 돌려줄 수 있도록 발전할 것이다. 늘어난 노년의 삶 동안 정신 및 신체 기능을 유지할 수 있도록 개인화된 처방을 제공할 수 있을 것이며, 개인당 발생 의료비용의 증가를 막기 위한 기술을 고도화할 것으로 예상한다. 대부분 국가는 기존의 행위별 수가제가 가지는 태생적 한계로 인하여 증가하는 의료비용을 억제하기 위해 가치 기반, 혹은 성과 기반의 의료비용 체계를 설계·시행하고 있는데, 이를 위한 세밀한 분석 모델 역시 미래 병원정보시스템의 역할이다. 예를 들어 싱가포르는 2008년부터 '한 환자에게 하나의 의무기록을'이라는 기치 아래 의료기록을 하나로 통합하고 있다. 대만도 2013년도부터 '파마 클라우드pharma cloud'를 구축하여 국민의 모든 처방약 등을 개인 중심으로 저장하고 있으며, 2015년 기준으로 1년에 약 400억 원 수준의 의료비를 절감한 것이라는 예상을 발표했다. 이는 정보통신기술을 통한 시스템적 효율화 달성의 주요 사례로, 국내 의료시스템을 정비하는 데 좋은 이정표가 되길 기대한다.

현재 기술적으로 가장 앞선 모델은 클라우드 기반의 의료정보시스템이다. 병원별로 구축하여 사용 중인 의료정보시스템을 클라우드 기반으로 구축하여 제공하는 것이다. 이는 빠르게 확장되고 고도화되는 시스템을 기관별로 관리하기 어려운 현실적인 문제로 인한 것이다. 2017년 미국 보훈부 Veterans Affairs는 클라우드 기반을 도입하여 이와 같은 문제를 해결한 사례를 발표하였다. 미국 보훈부에서 관리하는 의료기관은 10,000여 곳에 달했기에 시스템 구축 및 관리를 위한 중앙 관제 시스템이 필요했고, 결과적으로 각각 몇 년씩 걸리던 관리 업무가 수개월 이내에 끝날 정도로 개선되었다. 또한 태풍과 같은 재해에도 자료의 손실을 걱정할 필요가 없어졌으며, 기관별로 필요한 모듈을 별도로 관리하여 첨단 분석 시스템의 도입도 쉬워졌다.

한국의 경우, 현재 비용 문제로 국내의 대형 삼차의료기관 외에는 첨단시스템 도입이 어려운 상황이다. 시스템 업그레이드를 통한 의료의 질 개선도 정보통신기술의 제한으로 난항을 겪고 있다. 현재 진행 중인 국가 차원의 클라우드 의료정보시스템은 이러한 문제를 넘어설 계기를 제시할 것이다.

미래의 의료정보시스템은 각 개인의 건강 정보라는 개념으로 통합될 것이다. 그 기반과 개념을 병원정보시스템에 두기에 기본적으로 병원에서 발생하는 임상 정보와 영상 정보를 포함해야 하며, 검사기관에서 수집된 개인 유전자 정보, 사물인터넷 및 모바일 정보까지 통합하는 시스템이 구축될 것이다. 정보의 주체는 병원에서 개인으로 점차 무게 중심이 이동할 것이며, 여기에 제약, 보험, 기타 건강서비스 사업들이 연계되는 형태일 것으로 예상한다. 연계되는 시스템에 따라 다른 클라우드 환경의 상호연계가 이루어질 것이다. 예를 들어 온라인스토어에서 식품을 사려고 할 때, 환자의 알레르기 자료를 상호검증해 경고해 주고, 냉장고에서 확인한 환자의 식이 정보가 환자의 의료진에게 전달되는 일도 가능해질 것이다.

마치며

2017년 가을, 구글 딥마인드DeepMind에서는 인공지능을 활용하여 특정 환자의 치료 경과를 분석한 자료를 발표하였다. 현재 과학은 주로 단면 연구를 근거로 구축되어 있기에 특정 환자의 예상 경로를 다면적인 정보를 고려하여 예측하는 일은 숙련된 의료진만이 가능했다. 또한 이런 예측은 분명한 수치적 정보를 가지기보다 직관적인 지식으로 관리됐다. 결과적으로 지금까지 병원을 방문하는 환자는 같거나 비슷한 질환을 앓는 다른 이들의 경과에 대해 듣기 어려웠으며, 계량화된 정보를 받기가 매우 어려웠다.

환자의 질병 경과를 세밀하게 예측할 수 있다는 의미는 예측에서 벗어나는 환자를 조기에 판단하고, 그 원인을 찾는 노력을 기울일 수 있다는 뜻이기도 하다. 이를 통해 질병의 예후를 호전시키는 일은 물론, 예측되는 결과에 따라 사회적·심리적 지지를 준비할 수도 있다. 기존의 예후는 외래 방문 등 의사를 면담할 때만 가능했지만, 자동화된 예후 예측 솔루션은 특정 검사가 시행되거나 그 검사의 결과값을 받을 때마다 즉시 더 정밀한 값을 제공할 수 있을 것이다. 이미 많은 분석 회사에서 위험인자를 사전에 감지하여 환자와 의료진에 알려 주는 기능을 개발하고 있으며, 인공지능의 발달과 더불어 그 기능은 급속히 고도화되고 있다. 병원정보시스템은 단순히 데이터를 모으거나 기록하거나 의료진을 돕는 형태에서 벗어날 것이다. 기존의 병원정보시스템이 자동차의 운행 기록이었다고 한다면 앞으로의 시스템은 내비게이션처럼 진행될 방향을 제시해 줄 것이다.

지금까지의 내용을 종합적으로 볼 때 다가올 미래의 병원정보시스템은 정밀하고 효율적인 기록에서 나아가, 의료진과 환자에게 직접적인 상호작용하는 지원시스템으로 발전할 것이다. 최근 주목받고 있는 블록체인과 같은 안전성이 강화된 도구의 등장은 의무기록이 클라우드서비스에 접목될 수 있는 촉진제가 될 것이며, 당면한 의료비용 증가는 전반적인 시스템 강화의 강력한 동기가 될 것이다. 안전하게 활용될 수 있는 형태의 데이터는 그 주인인 환자들이 직접 권리를 누릴 수 있도록 도울 것이며, 이는 혁명에 가까운 변화를 이끌어 낼 것이다.

의료기기 산업의 미래

이규성*

2016년 1월 스위스 다보스에서 열린 세계경제포럼에서 처음으로 4차 산업혁명이 언급되었다. 4차 산업혁명은 3차 산업혁명을 기반으로 한 디지털 기술과 바이오산업, 물리학 등의 경계를 허물고 융합하는 기술 혁명이다. 의료에서의 4차 산업혁명은 사물인터넷과 인공지능을 통하여 방대한 의료 빅데이터를 생성하고, 그 해석을 토대로 적절한 판단과 자율제어를 수행하는 방식으로 이루어질 것이다. 이를 통해 초지능적인 의료기기 생산, 서비스 제공, 새로운 시장 및 가치 창출 등 의료기기 산업의 발전을 견인하는 중요한 역할을 담당하게 될 것으로 보인다.

최근 한국 정부에서도 창의와 혁신을 바탕으로 새로운 성장 동력을 창출하고, 혁신 경제를 실현할 수 있는 분야로 의료기기 산업을 선정했다. 의료기기 산업은 인구 고령화, 웰빙 수요의 확산 등에 따라 더욱 급속히 성장할

---

* 성균관대학교 의과대학 삼성서울병원 비뇨의학과 교수, 삼성서울병원 스마트헬스케어-의료기기 융합연구센터장

것으로 보이며, 세계 시장과의 경쟁에서 우위를 점하기 위해서는 새로운 시장의 개척과 파급 효과가 높은 의료기기의 개발이 무엇보다 중요하다.

의료기기 산업의 변화

4차 산업혁명이 의료기기 산업에 미치는 영향은 크게 네 가지로 구분된다.

첫째, 모바일 기반의 정보통신기술 기기와 의료기기의 접목이 이루어진다. 다양한 센서를 내재한 웨어러블 기기, 체내삽입 의료기기 등 스마트 헬스케어 플랫폼을 통해 건강 정보를 수집하고, 이를 통해 언제 어디서나 건강 모니터링과 개인 맞춤형 진단을 할 수 있게 된다.

둘째, 빅데이터가 활용된다. 정보통신기술 기기 및 플랫폼을 통해 축적된 개인건강정보는 의료 데이터뿐만 아니라 생활 정보, 개인 유전체 등 다양한 자료로 이루어져 빅데이터를 구성할 것이다. 머신러닝 또는 인공지능을 통해 이러한 빅데이터를 이용한 기술이 의료서비스에 적용된다. 덕분에 질병의 예방, 진단, 치료, 사후 관리 등 임상적 의사결정 및 진단과 치료 영역에서 정밀의료가 실현될 수 있다.

셋째, 의료 현장에 로봇이 더욱 긴밀하게 활용된다. 지금도 로봇공학의 발전, 의학과 로봇 기술의 융합 등으로 의료 현장에서 로봇은 정밀하고 세밀한 치료 및 수술에 활용되고 있다. 신체결손 환자의 기능 회복을 위해서도 재활로봇이 활용되고 있다. 미래에는 캡슐내시경을 넘어 마이크로 크기의 치료로봇과 무인 의료로봇 시스템으로 발전할 것으로 예측된다. 의료용 로봇 기술은 장차 우리에게 새로운 기회를 제공해 줄 것이다

넷째, 3D 프린팅 기술을 통한 장기이식이 가능해진다. 다양한 생체적합성 소재를 활용한 3D 프린팅 기술로 환자에게 필요한 조직이나 기관을 만들어 제공할 수 있게 된다. 3D 프린팅 기술은 기존의 생산 방식(주조, 단조

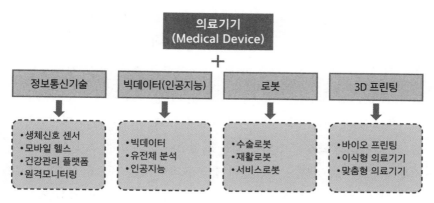

표45-1. 4차 산업혁명으로 인한 의료기기 산업의 변화

등)이 아닌, 스캐닝을 통해 개개인의 특성 및 형태를 반영한 제품을 생산할 수 있다는 장점이 있다. 미래에는 단순한 보형물이 아닌 간, 심장, 신장과 같이 살아 있는 생체 장기를 3D 프린팅 기술로 복제하고 사람의 몸에 이식하는 날이 올 것이다.

우리나라의 정책 동향

세계적으로 정보통신기술 혹은 로봇 기반의 의료기기 산업을 신성장 산업으로 선정하는 추세이며, 국가 차원에서 차세대 고부가 가치 산업으로 육성하고 있다. 독일의 예를 들면 'The German Medical Technology Industry'라는 발전 계획에 따라 민간병원, 기업, 연구기관 간의 협력을 바탕으로 의료산업과 관련된 연구개발, 규제 및 환급, 대외 구매, 제조, 마케팅, 유통, 판매 등이 한 번에 이루어질 수 있는 산업 생태계를 조성하고 있다.

2015년 1월 산업통상자원부에서는 '스마트 헬스케어 산업 활성화 방안'

과 '바이오 분야 산업 엔진 프로젝트'를 발표했다. 진료 정보의 교류 활성화, 정보통신기술 융합 기반 의료서비스 창출, 정밀 재생의료 산업 활성화 등을 통해 한국의 해외 진출을 확대하고 세계화를 추진하려는 계획을 담고 있다. 또한 과학기술정보통신부, 산업통상자원부, 보건복지부 등 유관부처에서는 2015년 보건의료 빅데이터 플랫폼 구축 및 보건의료 빅데이터와 정보통신기술 의료기기 산업을 접목할 방안을 모색했다. 2016년 보건복지부 추진과제로 '바이오 헬스 7대 강국 도약'이라는 목표를 실현하기 위해서 의료기기 산업의 해외 진출과 더불어 의료시스템, 제약, 의료정보통신기술 등 맞춤형 패키지 전략을 추구하고 있으며, 디지털 의료기기의 해외 진출, 정보통신기술 융합 의료서비스 창출, 첨단 의료기기 개발 등이 중점 과제가 되었다.

4차 산업혁명 시대에 맞추어 정부의 의료기기 산업 연구개발 정책은 과학기술정보통신부, 산업통상자원부, 보건복지부 등을 중심으로 추진되고 있다. 과학기술정보통신부에서는 바이오 및 보건의료 원천 기술의 개발, 정보통신기술 및 바이오 융합 기술의 개발 지원을 담당한다. 산업통상자원부에서는 정보통신기술 융합 의료기기 산업의 국제 경쟁력 강화를 위한 개발, 제품화 중심의 연구개발 사업, 첨단의료기기 개발지원센터(오송, 대구) 등 연구개발 인프라 구축에 집중하고 있다. 복건복지부는 첨단 융복합 의료기기 중개 및 임상연구 지원, 선진국 수준의 의료기기 임상시험 인프라 구축 등에 집중적으로 투자하고 있으며, 식품의약품안전처와 함께 시험 및 성능 규제 강화·인허가·보험 등 의료기기 산업의 주요 정책 마련에 주도적인 역할을 담당하고 있다.

한편, 2015년 3월 과학기술정보통신부와 산업통상자원부에서는 의료용 로봇 개발을 위해서 '미래성장동력-산업엔진 종합실천계획'을 발표했다. 2020년 로봇 생산 9.7조 원 달성을 목표로 하는 이 계획은 2015년 약

1조 원 투자를 시작으로 2020년까지 5.6조 원가량 투자할 예정이며, 의료기기와 관련된 의료용 로봇 개발에 약 700억을 투자할 예정이다. 로봇 강소기업의 핵심 기술 개발 지원과 로봇 테스트베드test bed 구축 등으로 새로운 시장을 창출하고 해외 진출까지 목표로 한다.

2010년 이후 본격화되고 있는 재활치료로봇의 보급 및 확산을 위해 보건복지부와 산업통상자원부가 공동 지원 및 투자를 강화하고 있다.

미래 의료기기 산업의 핵심 기술 및 적용 사례

2015년 세계경제포럼은 4차 산업혁명의 극적 전환점이 될 수 있는 기술들이 정복되는 시기를 다음과 같이 예측했다.

연도	핵심 기술
2018	모든 의료정보 저장
2021	로봇서비스
2022	사물인터넷, 웨어러블 인터넷, 3D 프린팅
2023	이식 기술, 의사결정 빅데이터, 뉴인터페이스, 주머니 속 슈퍼컴퓨터
2024	유비쿼터스 컴퓨팅, 커넥티드 홈

표45-2. 4차 산업혁명의 극적 전환점이 될 기술 [출처: World Economic Forum(2016)]

이러한 4차 산업혁명을 이끌 기술은 대부분 의료기기 산업과 관련되어 있다. 그중 대표적인 몇 가지 기술을 살펴보자.

1. 스마트 헬스케어 기술

정보통신기술 기반의 스마트 헬스케어는 디지털 헬스케어, u-헬스케어, e-헬스케어 등을 통칭한다. 정보통신기술을 이용해 시간과 장소 제약 없이 개인의 건강을 관리하고 맞춤의료를 시행하는 시스템이다.

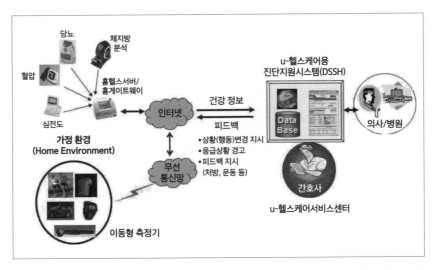

그림45-1. 정보통신기술 기반 의료시스템 [출처: 식품의약품안전처. 2017/02/02. 〈신개념 의료기기 전망 분석 보고서〉.]

의료서비스와 정보통신기술(모바일 네트워크, 애플리케이션, 사물인터넷, 빅데이터)의 융합으로 기존의 사후 치료 방식의 의료서비스가 변하고 있다. 무선통신을 이용해 환자의 상태를 지속해서 모니터링하며 개인 맞춤형 의료서비스를 제공하는 형태로 진화하는 것이다. 또한 과거에는 환자의 증상에 기초하여 의료서비스를 제공했다면, 앞으로는 다양한 웨어러블 센서를 통해 개인의 생체 정보, 생활방식 등이 수집되어 유전체 정보, 가족력 등이 통합된 빅데이터를 통해 개인에게 맞춤화된 의료서비스가 제공될 것이다.

개인의 건강 정보 수집을 위한 헬스케어 웨어러블 기기의 적용과 발전이 빠르게 이루어지고 있다. 이 기기의 센서를 통해 사용자의 생체 정보가 수집되고, 수집된 정보는 사용자에게 제공되거나 주변의 사물인터넷을 통해 의료기관에 전달되어 적절한 서비스가 이루어지게 한다. 생체 정보를 측정하기 위해 다양한 센서가 적용될 것이며, 이러한 센서는 물리적·화학적·

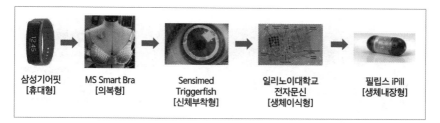

그림45-2. 헬스케어 웨어러블 기기의 발전 방향 [출처: 이윤희, 신선진. 2016. 〈헬스케어 웨어러블 디바이스: 신성장동력 산업으로 부가가치 창출 기대〉. 《KISTI 마켓리포트》 2016-32.]

생물학적 수단을 사용해 생체 정보를 측정한다. 헬스케어 웨어러블 기기는 안경, 시계, 팔찌 등과 같은 휴대형이 상용화되어 있으며, 피부에 부착할 수 있는 신체부착형, 인체 내에 이식하거나 복용할 수 있는 형태의 이식·복용형, 생채 내의 활동을 모니터링하는 생체내장형 등의 형태로 발전하고 있다.

심박계 제조업체 바이털커넥트VitalConnect에서는 일회용 신체부착형 센서를 개발했다. 심박 수를 감지하는 심전도 전극, 모션 감지용 3축 MEMSMicro-Electro-Mechanical System 가속도계, 피부 온도를 측정하는 서미스터 센서를 탑재하여 생체 정보를 모니터링한다. 이를 통해 얻은 자료를 기반으로 건강 분석과 질병 가능성 측정을 할 수 있다.

웨어러블 기기를 통해 수집된 개인건강정보를 축적·통합하고 이를 의료 생태계의 다양한 주체들이 활용하기 위해서는 헬스케어 데이터 플랫폼이 필요하다. 구글, 애플, 삼성, 마이크로소프트, IBM, 퀄컴과 같은 세계적 기업들은 헬스케어 데이터 플랫폼을 구축하였고, 이를 기반으로 건강 정보를 활용하고 관리할 수 있는 각종 애플리케이션을 출시하고 있다. 미국 기업 발리딕Validic은 스마트폰 건강관리 앱과 웨어러블 기기 등을 통해 얻은 정보를 클라우드 기반의 플랫폼에서 수집·관리하여, 의료생태계의 다양한 주

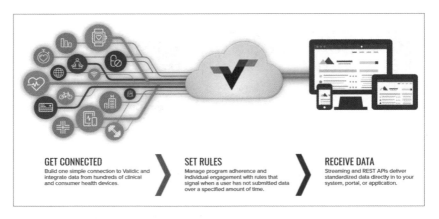

GET CONNECTED
Build one simple connection to Validic and
integrate data from hundreds of clinical
and consumer health devices.

SET RULES
Manage program adherence and
individual engagement with rules that
signal when a user has not submitted data
over a specified amount of time.

RECEIVE DATA
Streaming and REST APIs deliver
standardized data directly in to your
system, portal, or application.

그림45-3. 헬스케어 데이터 플랫폼, 발리딕 [출처: https://validic.com/how-it-works.]

체들이 받아볼 수 있도록 제공한다.

웨어러블 기기, 헬스케어 데이터 플랫폼 등의 발전으로 환자들은 의료시
설을 방문하지 않고도 원격으로 상담과 진단을 받을 수 있게 될 것이다. 미
국, 일본 등 선진국에서는 고령자의 의료서비스 및 간병서비스를 위해 정
보통신기술 기반의 원격모니터링 기술을 이용한 간병 지원 플랫폼을 구축
하고 있다. 미국 병원의 80%에서는 한 개 이상의 원격건강관리 시스템을
사용하는데, 대표적인 예로 미국의 '케어모어 헬스시스템CareMore Health System'
이 있다. 만성질환 인구집단을 대상으로 체중이나 혈당 등의 이상징후를
모니터링하고, 의료진에게 관련 정보를 보내, 환자가 적절한 의료서비스
를 받도록 조치한다. 만성질환의 관리 외에도 사회 활동, 우울증 등을 모니
터링하고, 호스피스 케어나 완화치료 등의 의료서비스를 제공하기도 한다.
국내에서는 '독거노인 유케어U-care서비스'와 같이 혼자 사는 노인을 대상으
로 하는 원격의료서비스가 개발되어 활용되고 있으나, 의료법과 각종 규제
때문에 특정 지역 및 질환으로 한정된다.

정보통신기술을 기반으로 하는 의료 기술 시장의 잠재력은 전 지구적으로 계속 커지고 있으며, 2020년에는 그 규모가 약 270조 원에 달할 것으로 전망한다. 국내 시장도 매년 12.5% 성장해 2020년에는 14조 원으로 늘어날 전망이다. 선진국 및 개발도상국 모두 정보통신기술 기반의 의료수요가 증가하고 있으며, 관련 의료시장을 선점하기 위한 각국의 경쟁이 치열하다.

정부에서도 스마트 헬스케어 기반의 다양한 서비스 및 기술 표준화(네트워크, 정보 저장·전송 기술 등)를 추진하면서 국제 시장 선도를 위해 노력하고 있다. 정보통신기술 기반의 의료산업은 그 특성상 초기 비용이 많이 들고, 전문성이 높으며, 연관된 이해관계자들이 다양해서 국가 차원의 정책 마련이 필요하다. 그뿐만 아니라 개인정보 보호 문제, 개인 의료정보 정의 및 활용 범위 설정, 이해관계자 간의 갈등 해소 등 관련 규제의 개선과 합리적인 발전 방안의 수립을 통해 정보통신기술 의료기기 분야가 성장하고 발전할 수 있기를 기대한다.

2. 빅데이터 및 인공지능 기술

의료 관련 데이터는 헬스케어 각 분야에서 다양한 형태로 생성된다. 예를 들어 진단과 치료 관련 영상기록, 의무기록, 의료서비스(보험 등) 비용 관련 행정 및 재무기록, 정밀의료 및 맞춤형 치료를 위한 유전자 분석 자료, 건강검진기록, 일상생활 관련 기록, 추적 관찰기록 등이 있다. 정보통신기술의 발달(모바일 헬스케어, 원격모니터링, 전자의무기록 등)로 수집되고 축적되는 자료의 양은 더욱 기하급수적으로 증가할 것이다. 의료 데이터의 80%는 비정형적이며 그 다양성과 복잡성도 심화되고 있어서 기존의 접근 방식으로 분석하기에는 한계가 있다. 따라서 빅데이터 간의 연관성을 찾고 정확한 분석을 통해 결과를 도출하기 위해서는 인공지능 기술의 활용이 필

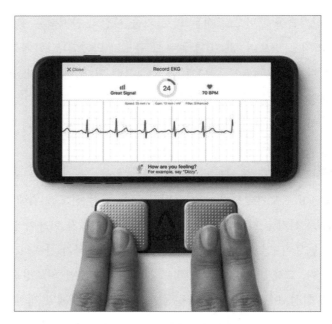

그림45-4. 알리코(Alicor) 사의 심전도 측정기를 이용한 심방세동 진단 [출처: https://
store.alivecor.com/products/kardiamobile.]

수적이다.

　의료에 적용되는 인공지능의 사례로는 스마트폰 케이스에 부착하는 형
태의 심전도 측정기가 있다. 정보통신기술 기반의 생체신호 측정 기술을
이용한 기기로, 축적한 데이터를 통한 부정맥 진단에 머신러닝 알고리즘을
사용했다. 머신러닝 알고리즘은 수많은 예제를 통해 인공지능을 학습시키
는 방법이다. 이 기기에 부정맥의 일종인 심방세동atrial fibrillation 패턴을 분석
하는 알고리즘을 입력해 대량의 데이터를 학습시킨 후 심방세동을 진단하
게 하면 97%의 정확도를 보인다.

　이처럼 머신러닝을 이용한 인공지능이 있는 반면, 딥러닝을 이용한 인공

지능도 의료 현장에서 사용되고 있다. 딥러닝deep learning이란 기계가 인공신경망을 이용해 데이터의 중요한 특징을 분석하고 학습하는 방법이다. 대표적인 사례로 IBM의 왓슨이 있다. 왓슨은 방대하고 복잡한 의료 데이터(암 진단 및 유전체 분석 등)를 분석하는 인공지능 슈퍼컴퓨터다. 방대한 각종 임상자료를 빠르게 분석하고 뛰어난 통찰을 제공한다. 근거중심의학을 위한 통합자료를 제공하며 다학제 진료에 활용되기도 한다. 의사의 의사결정 과정을 돕는 임상의사결정지원시스템이라고 할 수 있다. 왓슨은 현재 여러 나라의 병원에 도입되어 있다. 암 환자 진단, 유전 정보 분석, 의료영상 판독, 임상시험 보조, 건강보험 적용 여부 심사 등을 하고 있다. 국내에서도 가천대학교 길병원, 부산대학교병원, 건양대학교병원을 비롯한 5개의 병원에서 왓슨을 도입했다. 의료 현장에서의 인공지능 적용은 아직 초기 단계에 불과하다. 인공지능을 이용한 진단의 정확성과 효용성에 대해서는 많은 검증이 필요하겠지만 왓슨의 적용 범위는 앞으로도 더욱 넓어질 것이며, 질병을 더 효율적으로 진단하고 치료하며 예방하는 데 커다란 기여를 할 것으로 보인다.

의료 분야에서 빅데이터 및 인공지능이 주목받는 또 다른 이유는 정밀의학을 실현하기 때문이다. 같은 질환도 개인의 건강 상태, 생활습관, 유전체 정보에 따라 증상이 달라질 수 있으며, 일반적 치료법이 일부 환자에게는 효과가 없거나 부작용을 일으킬 수도 있다. 미래에는 개인의 유전체 정보, 생활방식, 병력 및 가족력, 질병 정보 등의 빅데이터를 수집하여 유전체 분석 기술, 데이터 분석 기술 등을 적용해 환자 맞춤형 치료를 제공할 수 있을 것이다. 정밀의학을 실현하기 위해서는 유전체 의학, 모바일 헬스케어, 빅데이터 분석 및 보안 기술 등이 요구되며, 이는 정보통신기술 기반 의료기기와도 연결된다. 정보통신기술과 유전체 분석 기술을 융합하여 환자의 방대한 의료정보를 관리하고 연결해 치료의 정확도를 높일 수 있다.

빅데이터와 인공지능 시장은 연평균 40% 이상의 높은 성장률을 보인다. 헬스케어 분야에서 빅데이터와 인공지능의 활용은 이제 선택이 아닌 필수인 셈이다. 선진국 및 세계적 IT 기업에서는 빅데이터와 인공지능 분야에 투자를 높이고 있으며, 실제 의료 현장에서 적용하기 위한 개발에 집중하고 있다. 빅데이터 및 인공지능 기술의 발전은 의료의 효율성 및 질적 향상에 크게 기여할 것이나, 국내에서 활성화되려면 분산된 정보를 어떻게 통합하여 표준화하고 공동 활용할 것인지에 대한 지속적인 논의가 필요하다. 특히 개인건강정보의 수집·보관에 대한 규제와 기준이 필요하며, 인공지능 기술과 의료진의 역할 및 책임 구분도 필요하다. 마지막으로 더욱 효율적인 의료서비스 지원과 보급을 위해서는 정부와 민간의 지속적인 연구개발 강화와 활성화 노력이 요구된다.

3. 의료로봇 기술

로봇공학robot engineering의 발달로 의료 현장에서도 다양한 연구가 이뤄지고 있으며, 관련 제품들이 개발·출시되고 있다. 로봇의 주요 기술로는 무엇이 있을까? 바로 로봇 역학 설계 기술, 로봇 제어 및 운용 기술, 생체와 유사한 재질을 만드는 기술, 실제 수술실과 같은 환경 조건을 만드는 시뮬레이션 기술, 수술로봇 기술, 환자와 수술도구의 위치를 실시간으로 추적할 수 있는 의료용 내비게이션 기술, 재활의료로봇 기술 등이 있다. 로봇은 이처럼 의료산업에서 수술뿐만 아니라 진단, 재활훈련, 환자 보조장치 분야 등에 다양하게 활용되고 있다.

2021년에는 미국에 로봇 약사가 등장할 것이다. 지금도 해외의 병원에서는 안내 데스크 직원을 로봇으로 대체하는 등 전반적인 의료서비스 분야에도 로봇이 상당한 영향을 미치고 있다. 환자 개인에게 맞춤형 재활치료를 제공하여 회복 속도를 증가시키는 데도 로봇을 활용하고 있다. 착용형

외골격 로봇은 신체결손이 있는 장애인들의 움직임에 도움을 주며, 경량화를 통해 자신의 몸처럼 사용할 수 있도록 발전하고 있다. 일본 기업 사이버다인Cyberdyne의 로봇 HALHybrid Assistive Limb은 뇌의 생체 전기적 신호를 감지해 움직임을 지원하는 수준에 이르렀다.

의료로봇은 수술로봇과 수술보조로봇으로 나뉜다. 상용화된 로봇 기술 중에는 미국 인튜이티브 서지컬 사에서 개발한 팔 보조 수술기인 다빈치 SP 로봇수술기가 있다. 의사의 손을 대신하는 다빈치 SP는 최초로 FDA 승인을 받은 의료로봇이다. 이 로봇으로 의사는 2.5cm 미만의 작은 부위를 통해 복부수술을 진행할 수 있으며, 통증과 출혈이 적고, 3D 영상으로 수술 부위를 확인할 수 있어서 의사와 환자 모두에게 만족도가 높다. 다빈치 SP가 상용화되면서 의료산업에 로봇 기술 개발이 활발해지고 있다.

2016년에는 미국 국립어린이병원 연구팀이 자율수술로봇 스타STAR; Smart Tissue Autonomous Robot를 개발해서 돼지의 내장봉합수술에 성공했다. 이 수술로봇은 최고의 외과수술 정보가 담긴 컴퓨터 프로그램을 사용하여 봉합할 부분과 방법을 찾는다. 점차 의사보다 정확한 진단과 수술이 로봇에 의해 가능해지고 있으며, 앞으로 방사선 피폭 환경과 같은 악조건에서 환자 치료와 수송을 맡게 될 것이다.

지름 1mm 이하의 마이크로로봇은 혈관을 순환하면서 병변의 검사 및 제거 등 혈관 치료에 이용할 목적으로 연구된다. 특히 한국은 로봇에 자체 추진기를 접목하여 세계 최초로 혈관을 자유롭게 이동하며 노폐물을 제거할 수 있는 마이크로로봇의 개발에 성공했다. 이와 유사한 박테리아로봇은 마이크로로봇과 마찬가지로 혈관을 통해 이동하며 혈관 주변에서 영양분을 공급받는 암 조직을 찾아 대식세포를 이용해 파괴한다.

의료로봇은 불필요한 과정을 줄이고, 사람 손으로는 불가능했던 치료법을 제공한다. 특히 정밀 제어가 가능한 로봇을 통해 미세한 조직을 수술하거나 절제할 때 그 탁월함이 빛을 발한다. 가까운 미래에는 캡슐내시경을 넘어, 마이크로 크기의 로봇이 혈관에서 직접 질병을 치료할 것이다. 인공 세포 역시 마이크로로봇의 한 분야로, 불치병으로 여겨지던 질병 치료에 희망을 불어넣고 있다. 이런 이유로 마이크로로봇은 의료로봇 학계에서 가장 전도유망한 분야로 여겨지며, 의료로봇은 앞으로 새로운 의료 분야의 개척자로 우뚝 서게 될 것으로 여겨진다.

그러나 의료로봇의 높은 비용과 더불어 신뢰성 및 안전성에 대한 우려의 목소리도 있다. 수십억 원 이상의 의료로봇과 이를 활용한 고가의 치료 및 수술은 의료전달 체계에서 고스란히 환자 부담으로 작용하게 된다. 의료로봇이 의료 현장에서 적절히 활용되고 발전하기 위해서는 이러한 로봇서비스의 비용 문제가 필수적으로 해결되어야 하며, 정부의 복지 정책과의 긴밀한 상호협조가 필요하다.

4. 바이오 3D 프린팅 기술

3D 프린팅은 3D 캐드 프로그램을 이용한 적층과 절삭의 가공 방식으로 원하는 모양과 크기의 모형을 제작하는 기술이다. 기존의 정형화된 생산 방식을 넘어 원하는 형태의 맞춤제작이 가능하다는 장점 덕분에 기존의 제조 산업뿐 아니라 정형외과, 치과, 내·외과 등의 의료산업 분야와 융합하고 있다. 예를 들어 개인에게 적합한 인공조직이나 고관절 등의 주문 제작이 가능하며, 여러 결손 부위를 3D 프린터로 만든 보철물로 대신할 수 있다. 미국 기업 OPM Oxford Performance Materials에서 만든 두개골 임플란트는 2013년 미국 규제기관의 승인을 통과했다. 영국 웨일스의 한 병원에서는 2012년 3D 프린팅 기술을 이용해 안구 및 안면 구조 보형물을 제작하여 안면 복원수술에 성공하기도 했다. 이처럼 3D 프린팅 기술은 다양한 재료(액체, 분말, 고체)로 여러 소재를 만들 수 있어 응용 분야가 무궁무진하다.

3D 바이오 프린팅 기술은 의료진들의 수술 숙련도를 높이는 데에도 도움이 될 것이다. 삼성서울병원 이비인후과 백정환 교수 연구팀은 과학기술정보통신부의 지원을 받아 '해부실습용 3D 측두골 모델'을 개발했다. 귀 부위를 수술하기 위해서는 측두골 구조를 반드시 알아야 하지만, 시신의 기증이 어려운 탓에 수술로 구조를 모두 이해하기 어려웠다. 앞으로 이 측두골 모델을 통해서 의료진들의 수술 숙련이 가능해질 것이며, 이러한 모델이 개발되어 사용된다면 수술 성공률을 높이고 환자의 통증도 감소시키는 효과가 나타날 것이다.

4차 산업혁명에서 3D 바이오 프린터는 단순 이식 및 치료의 목적을 넘어 인간의 한계를 뛰어넘는 고기능의 보형물 제작·이식에도 사용될 것이다. 예를 들어 프린스턴대학교 연구진들이 개발한 생체공학적인 귀3D bio-printed bionic ear는 정상 범위 외의 무선주파수를 감지할 수 있는 기능이 있다.

고기능의 보형물뿐만이 아니라, 생체신호를 감지하고 활동하는 인체 기관도 3D 프린터로 제작할 수 있을 것이다. 미국 웨이크포레스트대학교 뱁티스트메디컬센터 연구진들은 3D 프린터로 인쇄된 인공신장을 개발하고 있다. 독일 로스토크대학교, 미국 하버드대학교와 호주 시드니대학교 연구

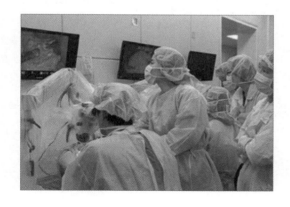

그림45-5. 삼성서울병원 백정환 교수 팀의 측두골 모델을 이용한 해부실습
[출처: 삼성서울병원]

진들도 3D 프린터로 인쇄된 세포로 심장 수선 또는 패치 유형을 개발하는 등, 세계 각국의 연구진들이 이와 유사한 기술을 연구하고 있다. 하지만 인공기관 조직을 이식하는 기술인만큼 윤리적인 측면과 면역 시스템의 거부 반응 등을 간과해서는 안 된다. 인공장기는 세계적으로 빠른 속도로 연구되고 활용될 것이므로, 각국에서는 인공장기 이식에 대한 법적인 가이드라인과 임상시험 평가에 관한 법률을 적절히 개정하고 보완해야 한다.

3D 프린팅 기술 시장의 규모는 2015년, 전 세계적으로 51억 달러를 기록하는 등 매년 15% 이상의 성장률을 보인다. 미국의 시장조사기관인 '트랜스패런시 마켓 리서치Transparency Market Research'에서 발표한 자료에 의하면 의료 분야에서는 2021년까지 13억 달러 규모의 3D 바이오 프린팅 시장이 형성될 것으로 보인다. 대부분의 3D 프린팅 시장은 미국이 차지하고 있으며, 질적인 측면에서는 독일의 수치가 가장 높았다. 국내에는 200곳 내외의 관련 기업이 존재하며, 3D 바이오 프린터의 특허 건수도 점차 증가하는 추세다. 이렇듯 각국에서 다양한 소재를 이용한 3D 바이오 프린팅 기술이 개발되고 치료에도 응용되고 있어서 그 적용 분야가 무한할 것으로 보인다.

새로운 기술이 출현되는 만큼 개인의 특성에 맞는 3D 보형물과 장기의 안전성 및 유효성 평가법이 마련되어야 한다. 규격 제품에 대한 새로운 인허가 제도도 마련되어야 하며, 3D 바이오 프린팅의 소재·조직·장기의 안전성 및 생체적합성 검증도 중요하다. 3D 바이오 프린팅 시장의 성장 및 발전을 위해서는 합리적인 관련 의료제도가 마련되어야 하며, 이를 위한 관계 기관의 지속적인 노력이 요구된다.

의료기기 산업의 미래와 정부 대응

아직까지 의료산업의 기술과 제품에 대한 규제란 '허용' 아니면 '금지'라는 이분법적 패러다임에 머무는 것이 현실이다. 그러나 4차 산업혁명과 연계된 의료기기의 개발과 보급 문제는 새로운 성장 산업으로의 위험과 편익을 명확하게 정의하기 어려워서 기존의 이분법적 결정으로 대처하기 어려운 경우가 많을 것이다. 예를 들어 보건의료 빅데이터는 정보의 내용과 취급 기관의 성격에 따라 위험과 편익이 다양하게 나타날 수 있다. 따라서 4차 산업혁명과 연계된 의료기기의 개발 및 보급에 '적응 규제adaptive regulation' 개념을 도입해야 한다. 즉 개발 초기부터 시판 여부를 결정하고 실제로 판매 후 나타날 근거를 수집하여, 적절한 규제의 범위를 사전에 결정하는 방식을 채택할 필요가 있다. 이를 위한 의료기기법, 의료법, 약사법 등의 상호조정과 이를 총괄할 새로운 법안이 마련되어야 한다.

한편 4차 산업혁명과 의료기기 산업의 연계를 위해서는 새로운 인재를 양성하는 국가 시스템을 구축할 필요가 있다. 4차 산업혁명에 따른 의료기기 산업 분야의 일자리 유형과 특성을 구분하고 향후 예상되는 인력 규모를 산정한 후, 이에 따른 교육 정책과 고용 정책이 마련되어야 할 것이다. 새로운 의료기기를 개발하기 위한 창조적 인력도 필요하지만, 기존의 인력을 새로운 수요에 맞추어 재교육하는 프로그램 또한 필요하다.

임상약리학의 미래

김정렬*

    환자에게 투여하는 약물은 크게 합성의약품과 바이오의약품으로 구분된다. 아스피린과 같은 합성의약품은 분자량이 작고 구조가 단순해 화학 반응을 통해 쉽게 합성되므로 저렴한 원료로부터 의약품을 대량생산할 수 있다. 이와는 달리 생물체에서 유래한 물질을 이용하거나 살아 있는 세포를 배양해 얻는 바이오의약품은 제조공정이 복잡하고 각 공정에 따라 요구하는 기술 수준이 높아 일부 제약회사에서만 생산할 수 있어서 상대적으로 고가이다. 또한 체내에서 해로운 대사산물이 생성될 수 있는 합성의약품에 비해 바이오의약품은 부작용이 적으며, 발병 기전과 연관된 특정 표적에 선택적으로 작용하기 때문에 난치성 질환, 희귀질환 및 만성질환에 효과적이라고 알려져 있다. 인슐린과 같은 재조합단백질, 항체치료제, 세포치료제 및 유전자치료제 등이 바이오의약품에 해당한다.

---

* 삼성서울병원 임상약리학과 교수

고령화에 따른 만성 질환자 수 증가, 소득 수준 향상에 따른 의료비 지출 증가 등으로 바이오의약품 시장은 우리나라뿐만 아니라 전 세계적으로 성장하고 있다. 2016년 현재 우리나라에서 매출액 상위 100대 의약품 중 바이오의약품 비중은 22% 정도이지만, 상대적으로 높은 성장률을 고려할 때 그 비중이 점점 증가해 앞으로 주요 질환에 사용되는 의약품으로 바이오의약품이 주류를 이룰 것으로 예상한다.

특히 제약회사의 공장에서 생산되어 완제품 형태로 투여되는 합성의약품과 달리, 내원한 환자로부터 직접 추출한 세포를 병원 내 시설에서 처리 후 이를 다시 환자에게 투여하는 세포치료제 약물치료가 더욱 보편화될 것이다. 현재는 공장에서 상업적으로 제조된 세포치료제를 병원에서 환자에게 투여하고 있지만, 점차 병원은 약물을 수동적으로 소비하는 공간을 넘어 제약회사 공장처럼 직접 약물을 제조해 공급하는 기능도 담당하게 될 것이다. 환자 자신의 세포를 투여하는 자가투여 방식에서 출발하여 다른 환자에도 적용할 수 있는 동종투여 형태로 발전할 것으로 예상한다. 이렇게 되면 마치 수혈받는 것과 유사하게 세포 기능이 정상인 사람으로부터 추출하여 배양한 세포를 기능이 저하된 환자에게 주입하는 방식의 치료가 가능하게 된다.

다른 바이오의약품에 비해 유전자치료제는 아직 극복해야 할 난관이 많은 편이다. 주입한 유전자가 원하는 표적 부위에 적절히 도달하지 않거나, 설령 표적 부위에 도달하였더라도 기대하는 효과를 보이지 않는 경우가 많았다. 심지어 동물실험에서는 지나친 유전자 활성을 보여 암이 발생하기도 하였다. 이렇게 의약품으로 만들기 어려움에도 불구하고 유전자치료제는 질환의 원인 자체를 해결할 수 있어 성공만 한다면 더욱 근본적인 치료가 가능해진다. 최근 유럽과 미국에서 상용화에 성공한 유전자치료제가 있으며, 특히 백혈병 등 혈액암 분야 연구가 활발하게 진행되고 있다. 기본적으로 모든 유전질환은 유전자치료제의 작용 기전에 부합하기 때문에 이 방향으로 새로운 약물 개발이 확대될 전망이다.

신개념 치료 등장

지금까지 치료 방식은 약물, 의료기기 등 정형화된 형태로 표현할 수 있는 것이 대부분이었다. 신규 표적을 목표로 개발된 신약이라 할지라도 근본 속성은 통상의 약물과 같다. 암세포가 있는 병변을 선택적으로 조사하도록 개발된 첨단 의료기기도 현재 사용 중인 것과 비교해 부작용 발생을 줄이거나 성능을 개선한 경우로 혁신적 차이를 나타낸다고 볼 수 없다. 이렇듯 지금까지 치료 방식의 개념은 한 가지 분류에 해당하였지만, 앞으로는 이들이 다양하게 조합됨으로써 특정 항목으로 분류하기 어려운 방식이 치료의 개념으로 정의될 것으로 예상한다.

약물의 경우 정제tablet, 주사injection, 첩포patch 등 단일 형태가 아닌 의료기기와 결합한 형태가 점차 많아질 것으로 전망된다. 약물 자체에 특정 소프트웨어가 내장되어 환자 상태를 파악한 후 이에 반응하여 약물 방출을 자동으로 조절하는 기술도 가까운 미래에 상용화될 것이다. 주변 세포에는 영향을 주지 않고 암세포에 국한하여 약물이 집중적으로 작용하도록 나노입자로 설계된 약물, 일명 drug bomb이 투여되거나, 특정 방사선을 받으면 활성화되는 약물을 먼저 투여한 후 표적 부위에 약물이 도달하면 방사선을 쪼여 그 부위에서만 반응하도록 하는 방식도 상용화될 것으로 기대된다. 이들은 모두 정형화된 약물로 분류하기 어렵고 방사선, 의료기기 등과 결합하여 치료 효과를 나타낸다고 할 수 있다.

환자가 위험한 상황에 처했을 때 담당 의료진에게 환자 상태가 실시간으로 전달되어 신속하게 조치함으로써 환자의 생명을 살리는 것이 점차 우리에게 익숙해지고 있는 것처럼, 신개념 치료가 의료 현장에 활용되는 것은 먼 미래의 일이 아닐 것이다. 실제 인체의 조직과 유사하게 만든 생체조직을 활용하여 체내 해독 작용을 하는 간의 기능을 대체하거나, 개인 맞춤치료를 위해 방대한 자신의 유전 정보를 활용하거나, 의료진 주문에 따라 환자별 최적 형태로 약물을 설계할 수도 있다. 또한 수많은 문헌을 검색하여 알려진 다양한 치료 중 개별 환자를 치료하는 최선의 방법을 찾아내는 등의 모습이 미래에는 영화에서나 가능한 일은 아니게 될 것이다.

일반적으로 신개념 치료는 한 분야의 기술 고도화보다는 여러 분야 기술의 발전이 융합되어 나타나는 특성을 보인다. 현재 다양한 분야에서 화두가 되는 4차 산업혁명이 이러한 변화를 더욱 가속할 것이다. 그중에서도 특히 인공지능, 생체조직, 생물정보학, 나노공학 분야의 기술이 핵심 역할을 담당할 것으로 전망한다.

혁신적 약물전달 체계

식사 후 고혈압 약을 복용하는 환자, 병원에서 주사를 맞으며 인상을 찌푸리는 환자는 우리가 '약물 치료'하면 흔히 떠올리는 모습이다. 현재 약물 치료는 환자가 직접 약물을 입으로 복용하여 위장관을 통해 흡수하거나, 정맥·동맥과 같은 혈관, 근육, 피하, 척수강 등에 주사함으로써 약효를 기대하는 부위로 약물이 전달되도록 해야 한다. 이외에도 질, 비강 등의 점막을 통하기도 하고 피부에 부착하거나 바르기도 하며 호흡기를 통해 흡입하기도 한다. 이렇게 다양한 약물 투여 방식 중 환자 또는 의사가 선호하는 것을 선택할 수도 있지만 약물의 물리화학적 특성, 약효를 기대하는 표적 부위, 질환이나 환자의 상태를 고려할 때 특정 방식으로만 투여해야 하는 경우가 대부분이다. 한편 일반적인 환자에게 사용하는 방식이 어떤 환자에게는 적합하지 않을 수 있다. 환자가 입으로 약물을 복용하기 힘들거나 설령 복용했더라도 위장관을 통한 약물의 흡수가 정상적으로 이루어지지 않아 효과를 기대하기 어려울 수도 있다.

수십 년 전 인슐린insulin이 처음으로 환자에게 투여될 때는 하루에도 여러 번 투여했다. 인슐린의 약효 지속시간이 짧기도 했지만, 지나친 혈당 강하로 인한 부작용을 예방하기 위해 소량을 자주 투여하는 경우가 일반적이었다. 그러다가 1일 1회 투여가 가능한 제제가 상용화되었고 현재는 1주일, 1달 간격으로 투여하는 약물도 개발되고 있다. 주사 형태로 투여되던 약물을 같은 작용을 나타내는 경구 투여 약물로 대체하는 것도 환자의 병의원 방문을 줄여 투약 편의성을 높이면서 치료 효과를 유지하는 변화로 볼 수 있다. 적정 수준의 혈중 농도를 유지해야 최상의 치료 효과를 기대할 수 있는 약물인 경우, 환자가 규칙적으로 약을 복용하는 것을 잊을 수도 있음을 고려하여 환자가 인지하지 못하더라도 혈중 농도가 일정하게 유지되도록 하는 방식도 가능하다. 일시적 경구피임제 복용 중단으로 인한 원치 않는 임신을 피하고자 체내에서 여성호르몬을 지속적으로 방출되게 하거나, 체내이식형 약물을 통해 아편유사제opioid 의존성을 치료하는 것을 예로 들 수 있다. 이러한 체내이식형 약물은 수개월 치료 효과를 유지할 수 있어, 체내이식하는 과정에 따른 안전성 문제가 해결된다면 환자의 불편을 최소화하면서 치료 효과를 극대화할 수 있을 것으로 전망된다.

한편 환자에게 약물을 투여하게 되면 본질적으로 부작용 발현의 가능성이 상존한다. 어떤 환자에게는 안전한 약물이라 할지라도 다른 환자에서는 치명적 부작용이 발생하기도 하며, 비정상적인 암세포를 죽이기 위해 정상 세포에 원치 않는 현상이 나타나는 걸 감수하면서 항암제를 사용하기도 한다. 그런데 이런 현상을 줄이기 위해 표적지향적 약물전달 체계가 활용될 수 있다. 약물의 작용을 기대하지 않는 비표적 부위로의 불필요한 분포를 억제하는 대신 표적 부위로만 약물을 전달함으로써 치료 효과를 극대화하는 것이다. 예를 들어 특수 기술을 활용하여 체내 다른 부위에는 노출되지 않고 암세포가 있는 부위에 국한하여 집중적으로 항암제를 전달할 수 있다면, 적은 용량으로 유사한 치료 효과를 기대할 수 있으며 탈모, 설사와 같은 부작용은 줄일 수 있을 것이다. 이를 위해 나노공학, 조직공학 등의 기술이 접목될 것이며, 현재 사회 전반에 걸친 융합형 기술 발전의 거대 흐름이 의료 분야에도 들이닥치게 될 것이다.

임상시험 보편화

세포치료제, 유전자치료제 등 대부분의 바이오의약품은 그 특성상 대량 생산이 어려우므로 고가인 경우가 많다. 의약품 비용의 상당 부분을 의료보험 재원에서 부담하게 되면 점차 상승하는 비용은 고스란히 국가의 부담으로 남게 된다. 그렇다고 이를 의료보험으로 보장하지 않으면 고가의 새로운 의약품 비용을 감당할 수 있는 사람만 혜택을 입는 사회적 불평등이 문제될 것이다. 의약품 가격이 국가의 통제를 받는 우리나라에서 고가 의약품이 적시에 시판되지 못한 경우가 있었던 것도 이러한 측면과 관련 있다. 제조 단가에 맞추기 위해, 연구개발비 회수를 위해, 다른 나라와의 형평성을 위해 등 다양한 이유로 다국적 제약사는 우리나라에서 의약품 가격을 높게 책정하고자 한다. 이런 요구를 그대로 수용하게 되면 의약품 비용 증가로 전반적인 국민건강보험의 재정 건전성에 악영향을 미치게 되고, 받아들이지 않아 그 비용을 모두 환자에게 전가하게 된다면 그 자체로 문제일 뿐만 아니라 고가의 치료비를 부담할 수 있는 사람만 치료 기회를 얻게 되는 불평등을 조장하는 상황에 직면하게 된다. 이러한 난관을 해결하는 가장 이상적인 방법은 유사한 치료 효과를 보이는 의약품을 자체 개발하여 합리적 가격으로 시판함으로써 의약품 주권을 회복하는 것이다.

지난 10여 년 동안 정부는 국내 제약사가 신약을 개발하도록 장려하는 제약산업 육성 정책을 펴고 있으며, 향후 10년 내 의미 있는 성과를 도출할 것으로 기대된다. 이를 통해 치료가 어려운 환자에게 희망을 줄 수 있으며 전량 수입에 의존하고 있는 고가의 의약품을 대체할 수 있을 것이다. 2016년 현재 우리나라에서는 신약 개발을 위해 제약회사에서는 연간 300건 이상의 임상시험을 수행하고 있으며 이는 점점 증가하고 있다. 임상시험이란 임상시험용 의약품의 안전성과 유효성을 증명할 목적으로 해당 약물의 약동·약력·약리·임상 효과를 확인하고 이상 반응을 조사하기 위하여 사람을 대상으로 시행하는 시험 또는 연구를 말한다. 개발 중인 신약이 식약처로부터 최종 시판 승인을 받을 때까지 1상, 2상 및 3상 임상시험 등 여러 단계를 거치며, 수십 건의 임상시험을 수행해야 한다.

인간의 생명을 다루는 의료 분야는 관련 기술의 발전이 느릴 뿐만 아니라 신규 기술이 상용화되기까지 오랜 시간이 소요되는 가장 보수적인 영역으로 간주된다. 하지만 융합형 기술의 발전은 의료 분야라고 예외일 수 없을 것이다. 전통적인 약물, 수술, 방사선 등이 아닌 새로운 방법이 환자 치료에 시도될 것이며 그 치료법이 진료 환경에 도입되는 속도는 점점 빨라질 것이다. 약물이라는 용어의 재정의가 필요할 정도로 다양한 형태의 신개념 치료 수단이 진료 환경에 도입될 것이고, 이를 표적 부위에 전달하는 약물전달 체계 또한 지금의 예상을 뛰어넘을 것이다. 이러한 혁신적 기술은 통상의 환자에게 적용되기 전 그 방법이 안전하고 효과적임을 과학적으로 입증하기 위해 반드시 임상시험 단계를 거쳐야만 한다.

한편 신약 개발을 위한 임상시험 증가와 더불어 최근 연구자 임상시험이 증가하는 추세임을 주목할 필요가 있다. 연구자 임상시험이란 임상시험자가 외부의 의뢰 없이 안전성·유효성이 검증되지 않은 의약품 또는 허가(신고)되어 시판 중인 의약품으로 허가(신고)되지 아니한 새로운 효능·효과, 새로운 용법·용량에 대해 독자적으로 수행하는 임상시험을 말하는데, 주로 병원에서 환자를 진료하는 의사의 아이디어에서 출발하게 된다. 지금까지의 임상시험이 신약을 개발하는 제약회사 주도로 수행되는 경우가 많았다면, 앞으로는 병원 의료진이 환자 진료에 도움이 되는 것을 입증하기 위해 다양한 분야에서 직접 수행하는 연구자 임상시험이 활발해질 것이다. 연구 영역이 진료 영역과 별개로 구분되는 것이 아니라 진료 현장과 바로 인접해 있음으로써 많은 사람이 자연스럽게 진료와 연구를 겸하는 형태가 보편적인 의료인의 모습이 될 것이다. 물론 의료보험제도, 수가 체계, 요양급여의 적정성 평가 등 환자 진료와 관련된 제도 변화가 동반되어야 한다. 30년 동안 정착된 국민건강보험 체계 근간을 단시간에 바꾸긴 어렵겠지만, 환자 진료에 보다 도움이 되는 변화라는 시대적 큰 흐름에 순응하기 위해 점진적으로 변화할 것으로 예상된다.

임상약리학의 미래

지금으로부터 약 30년 전인 1988년, 서울대학교 의과대학 신상구 교수가 미국에서 임상약리학 연수를 받고 귀국하면서 비로소 우리나라에 임상약리학 분야가 태동하게 되었다. 그 후 내과, 소아청소년과 의사 몇몇이 외국 연수 중 임상약리학을 공부하면서 1990년대 이 분야가 발전할 수 있는 기틀이 마련되었다. 임상약리학과가 병원 내 조직으로 처음 모습을 드러낸 1996년 이래 20여 년이 지났지만, 사람들 대부분은 이 진료과에 대하여 들어본 적이 없고 심지어 의료진 등 상당수의 병원 종사자조차 임상약리학과에 대하여 잘 모르고 있다. 2014년 기준 수도권 종합병원 및 지방 국립대 병원을 중심으로 20개가 넘는 병원에 이미 임상약리학 관련 부서가 개설되어 있다는 점이 오히려 예상치 못한 사실로 인식될지도 모른다. 기존과 다른 새로운 분야는 처음에는 낯설게 느껴지는 것이 당연하다. 응급의학과, 핵의학과 등 비교적 최근에 생긴 다른 의학 분야도 사람들에게 친숙하게 느껴질 때까지 시간이 걸린 것처럼 임상약리학과도 같은 길을 걸을 것이다.

임상약리학이란 약물과 인간의 상호작용을 다루는 과학으로 정의할 수 있다. 혈액 등 인체 유래물을 통해 생체표지자를 측정하고 유전자형을 알아보고 약동학·약력학 분석을 한다. 또한 신약 개발을 위한 임상시험을 설계하고 수행하거나, 환자의 약물 부작용을 줄이고 범국가적인 약물의 오남용을 모니터링하는 활동에 참여하기도 한다. 진료 현장에서 의사의 약물요법에 대해 자문하는 일도 임상약리학 분야에 해당한다. 이 대목에서 우리는 궁금증이 생길 것이다. 이처럼 약물과 관련된 모든 측면에서 활동하는 전문가에 대하여 잘 모르는 건 무슨 이유일까? 다양한 분야에서 폭넓은 일을 하게 되면 당연히 특정한 분야를 전문적으로 하는 성향은 줄어들게 될 것이다. 실험실에서 일하는 의학자도 아니고, 약사도 아니며, 통계학자나 보건행정가는 더더욱 아닌 사람이 일견 그들과 유사한 일을 한다는 것이 쉽게 연상되지 않는 것은 어쩌면 당연한 일일 것이다.

지난 수십 년 동안 수많은 전문가의 노력으로 해당 분야별 눈부신 발전을 이룬 것은 맞지만, 이를 뛰어넘는 혁신으로 나아가지 못하고 둔화한 상태로 머물러 있는 분야도 있다. 의료 분야도 그중 하나로 볼 수 있다. 물론 생명의 일회성, 윤리적 논란, 관련 법규 미비 등 복합적인 것들이 의료 분야 발전을 더디게 하는 주요한 원인이지만, 분야별 전문성이 고도화되다 보니 이들 사이에 놓인 장벽을 넘어 전문가 간 지적 네트워크를 형성하기 어렵다는 점도 간과해서는 안 된다. 실험실에서의 연구 결과가 실제 환자 진료 현장으로 이어지도록 하는 중개연구 활성화도 이러한 한계를 극복하기 위한 일련의 활동으로 볼 수 있다. 우선 중개연구부터 출발하여 이를 포함한 지식의 이행이라는 광의의 개념으로 볼 때, 우리는 비로소 다양한 분야에 익숙한 임상약리학자의 온전한 가치를 볼 수 있을 것이다.

우리는 지금 정제되지 않은 채 지속해서 쌓이고 있는 약물 관련 지식의 홍수에 허우적대고 있다. 특히 신약 개발은 다양한 분야의 관련 지식이 총망라되어 결실을 맺는 다학제적 접근법이 가장 활발하게 적용되고 있는 영역이다. 신약 후보 물질의 발견에서부터 동물실험, 임상시험 등의 단계를 거치는 동안 화학, 분자생물학, 약학, 수의학, 의학, 보건학, 경제학 등 여러 분야의 전문가가 참여하게 된다. 이러한 다양한 분야의 전문가로부터 산출된 지식을 한데 엮어 종합적이면서도 신뢰할 수 있는 정보를 만들어 내는 일이 가장 중요하고, 이에 임상약리학자가 중추적인 역할을 담당하고 있다. 앞으로 병원은 환자를 진료할 뿐만 아니라 의료진을 중심으로 연구 활동도 활발하게 벌어질 것이다. 빠르게 발전하는 과학과 기술의 진보가 질환 관리의 패러다임을 바꾸는 혁신으로 이행되도록 하는 중재자 역할을 담당할 것이다. 임상약리학자는 지속해서 약물 관련 지식을 생성하고 전달하는 역할을 하면서 동시에 다학제 분야의 리더로서 혁신적 치료가 진료 현장에 일찍 적용되도록 선도하는 역할을 할 것이다.

현재 환자 진료에 있어 거스를 수 없는 큰 흐름은 개인 맞춤의학이다. 대부분 평균적인 환자이고 일부가 이를 벗어난 경우라는 관념은 점점 설 자리를 잃어가고 있다. 많은 연구를 통해 질환에 대한 지식이 축적되고 관련 검사 기술이 발전함에 따라 더는 평균적인 환자는 없으며 사실상 모두 서로 다른 개별 환자로 간주하여야 한다는 생각이 점점 보편화되고 있다. 그런 관점에서 질환이 같다면 모든 환자에게 같은 치료를 적용하던 방식은 최선이라고 할 수 없으며, 많은 정보가 축적될수록 점점 더 나은 방식으로 대체되어 갈 것이다. 다양한 약물치료 방법 및 그 약물의 전달 체계 중 해당 환자에게 더욱 적합한 것이 무엇인지 자세히 검토하는 과정이 선행되는 것이 바람직하며 이를 위해 새로운 개념의 약물치료에 대한 이해를 넓히는 연구도 병행되어야 한다. 아울러 체내 약물의 동태를 파악하여 표적 부위의 노출을 예측함으로써 약물의 용량을 증가시키거나 감소시킬지 파악해야 한다. 각 약물의 표적 부위에 충분히 도달하였는지를 확인하는 것은 환자의 치료 실패 원인을 파악하는 데 중요한 요인이 된다. 다른 환자와 마찬가지로 통상의 용량을 투여했음에도 치료 효과가 기대에 미치지 못하거나 예측하지 못한 부작용이 나타났을 때, 단순히 해당 약물이 그 환자에게 맞지 않는다고 생각할 수도 있지만 약물의 과소 또는 과다 투여로 인해 표적 부위에서 약물 노출이 최적화되지 않았을 가능성도 염두에 두어야 한다. 임상약리학과는 병원 내 환자별 최적의 약물치료를 위한 자문 업무를 담당하고 있으며, 개인 맞춤의학의 보편화와 함께 그 역할은 점차 중요해질 것으로 보인다.

병원 내부뿐만 아니라 외부의 다양한 전문가 집단과 소통하면서 이들과 함께 혁신적 성과를 이뤄내는 데 주도적인 역할을 담당할 분야가 바로 임상약리학과이다. 임상약리학자들은 다수의 평균적인 환자 진료를 우선하면서 오히려 소홀하게 취급되었던 소아, 노인, 희귀질환 및 난치질환 환자의 건강 증진 요구에 부응하기 위해 노력하고 있다. 4차 산업혁명과 함께 관념으로만 존재하던 것들을 구현할 수 있게 된 지금, 우리는 그 가치가 점점 커지고 있는 새로운 의료 분야를 가까이에서 지켜보고 있는지도 모른다.

미래 의료와 생명윤리

허우성*

    역사적으로 볼 때 새로운 과학기술에 나타나면 그 기술에 관한 윤리적·사회적·법적 이해와 규제 정책은 간격을 두고 뒤쫓곤 했다. 과학기술의 발전 속도가 빠를 때는 이 틈이 더욱 벌어질 수밖에 없다. 주로 앞서가는 과학기술이 예상하지 못한 심각한 사건을 일으키면, 뒤늦게 문제점을 파악한 뒤 이해당사자들 간의 조율을 통해 정책이 수립되는 방식이었다. 그 정책의 테두리 안에서 과학기술이 진화하는 예도 있었고, 동시대인들의 거부감으로 소멸하는 예도 있었다. 다른 한편으로는 발생 가능한 위험이 과장되어 알려지면서 과학기술의 발전이 발목 잡히기도 했다.

---

* 성균관대학교 의과대학 삼성서울병원 신장내과 교수

생명윤리의 역사

생명윤리 역사도 의학연구 기술의 발전 중 문제점이 발생하면 이를 보완하는 방식으로 진행되었다. 2차 세계대전 이후 전범재판을 통하여 일부 독일 의사들이 정치에 편승해 아리안족의 유전적 우월성을 입증하고자 유대인 대상으로 참혹한 인체실험을 했다는 사실이 밝혀졌다. 이 재판의 결과로 1947년 임상시험을 수행할 때 갖추어야 할 10가지 원칙이 선언되었으며 이를 '뉘른베르크 강령Nuremberg Code'이라고 한다. 주요 내용은 인간을 대상으로 하는 임상시험은 반드시 자발적인 참여로 이루어져야 한다는 것과, 연구의 결과가 인류사회의 발전에 도움이 되더라도 참여하는 피험자의 위험이 크면 그 연구를 시행하지 말아야 한다는 것, 그리고 참여하는 피험자는 시험 과정 중 언제라도 자유의사에 따라 참여를 중단할 수 있다는 것이다.

그 후에도 인간의 존엄성을 위협하는 크고 작은 사건들이 전 세계적으로 발생하여, 1964년 헬싱키에서 열린 세계의사회World Medical Association에서는 임상시험 윤리의 초석이 되는 〈헬싱키선언문Declaration of Helsinki〉이 채택되었다. 이 헬싱키선언문에는 임상시험은 사전에 독립적인 제3자의 검토와 검토 결과를 바탕으로 한 권고가 필요하다는 것과, 피험자에게는 임상시험 참여 전 연구 전반에 관한 충분한 설명을 하고 참여 여부를 결정하는 과정이 필요하다는 내용을 포함한다.

생명윤리의 발전에 큰 영향을 주었던 사건으로 '터스키기 매독 연구Tuskegee Syphilis Study'가 있다. 이 연구는 1932년부터 1972년까지 미국 보건의료 연구자금으로 진행된 매독의 자연 경과를 관찰하는 코호트 연구였다. 보건 시스템이 낙후된 지역인 터스키기에서 가난한 흑인을 대상으로 연구를 진행했으며, 시작 당시에는 매독의 효과적인 치료제인 페니실린이 개발되지 않은 상태였다. 그러나 1947년 페니실린이 시판되었고 해당 지역의 보건

시스템도 개선되어 주변에 의원들이 생겨나기 시작하자, 연구자들은 의료기관에 연구 참여자 리스트를 보내 그들에게는 페니실린을 투여하지 말 것을 강요했다. 이 사실이 1972년 언론을 통하여 폭로되면서 국가 연구자금으로 이루어진 비윤리적 연구에 대한 여론이 악화되었다. 결국 의회 차원의 조사가 이루어졌다. 조사결과 연구에 참여한 399명의 남성 중 28명이 매독으로 사망했으며, 100명이 연관된 합병증으로 사망했고, 40명의 부인이 매독에 전염되었고, 이로 인해 19명의 선천성 매독에 걸린 아이들이 태어났음이 확인되었다. 이 사건을 계기로 1979년 의회 보고서인 〈벨몬트 보고서Belmont Report〉가 작성되었다. 국가연구자금으로 진행하는 임상시험은 사전에 생명윤리심의위원회IRB; Institutional Review Board의 심의를 받는 강제조항이 추가되었으며, 피험자보호국Office for Human Research Protection이라는 국가기관이 설립되었다. 벨몬트 보고서는 생명윤리의 준수를 위한 3가지 핵심 원칙을 제시하였는데 바로 존중respect, 선행beneficence, 정의justice다. 임상시험에 참여하는 피험자는 인격을 존중받아야 하므로 참여 전 사전동의informed consent를 바탕으로 참여 여부를 자발적으로 결정할 수 있어야 하고, 참여하는 피험자의 위험을 최소화하고 이익은 최대화할 수는 선행의 방법으로 연구의 계획과 수행이 이루어져야 하며, 피험자의 선정은 연구 목적에 맞아야 하는데 그 선정 기준이 개인 또는 집단의 사회적·경제적 지위에 따라 결정되어서는 안 된다는 것이다.

1999년에는 '제시 젤싱어Jesse Gelsinger 사망 사건'이 있었다. 대사성 유전질환을 앓고 있던 18세 환자에게 아데노바이러스adenovirus를 이용한 유전자 치료라는 새로운 기술을 사용하는 임상시험을 진행하였으나, 피험자는 시험 참여 4일 만에 사망했다. 미국 FDA 조사에서 임상시험 과정 중 여러 문제가 있었음이 발견되었고, 그중 하나가 연구가 성공하면 연구자가 상당한 금전적 이득이 얻는 구조였음을 확인했다. 이 사망 사건으로 인해 연구자의 경제적 이해 상충의 문제가 임상시험에 영향을 미칠 수 있음을 인식하게 되어 예방 대책이 수립될 수 있었다.

'존스홉킨스 사건Johns Hopkins Crisis'은 미국 국립보건원의 지원으로 진행한 임상시험에서 피험자가 사망했고, 피험자보호국에서 수행한 조사에서 존스홉킨스 IRB 운영의 문제점들이 밝혀졌던 사건이다. 피험자의 사망이 연구자의 부주의뿐만 아니라 기관 시스템의 문제로 인한 것이었다는 판단 하에 IRB 운영 시스템의 개선이 없다면 국가연구기금 제공을 중단하겠다는 강경한 조치가 내려졌다. 이에 존스홉킨스는 기관 내에서 진행 중이던 2,600개 연구 계획의 재심사를 포함한 광범위한 시스템 개선을 시행했다. 이 사건으로 IRB 운영을 포함한 기관의 임상연구 수행 시스템을 제3자가 점검하여 인가하는 제도가 필요하다는 여론이 형성되었다. 미국에서는 현재 임상연구피험자보호인증협회인 AAHRPPAssociation for the Accreditation of Human Research Protection Programs라는 비영리 단체가 발족하여 기관의 임상연구 수행 시스템을 점검하고 있다.

빅데이터와 생명윤리

지금까지의 경향으로 볼 때 과학기술의 발전 속도는 기하급수적으로 빨라질 것이고, 예측할 수 없는 여러 문제도 발생할 것이다. 생명윤리의 역사에서 보듯이 이러한 큰 도전에 맞추어 생명윤리도 계속 진화할 것이다. 바로 코앞에 나타난, 생명윤리가 맞을 거대한 파도는 '빅데이터'이다. 우리는 이미 빅데이터의 시대라는 넓은 바다에 발끝을 담갔다. 온라인서비스와 스마트폰이라는 새로운 디지털 기술들이 정보화 시대 또는 빅데이터의 시대를 열었다. 이 기술들은 정보의 연결, 교환, 융합, 재사용을 가능하게 하여, 과거에 우리가 경험하지 못한 현상을 불러일으키고 있다.

이 현상은 가장 먼저 사업 분야에서 나타났다. 구글, 페이스북, 아마존 등 거대 글로벌 IT 회사들은 빅데이터의 중요성을 빠르게 인지하고, 정보통신기술을 회사의 핵심 기술로 발전시켰다. 서비스 이용자들로부터 성별, 나이, 국적, 위치, 정보 및 구매 성향을 포함한 방대한 정보를 수집·가공하여 이용하거나, 제3자에게 제공함으로써 막대한 이익을 얻고 있는 것이다.

여러 문제점도 나타나고 있다. 회사에서 제공하는 서비스를 이용하는 과정에서 수집되는 개인의 행동양식을 바탕으로 개인의 민감한 부분(예를 들어 성적·정치적 성향 등)이 노출되었던 것이다. 빅데이터 분석 기술이 더욱 발전하게 되면 이를 각 개인의 미래 예측에도 활용하게 되고, 이로 인해 사회 안전이라는 이유로 이뤄지는 법 집행의 타당성 논의가 있을 수 있다. 또한 신용회사 및 보험회사의 서비스 이용에도 제한이 발생할 수 있고, 고용의 기준으로 정보가 활용되는 등의 문제가 발생할 수 있다.

빅데이터의 활용은 비즈니스 영역뿐만 아니라 생명의학 연구 및 의료 분야에서도 큰 역할을 할 것이다. 2014년 〈미국의료정보학회저널Journal of the American Medical Informatics Association〉에 당뇨약인 메트포르민metformin이 암 사망률을 낮춘다는 연구 결과가 보고되었다. 연구는 밴더빌트대학교 메디컬센터Vanderbilt University Medical Center의 32,415명의 정보와 메이요 클리닉의 79,258명의 정보를 각 기관의 전자건강기록에서 정보학 기술로 추출하여 분석하는 방식이었다. 추출한 정보는 의료비 청구 내역, 수치화된 검사 결과, 검사 보고서, 투약 정보, 임상노트 등으로 숫자로 된 정보 외에도 텍스트 정보(정형·비정형 정보)를 추출하여 분석에 활용했다. 분석 결과, 메트포르민을 복용한 당뇨 환자가 복용하지 않은 환자보다 유의하게 암 사망률이 낮았으며, 당뇨병이 없는 암 환자들과 비교해도 역시 의미 있게 암 사망률이 낮다는 사실을 알 수 있었다. 메트포르민은 1922년에 발견되어 1957년 프랑스에서 경구용 혈당강하제로 임상에 사용되기 시작했다. 1995년에는 미국에서도 사용되었으며, 현재 전 세계에서 1차 당뇨치료제로 사용되고 있다. 발견된 지 90년이 넘었고 임상에서 사용된 지 60년이나 되었지만, 그동안 알지 못했던 새로운 사실이 발견되어 메트포르민의 항암 효과에 관한 연구들이 활발하게 이루어지고 있다.

이는 빅데이터 연구의 전형적인 특성과 파급 효과를 보여주는 예이다. 빅데이터는 크기$_{volume}$가 크거나, 스트리밍 데이터 분석과 같이 속도$_{velocity}$가 빠르거나, 다양한$_{variety}$ 형태의 데이터로 구성된 경우를 말한다. 메트포르민 연구는 10만 명이 넘는 환자의 정보로, 전자건강기록에서 데이터를 추출하는 기술을 활용해 숫자 형태의 정보뿐만 아니라 비정형화된 문자 정보 등 다양한 형태의 정보를 확보해서 빅데이터를 분석하는 새로운 정보 분석 기법을 통해 기존의 전통적 연구 방법으로는 알 수 없었던 새로운 사실을 발견할 수 있었다.

빅데이터 활용의 문제점

생명의학 연구 및 의료 분야에서 빅데이터는 질병의 진단, 치료, 예방 등에 엄청난 활용 가능성을 보이고 있다. 그러나 한편으로는 우려의 목소리도 크다. 의료 분야 빅데이터의 구성이 진료기록을 비롯해 검체, 유전, 영상 정보 등 개인의 매우 민감한 정보들로 구성되어 있기 때문이다. 또한 앞으로 웨어러블 기기의 발전으로 개인 건강 모니터링$_{personal\ health\ monitoring}$ 기술이 활성화되면서 실시간 정보까지 수집된다면 지금은 상상할 수 없는 방향으로도 빅데이터가 활용될 수 있다는 가능성이 있다.

미래의 불확실성 때문에 기술의 발전이 제한받았던 사례는 많다. 그중 대표적으로 GMO가 있다. GMO는 어떤 종의 유전자에 다른 종의 유전자를 주입하여 새로운 유전형질을 획득한 개체를 말한다. 인류는 오래전 곡물을 재배하면서부터 과학적 지식은 없어도 수확이 좋은 곡물의 씨만 골라 다시 뿌리고, 접붙이기하는 등 곡물의 유전자 조작을 해 왔다. 그리고 오늘날, 과학 지식이 발전하면서 GMO처럼 특정 유전자를 다른 종의 유전자에 주입해 원하는 유전형질을 발현시킬 수 있는 수준에 다다랐다. 그러나 GMO 식재료가 인체에 유해하다는 과학적인 근거는 없지만 장기간 노출되었을 때 어떤 위험이 있을지 모른다는 우려의 목소리가 높으므로, 많은 나라에서는 유전자 조작 식재료는 그 사실을 소비자에게 명시해야 한다는 규정을 하고 있다. 이 경우 소비자들은 막연한 불안감으로 사용을 꺼리게 된다. 현재 전 세계적으로 기아에 시달리는 사람들이 많으며 지구 온난화가 계속 진행된다면 식량 수급은 더욱 어려워질 것이다. 이러한 식량 문제를 해결할 방법 중 하나가 수확량이 많고, 기후에 영향은 덜 받으며, 해충의 피해가 적은 GMO 식량의 개발이다. GMO 식량의 개발과 사용을 활성화하려면 GMO 사용을 긍정적인 시각에서 접근하여 사용 지침이 마련되어야 하는데 아직은 반대의 목소리가 높은 실정이다.

생명의학 연구 및 의료 분야에서의 빅데이터 이용 문제도 마찬가지다. 사회의 막연한 불안을 적절히 해소하지 못한다면 빅데이터 역시 GMO가 처한 상황에 빠지게 될 가능성이 있다. 연구자, 기관, 기업, 그리고 정부는 빅데이터를 사용할 때 발생 가능한 문제점들이 무엇인지를 파악하고 연구의 진행, 제품의 개발 과정, 가이드라인 개발 등에서 적절한 조처를 하여 사회의 불안을 해소하여야 한다.

옥스퍼드 인터넷 연구소의 미텔스태드Mittelstadt와 플로리디Floridi는 'big data'와 'ethic'이라는 검색어로 학계에 발표한 논문들을 탐색한 뒤, 빅데이터를 생명의학 연구 및 의료에 적용할 경우 예상되는 생명윤리의 문제점 중 무엇이 많은 관심을 받고 있는지 분석하였다. 가장 많이 논의되고 있는 문제는 동의서informed consent와 사생활(개인정보) 보호였다. 전통적으로 동의서는 연구자가 피험자에게 충분한 설명을 한 후 피험자의 자발적인 의사에 따라 얻을 수 있었다. 그러나 빅데이터 연구에서는 이러한 연구 성격을 피험자에게 충분히 설명하지 못할 가능성이 크다. 앞서 언급한 메트포르민 연구를 전향적 관찰 연구로 진행했다면, 개인의 자료 수집 당시 미래에 메트포르민과 암 환자 생존율의 연관성 여부가 밝혀질지 예상할 수 없으므로 연구의 성격에 대한 충분한 설명 없이 동의를 취득하게 된다. 이러한 방식은 기존의 개념으로는 받아들이기 어려워서 이 문제가 해결되지 않으면 빅데이터를 이용한 생명의학 연구는 여러 난관에 부딪힐 것이다.

이 문제를 극복하려는 노력으로 제안된 것으로 포괄적 동의서, 선택 동의서(향후 다른 연구에 데이터 사용에 관한 동의를 선택할 수 있도록 고안된 동의서) 등이 있다. 이런 형식의 동의서는 인체 유래물을 이용한 연구, 특히 유전체 연구가 활성화되던 초기에 제안되어 사용되고 있다. 그때는 후속으로 진행되는 연구도 현재 진행 중인 연구와 유사성이 높을 것으로 생각했다. 예를 들어 암 관련 연구에서 취득한 정보 및 검체는 다른 암 관련 연구에 사용될 것이라 여겨져 포괄적 동의서와 선택 동의서 사용이 해결책으로 제시되었다. 그러나 빅데이터 연구는 다양한 형식의 대규모 데이터가 융합되며 복잡한 알고리즘 분석 과정을 통해 어떤 관련성이 도출될지 알 수 없다. 때에 따라서는 연구 결과가 사회에는 도움이 되겠지만, 개인에게는 심각한 사회적·경제적 피해를 줄 수 있으므로 포괄적 동의서만 가지고 개인의 의료정보를 이용하는 것이 과연 윤리적인지 우려하는 목소리가 있다.

이와 별개로 빅데이터 연구에서는 전통적인 동의서 취득이 불가능하므로 다른 부분에서 보완할 방법을 찾아야 한다. 현재 빅데이터를 이용한 연구에서 가장 많이 우려하는 부분은 위치정보를 포함한 개인정보의 노출 문제다. 만약 개인정보 노출을 걱정할 필요가 없는 환경에서 빅데이터 연구가 진행된다면, 이러한 동의서 문제가 어느 정도 해결될 수 있을 것이다.

빅데이터 연구에서는 비식별화de-identification 조치가 필요하다. 비식별화 조치는 이름, 주민등록번호, 운전면허번호, 사진, 전화번호, 주소 등 개인을 알아볼 수 있는 식별자를 제거하는 방식이다. 이상적으로는 한 번 비식별화된 정보는 재식별화re-identification가 불가능해야 하지만, 빅데이터를 바탕으로 이루어지는 개인 맞춤의학 또는 정밀의학에서는 재식별화가 불가피하다. 정밀의학에서 환자에게 맞는 치료법을 결정하기 위해서는 해당 환자뿐만 아니라, 다른 많은 환자의 임상·유전·영상 정보들을 이용한 데이터 분석 알고리즘이 필요하다. 그러나 빅데이터의 데이터베이스에 환자의 정보가 저장될 때는 비식별화가 되어 분석의 자료로 활용되겠지만, 그 환자에게 어떤 치료법을 사용할지를 결정하기 위해서는 비식별화된 자료를 재식별화해야 한다. 따라서 비식별화에서 재식별화되는 과정 중 개인정보 노출을 최소화할 수 있는 절차가 필요하다. 소위 '정직한 중개인honest broker' 역할이 필요하다. 최소의 허용된 사람만이 비식별화-재식별화 과정에 관여함으로써 개인정보의 노출을 최소화하는 것이다.

앞으로 논란의 소지가 큰 또 다른 문제 중 하나가 정보의 '소유권'에 관한 것이다. 의료정보를 보관하고 분석이 가능한 형태로 변형하는 의료기관이 정보의 소유권을 가지겠지만, 허가를 받아 이러한 데이터에 접근하고 분석하여 새로운 지적재산을 개발하는 집단이 있어야 빅데이터가 가치 있을 것이다. 이때 빅데이터를 통해서 발생한 이득을 정보를 소유하는 기관과 지적재산을 소유한 집단이 어떤 방식으로 분배할지가 매우 복잡한 문제가 된다. 특히 상업적 목적으로 데이터를 사용하는 경우에는 의료정보의 원천 제공자인 개인이 이득을 주장하는 예도 발생할 수 있어, 더욱 문제가 복잡해진다.

정보 격차에 대한 문제도 있다. 이미 구글, 페이스북 등을 통하여 개인과 회사의 정보의 격차를 체감하고 있지만, 특히 의료정보는 환자가 진료받기 위해 자신의 정보를 제공해야만 하고 의료기관은 이 데이터를 보관해야 한다. 그러므로 빅데이터의 관점에서 본다면 환자 개인은 정보를 주는 역할만 하고, 의료기관은 수많은 환자의 광범위한 정보를 수집하여 소유하고 데이터의 분배·공유·개발을 통해 이득을 취할 수 있다. 개인도 자신의 정보에 접근할 수 있도록 해야 한다는 주장이 있지만 의료정보의 특성상 일반인이 해석하기 어렵고, 오해의 소지가 있어 오히려 해가 될 수 있다는 의견도 있다. 불가피한 정보 격차지만 개인의 정보가 자신도 모르게 수집되고 분석·이용된다는 것에 대한 불만이 발생할 것이고, 이러한 문제점을 해결해야 할 상황이 오게 될 것이다.

정부기관과 의료기관, 연구자의 노력

미래에는 지금까지 언급한 주요 문제들 외에도 더 많은 문제가 발생할 것이고, 지금은 예측하지 못하는 문제점도 나타나겠지만, 그와 별개로 빅데이터 시대는 빠른 속도로 확산될 것이다. 특히 생명의학 연구와 진료 분야는 개인의 민감한 정보를 다루기 때문에 사회적으로 민감한 생명윤리의 이슈들이 발생할 가능성이 크다. 그러나 생명의학 분야에서 빅데이터를 활용할 때 얻을 수 있는 효과가 매우 높아서 생명윤리의 쟁점이 될 만한 문제점의 해결 방법을 찾아야 한다. 해결 방법을 찾는 핵심 주체는 정부기관, 의료(연구)기관, 연구자가 될 것이다.

정부기관에서는 균형적인 정책수립을 해야 한다. 발생 가능성이 낮은 위험성에 너무 치중하여 기술 발전을 가로막는 일이 없어야 한다. 의료기관에서는 빅데이터의 수집과 가공, 보관, 배분 과정에서 개인의 비식별화 조치가 최대한 이루어질 수 있도록 해야 한다. 비식별화를 위한 노력은 여러 단계에서 이루어질 수 있다. 전산 시스템을 사용하여 병원 의료정보에서 데이터 추출 시 비식별화가 이루어지도록 할 수 있고, '정직한 중개인'을 통해 연구자들이 비식별화된 자료를 받는 방식을 활용할 수도 있다. 데이터의 수집, 가공, 보관, 배분이 원활히 이루어지기 위해서는 소위 '데이터 관리 위원회'와 같은 제도도 필요할 것이다. 이 외에도 IRB에서는 연구자들이 적절한 방법으로 의료정보를 이용하여 연구를 진행하는지 사전에 심사해야 한다. 특히 연구 방법 및 예상 결과가 데이터를 제공하는 개인 또는 같은 특성이 있는 집단에 위험을 초래할 가능성이 큰지 평가하여 승인 여부를 결정해야 한다. 연구가 진행되는 중에도 규정에 맞게 이루어지고 있는지 확인하는 감시가 필요하다. 연구자들도 생명윤리에 관한 지속적인 교육을 통해 빅데이터 연구에서 발생 가능한 문제점들과 예방법을 인식해야 한다. 의료기관과 연구자의 이러한 노력이 있어야 정부 규제기관의 정책도 균형이 잡힐 것이다.

간호 분야의 미래

조인숙*

　근대 간호의 효시로 알려진 플로렌스 나이팅게일은 2차 산업혁명 당시, 여성인권운동과 보건의학 분야의 혁신적인 발전에 기여한 것으로 잘 알려져 있다. 이 여성인권운동은 20세기 근대 여성인권 개선의 근간이 되었으며, 20~21세기를 거쳐 지속적인 의료 개혁의 기초를 제공했다. 1853년 크림전쟁에서 환자 모니터링으로 얻은 부상병과 사망자 자료를 이용해 위생과 환경의 중요성을 보여 주고 사망률을 획기적으로 개선하였다. 또한 기록 보관의 중요성과 철저한 위생 실무를 1860년대 병원에 소개하였다. 사람들은 나이팅게일이 현대를 살았다면 아마도 간호정보학자이면서 훌륭한 데이터 사이언티스트Data Scientist로 의료개혁가가 되었을 것이라고 말한다.

　간호는 나이팅게일로부터 전문직 실무 범위와 표준을 확립했으며, 그동안 전문직 간호가 제공한 간호의 양이 환자 사망률과 이환율에 직접적인

---

* 인하대학교 의과대학 간호학과 교수

영향을 미친다는 것을 잘 보여 주었다. 최근 간호계는 제한된 비용 내에서 케어를 보다 효과적이고 효율적으로 제공하도록 요구받고 있으며, 간호계는 이러한 공공의 핵심가치와 목표에 부합하기 위해 직접 대상자를 간호하는 것(케어링)과 대상자에 대한 이해와 전문적 측은지심professional compassion을 간호서비스의 핵심가치로 여기고 있다.

의료정보 기술 수용과 간호정보학

간호란 케어 전달과 코디네이션이다. 시대마다 사회적 맥락, 기술, 의료요구가 변해 왔지만, 간호사는 언제나 케어를 직접 제공하는 최전방 인력이면서 조정자 역할을 맡아 왔다. 4차 산업혁명이라는 기술적 진보가 우세할 것으로 예상되는 환경에서의 간호를 특징짓기는 쉽지 않다. 4차 산업 신기술은 케어 전달을 돕고 단순한 업무에서부터 복잡한 업무까지 지능화된 기능을 통해 안전을 더 강화시켜 줄 수 있다. 하지만 관련 변화는 간호계 외부가 아닌 내부에서 이루어져야 한다. 그동안 우리는 많은 화려한 신기술들이 실무에 어떻게 사용되고 케어에 어떤 영향을 주는지에 따라 그 가치가 결정되는 것을 보아 왔다.

4차 산업혁명 이전에 의료계는 임상정보시스템, 전자의무기록으로 대표되는 의료정보화 경험을 해 왔다. 의료계는 기술의 단순한 도입만으로는 사람의 행동과 업무 방식을 바꾸지 못할 뿐만 아니라, 기술의 장점과 시너지도 제대로 취하지 못한다는 사실을 깨달았다. 이러한 경험과 교훈은 4차 산업혁명을 대비하는 의료계에 실질적인 지혜와 통찰을 제공할 것이며, 앞으로 다가올 새로운 신기술의 가치가 의료계에서 발휘될 수 있도록 하는 데 기여할 것이다.

간호는 의료정보시스템을 가장 많이 사용하는 주 사용자로서 뿐만 아니라 그동안 개발자, 프로젝트 관리자, 사용자 코디네이터, 시스템 분석·설계자, 평가자로 참여해 왔다. 일찍이 미국간호협회ANA는 이러한 새로운 역할을 인정하고 1992년 간호정보학NI; Nursing Informatics을 공식적인 간호계 전문 분야로 승인했다. 2015년 미국 보건의료정보관리시스템협회HIMSS 조사에 따르면 간호정보학 수요 증가로 매년 높은 연봉 증가율(2017년 기준 2004년 대비 42% 증가, 2007년 대비 17% 증가)을 보이면서 성장하고 있다. 이들은 의료정보화와 함께 임상 신기술 도입과 이를 통한 간호의 핵심 가치 실현을 위해 실무의 혁신적 변화를 이끄는 주도적 역할을 담당하고 있다. 국내는 80년대 후반부터 임상, 학계, 보건산업계에서 관련 활동을 전개하고 있다.

변화의 흐름과 가치중심 의료에서 변하지 않는 간호의 역할

4차 산업혁명은 간호사가 간호대상자를 만나는 모든 분야, 즉 급성기 종합병원, 아급성기 일차·이차 병원, 가정간호와 방문간호, 지역사회 건강 증진과 예방 영역(보건소, 학교 보건, 산업장 보건 등), 요양원 등 전반에 영향을 미칠 것이다. 이전의 기술 도입에 대한 경험과 교훈을 잘 살린다면 신기술이 과거에 불가능하여 생각하지 못했던 방법을 가능하게 하면서, 새로운 도구·환경으로써 간호 전달과 코디네이션 역할에 영향을 줄 것이다. 또한 질환이 발생한 이후의 진단과 치료 못지않게 조기 진단과 예방이 가능해지고 중시되면서, 간호에서 강조하는 대상자 스스로의 자가관리 능력과 회복력 향상, 건강관리에서의 적극적인 대상자 참여가 커다란 역할을 할 것이다.

이 글에서는 현재 간호계가 직면하고 있는 어려움과 문제점, 이를 극복할 수 있는 방안으로 4차 산업 관련 신기술들과 이런 도구가 간호에서 의미 있게 활용될 수 있는 시나리오 사례를 소개하고자 한다. 그리고 신기술 변화에 대비한 간호계 준비와 구체적 어젠다에 대해 알아보겠다. 물론 현재의 신기술들이 앞으로 더 정교하게 발전할 것이고, 신기술에 대한 간호계 반응은 생각보다 보수적일 수 있다. 그러나 1800년대 청진기가 처음 개발되었을 때를 생각해 보면, 많은 의료전문가가 그런 물건은 절대 의료에서 사용되지 않을 것이라고 호언장담했음에도 지금은 의료인을 상징하는 도구로 여겨질 만큼 널리 사용되고 있다. 낯선 모양과 사용법 등이 사람들에게 매우 생소하고 맞지 않는다고 여겼으나 청진기의 유용성과 가치가 알려지면서 의료전문가들의 예상은 빗나갔다.

간호 특성과 변화의 당면 과제

1. 간호 특성과 임상 효율성 문제

캠벨Campbell(1978)은 간호 업무를 보편성에 입각해 3가지로 분류하였다. 그중 하나는 위임받은 업무로 의사의 처방을 수행하는 역할이다. 급성기와 아급성기 간호 환경에서 간호 업무의 많은 부분을 차지하는 영역으로 주로 생리지표 측정 및 관찰, 투약, 처치, 검사 등이 여기에 속한다. 이런 업무 특성은 정규 활력징후 측정과 같이 환자 상태에 따라서는 단순한 자료수집 활동에서부터 수술 직후 도관이나 튜브 관리 등의 복잡한 업무까지 다양하다.

다른 하나는 자율적인 간호 기능으로 매슬로우Maslow의 인간욕구이론 hierarchy of needs theory에 기초한 간호과정이라는 간호 고유의 지식체를 활용한 활동이다. 어떤 환자가 수술 후 합병증 발생 위험이 높은지, 환자의 특정 행동이 인지기능 문제인지 등의 판단(간호진단)에서부터 그래서 이후 무엇을 어떻게 해야 하는지(중재계획)에 대한 부분이다. 주로 문제해결형 간호로 비판적 사고, 숙련성, 그리고 전문성이 요구된다. 여기에는 갑작스럽게 암을 진단받고 입원한 환자를 어떻게 대할지, 오랜 치료로 지치고 낙담한 보호자에게 무엇이 필요한지 등의 심리사회 영역까지 포함한다.

나머지 하나는 관리·조정자 역할이다. 이 역할은 입퇴원, 기본간호, 전과전동, 치료 환경 유지와 개선을 위한 물품·약물·시설·장비 관리 등과 같은 비교적 일상화된 업무에서부터 각종 검사, 수술과 같이 다른 부서와 시간·자원 조정이 필요한 복잡한 업무까지 포함한다. 그중 기본간호는 개인 위생, 식이, 침상 교환, 이동 보조, 배뇨 보조 등이다. 이러한 간호 역할은 간호사가 활동하는 모든 영역에서 찾아볼 수 있으며 영역별 특성에 따라 상대적으로 업무 비율에 차이가 있다.

이처럼 간호는 단순하면서 반복적인 일부터 많은 데이터와 정보를 통합·해석·판단하는 복잡한 기능, 개개인에 대한 깊은 이해와 공감, 그리고 인간 내면의 회복력과 행동 변화를 이끌어 내는 전문적 지혜와 통찰이 필요한 업무까지 수행한다. 그러나 실무 현장의 높은 간호사 대 환자 비율, 잦은 입퇴원, 잦은 간호 인력 교체 등 처방 수행과 기본간호만으로도 시간이 부족하다. 평균 8시간의 근무시간을 보면 관리·조정자 역할 같은 간접간호에 절반의 시간이 소요된다. 나머지 4시간이 환자 관찰과 처치 등 침상 옆에서 이루어지는 직접간호에 해당한다. 상급종합병원의 경우 간호사 1인이 평균 12명 환자를 담당하고 있는 점을 고려하면, 환자 한 명이 8시간 동안 간호사를 만날 수 있는 시간은 고작 20분이다. 게다가 상태가 좋지 않은 중증환자가 있을 경우, 다른 환자는 간호사 얼굴 보기가 더욱 어려워진다. 이처럼 상급종합병원조차 환자 개개인을 제대로 파악하고 개별 요구에 부합하는 간호를 제공할 수 있는 절대적 시간이 부족한 실정이다.

간호 시간 부족과 함께 실무의 가장 어려운 점은 케어 조정자로서 코디네이션의 복잡성 증가이다. 전술한 바와 같이 대내외적으로 서비스 질 평가, 환자 안전주의, 인증평가, 환자만족도, 환자경험평가 등 점점 증가하는 요구에 직면해 있다. 이러한 요구는 간호뿐만 아니라 환자 진료와 케어에 관련된 모든 의료진과 관련 부서 간의 커뮤니케이션, 업무 프로세스와 관련되어 있고 개선을 필요로 하는 내용이다. 결국 이러한 소통 및 프로세스의 조정, 그리고 개선 노력은 환자 정보가 집중되는 간호가 중심이 되며 간호사의 코디네이션 역할 증가로 이어진다. 그러나 코디네이션 역할은 수량화되거나 소비자에게 가시적으로 보여지는 것이 아니므로 증가하는 업무부담에 대해 인정받기란 어려운 실정이다.

또한 관리 측면에서도 환자가 병원에서 어떤 간호 문제로, 어떤 종류의 간호서비스를, 어떻게 받았는지 파악하기 어렵다. 20년 전부터 본격화된 전자간호기록 확산 및 간호 정보 표준화 노력으로 간호용어 표준이 강조되고 확대되어 왔으나, 서비스 단위가 아닌 낱개 간호 활동을 기술하는 진술문 단위 코드화에 머물러 있으며 이들 간의 관련성 정보는 누락되어 있다. 로컬 코드화만으로는 여러 기관에서 제공한 간호서비스가 동일한 것인지 표준화된 서비스 내용인지 알 수 없으며 환자별, 간호단위별, 기관별, 지역별, 국가별로 제공된 서비스를 비교할 수도 없다. 또한 간호 '문제-중재-결과' 간의 연결 정보 누락으로 간호결과에 미치는 중재 영향 등은 더더욱 설명하기 어렵다. 이처럼 간호서비스를 표현하는 데이터 구조의 표준, 콘텐츠 표준이 부족하며, 이는 정보의 질적 문제와 신기술 도입 시 또 다른 이슈를 제기하게 될 것이다.

2. 근무 여건에 대한 간호사 불만과 환자경험

저자가 2014년 5개 상급종합병원과 1개 암전문병원 간호사들의 간호시간 이용과 관련하여 타임모션 스터디를 한 적이 있었다. 병원마다 내외과 병동과 중환자실 6개 간호단위를 선정하고, 3교대 근무를 모두 포함시켰는데, 거의 모든 세팅에서 30~50분의 근무 외 시간을 확인할 수 있었다. 즉 대부분 8시간의 공식 근무시간 이외 시간을 거의 항상 추가로 더 일하고 있는 것이었다. 또한 경력과 숙련도에 따라 업무가 명확히 구분되는 선진국 간호와 달리 국내는 전문 간호 인력의 역할이 분업화되지 못한 채 운영되고 있다. 즉 간호 인력이 간호사, 간호조무사, 그리고 보조원으로 구분되어 있으며 간호사 역할과 책임이 의료법에 명시되어 있음에도 불구하고 일부 실무 현장에서는 간호사 부족을 빌미로 역할이 혼재되어 있다. 또 경력 간호사와 일반 간호사의 업무 구분이 차별화되어 있지 않고, 전문간호사nurse practitioner 역시 법적·제도적으로 인정받지 못하고 있다. 이러한 근무 여건은 간호사들의 커다란 업무 불만족 원인이 되고 있다.

  간호사의 업무 만족은 의료기관이 환자결과 못지않게 신경 써야 하는 간호결과 지표 중 하나이다. 기관에서 제공하는 간호서비스 질은 그 간호를 제공하는 간호사 만족도와 직결된다고 보기 때문이다. 간호사의 업무 만족은 최근 의료계 결과 지표로 화두가 되고 있는 환자경험, 즉 의료진 입장에서의 바라보는 환자결과 못지않게 서비스를 받은 환자가 이야기하는 결과patient reported outcome measures에도 커다란 영향을 준다. 기존의 일방적이고 규격화된 간호가 아닌, 대상자 특성이 세심하게 고려된 양방향의 간호서비스가 필요하다는 것이다. 예를 들어 간호교육을 제공할 때, 간호사가 교육을 제공했다는 것만으로 서비스를 보기보다 환자가 이해할 수 있는 형태로 내용이 잘 전달되었고 환자도 그렇게 느끼고 이해하고 있어야 인정이 가능하다는 것이다. 이는 소비자 중심 관점에서 당연한 것이지만, 업무 현장의 부족한 간호시간을 고려하면 결코 쉽지 않은 일이다. 이처럼 간호 업무 환경과 간호사의 만족도, 환자경험은 서로 밀접하게 연관된 실무의 숙제가 아닐 수 없다.

간호계 시나리오: Enable the Ordinary-More Time to Care

1. 침상 옆 간호

〈시나리오〉

경력 2년 차의 김다정 간호사. 근무 인계가 끝난 후 2인용 병실에 들어서자 환자 2명에 대한 요약 정보와 오늘의 특이사항이 무선 이어폰을 통해 음성으로 전달된다.

그중 한 환자 침상으로 접근하자 이 환자의 문제 목록(의학문제와 간호문제)과 이전 근무자가 메모한 내용이 있음을 알려 준다. 환자와 가벼운 인사를 나누고 상태를 살핀 후 문제 목록과 메모를 음성 또는 노트패드로 확인한 김 간호사는 환자가 오늘 중요한 검사를 받을 예정이며, 검사 직전 필요한 준비와 일정에 대해 환자가 알고 있는지 재확인한다. 그리고 검사 후 주의사항에 대해 환자와 보호자에게 침상 옆 모니터에 교육 자료를 띄워 설명하고 모니터 화면에 핵심 주의사항을 간단명료하게 요약해 준다. 환자, 보호자 질문에 답하면서 이들의 염려 사항과 요구를 파악한다.

심장수술 후 심혈관 중환자실을 거쳐 병동으로 인계된 환자는 침상에 부착된 센서로부터 활력징후와 생리지표가 모니터링된다. 오늘 중환자실에서 전동된 환자 A 씨의 경우, 모니터 수치상으로 활력징후가 정상 범위에 있으나 간혹 부정맥과 심방세동이 나타나고 환자도 안절부절못하며 불안해하고 있다. 담당간호사는 의사에게 알려야 할지 아니면 더 지켜보는 것이 나을지 확신이 잘 서지 않아 망설이고 있다.

그러던 중, 전자의무기록 데이터의 실시간 분석을 수행하는 임상의사결정지원시스템cdss이 이 환자의 이상 패턴을 감지하고 보상기전상 실경고early decompensation alarm를 사용자와 원내 응급대응팀rapid response team 에 전달한다. 응급대응팀의 추가 평가를 통해 환자는 ICU로 이송되었고 간호사는 자신의 판단이 근거 없는 기우가 아니었음을 반추하며 보상 기전 사례 대처를 학습할 수 있다.

근거와 임상자료 기반의 간호과정 임상의사결정지원 기능은 간호사에게 간호진단을 추천하고, 환자별 맞춤 간호중재 내용을 제시해 준다. 상황에 따라 간호사는 추천받은 간호진단과 중재를 선택하고, 다른 간호진단과 중재를 추가할 수도 있다. 제공된 간호과정은 추후 환자결과 지표와 연결되어 중증도가 보정된 효과성 평가가 이루어져서 간호사별·병동별 피드백 정보를 제공한다.

음성인식·검색 기술은 모바일 기기 활용과 함께 현재 웹 검색의 20%까지 증가하고 있다. 간호 업무 특성상 손발이 자유로운 모바일 기기 활용이 증가할 것으로 기대되며, 이를 통한 환자 자료 검색과 음성 조회는 간호사를 더욱 자유롭게 만들 것이다. 음성인식에서 획기적인 정확도 향상 기술을 선보이고 있는 구글이 영어뿐만 아니라 중국어, 일본어 인식률을 높이면서 한국어 처리 기술의 향상도 기대해 볼 만하다. 이와 함께 ITinformation technology와 OToperational technology가 융합된 스마트 의료기기·장비 같은 기술뿐만 아니라 인공지능과 접목된 로봇 기술이 기본간호 지원 부분에 시도되고 있다. 현재 로봇 기술은 고령자 친화적, 정서적 간병 보조, 환자 모니터링, 인지재활 기술 등에 활용될 것으로 기대되나 의료기관보다는 가정이나 지역사회 중심으로 간병인 대체유형이 될 수 있다.

인공지능 기술은 1950년대부터 임상의사결정지원시스템이나 전문가 시스템으로 의료정보학 분야에 잘 알려져 있다. 미국 의료정보학 초창기

의료정보학의 이론적, 사상적 발전을 도모했던 학계와 연구계가 인공지능 기술 관련 연구기금과 펀딩 기회를 활용했기 때문에 이 분야는 역사적으로 의료정보학과 인연이 깊다. 물론 지금의 인공지능 기술은 심층신경망과 같은 기술 혁신을 통해 기계학습의 범위가 넓어지고 비지도학습이 강화되고 대량의 빅데이터 처리 기술이 탑재되어 있다는 측면에서 다르다.

간호 관련 의사결정지원 기능이나 전문가 시스템은 논리적으로 설명이 가능하고, 사용자가 이해할 수 있는 형태로 임상에 수용되고 활용될 것이다. 또한 기술적으로도 전자의무기록 운영 시스템과 독립된 대량의 실시간 데이터 처리 기술을 갖춘 별도의 플랫폼이 전자의무기록시스템과 데이터를 주고받으며 임상의사결정지원서비스 형태로 간호를 포함한 의료진의 케어 관련 의사결정을 지원하고 평가하는 데 활용될 것이다.

2. 간호관리 및 행정

〈시나리오〉
간호단위 관리자 김 씨는 질 지표 대시보드에 공지된 분기별 간호 질 지표를 살펴보고 있다. 의원성 감염 발생률(카테터 삽입 관련, 중심정맥관 관련, 인공호흡기 관련), 낙상률, 손상동반 낙상률, 욕창 발생률, 통증 사정 및 중재 빈도와 재사정률, 말초정맥성침투 발생률, 심부전 발생률, 억제대 적용률이 공지되며, 분기별 추이와 의료기관 전체 값도 함께 살펴본다. 이번 사분기 지표를 살펴보면서 낙상 발생률이 최근 들어 조금씩 증가 추세에 있는 것과 말초정맥성침투 발생률 변동이 큰 것에 의문을 가지게 된다. 이 질 지표 모니터링 정보는 간호단위 스탭 간호사들 모두에게도 공지되어 관련 서비스 개선 활동을 촉진하게 된다.

낙상률과 손상동반 낙상률의 경우, 기존에 잘 알려진 위험 요인과 관련된 임상자료를 이용하여 실시간 임상의사결정지원서비스 형태로 위험도를 산출한다. 또한 주의가 필요한 고위험 환자의 경우 사용자에게 '낙상 고위험' 경고를 알려 적시에 적절한 예방중재가 제공되는지 모니터한다. 이와 함께 장기적으로 제공된 간호중재 효과를 검증하고 서비스를 개선하는 데도 활용한다.

스텝 간호사는 모바일 태블릿 PC를 통해 지문인식과 같은 빠른 인증으로 임상정보시스템과 전자간호기록에 빠르게 로그인한다. 터치스크린으로 데이터를 검색, 조회할 뿐만 아니라 간단한 데이터는 캡처와 동시에 입력한다. 다양한 비침습적 침상 센서로부터 환자의 활력징후, 산소포화도, 신체계측 정보(몸무게, 키, BMI), 혈당수치 등이 무선통신을 통해 실시간 전자의무기록시스템으로 전송되며 규칙적으로 입력된다. 또한 식사량과 소변량이 센서를 통해 정확히 측정되어 전송된다. 간호사는 이렇게 자동으로 입력된 데이터를 모니터링하고 검증한다. 데이터는 실시간 간호진단 목록과 우선순위를 생성하는 임상의사결정지원시스템에 피드되고, 간호사에게 권장업무 목록과 함께 상시 업데이트된 정보를 제공해 준다. 태블릿 카메라는 약품, 환자 ID, 물품, 장비 등의 RFID·바코드·QR코드를 인식하는 데 이용된다. 이를 통해 환자 자료 수집과 입력에 많은 시간을 절약할 수 있다.

실시간 수집된 데이터는 의사의 처방, 진단검사의학 정보와 함께 환자 중증도, 간호 요구도를 산출하고 업데이트하는 데도 이용된다. 중증도와 간호 요구도 정보는 스텝 간호사와 간호 관리자에게 전달되고, 간호 관리자는 의료기관 내 인력 배치 조정이나 추가 지원 필요성 여부를 적시에 판단할 수 있게 된다. 이를 통해 간호행정과 관리 영역에서의 효율성이 향상된다.

간호서비스 질 평가와 관련해서는 미국간호협회, 보건의료연구및질관리청AHRQ, 병원질평가협의회Hospital Quality Alliance, 그리고 세계간호전문가 대상 설문조사 등을 통해 관련 개념과 지표가 잘 정의되어 있다.

문제는 이런 지표를 간호정보시스템으로부터 어떻게 산출하느냐이다. 관리 영역에서의 실시간 질 지표 모니터링은 수정 가능한 피드백을 실무에 제공함으로써 단순히 후향적 감사가 아닌 실시간으로 간호결과를 변경할 수 있는 도구로써 큰 의미를 갖는다.

이를 위해서는 데이터 표준과 콘텐츠 표준 적용이 전제되어야 한다. 비침습적 센서 기술은 의료정보 분야의 오래된 딜레마, 즉 어떻게 환자 데이터를 정확하고 빠르게 실시간으로 획득할 수 있을까라는 질문에 대한 솔루션을 제공해 줄 수 있다. 특히 환자가 자유로운 상태에서 생리지표가 측정되고 임상정보시스템과 연동되는 기술은 간호사의 많은 일상적인 업무 효율을 높이고 임상데이터 애널리틱스analytics 기술을 이용한 다양한 임상의사결정지원 기능과 연계될 수 있다.

변화를 위한 준비

신기술의 발전은 앞으로 의료와 간호에 더 많은 가능성을 던져 줄 것이다. 그러나 질병 진단 및 치료 기술과 약물치료가 주를 이루는 의학과 달리 간호는 전인간호holistic care를 구현하고자 노력하는 분야이다. 그래서 휴먼터치human touch가 필수적이고 신기술은 간호 업무를 기능적으로 도와주는 도구였으나 기술의 진보는 도구 수준을 넘어 그 자체가 간호중재가 될 수 있는 수준도 기대할 수 있다.

기능 측면에서는 기본간호와 간호관리 영역이 신기술을 통해 임상 비효율성 문제에 도움을 받을 수 있으며, 환자 데이터 획득과 입력, 일상적 간호순회, 안전 스크리닝 및 교육과 같이 모든 환자에게 해당되는 일상적 간호에서 도움을 받게 될 것이다. 기존 지식을 이용하는 간호문제 확인과 중재 선택, 평가 영역은 통계적·수학적 알고리즘을 이용해 환자별로 최적화된 선택 정보를 제공해줌으로써 간호사 개개인의 경험과 지식, 추론능력의 한계를 넘어 일정 수준 이상의 질적인 간호를 계획할 수 있도록 도와줄 것이다. 비판적 사고와 숙련성, 전문성이 요구되는 문제해결형 간호 기능은 신기술의 영향이 상대적으로 제한적이라고 볼 수도 있지만, 현재 기술은 새로운 방식의 문제 해결을 제안함으로써 우리를 놀라게 할 수도 있다.

이를 위한 간호계 준비는 다음 세 가지로 정리해 볼 수 있겠다. 첫 번째는 도구로써 신기술의 가능성을 실무에 다양하게 적용하여 경험을 모니터링하고, 그 결과를 다른 기관과 교류하며 통찰을 얻는 것이다. 그동안 간호계는 상당히 변하지 않는 보수적 성향을 보여 주었다. 그로 인해 변화의 많은 부분이 간호계 내부보다는 외부에서 이루어졌고, 간호계는 소극적으로 따라가는 방식을 취해 왔다. 의료정보화 과정에서 일부 의료기관은 간호 리더의 참여 없이 간호정보시스템을 도입하여 간호과정 중심의 정보통합이나 표준화 없이 정보가 분절되고 획일화되는 경우가 종종 있었다.

두 번째는 간호계 자산인 간호정보 전문가와의 협력과 기관 내부 간호정보 전문가 양성 및 지원이다. 간호정보학은 4차 산업혁명 훨씬 이전부터 간호 업무 향상과 개선을 위한 데이터와 정보 구조, 표준, 처리 알고리즘, 인적 요소human factors, 신기술 수용과 활용부터 효과 평가, 정보 보안과 보호, 윤리에 이르기까지 기술 활용 전반의 주제를 연구하고 탐색해 온 전문 분야이다. 간호계는 이미 간호정보학 접근을 통해 정보 기술 수용과 활용에 대한 경험과 지식을 축적해 왔으며, 의료기관 정보화 과정에서도 리더십을 발휘해 왔다. 4차 산업혁명의 영향은 이 분야 전문가들에게는 매우 익숙한 주제이다. 간호와 신기술, 인지과학의 이론적 지식과 경험, 그리고 다학제 간 협동에 익숙한 간호정보 전문가는 간호 관리자와 실무자들의 훌륭한 파트너가 될 뿐만 아니라, 실무 혁신을 위한 조언가다. 그리고 이들과 함께 일할 기관 내 간호정보위원회, 간호정보 전문간호사, 간호정보팀장 또는 실장CNIO; Chief of Nursing Informatics Office 등 행정적 지원이 뒤따라야 한다.

세 번째는 위 두 가지가 효과적이고 지속적일 수 있도록 간호 리더십과 리더십 아젠더를 확립하는 것이다. 우리는 신기술을 골칫거리가 아닌 긍정적이고 잠재력 있는 솔루션으로 바라보고 실무 요구를 충족시켜 줄 수 있는 비전으로 생각할 수 있는 리더가 필요하다. 간호 리더는 유용한 신기술 사례를 발굴하고, 모델을 만들어 보고, 평가할 수 있어야 하며 실무 요구를 만족시켜 줄 수 있는 신기술과 솔루션을 관계자들에게 요구할 수 있어야 한다. 그와 함께 한 번 획득한 정보를 서비스 질 향상, 효율성 향상 등의 목적으로 재활용할 수 있도록 해야 한다. 이 과정에서 양질의 데이터가 수집될 수 있도록 간호 자료 표준과 콘텐츠 표준을 적용하고 새로운 신기술 적용과 관련해서 실무에서 제기되는 관련 이슈에 관심을 가져야 한다.

지금까지 본 장에서는 4차 산업혁명으로 예상되는 의료기관 내 간호서비스의 변화와 간호계 준비에 대해 소개하였다. 이와 함께 신기술 발달로 점차 환자 케어에 있어 의료기관의 물리적 경계가 허물어지고 확장되는 방향으로 발전하고 있다는 점도 고려해야 한다. 즉 방문·재원 환자뿐만 아니라 퇴원 후 재가 환자 또는 외래 환자가 언제 어디서나 필요할 때 의료진에게 상담을 요청하고, 중재·의뢰를 안내받고 예약서비스를 받는 등 지역사회와 의료기관 간의 벽이 사라져 자유롭게 소통이 가능해질 것이다.

이러한 변화는 간호에도 새로운 서비스 요구로 나타날 것이다. 건강의 생애주기적 특성을 생각하면 간호의 연속성을 보장할 수 있는, 기존에 입원이라는 에피소드 중심의 케어 모델에서 벗어나 환자 중심의 건강관리 모델이 만성질환자나 노인 환자와 같은 특정 환자에게 더 적합할 수 있다. 따라서 간호계는 외부 의료 환경의 변화와 관련 신기술 발달에 관심을 갖고 주도적인 참여와 변화에 대응하는 전략이 필요하다.

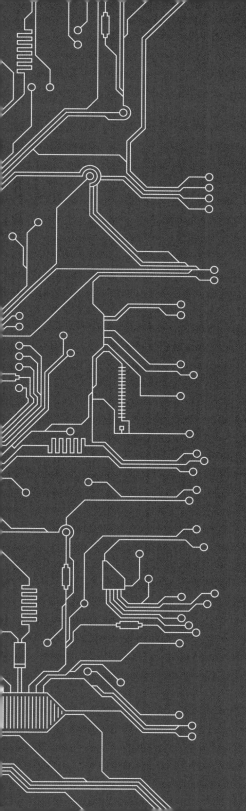

제5부

더 좋은 미래 병원을 위한
과제들

미래를 위한 의료제도 개선 방향

박재현[*]

전 세계는 현재 4차 산업혁명의 출발점에 서 있다. 어쩌면 이미 시작되었는지도 모른다. 의료 관련 전문가들도 4차 산업혁명의 거대한 물줄기 위에서 의료서비스를 어떻게 순항시킬 것인지 고민하기 시작했다. 4차 산업혁명은 자동화, 데이터 교류 및 제조 기술을 포함하는 용어로 사이버-물리 시스템, 사물인터넷, 인터넷서비스 등을 함께 포괄하는 '기술과 가치사슬 개념의 총칭'으로 정의될 수 있다. 4차 산업혁명은 다양한 기술이 융합되어 경제학의 기본 개념이었던 '수확체감의 법칙'을 '수확체증의 법칙'으로 바꿔 놓을 수 있다. 즉 기술 발달 및 융합으로 인해 한계비용$_{marginal\ cost}$이 거의 0에 가까워져서, 추가 생산에 따른 추가 비용의 증가가 매우 미미해진다는 것이다. 이 때문에 앞으로 노동이 줄고 일자리가 감소할 것이라는 전망이 나오고 있다. 앞으로는 방대한 빅데이터를 인공지능이 해석하고 적절

---

[*] 성균관대학교 의과대학 사회의학교실 교수

한 판단과 자율제어를 수행하며, 초지능적인 제품을 생산하고 서비스를 제공해 생산성이 높아질 것이라는 예측이 나오고 있다.

4차 산업혁명으로 앞으로 의료서비스가 어떻게 변화할지 예측하기란 쉽지 않다. 다만 지금까지 진행된 여러 가지 획기적인 발전은 현재 의료서비스와는 질적으로 다른 도약을 예고하고 있다. 인공지능 왓슨의 국내 도입이 그 예가 될 수 있다. 이 프로그램은 미국뿐 아니라 전 세계적으로 사용이 확산하고 있으며, 이미 왓슨의 의견은 인간 의사와 80~90% 일치한다고 한다. 이외에도 왓슨 포 지노믹스는 방대한 의학문헌, 의약품 정보, 유전자 데이터 등을 분석해 의사들이 개별 환자에게 적용할 수 있는 여러 치료법을 추천한다. 구글에서는 당뇨성 망막병증을 안과 전문의보다 정확하게 진단할 수 있는 딥러닝 기반의 인공지능을 개발했다. 현재 클라우드 시스템을 통해 빅데이터 기반 임상시험이 도입되고 있다. 컨설팅업체 매킨지Mckinsey의 분석에 따르면 글로벌 제약 업계는 빅데이터 분석만으로 연간 700억 달러의 R&D 비용을 절감하고 있다고 한다.

우리나라 의료계 또한 4차 산업혁명의 거대한 물결 속에서 어떻게 적응해 나갈 것인지, 더 나아가 이 물결을 어떻게 선도해 나갈 것인지 고민하고 또 여러 가지 시도를 하고 있다. 하지만 현재 우리나라의 인공지능, 사물인터넷, 3D 프린팅, 클라우드 등의 4차 산업혁명 관련 기술의 수준은 선진국과 격차가 벌어지고 있다. 세계 최고 수준의 정보통신기술 인프라를 보유한 한국 보건의료의 경쟁력을 생각했을 때, 빅데이터를 기반으로 한 의료 분야의 4차 산업혁명은 우리에게 큰 도약의 주춧돌이 될 수 있다. 하지만 이 기회를 현실로 구현하기 위해서는 의료산업에 종사하는 전문가의 노력뿐만 아니라, 이를 뒷받침할 수 있는 제도의 구축이 시급하다. 이 글에서는 미래 의료서비스 및 의료산업이 4차 산업혁명을 이루기 위해 어떠한 제도적 기반을 세우는 것이 필요할지 고찰해 보고자 한다.

디지털 헬스케어와 빅데이터 구축

4차 산업혁명과 의료산업의 연결에는 빅데이터가 핵심 역할을 한다. 방대한 양의 디지털 정보가 집적되며 실시간으로 교류되고, 인공지능을 통한 판단이 가능해지는 전제 조건이 빅데이터의 구축이기 때문이다. IT 자문기관 가트너Gartner의 보고서에 따르면, 전문가들은 빅데이터를 정보화 시대의 원유oil에 비유한다. 원유를 정제하여 아스팔트, 석유 화학 제품, 의약품까지 다양한 고부가 가치 제품을 만들어 내는 것처럼, 데이터를 정제하여 유용한 정보를 뽑아내는 근저에는 빅데이터가 존재한다.

빅데이터의 기초 단위인 '데이터'란 의미 있는 수치나 문자, 기호 등을 의미한다. 기존 빅데이터에 관한 사전적 정의에서는 데이터의 많은 양만을 의미하였지만, 최근 빅데이터의 개념은 기존 대용량의 정형화된 데이터뿐만 아니라 비정형화된 일상 정보들까지 포함하는 거대한 데이터의 집합으로 확장되고 있다. 빅데이터의 활용이 늘어나면서 단지 데이터의 규모volume만 고려할 것이 아니라, 데이터의 다양성variety과 데이터 처리 속도velocity, 정확성veracity, 가치value까지 고려하여야 한다는 것이다(빅데이터의 5V). 이러한 5가지 조건이 가장 최적화된 빅데이터를 축적하느냐 못하느냐가 결국 우리나라가 디지털 헬스케어를 중심으로 한 의료산업의 4차 혁명을 선도하느냐 못하느냐의 중요한 결정 기준이 될 것이다.

디지털 헬스케어의 핵심 데이터는 의료정보, 유전체 정보, 모바일 정보로 나눌 수 있다. 미국은 이러한 헬스 데이터를 확보하고 관리하는 데 주력한다. 2009년 부시 행정부는 〈HITECH〉를 제정하고 의료기관에서 전자의무기록을 구축하도록 했으며 메디케어 및 메디케이드에 인센티브를 제공했다. 이를 통해 2009년 12.2%에 지나지 않던 전자의무기록 구축 기관이 2015년에는 96%까지 확대되었다. 또한 미국 유전자 분석 전문 기업인

23andMe에서는 99달러의 비용으로 일반인들이 손쉽게 자신의 유전자 정보를 알 수 있도록 하며, 각종 질병의 위험도와 약물 민감도 등을 분석해 주는 서비스를 제공한다.

한국의 보건의료 빅데이터 구축 현황은 어떨까? 현재 우리나라에서는 공공과 민간 영역에서 자체적인 빅데이터 구축에 나서고 있다. 민간 영역에서는 연세대학교의료원, 서울아산병원, 가톨릭중앙의료원, 고려대학교병원, 분당서울대학교병원, 아주대학교병원 등 주로 대형병원을 중심으로 자체적인 빅데이터 센터를 신설하거나 운영 중이다. 서울아산병원은 최근 '헬스이노베이션빅데이터센터'를 설립하고 빅데이터 플랫폼을 일반에 공개했다. 여기에는 중증 질환의 영상(CT, MRI, 초음파) 이미지, 심혈관 환자 및 응급 중환자의 혈압 등 생체신호 시계열 데이터, 질환의 진단·검사·치료에 관한 임상 정보 등이 포함되어 있다. 모든 정보는 〈개인정보보호법〉과 〈생명윤리 및 안전에 관한 법률〉 등 관련 규제를 충족시키기 위해 개인정보를 삭제하거나 다른 값으로 대체해 특정 개인을 식별할 수 없도록 비식별화 처리 과정을 거쳐 공개한다. 연세대학교의료원은 2016년 말 1,300테라바이트에 이르는 의료정보를 확보한 '정밀의료데이터사이언스ICT센터'를 개소한 바 있고, 가톨릭중앙의료원은 2017년 영상정보에 특화된 '가톨릭빅데이터통합센터'를 개소하고 엑스레이, CT, MRI 등 병원 내 의료영상 정보를 한곳에 모아 첨단 의료 기술 개발 지원 시설로 육성할 방침이다. 모든 데이터는 익명화해 의사와 연구진에게 분양하며, 인공지능 기술을 적용한 자동판독 지원 솔루션을 개발하고 있다. 분당서울대학교병원은 2017년 초 '헬스케어빅데이터센터'를 개소하고 임상 및 영상 정보를 활용한 머신러닝 기술 확보에 주력하고 있다. 고려대학교병원, 아주대학교병원에서는 2016년 빅데이터 센터를 신설하거나 확대하고 코호트 연구, 만성질환 관리, 인공지능 기반의 중증 질환 모니터링 시스템을 개발 중이다.

공공 영역에서는 국민건강보험공단, 건강보험심사평가원, 질병관리본부 등이 빅데이터 구축을 진행한다. 국민건강보험공단은 건강보험 청구자료를 바탕으로 개인의 건강기록을 한곳에 모아 개인에게 건강 위험도를 예측해 주는 서비스를 제공하고 있다. 최근 5년간 건강보험공단에서 실시한 검진(일반, 생애 전환기, 암, 구강 등) 결과와 자녀의 영유아 검진 결과, 최근 6개월간의 진료 내용 등을 개인별로 제공하고 있다. 특히 국민 건강 정보 데이터베이스, 식중독 발생 자료, 기상청 자료, 환경오염 자료, SNS 정보를 융합하여 감기, 눈병, 식중독, 피부염, 천식 등에 대한 질병 발생 예측 정보를 제공한다. 건강보험심사평가원에서는 건강보험 청구자료를 기반으로 보건의료 빅데이터 개방 시스템을 운영 중이다. 이를 통해 다양한 주제의 보건의료 통계를 산업계와 학계에 제공한다. 이 외에도 의약품 처방 및 조제 지원서비스, 의약품 이용 및 유통 데이터 분석서비스를 제공하여 의약품으로 인한 부적절한 의학적 결과 발생을 예방하고 보건의료 산업의 발전을 지원한다. 질병관리본부에서는 국가 주도로 유전체 정보를 통합하는 대규모 인구집단 한국형 바이오뱅크 구축을 추진하고 있으며, 이를 통해 한국인 유전체 지도 구축 사업을 진행하고 있다.

빅데이터 구축을 위한 의료정보 표준화

이처럼 각각의 민간과 공공기관에서 건강 정보를 자체적으로 구축해 나름대로 활용하고 있지만, 이러한 데이터가 더 큰 위력을 발휘하기 위해서는 분절적으로 구축된 데이터가 연계되어 진정한 '빅데이터'가 되어야 한다. 따라서 분절적인 데이터의 상호교류가 매우 중요하며, 그 중심에서는 정보의 표준화가 있다.

하지만 우리나라의 경우 각 기관에서 구축하고 있는 데이터가 서로 연계되기에 표준화 정도가 아직 미약한 수준이다. 각 의료기관에서는 서로 다른 전자의무기록을 사용하고 있으며, 건강보험공단과 심사평가원에서 구축하고 있는 데이터는 청구자료를 기반으로 한 것이어서 일반 병의원에서 구축하고 있는 전자의무기록을 기반으로 한 데이터와 연계하기 어렵다. 이 때문에 공공과 민간, 민간과 민간 사이에서도 데이터의 연계가 잘 되지 않고 있다.

최근 보건복지부에서는 다양한 기관에 분산된 의료정보를 표준화하고 이를 활용하기 위한 '보건의료 빅데이터 연계 플랫폼' 연구를 수행한 바 있다. 또한 최근 공통데이터모델인 CDM을 통해 표준 플랫폼을 바탕으로 의료정보를 공유하는 시도가 이루어지고 있다. 이러한 노력은 현재 개별 기관 안에서만 연동되는 의료정보의 틀을 넘어서 국가 수준과 세계 수준까지 확장될 수 있는 빅데이터 구축을 가능하게 해 줄 것으로 보인다.

빅데이터 구축을 위한 제도 개선

빅데이터 구축에 또 다른 난관은 개인정보 보호 문제다. 현재 각 기관에서 모인 개인정보는 정보 제공 당사자가 동의하지 않는 한 다른 목적으로 쓸 수 없다. 하지만 빅데이터 환경에서는 다수 정보 주체의 동의를 받는 것이 사실상 불가능하다. 또한 이를 규정하는 법적 근거가 서로 다른 경우가 많다. 예를 들어 의무기록을 포함한 진료기록은 〈의료법〉에 기반하여 관리되고, 개인의 건강 정보는 〈개인정보보호법〉을 근거로 관리된다. 따라서 이 두 법률의 개정이나 특별법 제정을 통해 빅데이터 구축을 위한 법령 체계를 재설계할 필요가 있다. 일본의 경우 효과적인 데이터 활용을 통한 경제 부흥을 위해 2014년 〈개인정보보호법〉을 개정했고, 정보통신기술의 발전에 따라 개인정보보호와 데이터 사용을 위한 규제 및 지침을 제시했다.

또한 빅데이터에 모이는 개인정보를 암호화하고 해킹 등에서 안전하게 보호할 수 있는 플랫폼 구축이 필요하다. 영국의 경우 HSCIC_{Health and Social Care Information Centre}를 설립하고 의료정보의 수집 및 이용에 관한 독립된 권한을 부여했다. 영국에서는 환자의 개인정보 및 의료정보를 HSCIC에 제공할 의무가 있으며, HSCIC는 일반의로부터 환자의 진료기록 등 정보를 받아 저장·분석·가공하며, 이를 제3자 및 일반에 제공 또는 공개하는 역할을 한다. 다만 이러한 제공과 공개는 반드시 국민의 건강 수준 향상, 질병 예방, 보건의료 체계의 혁신을 위한 범위 내에서 이루어져야 한다고 법령에서 명시한다.

마지막으로는 국가적으로 빅데이터를 통합 관리할 수 있는 거버넌스 체계를 구축해야 한다. 빅데이터에 접근할 수 있는 권한 설정 및 안전 관리, 활용 가치를 확대할 수 있는 환경을 조성해야 한다. 이를 위해 의료계와 국민, 관련 전문가, 법 전문가, 시민사회단체 등과 머리를 맞대고 사회적인 합의를 도출해야 할 것이다.

4차 산업혁명 위한 환경 조성

'구슬이 서 말이라도 꿰어야 보배'라는 말처럼 빅데이터를 이용한 기술의 활용 또한 매우 중요하다. 의료정보 빅데이터를 활용하는 데는 인공지능, 생채 정보 인식 기술, 모바일 기기 연계 등 많은 기술이 집적되어야 한다. 그런데 이런 기술 개발에는 상당한 인적·재정적 자원이 필요하다. 하지만 우리나라는 건강보험의 저수가 구조로 인해 산업적 기술의 창출에 많은 제약이 있다. 특히 최근 정부가 발표한 비급여 항목의 전면 급여화 정책은 자칫하면 이러한 산업의 발전을 더디게 할 수 있어서 앞으로 건강보험의 신기술 정책이 개선될 필요가 있다. 특히 신기술에는 많은 R&D가 필요하므로 단순히 원가를 기반으로 하는 기존 방식과는 다른 방식의 수가 결정이 필요하다. 또한 신기술이 주로 개발되고 시험되는 대형병원에서 부대사업 범위 내 R&D 목적의 지주회사 투자를 확대할 수 있는 제도적 보완이 필요하다. 이를 통해 투자 수익금은 병원 회계 내에서 선순환 구조로 작동하도록 유도할 수 있다.

이처럼 4차 산업혁명에 대비하기 위해서는 새로운 산업에 맞는 새로운 규제 시스템을 도입해야 한다. 이를 적응 규제Adaptive regulation 패러다임이라고 한다. 적응 규제란 처음에는 최소한의 규제만을 설정한 후, 필요에 따라 점진적인 규제를 검토하는 것이다. 유럽의약품청European Medicines Agency, EMA에서는 적응 규제를 통해 임상개발 초기에 시판허가를 부여하고 실사용real-time use 근거를 수집하면서 규제 범위를 조절하는 방식을 2014년부터 시범사업으로 추진하고 있다. 우리나라에는 신의료 기술 평가 결과 안전성 및 유효성을 판단할 근거가 부족하지만 대체할 기술이 없는 의료 기술 또는 희귀질환의 치료(검사) 방법으로 남용의 소지가 없는 의료 기술에 대해 신의료 기술로 인정되기 전이라도 진료의 기회를 제공하는 '제한적 의료기술평가 제도'가 있다. 또한 임상시험을 거쳐 식약처 허가를 받은 신의료기기를 사용한 의료 행위에 대해 신의료 기술 평가를 1년간 유예하여 조기에 임상현장에 활용할 수 있도록 하는 '신의료기술평가 유예 제도'도 있다.

앞으로 4차 산업혁명을 통해 개발될 신의료 기술 역시 이와 비슷한 상황에 처할 것이며, 따라서 더욱 탄력적인 평가 및 규제 시스템이 필요하다. 이에 덧붙여 건강보험 등재가 필요한 경우 R&D 초기부터 보건복지부, 산업자원부, 미래부 등 보건의료와 관련된 부처에서 건강보험 적용에 관한 컨설팅을 해 주는 것이 필요하다.

쟁점 및 해결 과제

4차 산업혁명은 인류에게 많은 혜택을 가져다줄 수 있지만, 이에 못지않게 기존에는 생각하지 못했던 여러 부작용을 가져올 수도 있다.

예를 들어 인공지능 관련 의료사고가 발생할 수 있다. 자율성이 높아진 인공지능이 의료 분야에 상용화되면 인공지능의 판단 및 결과의 책임 소재가 문제될 수 있다. 특히 사용자 보호 및 환자 안전 등과 관련된 문제가 주목받을 것이다. 따라서 향후 개발될 신기술은 산업적인 관점은 물론, 환자 안전 및 의료의 질을 높일 수 있는 관점에 더 초점을 맞춰야 한다.

또한 의료서비스 이용의 불평등 문제가 있다. 새로 개발되는 신기술은 고가일 가능성이 크며, 취약 계층은 신기술의 적용에 소외될 가능성이 크다. 따라서 향후 신기술은 산업적 가치뿐만 아니라, 비용 효과적인 활용 문제도 염두에 두어야 한다. 앞서 설명한 바와 같이 건강보험 관련 정책이 매우 중요한 이유는 여기에 있다.

민간보험에서 빅데이터를 분석해 미래에 질병 발생 가능성이 큰 사람에게는 보험료를 높이거나 가입을 받지 않는 등의 부작용도 발생할 수 있다. 따라서 정부는 빅데이터가 공공의 목적으로 활용되며 전반적인 국민의 건강을 증진하고 형평성은 높이는 방향으로 활용될 수 있도록 관련 제도를 구축하고 리더십을 발휘해야 한다.

마지막으로 보건인력의 일자리와 교육의 문제가 대두될 것이다. 인공지능이 상용화되면 단순 기능 인력의 일자리는 감소할 수밖에 없다. 따라서 실업자를 위한 사회안전망을 준비해야 한다. 기존의 보건인력의 역할에도 상당한 변화가 있을 가능성이 크기 때문에 4차 산업혁명 시대를 대비한 직무교육 프로그램의 개발이 필요하다.

마치며

보건의료에서 4차 산업혁명의 물결은 국민과 환자에게 큰 혜택을 가져올 것이며, 동시에 의료 환경을 근본적으로 바꾸어 놓을 것이다. 특히 지금까지 의료제공에 주도적인 역할을 수행해 왔던 보건의료 제공자의 역할은 변화할 가능성이 높다.

다가오는 4차 산업혁명을 주도적으로 받아들이기 위해서는 이에 맞는 새로운 패러다임이 필요하다. 유럽연합에서는 '사회와 함께하고 사회를 위한 과학기술 프로그램 2020'을 제창하고 '책임감 있는 연구와 혁신Responsible Research and Innovation'을 강조하고 있다. 이는 과학기술이 더는 과학 그 자체를 위한 발전이 아닌, 인간과 사회를 위한 발전이 되어야 한다는 점을 강조한 것이다. 또한 과학기술의 발전으로 배제되는 사람이 없어야 하고 과학기술의 결과가 미리 공유되어야 함을 강조하고 있다. 이러한 새로운 패러다임은 4차 산업혁명을 받아들이고 있는 우리나라 의료계에도 적용된다. 새로운 4차 산업혁명의 물결은 바로 인간과 인간 사회를 위해 디자인되어야 한다.

의료계 역시 환자와 국민의 건강을 최우선하는 방향에서 4차 산업혁명의 방향을 적시해야 하며, 먼저 신뢰 관계를 쌓는 것이 중요하다. 각자의 이익만을 먼저 생각하기보다는 빅데이터와 인공지능 등 신기술이 집적될 수 있도록 공론의 장을 만들 필요가 있다. 그렇게 될 때 우리나라 의료는 4차 산업혁명의 혜택을 올바르게 누릴 수 있을 것이다.

일차의료의 미래

신동욱[*]

   미래의 일차의료에 대해 알아보기 전에 먼저 그 개념을 짚어 보자. 미국 의학원IOM; Institute of Medicine에서는 일차의료를 '대부분의 보건의료 수요를 충족하고 환자와 지속적인 관계를 발전시키며, 가족 및 지역사회의 맥락 속에서 활동하는 임상의사에 의해 제공되는 통합적이고 접근성 높은 보건의료서비스'로 정의한다. 이를 통해 일차의료의 주요 특성으로 최초접촉성, 포괄성, 지속성, 조정성, 가족중심성, 지역사회기반성 등이 있다는 것을 알 수 있다.

   영국의 〈도슨 보고서Dawson report〉에서는 보건의료서비스의 제공 체계를 일차건강센터primary health center와 이차건강센터secondary health center, 교육병원teaching hospitals 등 세 가지 수준으로 구분했으며, 일차의료를 '지역의사가 그 지역 주민들에게 예방과 치료서비스를 제공하는 것'으로 정의했다. 이 보고서는

---

[*] 성균관대학교 의과대학 삼성서울병원 가정의학과 교수

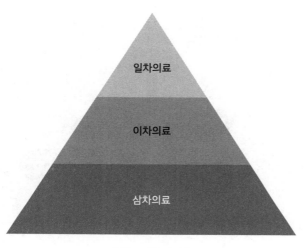

표50-1. 의료의 단계

인구집단의 다양한 의료서비스 수요를 충족시킬 수 있도록 보건의료서비스를 조직하는 원리로써 지역화 개념의 기원이 되었고, 현재 의료전달 체계를 단계화하는 기초가 되었다.

한편, 세계보건기구에서는 일차의료의 '조정자 역할'을 강조한다. 즉, 환자를 중심에 두고 지속적이고 포괄적인 의료를 제공하는 일차의료진이 지역사회 환자에게 필요한 의료적이고 사회적인 서비스들을 연결해 주는 것을 의미한다. 이 모델에서는 일차의료나 이차의료 등의 단계별 구분보다는 환자에 따라 서비스를 연결하고 이를 전체적으로 총괄 및 조정하는 역할로 일차의료를 정의한다.

지금까지 살펴보았던 일차의료의 맥락에 따라 이 글에서는 가정의학과 의원, 내과의원, 소아청소년과의원 등에 해당하는 일차의료에 대해 다루고자 한다. 동네의원을 일차의료의 개념으로 한정하지 않으며 이비인후과의원, 정형외과의원 등은 이 글에서 말하는 일차의료에 해당하지 않는다.

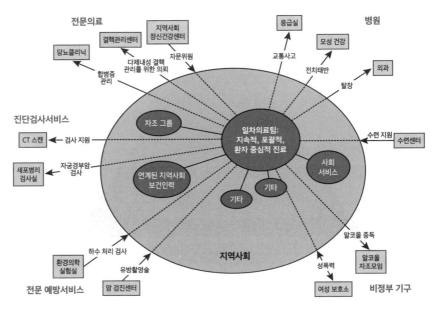

표50-2. 세계보건기구가 정의한 의료조정자로서의 일차의료

일차의료 관련 환경 변화

1. 임상예방의료의 중요성

인구가 노령화되면서 암, 심혈관 질환, 뇌혈관 질환이 주요 사망 원인이 되고 있다. 따라서 고혈압, 당뇨, 고지혈증 등 만성질환 관리뿐만 아니라 흡연, 비만, 음주, 신체활동량 부족 등의 공통 위험인자 관리도 중요하다. 이를 세계보건기구에서는 비감염성 질환NCD; Non-Communicable Disease으로 통칭하며, 주요 선진국에서는 이 질환으로 인한 사망률이 전체 사망의 90% 이상을 차지한다.

이러한 비감염성 질환의 부담을 줄이기 위해서는 지역사회의 환경이 중요하다. 금연, 절주를 위한 규제와 신체활동 증진을 위한 환경 조성 등의

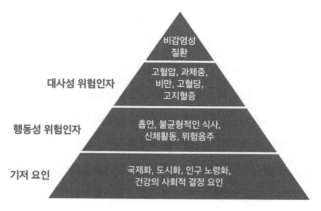

표50-3. 비감염성 질환의 개념과 주요 위험인자 [출처: 세계보건기구]

공중보건 정책과 더불어, 환자들과 지속적으로 관계하는 일차의료의 역할이 주목받는다. 감기나 폐렴, 위염, 장염 등 급성질환에 대한 기존의 최초 접촉 역할이 아닌, 장기적으로 환자의 건강 생활습관을 관리하고 중한 질병을 예방하는 임상예방의료가 일차의료의 주요 역할로 떠오르고 있다.

2. 의료비 증가와 지불제도의 변화

고령화로 인한 의료서비스 수요 증가는 의료비의 폭등으로도 이어지고 있다. 나이가 많아질수록 지속적인 치료를 받아야 하지만, 예전에는 제대로 된 진단을 받지 못하거나 진단을 받아도 효과적인 치료법이 없어서 환자들이 의료에 비용을 지불하지 못했다. 반면 이제는 고가의 장비와 검사를 통해 정확한 진단을 받은 후 역시 고가의 수술과 약제를 통해 치료받을 수 있게 된 것이다. 이에 따라 의료자원을 효율적으로 관리하기 위해 필요한 진료만을 판단하여 제공하는 일차의료의 역할이 더욱 중요해지고 있다. 또한 기존에는 의료기관에서 제공한 행위량에 비례해 의료비를 지급해도 큰 문제가 없었지만, 이제는 비용을 들일 가치가 있는 효율적인 의료 행위를 하는 게 중요해졌다. 가치기반 지불제도value-based payment가 적용되면서 그러한 역할을 일차의료가 해 줄 것으로 기대하는 것이다.

2015년 2월 미국 보건복지부에서는 의료서비스 제공자에 대한 지불 방법을 4가지로 분류한 '지불분류 체계payment taxonomy framework'를 채택하였다. 4가지 범주는 아래와 같으며, 범주 1에서 범주 4로 이동할수록 의료의 질과 총 의료비용에 대한 책임성이 증가하고, 개별적인 서비스에 대한 지불보다는 집단기반 건강관리에 더 중점을 두고 있다. 예를 들어 일차의료 혁신 시범사업 중 가장 대표적인 '포괄적 일차의료 시범사업comprehensive primary care initiative, CPCI'에 참여하는 모든 일차의료기관은 2가지 형태의 보상을 받는다. 먼저 메디케어Medicare, 미국의 노인의료보험제도 환자는 일차의료기관 방문 여부와 상관없이 월정액으로 일정 금액(월 15~20불)의 관리 비용을 보상받게 되고, 이외에도 참여한 서비스 제공자들끼리 질 평가 결과에 따라 비용 절감분을 공유shared savings하게 된다. 현재 미국에서는 가치에 기반을 둔 지불의 비중

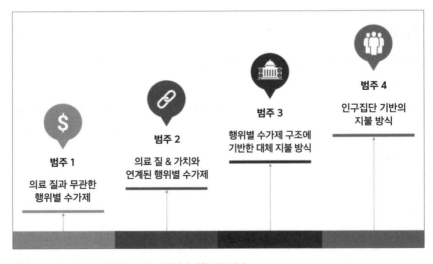

표50-4. 미국 보건복지부의 의료서비스 제공자에 대한 지불 방법

이 증가하고 있는데, 미국 보건복지부는 이 비중을 2018년 말까지 50%로 늘릴 계획이다.

일차의료 관련 기술 변화

정보통신기술의 발달은 일차의료에도 큰 변화를 가져오게 된다. 미래 일차의료의 변화를 관련된 주요 사례와 함께 살펴보자.

1. 자가진단 보조 기술의 발달

환자들이 인터넷으로 의료정보를 찾아볼 수 있게 된 건 이미 일상화되었다. 그러나 암과 같은 특정 질병을 진단받으면 그 병이 무엇이고, 어떻게 치료하며, 누구에게 치료받을 수 있는지와 같은 일반적인 정보에 그쳤다. 그 과정에서 사이비 의료정보에 노출되기도 하고, 인터넷에 올라온 사례가 본인과 적합한지 환자 스스로 구분하지 못하는 등의 문제가 있었다.

일차의료에서 다루는 많은 질병은 응급하지 않거나, 시간이 지나면서 저절로 회복되는 경우가 많다. 일반인들이 병을 진단받기 전, 증상 단계에서 의료기관에 가야 하는지는 개별적인 판단이 필요한데 인터넷을 통한 판단에는 큰 제약이 따를 수밖에 없다. 그나마 일차의료기관에 대한 접근성이 좋은 우리나라에서는 문제가 덜할 수 있으나 의료기관이 있어도 예약 후 진료까지 몇 개월이나 걸리는 영국과 같은 나라, 의료기관과 지역적으로 거리가 먼 미국, 호주, 캐나다와 같은 나라에서는 이 문제가 심화된다.

앞으로 의료정보 기술이 발전하면서 환자의 개별적 판단에 도움을 줄 수 있다. 우리나라에서는 소아들의 발열을 관리하는 애플리케이션이 등장해 어린 자녀가 있는 부모들에게 인기를 끌고 있다. 예를 들어, 한밤중에 열이 끓는 아이를 보며 부모는 '해열제를 먹여야 하나?', '어떤 해열제를 얼마나

먹이지?', '당장 응급실로 가야 하나?'와 같은 고민을 하게 된다. 이때 애플리케이션에 아이의 체온을 입력하고 해열제 복용 여부를 입력하면 정의된 알고리즘에 따라 해열제를 언제 얼마나 먹여야 하는지, 증상이 심할 때 병원에 가는 방법까지 안내해 준다. 기존에 기록한 정보는 의사에게 보여 줄 수 있는 유용한 정보가 된다. 최근에는 부모들이 입력한 정보에 기반을 둬서 인플루엔자 등의 유행 여부를 알려 주기도 한다.

피부 질환의 자가진단은 사실 일차의료와 밀접하다. 피부에 점이 발생했을 때 그게 단순히 점인지, 피부에 생긴 암인지 구분하는 건 매우 중요한데, 조기에 발견하면 간단한 제거수술로 끝날 문제가 늦으면 다른 부위로 전이되어 항암치료를 받아야 하거나 심할 경우 목숨을 잃게 만들 수도 있다. 최근에는 스마트폰에 붙일 수 있는 피부관찰렌즈인 더마토스코프

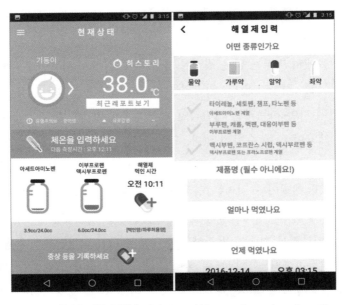

그림50-1. 열나요 애플리케이션 [출처: https://play.google.com/store/apps/details?id=com.appmd.fever&hl=ko.]

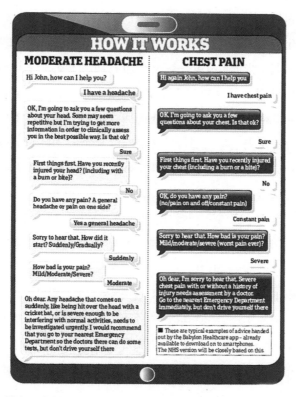

그림50-2. 바빌론서비스의 실제 문진 사례 [출처: https://www.babylonhealth.com.]

Dermatoscope를 통해서 사진을 찍으면 이를 인공지능으로 판독해 진단해 주는 애플리케이션이 등장했으며, 이미 피부과 전문의 수준과 비슷하거나 심지어 더 높은 진단능력을 보여 주었다. 현재 이 장비의 가격은 100불 정도에 불과한데, 이는 미국에서 일차의료인이나 피부과 전문의를 한 번 만나는 것보다 저렴한 금액이며, 한 번 사면 본인은 물론 가족들도 반복적으로 사용할 수 있다는 장점이 있다.

이보다 더 복잡한 문진 기반의 진단도 자가진단의 영역으로 들어가고 있다. 영국에서는 의사의 진료를 받기까지 오랜 시간이 걸린다. 2017년 영국 국민보건서비스NHS는 알파고로 유명한 구글 딥마인드와 함께 '바빌론'이라는 인공지능 기반의 서비스를 시작했다. 이 바빌론 애플리케이션을 통해 자신의 이상 증세를 스마트폰에 입력하면 인공지능이 3억 건의 진단기록과 수많은 의료정보를 토대로 진단을 내린다. 인공지능의 진단을 보완하기 위해 환자들은 사진을 제출하거나 본인이 말하고 싶은 내용을 기술하여 전송하면 바빌론 의료진들이 이를 검토하여 몇 분 내에 의견을 제시해 준다. 필요한 경우 온라인 상담으로 연결될 수 있다. 이 애플리케이션이 얼마나 안전한지에 대해서 영국 내에서도 논란이 있지만, 대부분의 애플리케이션과 마찬가지로 초기의 문제들은 지속적인 데이터의 축적과 알고리즘 개선으로 나아질 수 있을 것이다.

이러한 자가진단 기술의 발전으로 환자들은 직접 일차의료기관에 방문할 필요성이 대폭 감소할 것이다. 환자들이 일차의료기관에 방문하는 주요 원인은 감기나 바이러스성 장염과 같이 특별히 치료하지 않아도 좋아질 수 있는 질병이나 일차성 두통, 비특이적 흉통과 같은 흔한 증상들로 인한 경우가 많다. 이럴 때 의사는 대개 몇 가지 질문을 바탕으로 위험징후를 찾아내고, 위급하지 않아 보이는 경우 경과 관찰을 권유하거나 증상에 따라 약물처방 등을 하게 되는데, 앞으로는 이러한 업무의 상당 부분이 인공지능으로 대체될 것으로 보인다.

2. 일차진료의의 진료 영역 확대

기술의 발달에 따라 기존에 상급의료에서 다루던 질병들이 일차의료의 영역으로 넘어올 가능성이 커지고 있다. 일차의료에서 사용할 수 있는 장비가 늘어나 일차진료의가 검사 결과를 해석하는 데 도움을 주고, 일차진료기관과 병원 간 의료정보의 전달이 쉬워지기 때문이다. 예를 들어, 당

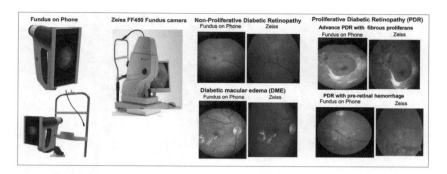

그림50-3. (왼쪽) 스마트폰 기반의 안저카메라 (가운데) 안과용 안저카메라 (오른쪽) 안저 사진 [출처: Rajalakshmi R et al. 2018. "Validation of Smartphone Based Retinal Photography for Diabetic Retinopathy Screening". *PLoS One* 10(9): e0138285.]

뇨 환자들은 1년에 1회 당뇨성 망막병증을 선별하기 위해 안저촬영을 해야 하는데 일차의료기관에서는 안저촬영기를 갖추기 어렵다. 그러나 최근에는 스마트폰을 통해서 안저촬영을 할 수 있게 되었고, 이미지의 질, 민감도, 특이도 등에서 기존 안저촬영기와 거의 유사한 실적을 보이고 있다. 무엇보다 인공지능의 안저판독능력이 이미 안과 전문의 수준으로 올라갔다. 일차진료의가 간단한 사진촬영 후 당뇨성 망막병증에 대한 스크리닝 결과를 환자에게 손쉽게 알려줄 수 있게 될 것이다. 치료가 필요하기 전에는 환자를 안과에 보내야 할 일이 없어지는 것이다.

영상검사 역시 일차진료의가 다루기 쉬워지고 있다. 2017년 가을 '북미영상의학회'에서 우리나라 기업인 루닛이 인공지능 기반의 실시간 의료영상진단 소프트웨어인 '루닛 인사이트Lunit INSIGHT'를 발표했다. 누구라도 루닛 인사이트에 의료영상을 올리면 몇 초 안에 인공지능 진단 결과를 받아볼 수 있다. 현재는 흉부 엑스레이 영상이 대상이며 폐암, 결핵, 기흉, 폐렴과 같은 주요 폐 질환을 검출해 의심되는 부위를 이미지에 표시해 준다. 진단 정확도는 98%에 이르는 것으로 알려졌다. 서울대병원과의 공동연구에

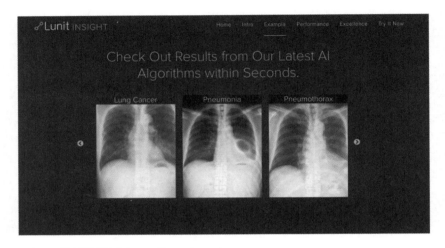

그림50-4. 루닛 인사이트 [출처: https://insight.lunit.io.]

따르면 이 기술을 활용한 흉부영상의학과 전문의 포함 의사 19명의 판독능력이 모두 향상되었을 뿐 아니라, 일반 내과의의 경우 판독능력이 평균 14% 향상하는 결과를 보였다고 한다. 이는 일차의료기관에서도 의의를 가진다. 때로 엑스레이 이미지를 판독하는 일은 쉽지 않고, 심장이나 종격동에 가려진 부분의 미세한 변화는 인간이 잡아내기 어려울 수 있다. 많은 일차의료의들이 판독에 자신 없어 하는 이유다. 영상의학과에 판독을 의뢰하게 되면 시간이 걸리게 되는 문제가 있어서 당장 폐렴 의심 환자에게 항생제를 처방해야 할지, 결핵 의심 환자에게 격리를 권고해야 할지 결정해야 하는 입장에서는 당혹스러워진다. 일차진료의가 이 기술을 이용하면 이상 소견이 보일 때 적절하게 조처하는 데 도움받을 수 있다.

　엑스레이뿐 아니라 초음파도 일차의료 영역으로 들어오고 있다. 기존의 초음파기는 수천만 원대의 투자 비용과 공간이 필요했고, 높은 수준의 수련이 필요했다. 최근에는 스마트폰이나 태블릿에 연결할 수 있는 휴대용 초음파 진단기가 개발되어 근골격계, 산부인과 등에서 사용되고 있다. 초음파 진단에서도 인공지능을 활용한 자동 진단이 접목되고 있어, 앞으로는 병변만 잘 스캔하면 일차진료의가 놓치지 않고 쉽게 해석할 수 있을 것으로 보인다. 이러한 기술은 영상 장비나 영상의학 전문의에게 접근성이 떨어지는 개발도상국에서 특히 유용하게 사용될 것이다.

의료정보의 원활한 교류도 일차진료의 영역을 확대할 것으로 보인다. 암을 치료받은 적이 있는 사람을 암 생존자라고 하는데, 암 생존자는 우리나라에서 이미 150만 명을 넘었고 매년 10~20만 명씩 증가하고 있다. 문제는 이들에게 지속적인 관리가 필요하지만 일차진료의 입장에서는 기존의 치료 기록이나 관리 방침 등에 대한 의무기록 접근이 어려워 진료를 꺼리는 측면이 있다. 현재 우리나라는 일차진료기관과 삼차의료기관 간의 의무기록 연계가 어렵다. 환자가 CD에 영상을 담아 가고 차트를 책 한 권 분량으로 복사해 간다고 하더라도 일차의료기관에서는 보관 및 관리가 어렵고 필요할 때 찾아보기도 쉽지 않다. 향후 공통데이터모델 등이 보편화되어 의무기록이 표준화되고, 진료 정보를 손쉽고 빠르게 공유할 수 있는 기술이 개발되며, 일차의료기관과 상급의료기관 의료진 간 원활한 협진의뢰가 이뤄질 방안이 마련된다면 일차진료의가 한결 손쉽게 암 생존자 관리를 할 수 있을 것으로 생각된다.

3. 개인 맞춤형 건강관리서비스 가능

약물유전체학의 발전에 힘입어 환자들의 약물 반응, 즉 효과성이 높거나 낮을지 혹은 부작용 발생 가능성은 어떠할지를 예측할 수 있게 되었다. 예를 들어 고혈압이라는 질환은 혈압 수치가 140/90 이상으로 정의되지만, 이를 일으키는 원인은 너무도 다양해서 고혈압은 사실상 하나의 표현형으로 나타나는 여러 질환의 합이라고 볼 수 있다. 어떤 이들에게는 레닌-안

지오텐신-알도스테론계가 항진되어서 나타날 수도 있고, 어떤 이들에게는 혈관의 경직도가 높아져서, 또는 교감신경의 항진이 심해서 나타날 수도 있다. 오늘날까지는 대개 연령이나 인종과 같은 매우 포괄적이고 조악한 기준에 따라 일차 약제를 선택하고(예를 들면 50세 이상이면 칼슘채널차단제를, 50세 이하면 안지오텐신 수용체 저해제를 일차로 선택) 이후 잘 듣지 않으면 다른 약을 추가는 방식이었다. 그러다 보니 어떤 경우에는 가이드라인대로 약제를 선택했지만 쉽게 조절이 되지 않아, 가이드라인에서 권고되지 않는 베타차단제 같은 약제를 투여하자 혈압이 쉽게 조절되는 경우가 발생해 왔다. 반면 최근 유전자검사의 비용은 일반 혈액검사보다 높지 않은 수준까지 떨어졌고, 약물 반응에 대한 정보들이 축적되고 있다. 따라서 가까운 시일 내에 개별 환자의 유전형 기반으로 일차 약제를 선택할 수 있게 되면 의사가 본인의 선호에 따라 약을 선택하는 일이 줄어들 것이다.

약물뿐 아니라 운동이나 식이에 관련한 유전형들도 밝혀지고 있으며, 이미 미국에서는 개인 맞춤형 운동이나 식이를 추천하는 서비스에 이용되고 있다. 유전자검사를 통해 효율적인 체중감량을 위해서 저탄수화물 식이와 저지방 식이 중 무엇이 적합한지, 고강도 운동으로 살이 잘 빠지는 유전형을 가졌는지, 아킬레스건이나 전방십자인대 등이 더 쉽게 손상되는 유전형은 아닌지 등을 알 수 있게 되었다. 이에 기반을 둔 식단을 제공하거나, 맞춤형 운동 제안이 가능해진 것이다. 지금까지는 사실 운동이나 식단 상담은 의료 영역에서는 잘 이루어지지 않았고 일반적인 지침 위주로 이야기할 수밖에 없었다면, 앞으로는 유전자검사를 기반으로 하여 개별 환자에게 최적의 생활습관을 안내하는 일도 일차진료의의 업무가 될 것으로 예상한다.

4. 환자 모니터링 기술의 발달과 환자의 책임성 증대

만성질환은 증상이 없어 환자가 약을 성실히 복용하지 않는 경향이 있

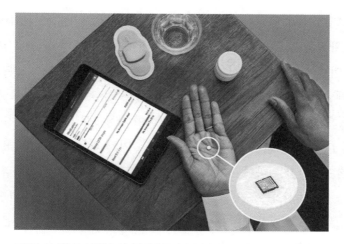

그림50-5. 최초로 승인받은 디지털 알약인 아빌리파이 마이사이트 [출처: https://www.proteus.com/how-it-works.]

다. 약물순응도가 떨어지면 약 효과가 줄고, 결국 심각한 질환의 발생으로 이어지게 된다. 그러나 약물순응도를 확인하는 일은 매우 어려워서, 대개 "약은 잘 드시고 계신가요?"라는 질문에 대한 환자의 답변을 믿거나, 환자가 "약이 아직 한 달 치 남아 있어서 원래 오기로 한 날보다 늦게 왔습니다" 하는 등의 말로 간접적으로 추정하는 수밖에 없었다.

최근 센서가 탑재된 디지털 알약이 미국 FDA의 승인을 받았다. 일본 오츠카제약과 미국 프로테우스 디지털 헬스에서 공동개발한 것으로, 정신 질환 치료제인 아리피프라졸 알약 중간에 IEM_{Ingestible Event Marker} 센서를 넣은 '아빌리파이 마이사이트_{Abilify Mycite}'라는 약이다. 이 약을 먹으면 알약이 배 속에서 녹으면서 그 안의 센서가 작동한다. 그리고 환자의 웨어러블 기기인 '마이사이트 패치'에 약을 먹었다는 신호를 전송한다. 환자는 이 정보를 모바일 앱으로 볼 수 있고, 의료진 역시 포털을 통해 확인할 수 있다. 이 기술은 복용순응도가 중요한 정신 질환 분야에서 먼저 적용되기 시작했지만 향후 고혈압이나 당뇨, 고지혈증 등으로도 확대될 것이며, 천식이나 만성폐쇄성폐질환 등 일차의료에서 흔히 관리하는 질환에도 적용될 것이다.

체중이나 신체활동, 식사 등의 모니터링은 이미 보편화되어 있다. 대표적인 체중감량 애플리케이션인 눔Noom을 통해 섭취량을 입력하고 활동량을 자동으로 측정하면, 알고리즘에 기반하여 자동으로 생성된 메시지로 사용자가 더 열심히 관리하도록 북돋워 준다. 이와 더불어 사용자들을 지속해서 참여시키기 위하여 휴먼코치를 병행하고 있다. 현재 임상심리사, 영양사, 운동처방사 등이 1인당 수백 명의 가입자를 책임지고 관리하면서 지속적으로 피드백 메시지를 보내고 상담하는데, 이 중 가능한 부분은 곧 인공지능으로 대체될 예정이다.

현재 이러한 서비스는 건강한 사람들을 대상으로 하여 B2C 형태의 상업적 서비스로 제공되고 있으며, 미국에서는 당뇨예방 프로그램으로 인정받아 메디케어 보험이 적용될 예정이다. 점차 고혈압, 당뇨, 천식, 만성폐쇄성폐질환 등 다양한 질병 및 복합 만성 질환자를 관리하는 여러 프로그램이 개발되어 일차의료로 통합될 것으로 전망한다.

이러한 모니터링 기술은 환자의 책임성을 증대시킬 것이다. 만성질환 관리는 꾸준한 복용과 생활습관 관리가 중요한 만큼, 의사의 노력만으로 되지 않는다. 가치기반 지불 체계가 강화될수록 환자의 책임도 함께 증대될 것이다. 예를 들어 당뇨병 환자가 꼬박꼬박 혈당을 모니터링하고, 약을 빠뜨리지 않고, 매일매일 운동하여 체중을 유지한다면 인센티브를 제공하되, 그렇지 않으면 본인부담금이나 보험료를 올리는 방향으로 보험자들이 제도를 변화시킬 수 있다.

일차의료의 미래상

2017년 미래 의료에 관한 웹사이트인 〈메디컬 퓨처리스트〉에 한 네덜란드인이 기고한 글이 실렸다. '미래의 일차의료는 어떠해야 하는가?What should primary care look like in the future'라는 제목의 글에는 그가 한 일차진료의를 찾아갔던 경험이 소개되었다. 그는 디지털 헬스를 활용한 예방에 적극적인 사람으로, 최근 이사를 하면서 마찬가지로 데이터 기술의 활용에 적극적인 한 일차진료의에게 주치의 등록을 하게 된다. 그는 자신의 유전자검사 결과, 수면이나 신체활동 및 혈압 등의 자료, 그간의 혈액검사 결과를 들고 장기적인 예방 계획을 상담하고자 일차진료의를 찾았다. 일반적인 일차진료의라면 그 방대한 자료에 질려 버렸겠지만, 이 의사는 꼼꼼히 기록과 가족력을 체크하고 신체를 진찰했다. 그러고 나서 의사는 그가 심부정맥혈전증의 위험이 크며 콜레스테롤 약에 심한 부작용을 겪을 가능성이 크니 주의하라는 것, 흑색종과 기저세포암종 발병 위험이 높아 매년 피부과 검진을 해야한다는 것, 비만과 인슐린 저항성의 위험이 크니 체질량지수를 25 미만으로 유지하는 것이 바람직하다는 이야기를 해 준다. 그러면서 30분씩 운동하고 식사와 음주량을 조절하도록 조언해 주었다. MRI 같은 고가의 검사를 할 근거가 없다고도 이야기해 주었고, 특별한 문제가 없다면 1년에 한번만 방문하도록 조언해 주었다.

우리나라 일차의료의 변화 방향: 집단기반 건강관리

앞의 사례에서 의사는 디지털 헬스 기술을 실제로 활용하기 어려운 장애요인을 글쓴이에게 말했다. 첫 번째는 시간이 없다는 것, 두 번째는 현재의 의료 체계에서는 디지털 기술을 활용할 수 있는 여지가 없다는 것, 세 번째는 각 기술이 서로 호환되지 않기 때문에 그 정보가 의료기관에 기록될 수 없다는 것이다. 이는 우리나라에도 그대로 적용된다.

우리나라의 저수가 체계에서 일차의료는 공급량을 늘리는 방향으로 적응해 왔다. 실제로 일차의료기관에서는 하루에 60명에서 100명 이상 진료하지 않으면 생존할 수 없는 지경에 이르렀다. 환자 1인당 3분에서 5분의 진료시간은 전 세계적으로 탄자니아, 파키스탄 등과 더불어 최저 수준이다. 덕분에 환자의 만성질환 관리에 중요한 복용순응도나 생활습관 같은 것을 상담할 시간이 거의 없고, 단지 처방전 재발행이 진료의 패턴이 되어버렸다. 또한 일차의료기관에서는 환자가 직접 방문하지 않으면 진료비를 받을 수 없고 전화나 이메일 상담, 운동 및 식이 모니터링과 상담이 전혀 보상받을 수 없다. 이런 상황에서 위에 열거한 다양한 디지털 헬스 기술들을 적용할 여지는 없다.

미래의 일차의료에 적합한 시스템은 집단기반 건강관리이다. 이는 개인을 단위로 한 특정 의료서비스에 보상하는 행위별 수가제를 피할 수 있게 하고, 만성질환과 예방의료의 측면에서 실제 효과와 비용효과에 따른 가치기반의 지급을 가능하게 한다. 특정 의료서비스를 전제로 하지 않아서 새로 적용 가능한 다양한 기술을 접목할 수 있다.

최근 데이터 기술이 발전하고 지급 체계가 변화하면서 집단 대상의 건강관리가 가능해졌다. 데이터 수집과 분석이 쉬워지고, 보험자는 집단의 건강 위험을 산정하여 재정적 위험을 정의할 수 있게 되었다. 공급자도 고위험군을 뽑아 가장 큰 도움을 받을 수 있는 집단에게 적시에 적절한 중재 방안을 제공하는 일이 가능해졌다.

아마존웹서비스AWS는 클라우드 기반의 집단기반 건강관리 '솔루션solution'을 공개하였는데, 이를 통해서 치료를 받으러 오지 않았거나 측정치가 정상을 벗어나는 환자들을 구분할 수 있고 환자의 치료순응도 역시 파악할 수 있다. 이러한 시스템을 통해서 환자의 순응도를 증가시킬 수 있었고, 의사가 환자와 실제로 보내는 시간을 증대시킬 수 있다. 관리자로서는 해당 집단의 각종 지표를 실시간으로 분석하고 관리할 수 있다. 의료제공자별로 성과를 비교하거나 현재 목표를 달성하고 있는지, 목표 달성을 위한 환자 숫자는 어느 정도인지 등을 파악할 수 있다.

이러한 집단기반 건강관리를 적용하기 위해서는 의료제도의 대대적인 변화가 필요하다. 먼저 일차의료기관은 다학제 간 공동진료group practice로 변모해야 한다. 현재와 같이 단독 개원이 대다수를 차지하고 의사 한 명이 간호조무사 2~3명을 두고 일하는 시스템에서는 환자 모니터링, 식이 및 복약 지도와 상담이 원활히 구성될 수 없다. 미국에서는 '환자 중심 메디컬홈patient-centered medical home'이라는 새로운 일차의료 모델을 통해 포괄적 서비스 조정, 팀 체제를 통한 서비스 제공, 환자 참여 유도, 집단기반 건강관리를 추구하고 있다.

더불어 병원과 의원 간 공동 이해관계를 만들어야 한다. 우리나라에서는 의료공급자들이 개별적으로 제공한 서비스의 양에 따른 보상을 받기 때문에 공급자 간 진료 조정이 어렵고, 과잉진료나 중복진료의 우려도 크다. 실제로 병원급 의료기관과 일차의료기관이 고혈압, 당뇨 등의 단순 질환의 진료를 놓고 경쟁을 하고 있다. 이는 병원급의 성장과 일차의료기관의 몰락으로 이어지고 있으며, 의료자원의 비효율적인 사용과 의료비 상승을 유발하는 요인이 되고 있다.

미국에서는 책임의료조직ACO; Accountable Care Organization을 도입하였다. 이는 일정한 인구집단을 대상으로 공급자들이 의료의 질과 경제적 성과를 공동으로 책임지는 '의료공급자 네트워크'이다. 책임의료조직은 수요자 중심의 공급 체계 및 지급제도로 특히 일차의료의 만성질환의 관리와 노인 건강관리에 적합하며, 일차진료를 통해 지역사회 내에서 질병 예방과 보건의료서비스를 제공할 수 있다는 장점이 있다. 책임의료조직에서는 인두제 형태의 지불이 가능하고, 병원과 의원이 함께 노력하여 비용을 절감하면 비용 절감분을 보상으로 공유하게 된다. 병원과 의원 간 원활한 의무기록 공유 역시 필수적이다.

노령화와 의료비 증가의 대안으로써 일차의료는 매우 중요하다. 디지털 기술의 발전에 따라 일차의료인들의 역할이 축소되는 부분도 확대되는 부분도 있을 것이며, 주된 역할은 만성질환을 관리하고 예방하는 일이 될 것이다. 이를 위해서는 집단기반 건강관리의 개념이 도입되어야 하고, 이에 맞추어 일차의료는 다학제 집단 개원으로 변화함과 동시에 병원급 의료기관과 일차의료기관이 공동의 이해관계를 맺는 제도가 마련되어야 할 것이다.

4차 산업혁명과 병원 경영

박경수*

병원 경영자들은 실시간으로 의사결정하는 과정 중에서 수많은 질문을 떠올린다.

- 우리 병원의 직종별 적정 인력은 몇 명일까?
- 앞으로 업무량을 고려해 인력을 얼마나 늘려야 할까?
- 필요 인력이 요일별·월별로 얼마나 차이가 날까?
- 보상 수준은 어느 정도가 적정할까?
- 의료 장비 및 시설은 효과적으로 배치되었을까?
- 수술실의 일정 관리가 체계적으로 되고 있을까?
- 비효율적으로 운영되는 공간은 없을까?
- 구매한 장비의 활용도는 어떨까?

---

* 삼정KPMG 전략컨설팅그룹 헬스케어 부문 이사

- 환자들의 동선 중에서 불편한 곳은 없을까?
- 우리 병원에서 낼 수 있는 최대 수익은 어느 정도일까?
- 새롭게 투자해야 하는 영역은 어디일까?
- 내부에서 증축하는 게 좋을까? 새로 지어야 할까? 짓는다면 어느 지역이 좋을까?

이렇게 순간순간 떠오르는 의문은 이내 묻히곤 한다. 분석하고자 하지만 데이터가 없어서, 데이터 산출에 시간이 많이 걸려서, 데이터는 있지만 해석이 어려워서 중도에 포기하는 경우도 많았다. 많은 노력을 들여 분석했지만 의사결정에 큰 도움을 받지 못할 수도 있다. 그러다 보니 시스템을 갖추지 못한 병원에선 주요 의사결정을 병원장의 직관에 따르는 경우가 많다. 지금까지는 직관에 따른 의사결정이 병원에 미치는 영향이 크지 않았다. 세계 최초로 필름카메라를 발명했지만 디지털 환경에 적응하지 못했던 코닥, LP 레코드를 밀어내고 엄청난 판매 기록을 세웠으나 디지털 음악 환경에는 발 빠르게 대응하지 못했던 소니 워크맨 등, 환경 변화에 선제로 대응하지 못했던 기업의 사례는 수없이 많다. 이렇듯 병원 경영 환경이 어렵다고는 해도, 경쟁 상품이 등장하면서 하루아침에 사라지는 기업 환경과 비교한다면 안정적이다. 지금까지 병원은 경영 속도가 뒤처져도 그 영향이 서서히 오는 영역이었다.

하지만 4차 산업혁명과 함께 환경은 빠르게 변하고 있다. 고속도로에서는 자동차 핸들을 조금만 돌려도 방향이 크게 바뀌는 것처럼, 급속도로 변하는 환경 속에서 경영의 미세한 차이는 성과의 큰 차이로 이어지게 된다.

4차 산업혁명이 병원 경영에 미칠 영향

4차 산업혁명이 병원의 경영에는 어떤 영향을 주게 될까?

첫째, 경영의 예측 가능성이 높아진다. 기존에는 수집이 어렵거나, 많은 시간이 걸렸던 데이터 수집이 센서, 태그, 모바일 등 다양한 소스를 통해 가능해진다. 수집한 데이터는 디지털화된 빅데이터로 쌓인다. 인공지능으로 단시간에 데이터를 처리하고, 패턴을 찾아낼 수 있다. 예를 들어 병원의 특정 진료과에 새로운 환자가 줄고 환자 만족도가 떨어지는 상황이 향후 병원 재무에 어떤 영향을 주게 될지 분석하고 예측할 수 있게 되는 것이다.

거시적인 외부 데이터나 다른 병원의 데이터와 연계한다면 더 정확한 예측을 할 수 있다. 미국 기업 Avantas는 과거의 성과, 날씨, 진료과별 특성, 계절별 특성 등의 패턴을 바탕으로 수요 예측과 의료진의 일정을 계획하는 소프트웨어를 제공한다. 정확도를 높이기 위해서 매주 자료를 업데이트하는데, 30일 전 예측한 값은 97%의 정확도를 보인다.

미국 스탠퍼드어린이건강센터Stanford Children's Health Specialty Services Center 중 서니베일 지부에서는 환자의 위치를 실시간으로 파악하는 기술을 도입했다. 환자의 위치를 파악해 진료실 및 검사실까지 소요시간을 예측하고, 환자가 진료시간에 늦지 않도록 하는 환자 흐름 관리patient flow management를 구축한 것이다. 또한 환자의 대기시간 분석을 통해 병목 현상bottleneck 예측과 대처가 가능해졌다. 이 기술의 도입 후 서니베일 지부는 60여 개의 스탠퍼드어린이건강센터 중에서 가장 높은 환자 만족도를 보였다.

둘째, 고정비로 인식되는 비용들이 변동비화가 될 가능성이 높아진다. 환자 수는 요일별·시간대별로 차이가 나지만, 현재 병원에서는 인건비를 고정적으로 부담해야 한다. 경영 측면에서는 성과 창출과 직접적인 비용만을 필요한 때 부담하는 구조를 지향한다. 예측가능성이 높아질수록 이러한 변화는 빨라질 것이다. 로보틱 프로세스 자동화RPA; Robotic Process Automation 등을 통해 단순 반복적이며, 사람의 실수가 발생할 수 있는 업무는 인공지능으로 점차 대체되고, 기존 인력은 병원의 더 가치 있는 업무로 재배치될 것이다. 재배치된 역할을 정규직으로 고용할지, 외부에 의뢰할지는 업무 특성에 따라 달라진다. 환자의 안전과 직결된 의료의 특성상 조심스러운 접근이 필요하지만, 4차 산업혁명에 따라 고용 형태가 정규직에서 비정규직으로 바뀌는 것은 일반적인 현상이다. 미국 캔자스대학교병원은 환자 수요를 예측하고, 그에 따라 인력의 일정을 관리하는 시스템을 도입했다. 그 결과 일정 관리에 들어가는 시간을 기존의 절반 정도로 단축했고, 정확한 일정 관리로 추가 근무하는 인원이 32.7%에서 4.77%로 감소하는 효과가 있었다.

셋째, 보유한 자원의 활용도가 높아질 것이다. 기존에는 파악하기 어려웠던 비효율적 부분들이 드러나면서 자원의 최적화가 쉬워진다. 예를 들어 고가의 의료 장비가 부서의 요구와 성능만으로 도입되는 경우가 적지 않다. 앞으로는 데이터의 수집과 분석을 통해 도입 전에는 재무적·비재무적인 평가가, 도입 후에는 실시간 모니터링을 통한 관리가 체계화될 것이다. 클리블랜드 클리닉Cleveland Clinic은 2010년부터 etrack이라는 시스템을 통해 장비에 태그를 부착해서 사용 가능한 장비, 사용 중인 장비를 실시간으로 모니터링하고, 24시간 내에 활용되지 않을 이동 장비는 중앙으로 배치하는 관리 체계를 갖추고 있다. 이러한 위치추적 시스템location tracking system을 통해 휠체어, IV 펌프, EGC 등 공동으로 사용하는 의료기기의 위치를 실시간으로 파악함으로써 기기를 찾는 데 소비되는 시간을 줄일 수 있으며, 실제로 병원자산의 활용도가 45%에서 65%로 상승한 사례가 있었다.

미국 기업 Locatible에서는 의료진과 간호사가 착용하는 팔찌를 통해 특정 환자의 주치의 및 담당간호사 등 필요한 인력을 바로 찾을 수 있도록 돕는 서비스를 제공한다. 응급상황에서는 팔찌의 버튼을 통해 다른 의료진의 추가적인 도움을 받을 수 있다. 18개의 KPI(환자를 진료하는 시간, 환자 대 의료진의 비율, 환자 비대면 시간, 환자 대처 속도 등)와 연계해 의료진의 업무량 및 효율성 등의 정보도 실시간으로 수집할 수 있다. 예를 들어 한 병동에서 이루어지는 환자 대처 속도가 너무 느리면 즉시 추가 인력을 배치할 수 있다.

4차 산업혁명으로 단시간에 정확한 예측이 가능해지고, 과거에 드러나지 않던 비효율을 지속해서 제거하면서 자원을 최적화해 나갈 수 있게 된다. 이러한 변화는 일견 병원 경영이 쉬워지는 것으로 보일 수 있다. 하지만 경영진은 방대한 데이터 중에서 유의한 정보를 찾아내고, 분석한 결과를 토대로 대안을 결정하는 역할을 해야 한다. 진료에서 IBM 왓슨은 의료진의 결정을 대신해 주지 못한다. 경영에서도 인공지능과 ICBM(IoT, Cloud, Big Data, Mobile)은 방대한 데이터를 모으고 해석해서 조언을 해 주는 역할만을 하며, 선택은 여전히 경영자의 몫이다. 의사결정에 대한 결과값이 쌓이고 효과가 검증되면 병상 및 수술실 배정 등 자동으로 의사결정이 이루어지는 영역이 증가할 것이다. 그에 따라 경영진의 의사결정이 필요한 영역은 운영에서는 줄어들고 점차 전략 부분으로 변하게 될 것이다.

4차 산업혁명이 병원 외부 구조에 미칠 영향

첫째, 특정 헬스케어 그룹의 영향력이 확대될 것이다. 4차 산업혁명을 통해서 개인과 개인, 개인과 조직, 조직과 조직 간의 연결이 점차 쉬워진다. 개별 병원의 영향력보다는 그룹 또는 네트워크의 영향력이 커질 것이다. 네트워크에 속한 조직이 많을수록 데이터의 양은 많아지고, 연결의 효율성을 높이는 효과적인 도구가 개발될 것이다. 대규모 네트워크가 제공하는 플랫폼이 시장에서 선도적인 역할을 하면 이는 새로운 데이터의 수집, 분석, 활용 방식에서 표준을 이루게 된다. 표준화는 누가 먼저 제시하는지도 중요하지만, 얼마나 많은 주체가 받아들이는지가 더 중요하다. 1970년대부터 1980년대 초까지 벌어진 '비디오테이프 표준 전쟁'은 비디오카세트 레코더 규격의 표준을 두고 벌어진 극심한 표준 전쟁이었다. 소니에서는 베타맥스, JVC에서는 VHS, 그리고 필립스에서는 Video 2000을 내놓았다. 베타맥스가 VHS보다 기술적으로는 앞선다는 평가가 있었지만, VHS가 비디오 대여 시장의 70%를 점유하면서 베타맥스 방식은 역사 속으로 사라지게 되었다.

둘째, 데이터는 병원의 새로운 수익원이 될 것이다. 헬스케어 네트워크에서 산출되는 데이터는 제약회사, 의료기기, 보험회사 등 헬스케어 산업의 플레이어들에게는 매우 의미 있는 기초 데이터가 된다. 비식별화된 개인정보의 활용 범위는 법률적인 부분으로 차차 해결해 나가야 한다. 예를 들어 보험가입자가 운동 등 병원의 처방을 잘 따르고 있음이 확인될 때, 보상으로 보험료를 낮춰 주는 혜택이 있다면 보험가입자와 보험사 모두에게 이익이 된다. 실제로 비만과 건강관리서비스에 관한 한 연구 결과, 인센티브를 제공한 그룹에서 더 지속적인 체중 감량이 있던 사례도 있었다.

2014년 설립된 미국의 헬스베러티HealthVerity는 의료 데이터를 사고팔 수 있는 클라우드 기반의 플랫폼을 제공한다. 이를 통해 공개 범위를 조절할 수 있는 3억 명의 의료 데이터(청구기록, 처방전, 랩 테스트 결과, 유전자 정보, 의료기록 등)를 비식별화된 데이터로 제공하고 있으며, 데이터 구매자는 자신에게 필요한 데이터베이스를 구축할 수 있다. 이 서비스는 병원, 보험회사, 약국, 제약회사 등이 주요 고객이다.

신뢰할 수 있는 데이터가 부족해서 투입되던 불필요한 비용을 줄일 수 있다면 헬스케어 기업들이 그 플랫폼을 활용하지 않을 이유가 없다. 미국의 플랫아이언Flatiron은 구글벤처스에서 130만 달러를 투자받은 스타트업 기업으로, 암 진단 및 치료에 활용할 수 있는 클라우드 기반 플랫폼을 구축하고 있다. 연구기관, 제약회사 등에 활용 가능한 데이터를 제공하며, 14개의 주요 종양 치료 관련 헬스케어 기업 중 13개가 이 플랫폼을 사용하고 있다. 또한 이 플랫폼은 FDA와 협력하여 면역치료제 및 새로운 항암제의 안정성과 효과성 분석하는 데 활용되고 있다.

셋째, 병원 간 연합이 활성화되어 국가 의료비의 효과적인 사용에 기여할 것이다. 원활한 의료전달 체계는 의료기관 간 자원의 효과적 활용과 협업의 관점에서 볼 수 있다. 국가 차원에서 자원의 효과적인 활용이란 제한된 건강보험 재정으로 다수 국민의 건강을 증진하는 것이다. 의료전달 체계 개편을 위해 의뢰-회수 수가 도입 등 다양한 논의가 이루어져 왔다. 하지만 환자를 보내고 받는 협업의 활성화는 각 주체의 성과를 측정하고, 보상하는 구조가 함께하지 않으면 어렵다.

예를 들어 회사에서 팀 단위로 성과평가 및 보상 체계를 운영한다면, 각 팀장은 신규 프로젝트를 진행할 때 다른 팀의 인력을 활용하기보다 본인 팀의 인력을 충원해서 성과를 높이고자 할 것이다. 반면 팀의 상위 레벨인 본부의 입장에서 보면 다른 팀의 유휴 인력을 활용하는 것이 효과적이다. 만약 성과평가와 보상을 본부 단위로 하고 그 성과를 소속 팀에 합리적으로 배분한다면 팀장들은 본부의 성과를 높이기 위해 협업하게 될 가능성이 커진다.

다양한 병원으로 구성된 병원 연합의 성과를 공유할 수 있는 제도를 만들더라도 진료 및 경영의 데이터가 체계적으로 공유되는 시스템이 전제되어야 한다. 그래야 의료의 질 관리가 가능해지고, 협업을 통한 시너지 효과를 기대할 수 있다. 4차 산업혁명은 의료의 질과 성과를 공유하는 병원 연합 활성화에 기여할 것이다. 이미 미국에서 퍼지고 있는 eICUElectronic Intensive Care Unit는 지리적으로 떨어진 병원들의 질을 관리하는 시스템 중 하나이다. eICU는 사망률 감소(ICU 사망률 7.8%에서 5.8%)와 입원기간 단축 효과

(ICU 입원기간 20% 단축)를 보였다. 지리적으로 떨어져 있는 네트워크 병원들을 연결하는 과정에서는 발생하는 비효율을 계속 줄여 가는 기술이 지속해서 개발될 것이다. 이러한 연결은 고령화 시대에 국가 의료비를 절감하는 데 기여할 것으로 보인다.

마치며

국내에 《4차 산업혁명 강력한 인간의 시대(2017)》라는 제목으로 번역된 책의 원제는 'Average is over' 즉 '평균의 시대는 끝났다'이다. 원제가 4차 산업혁명이 병원 경영에 미칠 영향을 단적으로 잘 표현했다고 생각한다. 4차 산업혁명은 환경의 변화를 읽고 대처한 조직과 그렇지 못한 조직의 양극화를 가져올 것이다. 반면 개별 병원의 최적화를 가능하게 하고, 조직 간 연결에 걸리는 시간과 비용을 최소화함으로써 네트워크가 하나의 조직과 같은 효과를 낼 수 있을 것이다. 4차 산업혁명이 의료계에서 개별 조직화의 최적화를 넘어 네트워크 그리고 국가 자원의 최적화로 이어지는 기회로 활용되기를 기대해 본다.

미래 병원의 설계와 건축

고광철[*]

필자는 건축전문가가 아니다. 이 글에서 건축학적 지식을 구하고자 한다면 말리고 싶다. 다만 병원 리모델링 프로젝트를 기획하면서 공부하고 경험했던 것들을 공유하고자 한다. 이 글의 내용은 필자의 개인적인 견해이며, 필자 소속 병원의 공식 입장은 아님을 미리 밝혀 둔다.

병원 건물은 신축되는 순간부터 생로병사의 과정을 겪는다. 20, 30년 정도가 지나면 고쳐 써야 하거나, 다른 새 건물에 기능을 넘겨주고 용도 변경 또는 철거하게 된다. 조직의 생로병사 주기도 이와 비슷하므로 건물의 신축이나 리모델링을 조직의 재결속과 새로운 도약의 계기로 활용하면 좋다.

병원의 건축은 크게 기획, 디자인, 공사 단계로 이루어진다. 기획 및 디자인에 3~5년, 공사에 5년 정도 기간이 필요하다. 여기에서 공사의 결과에 결정적인 영향력을 발휘하는 기간이 기획과 디자인 단계다. 공사 기간

---

[*] 성균관대학교 의과대학 삼성서울병원 소화기내과 교수, 삼성서울병원 미래병원 추진단장

에 내용이 변경된다면 설계 변경과 공사 기간의 연장으로 이어지고, 상황에 따라서는 이미 공사한 부분을 수정해야 하는 번거로움도 발생한다. 모두 막대한 비용의 증가로 이어진다는 것은 두말할 필요도 없다. 따라서 기획의 내용에는 상당한 수준의 미래 예측과 대비가 담겨야 한다. 하지만 새로운 기술이 세상을 어떻게 바꾸어 놓을지 상상하기는 쉽지만 그 시기를 예측하기란 매우 어렵다.

미국의 한 병원에서는 미래 병원의 모습을 다음과 같이 예상했다.

> 의사가 자기 사무실에서 원격조종로봇을 통해 병실을 돌며 환자를 관찰하고, 활력징후를 확인하며, 엑스레이를 본다. 네트워크를 통해 동료 의사에게 자문을 구하고, 원격에서 환자와 환자 가족과 상담한다. 모니터링 기능이 있는 침상 커버가 환자의 활력징후를 실시간으로 측정하며 간호사의 현장 간호를 보조한다. 환자가 침상에서 벗어나면 이를 감지하여 환자 본인에게는 가족의 목소리로 녹음된 경고 메시지를 들려주고, 간호사에게는 바로 경보를 전달하여 환자 안전의 가장 난제인 낙상을 예방한다.

이는 2000년대 초반 미국의 한 병원에서 입원병동 신축 기획 중 예상했던 시나리오다. 모두 현재의 기술로 충분히 실현 가능하다. 하지만 이러한 기술이 현실화되어 널리 사용되고 있는지 묻는다면 그렇지 않다고 단언할 수 있다. 언제 현실화될지 장담할 수도 없다. 4차 산업혁명을 통해 우리는 무수한 유망 기술이 개발되어 현실에서 사용되리라 예상하지만, 제도적·법적 장벽, 관습 및 인적 장벽 등 현실화를 가로막고 있는 장벽들이 언제 극복될지 예측하기 어렵다.

향후 10년 이내에 4차 산업혁명이 우리 진료실에 어떤 변화를 초래할지 상상해 보자. 활력징후 모니터링 기술이 모바일화되어 일상에서 쉽게 사용할 수 있다면 어떤 일이 벌어질까? 아마도 입원실 수요가 줄어들 것이다. 치료 후 언제 발생할지 모르는 합병증을 관찰하기 위해 입원시켜 놓은 환자가 적지 않음을 고려하면 충분히 가능한 일이다.

원격진료가 가능하며, 또한 기본 혈액검사, 활력징후 및 심전도 측정 등을 집에서 쉽게 할 수 있게 된다면 병원의 외래는 어떤 모습으로 변할까? 거리감을 완전히 줄인 디지털 미팅이 보편화되어 지금처럼 모든 환자가 병원에 찾아가서 외래진료를 받지 않아도 될 것이다. 현재 필자의 환자 중에서도 5분의 결과 설명을 들으러 오기 위해 하루를 바치는 분들이 많다. 고가 장비를 이용하는 검사를 위해서는 직접 내원해야겠지만, 결과 확인은 디지털 미팅으로도 충분할 것이다. 그렇게 되면 외래에는 디지털 미팅을 위한 조용한 공간이 필요하며, 진료를 기다리는 환자들로 북적였던 대기공간의 수요는 현저히 줄어들 것이다. 오히려 진료받기 위해 방문한 환자들의 휴식공간으로 활용될 것이다.

이러한 상상은 10년 이내에 충분히 현실화될 수 있다. 그러나 현재의 예측에 기반을 둬서 외래, 병실, 중환자실 등의 포트폴리오를 확정하고 기획하는 것은 그야말로 도박이라 할 수 있다. 이러한 어려움 속에서 병원에 무엇을 담아야 하는지를 먼저 생각해 보고, 어떻게 담을 것인지 살펴보도록 하자.

무엇을 담을 것인가?

신축이든 리모델링이든 담아야 할 것은 똑같다. 과거의 문제 해결, 현재 새롭게 주목받는 문제에 대한 대책, 그리고 미래 대비 등이다.

먼저 과거 문제 해결부터 살펴보자. 병원이 신축되고 세월이 흐르면서 진료 수요 및 법규 규제가 변하며, 인증제가 도입되고 인증 기준은 점차 강화되면서 공간의 용도는 변한다. 국내 한 병원의 경우, 신축 후 20여 년 동안 외래진료 구역의 80%가 용도 변경되었다. 이 정도의 용도 변경에도 불구하고 구조적인 한계나 엄청난 공사비 등으로 해결하지 못한 문제가 많다. 예를 들어 병원 인증 기준에 있는 수술장의 청결 및 비청결 동선의 분리가 그렇다. 대규모 구조 변경 없이는 해결될 수 없는 문제여서 아직까지 엄두를 내지 못하고 있다.

또한 저수가 정책에서 살아남기 위해 진료의 양이 늘면서 진료 공간을 늘리게 되고, 공간은 한정되어 있으니 직원을 위한 공간이 희생될 수밖에 없었다. 실제로 한 병원 직원이 필자에게 "저희는 단지 기계의 부속품인 것 같아요"라고 말했던 사례도 있었다. 직원의 자긍심이 높아야 진료의 질도 올라가는 건 당연한 일이다.

부족한 공간 속에서 진료 공간을 늘리면서 생긴 또 다른 부작용은 검사 공간의 분산화 문제다. MR의 수요가 지속해서 늘고 있는데, 이미 기존 MR 검사실은 포화 상태라 새로운 장비를 위한 공간을 어디에선가 확보해야 한다. MR 검사실이 들어갈 수 있는 공간의 조건은 매우 까다롭다. 조건에 맞는 공간을 찾다 보니 결국 전혀 동떨어진 구석에 새로운 MR 검사실이 자리 잡게 된다. 환자가 찾아가기 어렵고 분산된 공간에 배치되어 운영효율이 떨어질 수밖에 없다. 이는 배치공간 부족으로 벌어진 분산화 문제다.

현재 새롭게 주목받는 문제들도 있다. 사람들의 기대 수준은 계속 변한다. 20여 년 전의 기대 수준에 맞추어 설계된 공간이 현재의 기대 수준을 맞추기란 어려운 일이다. 그중 하나가 사생활 문제다. 외국 병원에서는 다인실 병실이 거의 사라졌다. 우리나라에서도 신축 건물의 전면 1인실화를 선언했던 병원이 있었지만 제도적 장벽에 막혀 노선을 수정해야 했다. 전체 병상의 70%를 기본병상으로 운영하라는 규제가 있고, 기본병상의 수가가 6인실을 기준으로 하는 한 어떤 병원도 전면 1인실화를 추진할 수 없을 것이다.

새롭게 주목받는 또 다른 이슈는 '아프지 않게 진료받을 권리'이다. 수술처럼 극심한 통증이 수반되는 진료에는 마취가 당연히 시행되고 있다. 반면 소아의 여러 검사, 성인의 소화관내시경, 직장 초음파 등의 경우에는 수면 진정하 검사가 보편화되어 가고 있다. 이런 진료에는 진정 전후 모니터링을 위한 공간이 필요하다. 이를 효율적으로 운영하기 위한 통합된 공간도 반드시 필요하다.

미래에 4차 산업혁명이 의료에 미칠 영향은 다양하다. 맞춤의료과 같이 진료의 새로운 첨단 분야를 만들 것이고, 일상생활에서 보편적으로 사용할 수 있는 간단한 장비들에 힘입어 진료의 제공 방식이 변할 것이다. 건물의 관리 방법에도 지속 가능성을 고려한 혁신이 예상된다. 그렇다면 미래를 대비하기 위해 필요한 것은 무엇일까? 맞춤의료 및 인공지능의 활용과 그에 필요한 공간의 확보, 서버실의 추가 여유공간 확보, 초고속 통신이 가능한 네트워크 인프라 구축 등이 있다.

4차 산업혁명이 진료 제공의 방식에는 어떤 영향을 줄까? 2016년 〈헬스케어 Healthcare〉지에 기고된 글에서는 '2020이 되면 병실진료의 많은 부분이 외래진료로 전환될 것이며, 외래진료 공간 또한 덜 검사하고 더 소통하는 less examination, more communication 방향으로 전환될 것'이라고 예측했다. 즉 현재의 많은 대기공간은 폐기될 것이고, 병실 모니터링 기능이 향상되어 중환자실 수요 중 일부를 병실에서 해결할 수 있게 된다는 것이다.

지금까지의 내용을 정리하면 새로운 건물에 담아야 할 것은 과거로부터 해결하지 못하고 있던 공간적 문제, 세상이 변하면서 새로 드러나고 있는 문제, 그리고 앞으로 새롭게 주목받거나 혁신될 것들의 변화에 대한 대책이라고 할 수 있다. 이를 담기 위한 공간 수요는 새로운 건물의 공간적 제약을 훨씬 넘어서는 것이 보통이다. 병원의 중요 임무, 핵심가치 및 비전, 그리고 달성 전략을 통해 우선순위를 정해야 한다. 또한 공간의 문제는 업무프로세스 및 운영 방법과 매우 밀접한 관계가 있으므로 모든 것을 공간 대책으로 해결하려는 것은 피해야 한다.

어떻게 담을 것인가?

병원은 환자의 생명을 다루는 곳이고, 의료의 향방은 극도로 예측하기 어렵다. 조금이라도 치료 효과를 올릴 수 있는 방향으로 나아가기 위해 어떻게 담을 것인가는 다음 몇 가지 개념으로 정리할 수 있다.

1. 인간 중심(Human-centered)

과거에는 들어설 때 와 하는 소리가 절로 나올 정도의 웅장하고 번쩍거리는 화려한 인테리어가 병원 위상에 영향을 준다고 여겨지던 시절도 있었다. 반면 최근 병원에서는 두려움을 안고 들어서는 환자들에게 낯설지 않고 친숙하며 단정하고 깨끗한 이미지를 주려고 한다.

윈스터 처칠의 "우리가 건물을 짓지만, 다시 그 건물이 우리를 만든다"는 말처럼 공간은 사람의 행동과 경험에 영향을 준다. 병원의 디자인뿐만 아니라 전략, 의사결정 등에서 이 사실을 염두에 둔다면 더 가치 있는 진료를 차별화된 방법으로 제공할 수 있을 것이다. 병원에서 진료받는 환자와 가족뿐만 아니라, 진료를 제공하는 직원들의 내적 및 외적 요구를 충족시킬 수 있도록 공간을 디자인한다면 더욱 의미 있는 진료경험 향상을 도모할 수 있을 것이다. 예를 들어 의료진과 환자 및 가족이 소통하고 협력할 수 있는 공간을 통해 모두가 진료에 동참하도록 해야 한다. 의료진과 직원이 사용하는 공간이 육체적·인지적 및 감성적 안녕감을 주어 진료에 긍정적 역할을 주며, 환자 안전 측면에서 인체공학적이고 청결을 유지하기 쉬운 내장재 등을 활용해 병원 감염 등 잠재 위해를 줄이는 것도 중요하다.

2. 유연성

2014년 4월 클리블랜드 클리닉에서는 세계적인 헬스케어 건축설계 전문가 12명이 머리를 맞댔다. 이들은 역동적인 외부 환경의 변화에 대응하기 위해 미래 병원 설계 및 공간 디자인 전략을 토론했는데, 3시간이 넘는 회의 중 가장 많이 언급된 키워드가 바로 유연성flexibility과 효율성efficiency이었다. 유연성은 미래 의료 환경 변화에 능동적으로 대응할 수 있는 디자인 요소를 병원의 공간 디자인에 반영하는 것이며, 효율성은 병원 디자인 단계부터 설계, 건축, 운영 및 진료 프로세스에 이르는 과정에서 효율을 철저하게 추구해야 함을 뜻한다. 의료 기술의 진보나 질환 수요 변화를 예측하기 어려운 만큼, 이를 미래에 수용하려면 병원을 설계할 때 공간적 유연성을 최대한 반영해야 하고, 불확실성이 높으므로 절약할 것은 최대한 절약해야 한다는 의미이다.

미국에서 가장 큰 건축설계기업 중 하나인 HKS에서는 유연성을 적응성adaptability, 전환성convertibility 및 확장성expandability으로 정의했다. 적응성은 현재 공간을 다른 용도로 전용하는 것을 뜻하며, 전환성은 간단한 수선을 거쳐 용도 전환하는 것을, 확대성은 기능과 연계해서 공간을 확장하는 것을 의미한다. 이를 구현하는 방법으로 모듈화와 표준화가 있다. 또한 신축 건물의 경우 기둥의 간격, 층높이 및 공간 배치에 전용성 및 확장성을 살펴야 하며, 숨은 공간 활용도 고려해야 한다. 공간뿐만 아니라 운영 시스템 역시 공간의 용도, 치료 방법, 의료 장비, 시스템 부하 등의 변화를 능동적으로 수용할 수 있어야 한다.

메이요 클리닉, 클리블랜드 클리닉 등 해외 10여 개 유명 병원 중 대부분의 병원에서 외래진료실, 수술장, 입원실 등을 표준화하고 있다. 수술장의 경우 수술로봇 등 첨단 기기 사용이 증가하므로 최대한 넓은 면적으로 설계하는 추세가 관찰된다. 넓은 면적뿐만 아니라 장비, 기구, 용품 등의 위치까지 표준화하여 의료사고를 예방하는 노력을 기울이는 곳도 있다. 앞으로 확장이 예상되는 hard space(수술장, 검사실 등) 주변에 soft space(회의실, 사무실, 상담실 등)를 배치하고 있었으며, 모든 병원이 수요에 따라 수술장을 공유하고 수술장 운영 상태를 전체 의료진에게 투명하게 공개하는 등 운영의 유연성까지 추구한다. 수술장 외 다른 진료 공간에도 유사한 시스템을 적용하였는데, 각 과의 수요 및 활용 상태를 평가해 탄력적으로 배분하는 시스템이 정착되어 있다. 메이요 클리닉의 더글러스 홀턴(공간 총괄 담당자)은 "유연성을 어떻게 구현하고 있는가?"라는 질문에 "누구도 공간을 소유하지 않는다No body owns his own space"라고 대답했다.

3. 효율성

전술한 클리블랜드 클리닉 회의에서 홀턴은 "효율적인 병원 디자인의 출발점은 현장의 효율적인 프로세스에서 출발한다"고 지적했다. 비효율적인 프로세스를 기반으로 병원을 설계하면 20, 30년 이상 사용하는 건물 및 공간의 특성상 수정이 쉽지 않으며 장기간 방치할 경우 비효율성이 커진다. 필자가 방문했던 스탠퍼드대학병원 소화기센터는 리모델링을 마치고 오픈 직전이었다. 이곳은 공간을 운영할 사람들이 공간 및 운영 프로세스를 함께 설계했다. 소화기센터 모든 직원이 주체가 되어 다수 전문가의 도움을 받아 시공 전 계획 단계의 설계까지 진행하는 데 1년이 걸렸다. 직원들은 부수적으로 "우리가 쓸 공간을 우리가 만든다"는 주인의식과 자부심까지 얻었다고 한다. 또한 이곳에서는 3PProduction, Preparation, Process라는 린lean 기법을 사용했다. 3P 기법은 오픈 일부터 진료를 낭비 없이 안전하고 효과적으로 하는 것을 목표로 한다. 그 과정은 다음과 같다.

① 공간의 기능, 즉 '무엇을 하는 곳인가?'를 정의한다.
② 현장 자료를 수집한다.
③ 7개 대안을 만들고 평가한다.
④ 평가된 7개 대안 중 3개를 선택한다.
⑤ 3가지 대안의 모형mock-up을 만들고 프로세스를 시뮬레이션 한다.
⑥ 가장 적합한 공간설계 및 프로세스 조합을 선택한다.
⑦ 표준 업무 프로세스를 만든다.
⑧ 장비 콘셉트를 개발한다.
⑨ 실행 계획을 개발한다.
⑩ 추적 확인한다.

효율 측면에서 빼놓을 수 없는 것 중 하나가 '물류'다. 비효율적 물류는 비용적 부담을 가중할 뿐만 아니라 의료진이 환자를 진료하는 시간을 빼앗는다. 병원에서 물류는 크게 운송 시스템, 운영 시스템, 물류 프로세스로 이루어진다.

건립 당시보다 진료 규모가 크게 증가했다면 현재 물류운송 시스템은 전체 병원의 물류를 감당하기에 턱없이 부족할 것이다. 또한 설치 후 20, 30년이 지났다면 원래의 상태대로 사용할 수 있는 내구연한이 한계에 다다라, 유지보수 비용이 크게 증가할 가능성도 높다. 현재를 토대로 앞으로의 물류량을 산정하고 건물의 제약 요건 안에서 최대한 효과적인 운송 시스템을 설계해야 한다.

물류운송 시스템은 병원 간에 큰 차이를 보인다. 물류의 흐름을 파악하지 못한다면 개선이나 효율이라는 말은 허구에 지나지 않는다. 아직도

1990년대의 아날로그 시스템을 적용하며 병원 내 물류 흐름을 전혀 파악하지 못하는 병원도 있고, 완전 전산화를 통해 수술도구 하나까지도 실시간으로 파악하는 병원도 있다. 대부분의 병원은 그 중간 정도의 수준인, 아날로그에 디지털을 더한 시스템을 운영하고 있다.

물류 프로세스는 병원에 물류가 도착하면서부터 진료 현장까지 배달되고 운영되는 전 과정을 뜻한다. 병원 물류 프로세스는 진료 현장의 모든 재료가 언제나 준비된 상태로 있는 것을 목표로 하며, 이를 가장 효율적으로 달성해야 한다. 최근에는 정시 배송on-time delivery을 기치로 물류를 설계하여 보관 공간의 최소화를 노리는 병원도 있었다.

마치며

지금까지 필자가 리모델링 프로젝트 기획 단계를 추진하면서 고민하고 질문하고 확인했던 내용을 대략적으로 정리해 보았다. 병원의 공간 기획은 중요 임무, 핵심가치, 비전 그리고 전략하에서 이루어져야 한다. 또한 과거나 현재 새로 주목받는 문제, 미래에 대한 대책을 담아야 한다. 다만 한 병원 내에서 모든 것을 해결하려 들거나, 프로세스의 개혁 없이 공간으로만 해결하려는 자세는 피해야 한다. 공간과 프로세스를 같이 기획하는 것이 효율적이다. 미래 의료의 향방은 극도로 예측하기 어려우므로 적응성·전환성·확장성을 포괄하는 유연성을 염두에 두고 공간을 기획해야 한다. 이러한 기획이 운영 및 프로세스의 유연성과 맞물릴 때 최상의 효과를 낼 수 있다. 인테리어에서는 두려움을 안고 들어오는 환자와 보호자가 친숙하고 편안함을 느낄 수 있도록 하며, 의료진을 포함한 직원들이 편하고 대접받으며 일하고 있다는 느낌을 받도록 해야 한다.

이 모든 것을 건축설계사가 도맡아 줄 수는 없다. 현장에서 일하는 직원 모두가 '내가 일하는 공간은 내가 만든다'는 주인의식으로 참여해야 한다. 그렇게 되면 공간만 바뀌는 것이 아니라 조직문화에도 긍정적인 변화가 일어나 경쟁력을 갖춘 새로운 병원으로 재탄생할 수 있을 것이다.

의료정보의 보호와 활용

최재혁[*]

2015년 1월 미국 백악관은 생명의료학적 발견을 가속하고 개인 맞춤형 치료법 제공을 위한 '정밀의료계획(PMI: 개인의 유전체 및 의료정보, 생활환경 및 습관 등을 통합 분석함으로써 최적의 맞춤형 의료를 제공하려는 새로운 보건의료 패러다임)'을 발표하였다. 우리 보건복지부에서도 2016년부터 바이오헬스 산업 육성 민관협의체 구성을 시작으로 2017년 9월 정밀의료사업단을 출범하기에 이르렀다. 정밀의료를 위해서는 유전자와 환경이 특정 질병과 어떤 연관성을 보이는지에 대한 선행 연구와 이를 이용한 서비스 개발이 필요하고, 이 연구를 위해서는 참여자들의 각종 자료를 모은 데이터베이스가 필요하다. 수집하는 데이터에는 성별, 나이, 연락처 같은 기본 정보와 유전자 정보, 질병력, 소변, 혈액, 생체조직 등 의학 정보, 라이프로그(수면, 운동량, 체온 등 삶의 모든 기록) 등 광범위하고 민감한 정보가 포함된다. 이에 정밀의

---

[*] 삼성의료원 준법경영팀 팀장

료의 실현을 위해 개인건강정보의 수집·분석 및 공유와 관련한 프라이버시 문제를 해결하는 것이 필수 과제로 떠올랐다.

4차 산업혁명의 핵심, 데이터

4차 산업혁명의 주축이 되는 주요 기술로 사물인터넷, 클라우드 기술, 인공지능, 바이오 및 나노 테크놀로지, 로봇, 3D 프린팅, 증강현실 등이 변화 동인으로 부상하고 있는데, 데이터는 이러한 4차 산업혁명의 기반을 이루는 핵심 인프라이자 자원이다. 특히 보건의료 분야는 지식 집약적 산업으로 헬스 데이터를 치료능력 향상, 보건의료 체계의 효율적 관리, 보건의료 연구 촉진, 유전자 분석 등 질병 치료 및 예방 연구에 새로운 자원으로 활용할 수 있다. 2016년 12월 식약처에서 발표한 〈빅데이터 및 인공지능(AI) 기술이 적용된 의료기기의 허가·심사 가이드라인(안)〉에서는 의료용 빅데이터를 '진료기록 또는 의료기기로부터 측정된 생체측정 정보, 의료영상, 유전 정보 등 질병을 예측 또는 진단하기 위해 사용되는 다양한 의료정보'라고 정의하기도 했다.

아직 빅데이터에 대한 일의적 정의가 확립된 것은 아니다. 다만 국내외에서 논의되고 있는 빅데이터의 정의론을 살펴보면, 빅데이터의 가치는 단순히 데이터 수집과 분석을 통한 새로운 가치 및 서비스 창출에 머무르지 않는다. 오늘날 빅데이터는 이를 활용하여 미래를 예측하고, 클라이언트의 숨은 니즈를 발견하고, 개인과 사회의 위험을 낮추어 개인별 실시간 대응과 맞춤형 서비스를 가능하게 하는 데 있다. 이러한 빅데이터의 개념과 가치를 전제로 보건의료 빅데이터의 활용을 살펴본다면, 개인정보이자 민감정보인 보건의료정보를 기초로 개인별 건강 예측, 건강 니즈 발견, 개인별로 차별화된 맞춤형 보건의료서비스의 제공이 가능해지는 기술적·제도적 가치 체계라고 할 수 있다.

국내 의료정보 빅데이터 활용 현황

우리나라는 2000년대를 전후하여 공공데이터를 국민에게 개방하기 시작했다. 초기의 정부 중심의 일방향 정보 제공(정부1.0) 이후 국민 중심의 양방향 정보 제공(정부2.0) 단계를 거쳐, 현재 정부3.0은 공공데이터 개방과 민간데이터의 융복합을 추진하며 양방향 맞춤형 서비스 제공을 지향한다. 정부는 공공데이터의 정보 제공 창구를 '공공데이터포털(data.go.kr)'로 일원화하여 2018년 10월 기준으로 전체 25,696개(파일데이터 23,098개, 오픈 API 2,512개, 표준데이터 91개)의 공공데이터 파일을 제공하고 있다. 그중 보건의료 분야의 파일데이터는 1,604건이다. 한편 의료 분야 빅데이터에 관해서는 국민건강보험공단과 건강보험심사평가원 등 공공기관에서 축적되어 온 보건의료 데이터의 활용을 위해 2011년 〈빅데이터를 활용한 스마트 정부 구현(안)〉에서 과학기술 의료선진화의 추진 정책을 마련하였다.

건강보험심사평가원은 2013년부터 준비를 시작하여 2015년에 '보건의료빅데이터개방시스템'을 공개하고, 2013년 제정된 〈공공데이터의 제공 및 이용 활성화에 관한 법률〉에 따라 보유·관리하고 있는 공공데이터를 국민에게 제공한다. 건강보험심사평가원에서는 기본적으로 비식별화된 자료를 제공하고 있으나, 외부자료원을 청구자료와 연계하여 제공할 필요가 있는 경우도 있다. 이때 건강보험심사평가원은 개인을 알아볼 수 없는 형태로 비식별화된 자료를 별도의 데이터베이스로 구축하고, 빅데이터센터를 통해 접속하여 통계작성 및 학술연구 등에 활용하도록 하여 〈개인정보보호법〉 제18조 제2항 제4호의 '통계작성 및 학술연구 등의 목적을 위하여 필요한 경우로서 특정 개인을 알아볼 수 없는 형태로 개인정보를 제공하는 경우'를 법적 근거로 한다. 제3자의 경제적 이익을 도모하기 위해 정보를 제공하는 것이 권리 침해 행위가 아닌지에 대한 우려도 있는데, 건강보험심사평가원의 데이터 개방은 〈공공데이터의 제공 및 이용 활성화에 관한 법률〉에 따른 것으로 동법 제3조 제4항에 '공공데이터의 영리적 이용인 경우에도 이를 금지하거나 제한하여서는 아니 된다'고 규정하고 있으므로, 제공된 공공데이터의 상업적 사용은 제한되지 않는다.

한편 외부기관의 자료원을 개인의 고유식별정보를 이용하여 건강보험심사평가원의 청구자료와 연계하여 분석을 수행하고자 할 경우, 외부기관이 민감정보, 고유식별정보, 주민등록번호를 건강보험심사평가원에 제공하기 위해서는 제3자에 제공에 대한 법적 근거가 있어야 한다. 〈개인정보보호법〉과 〈생명윤리 및 안전에 관한 법률〉을 바탕으로 살펴보면, 서면 동의를 받고 기관위원회의 심의를 받으면 민감정보, 고유식별정보, 주민등록번호 처리가 가능하고, 제3자에게 제공이 가능하다. 따라서 환자를 대상으로 수집한 자료를 청구자료와 연계하여 분석하고자 할 경우, 외부기관에서는 환자들을 대상으로 민감정보, 고유식별정보, 주민등록번호 활용, 제3자에 제공에 대한 별도 서면 동의를 취득한 후 기관위원회의 심의를 거쳐 승인을 받아야 한다. 이 경우 외부기관은 환자 자료와 주민등록번호를 건강보험심사평가원에 반입하여 주민등록번호를 기준으로 자료 연계를 시도할 수 있다. 만일 민감정보, 고유식별정보, 주민등록번호 활용, 제3자에 제공에 대한 별도 서면 동의서를 받지 않았으면 〈생명윤리 및 안전에 관한 법률〉 제16조에 따라 연구대상자의 동의를 받는 것이 연구 진행 과정에서 현실적으로 불가능하거나 연구의 타당성에 심각한 영향을 미친다고 판단되는 경우, 연구대상자의 동의 거부를 추정할 만한 사유가 없고 동의를 면제하여도 연구대상자에게 미치는 위험이 극히 낮은 경우에 모두 해당할 때에는 기관위원회의 승인을 받아 연구대상자의 서면 동의를 면제할 수 있다.

건강보험심사평가원은 위와 같은 법적 근거에 따라 2018년 현재 기준으로 보유하고 있는 진료내역, 의약품, 의료자원 정보 등에 관한 3조 건(약 200TB)에 달하는 보건의료 빅데이터를 바탕으로 구축한 개방 데이터베이스를 일반에 공개하고 있고, 여기에 타 공공기관이 보유한 정보와도 연계해 환자 거주지, 기후·황사 정보 등 융합 데이터베이스도 제공하고 있다.

그러나 이러한 공공데이터 위주의 빅데이터 활성화 노력에도 불구하고, 민간 영역에서의 빅데이터의 마련과 활용은 국내 법령의 한계에 가로막혀 세계적인 추세를 따라가기 힘든 상황이다. 4차 산업혁명은 클라우드의 빅데이터가 인공지능의 식량이 되어 세상을 최적화하는 혁명이다. 빅데이터 대부분은 개인정보이고 개인정보는 보호되어야 하나, 지나친 보호는 장벽이 된다. 현재 대한민국은 인터넷 트래픽에서 차지하는 클라우드의 빅데이터 트래픽이 OECD 평균인 86%를 현저히 밑도는 1%대에 머문다. 그 여파로 숱한 스타트업 벤처들이 규제를 피해 해외로 이전하고 있다.

의료정보 관련 법령 현황

정보통신기술의 발달로 우리는 편리하고 윤택한 삶을 살아가는 반면, 개인정보의 대량유출이나 해킹에 대한 위험은 증대되고 있다. 의료 영역에서도 정보화가 급속히 진행되면서 의료정보화 시스템이 업무의 혁신을 가져오는 데 중요한 역할을 하고, 개인의료정보가 일반 개인정보보다 더 심각한 침해를 가져올 수 있다는 점에서 체계적 관리의 필요성이 대두되었다.

이에 국내에서도 주로 개인의료정보의 '보호'를 위주로 한 입법논의가 이루어져 왔다. 정부의 보건의료 정보화 사업 추진계획의 목적으로 2005년부터 본격적으로 법률안 상정을 위한 준비를 진행하면서, 관련 이해당사자들과 전문가들이 참여한 정보보호자문위원회를 운영해 2006년 10

월 〈건강정보보호 및 관리·운영에 관한 법률안〉이 입법예고되었으나, 법안의 내용이 미비하고 여러 쟁점 사안에 대한 의견 수렴에 실패하여 발의되지 못했다. 이후 2006년 11월 발의한 윤호중 의원의 〈건강정보보호법(안)〉, 2007년 4월 발의된 정형근 의원의 〈개인진료정보보호법(안)〉이 상정되었으나 법률 제정의 필요성, 정보주체의 권리와 의무, 건강 정보의 수집·이용 및 제공, 건강정보 보호기구의 설립 등에 대하여 정부 또는 각 이해당사자(의료계, 시민단체 등) 간의 견해 차이로 공전하다 국회 임기만료로 폐기되었다. 18대 국회에서도 2008년 7월 발의된 백원우 의원의 〈건강정보보호법(안)〉, 2008년 11월 발의된 전현희 의원의 〈개인건강정보보호법(안)〉, 2008년 12월 발의된 유일호 의원의 〈개인건강정보보호법(안)〉 등 법률안이 발의되어 법안심사소위에 상정되었으나 진행되지 못하다 임기만료로 폐기되었다. 19대 국회에서는 2012년 7월 신경림 의원이 발의한 〈개인의료정보보호법(안)〉이 발의되었으나, 법안의 내용이 미비하거나 쟁점 사안에 대한 정부 또는 의료계, 시민단체 등 이해당사자의 의견 수렴이 되지 않아 모두 임기만료로 폐기되었다.

미국의 경우, 주州를 넘어 미국 전역 어디를 가더라도 의료보험의 이전이 자연스럽게 이루어지도록 하기 위해 1996년 연방정부법으로 〈HIPAAHealth Insurance Portability and Accountability Act〉를 제정하였는데, 이와 관련하여 의료정보의 표준화와 안전 보호, 프라이버시 보호가 문제가 되어 관련된 규정이 함께 입법화되었다. 〈HIPAA〉 및 프라이버시 규칙은 의료정보Health Information를 구체적으로 정의하면서 보호되는 개인의료정보의 범위, 승인을 필요로 하지 않고 이용 또는 공개할 수 있는 개인의료정보의 범위를 상세히 규정한다. 이후 미국 유전자 정보 차별금지법인 〈GINAGenetic Information Nondiscrimination Act of 2008〉를 제정하여 유전 정보를 〈HIPAA〉에서 보호하는 의료정보의 수준으로 보호하도록 하여, 현재 〈HIPAA〉는 의료정보와 유전

정보 모두를 규율 대상으로 한다.

이와 대조적으로 우리나라의 경우 〈의료법〉 제21조 제2항에서 '환자에 관한 기록'을 규정하고(명시적인 정의를 두고 있지는 않다), 제22조 제2항에서 의료인이 진료에 관한 기록(진료기록부 등)을 갖추어 두고 환자의 주된 증상, 진단 및 치료 내용 등 보건복지부령으로 정하는 의료 행위에 관한 사항과 의견을 상세히 기록할 의무를 부과하고 있다. 〈보건의료기본법〉 제3조에서는 보건의료정보를 '국민의 건강을 보호·증진하기 위해 국가·지방자치단체·보건의료기관 또는 보건의료인 등이 행하는 모든 활동과 관련된 지식 및 자료'로 미루어 해석할 수는 있으나, 현행법상 개인의료정보에 관하여 명시적으로 규정하는 법령은 없다. 유전 정보에 관해서는 〈생명윤리 및 안전에 관한 법률〉 제2조에서 '인체 유래물을 분석하여 얻은 개인의 유전적 특징에 관한 정보'로 따로 규정하여 〈생명윤리법〉이 우선 적용되는 등, 개인의료정보에 관한 규정이 산재하여 있어 각 법령상 적용 우선순위와 해석에 어려움이 있다.

2011년 9월 제정·시행된 〈개인정보보호법〉 제1조는 '개인정보의 수집·유출·오용·남용으로부터 사생활의 비밀 등을 보호함으로써 국민의 권리와 이익을 증진하고, 나아가 개인의 존엄과 가치를 구현하는 것'을 법의 목적으로 규정하고 있다. 한편 임기만료 폐기되긴 하였으나, 개인의료정보 관련 법안 중 가장 최근 발의된 법안인 19대 국회 신경림 의원의 〈개인의료정보보호법(안)〉의 경우 '개인의료정보', '의료기록', '전자의료기록' 등을 구체적으로 구분하여 정의하는 등 의료정보의 특수성을 고려하여 과거 제안되었던 법안들의 단점을 보완하려는 노력을 보였다. 그러나 의료정보 정보화보다는 의료정보의 보호·유지를 주된 목적으로 규정하고 있는 점(안 제1조), 개인의료정보를 의료인의 진료 과정에서 얻은 정보로 한정하고 일상에서 얻을 수 있는 건강정보를 포함하지 않은 점(안 제2조), 통계·연구 목적으로 개인 식별이 가능한 의료기록을 활용하기 위해서 의료정보보호위원회의 심의 및 본인과 생성기관의 사전 동의를 얻도록 규정하고 있는 점(안 제7조), 의료정보의 보존 기간을 최대 10년으로 제한하고 있는 점(안 제11조) 등에 비추어 볼 때, 여전히 개인의료정보 보호 측면이 강조되고 있을 뿐 개인의료정보의 비식별화 조치 등을 통한 의료정보의 활용 등, 데이터로서의 가능성 확대를 위한 내용은 포함되지 않았던 것으로 보인다.

이렇듯 과거 개인정보, 개인의료정보와 관련하여 발의되었던 법안들과 현행 〈의료법〉 및 〈개인정보보호법〉의 내용을 살펴보면, 우리나라의 개인정보 관련 법령은 개인정보의 '보호' 측면에서 주로 규정하고 발전해 왔으며, 20대 국회에서는 개인의료정보의 보호와 활용을 위한 법안이 제안되지도 않아 개인의료정보의 산업적·경제적 가치 활용을 위한 법제적·실질적 뒷받침을 위한 노력이 부족한 상황이다. 법률로써 개인의료정보 보호에 관하여 규정하는 것은 당연히 필요하다. 그러나 이제는 개인의료정보의 데이터 가치 활용 측면에서 균형적인 보호를 추구하여야 한다. 이는 단순히 개인의료정보를 획득한 개인정보 처리자가 이용할 수 있는 권한을 확대하는 것이 아닌, 개인의료정보의 정보주체의 기본권을 침해하지 않는 보안조치 등을 전제로, 세분된 이용 방안을 마련하여야 한다는 것이다. 4차 산업혁명에서 의료정보의 활용은 궁극적으로 의료정보주체의 이익으로 환원되며 이는 결코 피해갈 수 없는 흐름이기 때문이다.

개인의료정보 보호와 활용의 조화

4차 산업혁명의 논의가 가능해진 것은 빅데이터, 사물인터넷 등 정보통신기술의 급격한 발전으로 인하여 데이터의 활용 기술이 발전한 것에 기인한다. 이러한 변화 상황은 데이터에 대한 의존도가 매우 높아지고 있음을 보여 주는데, 데이터의 활용에서는 전통적인 법규범, 특히 개인정보 보호와 관련한 다양한 법적 규제들이 장애 요인으로 평가된다. 정보의 절대적인 양이 많지 않았던 과거에는 인간에 의한 통제가 충분히 가능했다. 그러나 빅데이터 및 클라우드 컴퓨팅 기술 등의 비약적인 발전으로 통제범위를 벗어나는 규모의 데이터를 송수신함으로써 과거에는 상상할 수 없었던 규모의 개인정보 유통이 이루어지는 현 상황에서 매번 정보주체의 동의를 획득하는 것은 현실적으로 어려운 일이다. 따라서 현재 개인정보 보호 규제에 관한 수정이 요구되고 있다.

4차 산업혁명 시대를 맞아 급변하는 사회, 경제, 기술 환경에서 근본적으로 보호 위주의 개인정보 패러다임은 그 변화가 시급하고, 보호와 활용이 조화를 이룰 수 있는 법제도 개선을 논의할 시점이다. 〈개인정보보호법〉상 개인정보의 수집·이용 등을 위한 대원칙은 동의 원칙(사전에 정보주체의 동의를 얻어야 함)과 고지 원칙(이러한 동의를 얻는 과정에는 반드시 수집 목적 및 범위 등에 대해 고지를 하여야 함) 그리고 공정 원칙(개인정보의 처리는 그 목적과 범위 내에서만 이루어져야 함)이다. 이러한 원칙들은 1980년 제정된 〈OECD 프라이버시 8원칙〉과 EU 회원국의 입법기준이 되는 〈EU 개인정보보호지침〉(1995)을 반영한 것이고, 세계 각국에서 받아들여지고 있는 기본 원칙이다. 그러나 빅데이터 시대에 들어서면서 변화되는 정보통신 환경과 개인정보의 상관관계를 고려하면 적절하고 타당한 기준 아래에서 이러한 원칙에 대한 수정을 조심스럽게 검토해 볼 수 있을 것이다. 이러한 기준의 하나로 개인정보의 개념에서 도출되는 핵심적 요소인 '식별 가능성identification, 개인 식별성'을 제시할 수 있다. 즉, 식별 가능성이 매우 큰 고유식별정보에 대해서는 일반적인 정보주체의 동의 이외에 별도의 동의가 필요하다고 규정하는 점에 비추어, 식별 가능성이 작거나 없는 정보 또는 주된 개인정보에 부수되는 정보들에 대해서는 동의 원칙을 완화할 수 있을 것으로 보인다.

앞서 밝힌 바와 같이 개인정보의 핵심 개념은 '식별 가능성'이고, 이는 하나의 정보가 가지는 식별 가능성만을 의미하는 것이 아니라, 다수의 정보가 쉽게 결합하여 식별할 수 있게 되는 경우를 포함한다. 이와 같은 데이터의 활용과 개인정보 보호 사이에서, 규제기관과 사업자들은 균형점을 찾으려고 노력 중이며, 그 대안으로 데이터 비식별화 조치가 부상하고 있다. 그런데 식별 가능성이라는 개념 자체가 다분히 상황적 요인의 영향을 받는 개념이다. 현대사회는 '네티즌 수사대'라는 인터넷 신조어가 생겨날 정도로 SNS, 인터넷 등의 발달로 다양한 정보가 결합하여, 개인 식별 가능성을 가지는 개인정보 변환이 가능한 상황이다. 따라서 식별 가능성 개념을 전제로 보호되어야 하는 개인정보의 명확한 범위를 설정하는 데 많은 어려움이 있고, 현행 개인정보 보호 법제들은 '식별 가능성'을 전제로 한 개인정보 개념을 설정하면서 이에 더하여 다수의 정보가 결합하여 개인 식별 가능성이 생기는 경우 '쉽게 결합하여' 식별될 것을 요건으로 규정하고 있다.

문제는 빅데이터 그 자체가 정형 또는 부정형의 방대한 데이터이고, 빅데이터의 분석 과정에서 다양한 정보 간의 결합이 이루어지며, 여기에서 개인 식별 가능성을 직접 가지는 정보가 활용될 가능성뿐만 아니라 익명의 정보가 결합하여 개인 식별 가능성을 갖게 될 가능성이 크다는 것이다. 이에 따라 현행 법제가 개인정보 개념의 전제인 '개인 식별 가능성' 요건을 완화해야 할 필요성이 논해지고 있다. 이러한 문제 상황에 근거하여, 개인정보와 관련된 법령을 소관하고 있는 개별 부처들은 '비식별 조치'를 취한 개인정보에 대해서는 정보주체의 동의 요건은 물론이고, 개인정보 관련 규제를 적용하지 않는 방향으로 노력을 이행하고 있다.

정부는 개인정보 개념의 모호성과 비식별 조치 기준의 불명확성을 해소하기 위하여 2016년 6월 정부부처 합동(국무조정실, 행정자치부, 방송통신위원회, 금융위원회, 미래창조과학부, 보건복지부)으로 〈개인정보 비식별 조치 가이드라인-개인정보 비식별 조치 기준 및 지원·관리 체계 안내〉를 마련하여 분야별 전문기관(한국인터넷진흥원, 한국정보화진흥원, 금융보안원, 한국신용정보원, 사회보장정보원, 한국교육학술정보원)을 통하여 사업자를 지원하고 있다. 이에 따르면, 식별자Identifier를 '개인 또는 개인과 관련한 사물에 고유하게 부여된 값 또는 이름'으로, 속성자Attribute value를 '개인과 관련된 정보로서 다른 정보와 쉽게 결합하는 경우 특정 개인을 알아볼 수도 있는 정보'로 규정한다. 이와 관련하여 정보 집합물에 포함된 식별자는 원칙적으로 삭제 조치하되, 데이터 이용 목적상 필요한 식별자는 비식별 조치 후 활용하도록 하고 있고, 속성자 중 식별요소가 있는 경우에는 가명 처리, 총계 처리 등의 기법을 활용하여 비식별 조치를 하도록 하면서 희귀 병명 및 경력 등의 속성자는 구체적인 상황에 따라 개인 식별 가능성이 매우 크므로 엄격한 비식별 조치가 필요하다고 설명하고 있다. 비식별 조치 방법으로는 데이터값 삭제, 가명 처리, 총계 처리, 범주화, 데이터 마스킹 등의 기술적 방법을 안내한다. 이렇게 비식별 조치된 정보는 해당 기관의 개인정보보호책임자의 책임으로 외부 전문가가 참여하는 '비식별 조치 적정성 평가단'의 적정성 평가를 거쳐 비식별 조치가 적정하다고 평가받았을 때 빅데이터 분석 등에 이용 또는 제공이 허용된다. 다만 〈개인정보보호법〉 제18조 제1항 4호 '통계작성 및 학술연구 등의 목적을 위하여 필요한 경우로 특정 개인을 알아볼 수 없는 형태로 개인정보를 제공하는 경우'에는 '비식별 조치 적정성 평가단'의 적정성 평가를 받지 않아도 된다.

그러나 이러한 비식별 조치 가이드라인에도 불구하고 보건의료 분야의 의료정보 특성상 유전 정보, 의료영상 등의 개인의료정보가 비식별 조치가 가능한 것인지, 가능하다면 어느 정도까지 비식별 조치가 필요한 것인지에 대해서는 여전히 실무상의 논란이 있는 상황이다. 즉, 반드시 비식별 조치를 해야 하는 식별자에 이름, 주민등록번호뿐만 아니라 사진, 신체 정보(지문, 음성, 홍채 등)가 포함되어 있는데, 개인의료정보 중에는 CT, MRI, 엑스레이, 초음파, 검안 등의 과정에서 다수의 영상 정보가 포함되며 이러한 영상 의료정보가 의학연구, 딥러닝 등에 중요한 데이터로 활용되기 위한 비식별 조치가 가능한 것인지 불명확하다. 또한, 유전 정보는 〈생명윤리법〉에 따라 처리되어야 한다고 안내되고 있어 영상 정보 및 유전 정보 데이터의 활용이 필요한 의료 영역 연구 및 기술 분야에 비식별 조치 가이드라인만으로 충분한 법제적 지원이 마련되었다고 보기는 어렵다.

물론 비식별 조치 가이드라인에 따른 개인의료정보 비식별 조치 사례가 누적되면 보건의료 분야의 데이터 활용을 위한 윤곽이 드러날 수도 있을 것이다. 그러나 가이드라인에서 더 나아가 빅데이터 활성화를 위한 국제적 수준에 맞는 비식별 조치 및 개인정보 보호 관련 법령의 필요성은 제기되고 있다. 국회에서 비식별 조치 관련 입법을 추진하고 있기는 하나 입법 중인 빅데이터 관련 법령의 적용 대상은 정보통신서비스에서 발생하는 개인정보만을 대상으로 하고 있을 뿐이다. 이러한 상황에서 의료정보의 비식별 조치를 통한 의료정보 활용에 더욱 적극적인 입법조치가 절실히 필요할 것이다.

마치며

지금까지 4차 산업혁명의 기술 혁신에 따른 보건의료 분야 패러다임 변화와 법제도 간의 조화를 모색하기 위한 대응 현황을 살펴보았다. 기존에는 정보주체의 권리를 위한 개인정보 보호에 중점을 두는 패러다임이 필요했다. 그럼에도 개인정보 보호에 관한 일반법인 〈개인정보보호법〉이 한발 늦게 제정되어 관련 법제들도 이제야 차츰 정리되어 가고 있다. 개인정보의 안전한 처리를 위한 보안 기술 또한 완벽하다고는 할 수 없는 실정이다.

그러나 4차 산업혁명으로 일컬어지는 변화의 흐름 속에서 개인의료정보를 포함한 개인정보의 산업적 활용이 가능해야만 국가와 경제가 생존할 수 있다는 점은 부정할 수 없다.

보건의료 산업 분야는 인류의 건강과 생존에 직결되는 대표적인 지식 집약적 산업이다. 특히 보건의료 분야는 빅데이터의 잠재적 가치와 활용 가능성이 큰 영역으로 평가된다. 전 세계 보건의료 분석 시장은 연평균 25%의 성장률이 예측되며, 미래 경제 성장을 견인하는 유망 분야로 주목받고 있다. 이제 인공지능, 개인 맞춤형 정밀의료 등 새로운 보건의료 패러다임에 적응하기 위해서는 개인의료정보 데이터를 안전하게 이용할 수 있어야 한다. 4차 산업혁명과 빅데이터 시대를 어떻게 맞이하느냐에 따라 보건의료 분야의 미래가 판가름날 것이다.

우리나라 정부는 정보통신기술과 빅데이터 분야 등 4차 산업혁명의 세계적 흐름에 발맞춰 대응하는 것을 국정 기조로 삼고 정책 개발을 하고 있다. 그럼에도 불구하고 정보통신서비스 등 다른 영역에 비하여 보건의료 분야에서의 빅데이터 활용을 위한 법제 정비는 미흡한 것이 사실이다. 아무리 좋은 정책이라도 그것이 현행법상 허용되지 않는 것이라면 무용지물이 되고 말 것이다. 이제라도 정부는 입법 정책적인 고려를 해야 하며, 보안 및 보건의료 전문가들과 머리를 맞대고 보건의료 영역에서 개인의료정보의 데이터 활용을 위해 실제적인 노력을 기울여야 할 것이다.

미래 병원은 더욱 안전해야 한다

이준행[*]

　'4차 산업혁명과 병원의 미래'라는 주제의 이 책에는 분야별로 새로운 기술이 우리 병원의 미래를 지금보다 더 멋지고 효율적인 모습으로 변화시켜 줄 것이라는 기대로 가득 차 있다. 반면 환자 안전 분야는 다른 영역처럼 쉽게 장밋빛 전망을 하기 어렵다. 현재의 병원에도 상당한 수준의 기술이 집적되어 있지만 환자 안전사고는 계속 일어나고 있다. 사고와 실수는 인적 요소를 고려하지 못해 발생하는 시스템의 문제이지, 기술 부족의 문제는 아니다. 이 글에서는 6년간 환자 안전 부서에서 활동했던 경험을 바탕으로, 미래의 병원이 어떻게 더 안전한 곳이 될 수 있을지 고찰해 보겠다.

---

[*] 성균관대학교 의과대학 삼성서울병원 소화기내과 교수

호모파베르의 진화 방향

토론토대학교 공학과 교수였던 킴 비센티_{Kim Vicente}의 《호모파베르의 불행한 진화(2007)》는 환자 안전 분야에 입문하는 의료인들의 필독서다. 영어 원제는 'human factor'인데 우리말 제목에서는 호모파베르라는 단어가 사용되었다. 호모파베르_{Homo faber}는 도구를 사용하는 인간이라는 뜻이다. 인간의 행복을 위하여 도구가 만들어졌지만, 그 도구들로 인하여 오히려 사고가 발생하고 결과적으로 불행한 상황에 빠지는 경우가 많다. 이 책의 저자는 인간이 첨단기술을 제대로 이용하지 못하는 건 무지한 사용자 탓이 아니라, 기술이 인간을 위해 만들어지지 않은 탓이라고 주장한다. 일상적으로 사용되는 상품부터 원자력 발전소, 항공기 시스템까지 두루 다뤄지는 내용 중 특히 의료인의 가슴에 강하게 와 닿는 부분은 항암제인 빈크리스틴 투약 오류, 약물 과다 투여로 인한 사망, 페니실린 투약 경로 선택 오류에 따른 사고 등 의료 분야의 사례들이다. 비행기는 인류가 먼 거리를 빠르게 이동하기 위하여 개발한 기술 산물이다. 이러한 기술의 발달이 비행기 사고라는 나쁜 결과로 연결된다면 호모파베르의 기술 개발 노력은 무슨 의미가 있다는 말인가.

흔히 병원에서 환자 안전사고가 발생하면 '누가' 잘못했는지 밝히는 데 많은 노력이 집중된다. 그리고 사고의 원인으로 지목된 사람에게 다양한 수준의 처벌이 가해진다. 이와 같은 '비난하고 모욕주기' 전략으로는 문제의 근본 원인을 해결할 수 없다. 이미 최선을 다하고 있고, 훈련도 잘된 의료인들이 무언가 실수를 했다면 이는 시스템 설계의 오류일 가능성이 크다. 물론 교육이나 훈련이 필요하지 않다는 말은 아니다. 교육 및 훈련이 부족해서 발생한 사고의 예방에는 여전히 교육과 훈련이 중요한 개선 활동의 수단이다. 반면 실수로 일어난 일에 대해서는 교육·훈련이 무용지물일 수 있다. 인간인 이상 누구에게나 가능한 어느 정도의 실수로부터 환자와 진료 과정을 보호할 수 있는 유연한 시스템 설계가 필요하다. 실수하지 않는 완벽한 인간을 가정하고 설계된 시스템은 실패할 수밖에 없다. 인공지능과 4차 산업혁명에서 이러한 인간의 본성을 반영한 시스템이 만들어질지 좀 더 지켜볼 일이다.

근접 오류 보고

필자가 내과 레지던트 3년 차 시절 경험했던 사례다. 매달 세부전공을 바꿔가며 교육훈련을 받던 시절이었다. 혈액종양내과를 돌던 어느 날, 필자는 교수님의 외래에서 처방전을 작성하고 있었다. 전자차트가 도입되기 이전이었다. 교수님께서 종이차트에 항암제의 용량과 용법을 쓰면 그대로 처방전에 옮기는 단순한 업무로, 흔히 오더 리피트order repeat라고 한다. 그런데 폐암 환자의 항암치료 처방전을 작성하던 중 그만 큰 실수를 하고 말았다. 교수님께서 어떤 항암제를 'day 1, 8'에 주도록 차트에 기록했는데, 필자가 그만 'day 1-8'로 옮겨 적었던 것이다. 오늘 약을 주고 일주일 후에 다시 한번 추가하는 것이었는데, 그 환자는 8일간 계속 같은 약을 맞고 말았다. 원하던 용량의 4배가 단기간에 투여된 셈이었다. 환자의 백혈구는 0(zero)이 되었고, 폐렴이 발생하여 중환자실에서 사경을 헤매다가 가까스로 회복되었다. 콤마(,)를 하이픈(-)으로 잘못 쓴 사소한(?) 실수 때문에 환자가 크게 고생하였다. 의사의 작은 실수가 환자의 목숨을 좌지우지할 수 있다는 사실을 뼈저리게 느꼈다.

환자 안전은 의사가 직접 챙겨야 한다. 항암제를 4배나 맞았던 그 환자는 사실 같은 처방을 3번째 받던 상황이었다. 지난달에도, 그 지난달에도 일주일 간격으로 두 번 투약을 받았다. 그런데 이번에는 병원에서 8일간

매일 항암제를 맞으라고 처방을 해 주었다. 환자도 처음에는 약간 이상하다고 생각했던 모양이다. 그런데 이내 곧 '병원에서 알아서 해 준 것이겠지⋯⋯'라고 생각하고 그냥 매일 약을 맞았다고 한다. 병원에서는 아무도 챙기는 사람이 없었다. 환자는 병원에 무한한 신뢰를 주었는데, 의사는 환자에게 몹쓸 짓을 하고 만 셈이다. 그 환자는 스스로 이상하다고 느끼면서도 의사에게 한 마디도 묻지 않았다. 최근 많은 병원에서는 환자에게 "조금이라도 이상하거나 궁금한 점이 있으면 언제나 문의하십시오"라고 부탁하고 있다. 하지만 아직도 환자는 의사에게 뭔가 잘못되고 있는 것 같다고 말하는 걸 어려워한다. 따라서 환자 안전은 의사가 직접 챙겨야 한다.

우리는 어떻게 환자가 안전한 병원을 만들 수 있을까? 병원은 무척 복잡한 곳이다. 복잡계complex system를 연구하는 이들에 따르면 가장 복잡한 시스템을 가진 곳이 공항과 병원이라고 한다. 각자의 전문 영역에서 남들이 알지 못하는 일을 하는 곳이 병원이다. 병원 본부에서 아무리 큰 눈을 뜨고 지켜본들, 구석구석 잘못된 부분을 가려내기란 어렵다. 그래서 병원은 실수에서 배우는 것이 중요하다. 흔히 '소 잃고 외양간 고치기'란 표현이 있지만, 병원에서는 소를 잃더라도 외양간을 고쳐야 한다. 이번에 고치지 않으면 계속 같은 일이 반복되기 때문이다. 선견지명도 중요하지만, 그에 못지않게 후견지명後見之明도 중요한 곳이 병원이다. 실수에서 배우기 위해서는 실수가 잘 드러나야 한다. 큰 사고의 원인이 되었던 실수뿐만 아니라, 비록 환자에게 도달하지 않았더라도 절차를 지키는 과정에서 있었던 모든 근접 원인도 병원의 환자안전팀에 빠짐없이 보고되어야 한다.

진료 과정의 실수인 환자 안전 사례가 상부로 잘 보고되기 위해서는 환자 안전 문화가 중요하다. 이 사례를 보고함으로써 내가 꾸중을 듣게 되지 않을까 걱정하는 문화에서는 실수로부터 배울 기회란 오지 않는다. 그래서 꾸중하지 않는 문화, no blame policy가 필요하다. 환자에게 고의로

해를 입히는 병원 직원은 없다. 선의를 가지고 환자에게 좋은 치료를 제공하기 위해 노력하는 과정에서 실수가 발생했을 뿐이다. 게다가 사실 개인이 잘못한 경우는 많지 않다. 실수의 근본 원인이 시스템의 약점인 경우가 많다. 이런 상황에서 개인에 대한 꾸중은 도움이 되지 않는다. 감추기보다는 오히려 모든 실수를 보고하고, 허심탄회하게 논의하고, 정성껏 개선 방향을 찾아가다 보면 병원은 더욱 안전해진다. 물론 no blame policy에도 예외는 있다. 정해진 절차를 지키지 않은 경우와 환자 안전사고를 감추려는 시도, 이 두 가지는 no blamen policy의 예외로 삼아야 한다.

실수를 줄이기 위해서는 '표준화'가 필요하다. 만약 모든 절차가 상세히 정의되어 있다면 스스로 실수할 확률이 줄어들 뿐만 아니라, 함께하는 동료가 그 실수를 대신 발견할 확률이 높아진다. 세 명의 의사가 같은 시술을 각기 다른 방법으로 하고 있다면 옆에서 도와주는 사람은 어디가 잘못되고 있는지 알 도리가 없다. 원래 그런 것인지, 실수로 잘못되고 있는지 구분이 되지 않기 때문이다. 세 명의 의사가 같은 시술을 같은 방법으로 시행한다면 달라진다. 작은 실수도 금방 눈에 띄기 마련이다. 표준화가 되어야만 비로소 독립적인 검증independent check 절차를 만들 수 있다. 표준이 있어야 변이를 찾을 수 있다. 표준화를 위한 대표적인 방법론이 CPclinical pathway이다. CP의 목적은 표준화를 통한 환자 안전도 향상, 효율성 개선, 프로세스 혁신이다. CP를 만드는 과정에서 관련 의료진들이 함께 최선의 진료를 고민해야한다. 간결하고 표준화된 CP로 환자들에게 양질의 진료를 효율적으로 제공할 수 있기 때문이다.

안전한 병원을 위하여 필요한 세 가지 요소는 실수로부터 배우기, 표준화, 독립적인 검증이다. 그리고 그 바탕은 환자 안전 문화에 있다. 자신의 실수를 두려움 없이 밝힐 수 있는 문화, 작은 이상도 큰 목소리로 말하는 문화, 소통의 문화가 만들어져야 한다. 인공지능과 4차 산업혁명의 시대에도 소통이 힘은 여전히 막강하다.

CVR 시스템

2014년 어느 날, 한 조간신문에서 '군의관이 9cm 종양 가진 병사 7개월 방치. 암 4기로 악화'라는 기사를 보았다. 건강검진 판정을 담당하던 군의관이 암이 있는 환자의 결과지를 보지 못하여 '합격'으로 판정하였고, 뒤늦게 치료가 어려운 상황에서 진단되었다는 내용이었다. 가슴 엑스선 검사에서 처음 암을 발견한 영상의학과 군의관은 진료기록카드에 그 결과를 기록하였는데, 수많은 병사의 결과를 판정해야 하는 가정의학과 군의관이 그만 실수를 하고 말았던 것이다. 이번 환자 안전사고는 누구의 잘못으로 보는 것이 타당할까? 기사에서는 결과지를 보지 못한 가정의학과 군의관에게 정직 이상의 중징계가 내려질 것이라고 되어 있었다. 그러나 이 사례의 가정의학과 군의관이 엄한 처벌을 받더라도 사고는 계속될 것이다. 단조로운 텍스트 결과를 보면서 중요한 내용을 실수 없이 잡아내기란 쉽지 않다. 강한 처벌을 내린다고 해서 재발 방지를 장담할 수 없는 것은 이와 같은 인간의 내재적 약점 때문이다. 근본 원인에 대한 고려 없이 책임만 탓한다고 시스템이 안전해지는 것은 아니다.

필자가 보기에 이번 환자 안전사고의 근본 원인은 임계값critical value의 관리를 소홀히 한 허술한 시스템 때문이다. 진료 정보의 옥석을 가리지 않고, 즉 중요한 결과와 그렇지 않은 결과를 따로 구분하지 않고 모두를 동일하게 취급하다 보니 중요한 결과가 빠진 것이다. 중요한 소견은 중요하게 다뤄져야 한다. 젊은 병사에게 9cm 종양이 발견된 상황이라면, 진료기록카드에 '9cm 종양'이라는 기록을 남기는 것과 동시에 이 중요한 소견을 동료에게 알리고, 상부에 보고하고, 최종 결과가 어떻게 되었는지 확인해야 한다. 이를 CVR critical value report이라고 하다. CVR 담당자는 이 결과가 잘 확인되었는지, 그에 따른 적절한 조치가 이루어졌는지, 그리고 최종적으로 어떻게 되었는지 꼼꼼히 확인해야 한다. 병원과 같이 많은 자료를 다루는 기관에서는 반드시 CVR 시스템이 필요하다. 이를 통하여 영상의학과 군의관이 찾아낸 중요한 소견이 결과 판정을 담당하는 가정의학과 군의관에게, 그리고 질병이 있는 병사에게 정확히 전달되어 빠르고 정확한 치료로 연결될 수 있다.

CVR은 검사 결과 관리의 핵심 시스템이며 안전 관리의 기본 중 기본이다. 병원에서 검사하고 그 결과를 다른 사람이 보는 영역은 크게 영상의학과, 병리과, 진단검사의학과, 핵의학과, 내시경실 이렇게 다섯 곳이다. 검사를 판독하는 사람이 어떠한 기준에 따라 또는 의사로서의 보편적인 기준에 따라 알려야겠다고 생각되는 내용은 CVR로 관리되어야 한다. 만약 군 건강검진 영역에 CVR 시스템이 있었더라면 가정의학과 군의관의 실수는 막을 수 있었을 것이다.

CVR 시스템을 만들기란 쉽지 않다. 검사 결과 보고 방법을 표준화하고, CVR 등록 기준과 절차를 정하고, CVR 대상자의 관리 체계를 만들고, 지속해서 개선하는 문화를 정착해야 한다. 검사 결과를 통보받는 쪽도 어느 정도 이해가 필요하다. "이미 이 환자가 암이라는 것을 잘 알고 있는데, 왜 또 알려서 효율성을 떨어뜨리는가?"라는 질문이 제기된다면 CVR 시스템은 금방 망가진다. CVR은 특수함specificity보다 세심함sensitivity이 중요하기 때문에 어느 정도의 노이즈는 감안해야 한다. 자연어 분석 기술과 인공지능이 발달하면 CVR 시스템의 효율성은 높아질 것이다. 그렇지만 어떤 문제를 발견한 의사가 직접 CVR을 발생시키는 과정이 빠질 수 없다. 기술의 발전에서 일정 부분 도움을 받을 수 있겠지만, 결국 인간이 진행할 수밖에 없는 환자 안전 시스템이 CVR이다.

낙상 예방

병원은 낙상이 흔히 발생할 수 있는 곳이다. 병원 환경은 환자들에게 익숙하지 않고, 가정집보다 편의시설이나 공간적 여유가 부족할 수밖에 없다. 환자들의 평균 연령이 갈수록 높아지고 있는데, 고령 역시 낙상의 가장 중요한 위험 요인이다. 다양한 질병에 동반되는 근력 및 균형감각 저하, 진정제 투여로 인한 집중력 저하, 수액 투여로 인한 잦은 배뇨 등도 낙상과 관련된다. 독립적인 생활과 조기 재활을 통한 삶의 질을 중요시하면서, 억제대 적용을 줄인 점도 일부 낙상과 관련이 있다. 향후 다양한 방향으로 낙상 예방 전략을 추구하지 않으면 병원 낙상은 더욱 큰 문제가 될 것이다.

병원에서는 낙상 관련 사고를 줄이기 위하여 낙상 발생이나 관련 손상을 평가하기 위한 도구를 사용하고 있으며, 그에 대한 적절한 낙상 방지 대책을 마련하고 있다. 다학제 낙상 관리팀 운영, 직원이나 환자 및 보호자의 교육, 환경 관리, 의학적 중재, 낙상 관련 지표 관리 등이 모두 활용되고 있다. 그러나 곳곳에 충격 완화 장치를 설치하고 고위험 환자에게 보호 용구를 공급하더라도, 환자가 주의하지 않고 보호 용구를 착용하지 않는다면 소용없는 일이다. 빅데이터를 통해 낙상하기 쉬운 환자를 더 정확히 선별한다 해도, 직접 환자를 부축해 줄 충분한 간호 인력이 없다면 낙상을 막기 어려울 것이다. 낙상의 문제는 4차 산업혁명이나 인공지능으로 도움을 받기 어려운 극히 인간적인 사고의 영역으로 남을 것으로 보인다.

알람 피로

현대 의료에서 기술의 도움을 가장 많이 받는 곳이 중환자실이다. 인공호흡기, 인공 심장, 많은 모니터링 장비 등이 늘 작동하는 곳이다. 이들을 운영하기 위해서는 섬세한 알람 기능이 필요하다. 혈압, 호흡수, 맥박뿐 아니라 기계별로 측정되는 여러 지표가 정상치를 벗어나는 경우 의료진의 즉각적인 대처가 필요하므로 알람이 울린다. 그러나 너무 많은 기계에서 너무 많은 알람이 울리면 모든 신호에 하나하나 반응하기 어렵다. 사소하고 일시적인 알람에 의하여 업무가 중단된 경험이 쌓이면 제법 중요한 알람이 묻히는 일이 생기게 된다. 이를 알람 피로_{alarm fatigue}라고 한다. 인간이 적절하게 다룰 수 없는 너무 많은 정보에 의하여 시스템의 효율성이 떨어지는 대표적인 예다.

미래의 인공호흡기, 미래의 인공심장이 어떠한 신호를 어떠한 강도로 내보낼 것인지 설계하는 과정에서 인간의 본성을 충분히 고려해야 한다. 한 명의 의료인이 몇 명의 중환자를 볼 수 있는지 검토하여 그것에 맞게 시스템이 설계되어야 한다.

마치며

인공지능이나 4차 산업혁명의 발전에 따라 환자 안전을 위한 새로운 시스템들이 개발될 것으로 예상한다. 그러나 설계와 결과는 다르다. 좋은 의도로 만들어진 기술과 기계가 반드시 좋은 결과를 가져오는 건 아니다. 한 안전 전문가는 금융위기에 대한 논평에서 "그것은 마치 안전띠가 발명되었으니 음주운전을 해도 괜찮다고 생각하는 것과 마찬가지다"라고 꼬집었다. 실제로도 안전띠와 에어백이 운전자들의 위험한 운전습관을 부추긴다는 증거가 있다. 심리학자들은 이를 '위험보상'이라고 부른다. 의료인들이 새겨들을 이야기가 아닐 수 없다.

References

2장. 디지털 헬스케어의 개요

1. 에릭 토폴. 2012. 《청진기가 사라진다: 디지털 혁명이 바꿔놓을 의학의 미래》. 박재영, 이은, 박정탁(옮김). 청년의사.
2. 에릭 토폴. 2015. 《청진기가 사라진 이후: 환자 중심의 미래 의료 보고서》. 김성훈(옮김). 이은(감수). 청년의사.
3. Ruth Chambers, et al. 2016. *Digital Healthcare: The Essential Guide.* Otmoor Publishing Ltd.
4. Joseph C. Kvedar, et al. 2015. *The Internet of Healthy Things.* Internet of Healthy Things.
5. Robert Wachter. 2015. *The Digital Doctor: Hope, Hype, and Harm at the Dawn of Medicine's Computer.* McGraw-Hill Education.
6. Richard Gartee. 2016. *Electronic Health Records: Understanding and Using Computerized Medical Records.* Pearson; 3 edition.
7. Toby Cosgrove. 2014. *The Cleveland Clinic Way: Lessons in Excellence from One of the World's Leading Health Care Organizations.* McGraw-Hill Education; 1 edition.
8. Rosemary Caron. 2017. *Population Health: Principles and Applications for Management.* Health Administration Press; 1 edition.
9. Kristin Ciriello Pothier. 2017. *Personalizing Precision Medicine: A Global Voyage from Vision to Reality.* Wiley; 1 edition.
10. Halit Eren, John G. Webster. 2017. *Telemedicine and Electronic Medicine.* CRC Press; 1 edition.
11. 최윤섭. 2014. 《헬스케어 이노베이션》. 클라우드나인.
12. 김치원. 2015. 《의료, 미래를 만나다》. 클라우드나인.

3장. 디지털 헬스 기술 개괄

1. Today at Apple. Accessed on October 19, 2018. https://www.apple.com/today.
2. Cesa, Gian Luca, et al. 2013. "Virtual reality for enhancing the cognitive behavioral treatment of obesity with binge eating disorder: randomized controlled study with one-year follow-up". *Journal of medical Internet research* 15(6).
3. Waterlander, Wilma Elzeline, et al. 2015. "Using a 3D virtual supermarket to measure food purchase behavior: a validation study". *Journal of medical Internet research* 17(4).
4. Gerardi, Maryrose, et al. 2008. "Virtual reality exposure therapy using a virtual Iraq: case report". *Journal of traumatic stress* 21.2: 209-213.
5. Althoff, Tim, Ryen W. White, and Eric Horvitz. 2016. "Influence of Pokémon Go on physical activity: study and implications". *Journal of medical Internet research* 18(12).
6. LeBlanc, Allana G, Jean-Philippe Chaput. 2017. "Pokémon Go: A game changer for the physical inactivity crisis?". *Preventive medicine* 101: 235-237.
7. Mast, Danica, Jeroen de Krom, Sanne de Vries. 2015. "Exploring the application of interactive video projection in Physical Education". *Proceedings of the Ninth International Conference on Tangible, Embedded, and Embodied Interaction ACM* 551-555.
8. Takahashi, Issey, et al. 2018. "FUTUREGYM: A gymnasium with interactive floor projection for children with special needs". *International Journal of Child-Computer Interaction* 15: 37-47.
9. Quora. Feb 2, 2018. "The Difference Between Virtual Reality, Augmented Reality And Mixed Reality". *Forbes.* Accessed on October 19, 2018. https://www.forbes.com/sites/quora/2018/02/02/the-difference-between-virtual-reality-augmented-reality-and-mixed-reality/#7842f45c2d07.
10. Mannoor M, et al. 2013. "3D printed bionic ears". *Nano letters* 13(6): 2634-2639.
11. Willis K, et al. 2012. "Printed optics: 3D printing of embedded optical elements for interactive devices". *Proceedings of the 25th annual ACM symposium on User interface software and technology ACM.*
12. Tyler Lacoma. June 16, 2018. "What is 3D printing? Here's everything you need to know". *DIGITAL TRENDS.* Accessed on October 19, 2018. www.digitaltrends.com/computing/what-is-3d-printing.
13. Berman B. 2012. "3-D printing: The new industrial revolution". *Business horizons* 55(2): 155-162.
14. Ventola C. 2017. "Medical applications for 3D printing: current and projected uses". *Pharmacy and Therapeutics* 39(10): 704-715.
15. Nicola Bizzotto, Alessandro Costanzo, et al. 2017. "Leap motion gesture control with OsiriX in the operating room to con-

trol imaging: first experiences during live surgery". *Surgical innovation* 21(6): 655-656.

16. Guilherme Cesar Soares Ruppert, et al. 2012. "Touchless gesture user interface for interactive image visualization in urological surgery". *World journal of urology* 30(5): 687-691.

17. O'Hara, Kenton, et al. 2014. "Touchless interaction in surgery". *Communications of the ACM* 57(1): 70-77.

18. Guillermo M Rosa, María L Elizondo. 2017. "Use of a gesture user interface as a touchless image navigation system in dental surgery: Case series report". *Imaging science in dentistry* 44(2): 155-160.

19. Wen Rong, Tay Wei-Liang, Nguyen Binh P, Chng Chin-Boon, Chui Chee-Kong. 2014. "Hand gesture guided robot-assisted surgery based on a direct augmented reality interface". *Computer methods and programs in biomedicine* 116(2): 68-80.

20. Frederic Kerber, Pascal Lessel, Antonio Krüger. 2015. "Same-side hand interactions with arm-placed devices using emg". *Proceedings of the 33rd Annual ACM Conference Extended Abstracts on Human Factors in Computing Systems, ACM.*

21. Zhang X, et al. 2011. "A framework for hand gesture recognition based on accelerometer and EMG sensors". *IEEE Transactions on Systems, Man, and Cybernetics-Part A: Systems and Humans* 41(6): 1064-1076.

22. Bernard Marr. Mar 6, 2017. "What Is Digital Twin Technology - And Why Is It So Important?". *Forbes.* Accessed on October 19, 2018. https://www.forbes.com/forbes/welcome/?toURL=https://www.forbes.com/sites/bernardmarr/2017/03/06/what-is-digital-twin-technology-and-why-is-it-so-important/&refURL=https://www.google.com/&referrer=https://www.google.com.

23. IBM. Accessed on October 19, 2018. www.ibm.com/internet-of-things/spotlight/digital-twin.

24. Eric J. Tuegel, Anthony R. Ingraffea, et al. 2011. "Reengineering aircraft structural life prediction using a digital twin". *International Journal of Aerospace Engineering* 2011:1-14.

25. Bonomi F, et al. 2012. "Fog computing and its role in the internet of things". *Proceedings of the first edition of the MCC workshop on Mobile cloud computing. ACM.*

26. Stojmenovic I, Sheng W. 2014. "The fog computing paradigm: Scenarios and security issues". *Computer Science and Information Systems (FedCSIS).* 2014 Federated Conference on. IEEE.

27. Stefan Boschert, Roland Rosen. 2016. "Digital twin—the simulation aspect". *Mechatronic Futures* 59-74.

28. Asaph Azaria, Ariel Ekblaw, Thiago Vieira, Andrew Lippman. 2016. "Medrec: Using blockchain for medical data access and permission management". *Open and Big Data (OBD), International Conference on. IEEE.*

29. Matthias Mettler. 2016. "Blockchain technology in healthcare: The revolution starts here". *e-Health Networking, Applications and Services (Healthcom), 2016 IEEE 18th International Conference on. IEEE.*

30. HelloRache. Accessed on October 19, 2018. https://hellorache.com.

31. Florence. Accessed on October 19, 2018. https://www.florence.chat.

32. SELVAS. Accessed on October 19, 2018. https://www.selvasai.com/en/industry-selvy-voice-medical.php.

33. Liguang Xie, Yi Shi, Y. T. Hou, Andwenjing Lou. 2013. "Wireless power transfer and applications to sensor networks". *IEEE Wireless Communications* 20(4): 140-145.

34. Olivares J. "Neural Interface Technology for Advanced Prosthetic Limbs". *mit media lab.* Accessed on October 19, 2018. https://www.media.mit.edu/projects/neural-interface-technology-for-advanced-prosthetic-limbs.

35. S. S. Srinivasan, M. J. Carty, et al. 2017. "On prosthetic control: A regenerative agonist-antagonist myoneural interface". *Science Robotics* 2(6): eaan2971.

36. Tyler R Clites, Matthew J Carty, Shriya Srinivasan, et al. 2017. "A murine model of a novel surgical architecture for proprioceptive muscle feedback and its potential application to control of advanced limb prostheses". *Journal of neural engineering* 14(3): 036002.

37. KIST. Accessed on October 19, 2018. https://eng.kist.re.kr/kist_eng/?sub_num=484.

38. Walia, Shanka, Amitabha Acharya. 2016. "Theragnosis: Nanoparticles as a Tool for Simultaneous Therapy and Diagnosis". *Nanoscale Materials in Targeted Drug Delivery, Theragnosis and Tissue Regeneration* 127-152.

39. Hsu Patrick D, Lander Eric S, Zhang Feng. 2014. "Development and applications of CRISPR-Cas9 for genome engineering". *Cell* 157(6): 1262-1278.

40. Ledford H. August 02, 2017. "CRISPR fixes disease gene in viable human embryos". *nature.* Accessed on October 19, 2018. https://www.nature.com/news/crispr-fixes-disease-gene-in-viable-human-embryos-1.22382.

41. Jennifer Doudna. 2015. "Perspective: embryo editing needs scrutiny". *Nature* 528(7580): S6-S6.

42. Jennifer L Gori, Patrick D Hsu, et al. 2015. "Delivery and specificity of CRISPR/Cas9 genome editing technologies for human gene therapy". *Human gene therapy* 26(7): 443-451.

43. Cyranoski D. 15 November, 2016. "CRISPR gene-editing tested in a person for the first time". *nature.* https://www.nature.com/news/crispr-gene-editing-tested-in-a-person-for-the-first-time-1.20988.

44. Xin-Chen Sun, Wan-Jun Tao, et al. 2017. "System design and experimental research of lower esophageal sphincter stimu-

lator for treatment of gastroesophageal reflux disease". *Engineering in Medicine and Biology Society (EMBC), 2017 39th Annual International Conference of the IEEE.*

45. Paul H. Van de Heyning, et al. 2012. "Implanted upper airway stimulation device for obstructive sleep apnea". *The Laryngoscope* 122(7): 1626-1633.

46. Greiner Bio-One. Accessed on October 19, 2018. https://shop.gbo.com/en/row/products/preanalytics/accessories/accessories-venous-blood-collection/additional-accessories/veinviewer.

47. Min Joung Kim, Joon Min Park, et al. 2012. "Efficacy of VeinViewer in pediatric peripheral intravenous access: a randomized controlled trial". *European journal of pediatrics* 171(7): 1121-1125.

48. Laura L. Chapman, Brenna Sullivan, et al. 2011. "VeinViewer-assisted Intravenous Catheter Placement in a Pediatric Emergency Department". *Academic Emergency Medicine* 18(9): 966-971.

49. K Phipps, A Modic, M A O'Riordan, M Walsh. 2012. "A randomized trial of the Vein Viewer versus standard technique for placement of peripherally inserted central catheters (PICCs) in neonates". *Journal of Perinatology* 32(7): 498.

50. Michael Cima, et al. "Orthopedic and dental implant devices providing controlled drug delivery". *U.S. Patent Application* No.11: 262,413.

51. Duncan H. HaynesBen H. BodekerMark D. Kline. 1999. "Drug releasing surgical implant or dressing material". *U.S. Patent* No.5: 972,366.

52. Kristine Debruyne, et al. 2013. "Medical implant drug delivery device". *U.S. Patent* No.8: 515,560.

53. MAYFIELD Brain & Spine. "Spinal cord stimulation". Accessed on October 19, 2018. https://www.mayfieldclinic.com/pe-stim.htm.

54. MAYFIELD Brain & Spine. "Deep brain stimulation". Accessed on October 19, 2018. http://www.mayfieldclinic.com/PE-DBS.htm.

55. M. J. Vansteensel, E. G. M. Pels, et al. 2017. "Fully implanted brain signal recording device for communication in severe paralysis reveals feasibility of chronic home use of neuronal activity". *European Neuropsychopharmacology* 27: S556.

56. Michel M. Maharbiz, et al. 2017. "Reliable Next-Generation Cortical Interfaces for Chronic Brain–Machine Interfaces and Neuroscience". *Proceedings of the IEEE* 105(1): 73-82.

57. Richard B North, et al. 2005. "Spinal cord stimulation versus repeated lumbosacral spine surgery for chronic pain: a randomized, controlled trial". *Neurosurgery* 56(1): 98-107.

58. Turner Judith A, et al. 2004. "Spinal cord stimulation for patients with failed back surgery syndrome or complex regional pain syndrome: a systematic review of effectiveness and complications". *Pain* 108(1-2): 137-147.

59. evena medical. Accessed on October 19, 2018. https://evenamed.com.

60. Shah D, Kollaikal P. APRIL 11, 2017. "Top Trends in Medical Imaging Technology". *itnonline*. Accessed on October 19, 2018. https://www.itnonline.com/article/top-trends-medical-imaging-technology.

61. Carestream Health. April 26, 2016. "OVERCOMING ANGLE DEPENDENCE IN DOPPLER ULTRASOUND". Accessed on October 19, 2018. https://www.carestream.com/blog/2016/04/26/advances-in-ultrasound-imaging-technology.

62. SAMSUNG. Accessed on October 19, 2018. http://www.samsunghealthcare.com/kr/products/UltrasoundSystem.

63. SAMSUNG. Accessed on October 19, 2018. http://www.samsunghealthcare.com/kr/products/DigitalRadiography.

64. Carestream Health. December 6, 2016. Accessed on October 19, 2018. https://www.carestream.com/blog/2016/12/06/onsight-3d-extremity-system-named-best-new-radiology-device.

4장. 의료 빅데이터, 어떻게 활용하나

1. Stefan Rüping. 2015. "Big data in medicine and healthcare". *Bundesgesundheitsblatt Gesundheitsforschung Gesundheitsschutz* 58(8): 794-8.

2. Maynard AD. 2015. "Navigating the fourth industrial revolution". *Nat Nanotechnol* 10(12): 1005-6.

3. Yoon D, Ahn EK, Park MY, Cho SY, Ryan P, Schuemie MJ, et al. 2016. "Conversion and Data Quality Assessment of Electronic Health Record Data at a Korean Tertiary Teaching Hospital to a Common Data Model for Distributed Network Research". *Healthc Inform Res* 22(1): 54-8.

4. OHDSI. Accessed on October 19, 2018. https://www.ohdsi.org.

5. Hripcsak G DJ, Shah NH, et al. 2017. "Observational Health Data Sciences and Informatics (OHDSI): Opportunities for Observational Researchers". *Studies in health technology and informatics* 216: 574-8.

6. OHDSI. Accessed on October 19, 2018. https://www.ohdsi.org/who-we-are/areas-of-focus.

7. OHDSI. Accessed on October 19, 2018. https://www.ohdsi.org/who-we-are/mission-vision-values.

8. R Ball, M Robb, SA Anderson, G Dal Pan. 2016. "The FDA's sentinel initiative—A comprehensive approach to medical

product surveillance". *Clin Pharmacol Ther* 99(3): 265-8.

9. Sentinel. "Distributed Database and Common Data Model". Accessed on October 19, 2018. https://www.sentinelinitiative. org/sentinel/data/distributed-database-common-data-model.

10. pcornet. "PCORnet Common Data Model (CDM)". Accessed on October 19, 2018. https://www.pcornet.org/pcornet-common-data-model.

11. Seng Chan You, Seongwon Lee, Soo-Yeon Cho, Hojun Park, Sungjae Jung, Jaehyeong Cho, Dukyong Yoon, Rae Woong Park. "Conversion of National Health Insurance Service (NHIS) Data of Korea to the Observational Medical Outcomes Partnership (OMOP) Common Data Model". Accessed on October 19, 2018. https://www.ohdsi.org/web/wiki/lib/exe/fetch. php?media=resources:2016_ohdsi_symposium_ajou.pdf.

12. OHDSI. "Data Standardization". Accessed on October 19, 2018. https://www.ohdsi.org/data-standardization.

13. Sentinel. "Overview and Description of the Common Data Model v6.01". Accessed on October 19, 2018. www.sentinelinitiative.org/sites/default/files/data/DistributedDatabase/Sentinel_Common-Data-Model_v6.01.xlsx.

14. pcornet. "PCORnet Common Data Model v3.0 Specification". Accessed on October 19, 2018. www.pcornet.org/wp-content/uploads/2014/07/2015-07-29-PCORnet-Common-Data-Model-v3dot0-RELEASE.pdf.

15. i2b2. Informatics for Integrating Biology and the Bedside (i2b2) Overview. Accessed on October 19, 2018. https://www. i2b2.org/about/index.html.

16. Tracy Lieu, John Steiner, Andrea R Paolino, et al. 2016. "Building a Governance Strategy for CER: The Patient Outcomes Research to Advance Learning (PORTAL) Network Experience". *EGEMS* 4(2): 1216.

17. Travis J Moss, Douglas E Lake, et al. 2016. "Signatures of Subacute Potentially Catastrophic Illness in the ICU: Model Development and Validation". *Critical Care Medicine* 44(9): 1639-48.

18. Guangxu Xun, Xiaowei Jia, Aidong Zhang. 2016. "Detecting epileptic seizures with electroencephalogram via a context-learning model". *BMC Med Inform Decis Mak* 16(2): 70.

19. Francisco Javier Ordóñez, et al. 2016. "Deep Convolutional and LSTM Recurrent Neural Networks for Multimodal Wearable Activity Recognition". *Sensors* 16(1).

20. Maya Sabatello Paul S. Appelbaum. 2017. "The Precision Medicine Nation". *Hastings Cent Rep* 47(4): 19-29.

21. Obama B. 2016. "United States Health Care Reform: Progress to Date and Next Steps". *JAMA* 316(5): 525-32.

22. Fang H, Harris SC, Liu Z, Zhou G, Zhang G, Xu J, et al. "FDA drug labeling: rich resources to facilitate precision medicine, drug safety, and regulatory science". *Drug Discov Today* 21(10): 1566-70.

23. Kim YG, Jung K, Park YT, et al. 2017. "Rate of electronic health record adoption in South Korea: A nation-wide survey". *Int J Med Inform.* 101: 100-7.

6장. 정밀의학과 유전체 정보 활용

1. World Health Organization. Accessed on October 19, 2018. http://www.who.int/gho/mortality_burden_disease/life_tables/ en.

2. Zehir, A. et al. 2017. "Mutational landscape of metastatic cancer revealed from prospective clinical sequencing of 10,000 patients". *Nat Med* 23: 703-713, doi:10.1038/nm.4333.

7장. 줄기세포 연구와 재생의료

1. 김치원. 2015. 《의료, 미래를 만나다》. 클라우드나인.
2. 이종호. 2017. 《4차 산업혁명과 미래 직업》. 북카라반.
3. IRS Global 편집부. 2018. 《4차 산업혁명 시대를 선도할 차세대 의료기기 분야별 기술 개발 동향과 시장 전망》. IRS Global.
4. 최병관, 황규연, 서성현. 2017. 《4차 산업혁명시대의 의료서비스관리》. 청구문화사.
5. 샐리 모건. 2011. 《줄기세포 발견에서 재생의학까지》. 최강열(옮김). 다섯수레.
6. 테라오 토모히로. 2012. 《21세기 의학혁명 줄기세포 의료》. 심영기(옮김). 큰곰.
7. 식품의약품안전처 식품의약품안전평가원. 차세대 줄기세포기반제제 평가 연구사업단. 2016. 《2015 줄기세포치료제 개발 및 규제 동향》. 진한엠앤비.

8장. 의료 분야에서의 3D 바이오 프린팅

1. Holzl K, et al. 2016. "Bioink properties before, during and after 3D bioprinting". *Biofabrication* 8(3): 032002.
2. Ji S, Guvendiren M. 2017. "Recent Advances in Bioink Design for 3D Bioprinting of Tissues and Organs". *Front Bioeng*

Biotechnol 5: 23.

3. 한아름. 2015/12/22. 〈거품 많은 3D프린팅 의료기술, 갈 길 멀다〉. 《엠프레스》.
4. Donderwinkel I, et al. 2017. "Bio-inks for 3D bioprinting: recent advances and future prospects". *Polym. Chem.* 8(31): 4451-4471.
5. 이배훈. 2017. 〈3D 바이오 프린팅을 위한 바이오 잉크 개발 동향〉. *BRIC View* T21.
6. 이현재. 2017. 〈3D 바이오 프린팅 기술 동향 및 전망〉. 경북대학교 산학협력단. Accessed on October 19, 2018. https://iac. knu.ac.kr/iachome/iac/hmpg/kor/sub/viewBtin.action?bbsCde=10002&btin.docNo=8158&btin.applNo=000000&btin. page=7&menuNo=51.
7. Laronda M, et al. 2017. "A bioprosthetic ovary created using 3D printed microporous scaffolds restores ovarian function in sterilized mice". *Nat Commun* 8: 15261.
8. TED 앤서니 아탈라 편. Accessed on October 19, 2018. https://www.ted.com/talks/anthony_atala_printing_a_human_kidney.

9장. 가상현실과 의료

1. Li L, et al. 2017. "Application of virtual reality technology in clinical medicine". *Am J Transl Res* 9: 3867-3880.
2. Bekrater-Bodmann R, et al. 2014. "The importance of synchrony and temporal order of visual and tactile input for illusory limb ownership experiences-an FMRI study applying virtual reality". *PLoS One* 9: e87013, doi:10.1371/journal. pone.0087013.
3. Mishkind M, Norr A, et al. 2017. "Review of Virtual Reality Treatment in Psychiatry: Evidence Versus Current Diffusion and Use". *Curr Psychiatry Rep* 19: 80, doi:10.1007/s11920-017-0836-0.
4. Mantovani F, et al. 2003. "Virtual reality training for health-care professionals". *Cyberpsychol Behav* 6: 389-395, doi:10.1089/109493103322278772.
5. Ahlberg G, et al. 2002. "Does training in a virtual reality simulator improve surgical performance?". *Surg Endosc* 16: 126-129, doi:10.1007/s00464-001-9025-6.
6. Gorman P, Meier A, Krummel T, et al. 1999. "Simulation and virtual reality in surgical education: real or unreal?". *Arch Surg* 134: 1203-1208.
7. Sinitsky D, Fernando B, Berlingieri P. 2012. "Establishing a curriculum for the acquisition of laparoscopic psychomotor skills in the virtual reality environment". *Am J Surg* 204: 367-376 e361, doi:10.1016/j.amjsurg.2011.11.010.
8. Diemer J, et al. 2013. "Acute anxiolytic effects of quetiapine during virtual reality exposure—a double-blind placebo-controlled trial in patients with specific phobia". *Eur Neuropsychopharmacol* 23: 1551-1560, doi:10.1016/j.euroneuro.2013.01.001.
9. Raghav K, et al. 2016. "Efficacy of virtual reality exposure therapy for treatment of dental phobia: a randomized control trial". *BMC Oral Health* 16: 25, doi:10.1186/s12903-016-0186-z.
10. Rothbaum B, Rizzo A, Difede J. 2010. "Virtual reality exposure therapy for combat-related posttraumatic stress disorder". *Ann N Y Acad Sci* 1208: 126-132, doi:10.1111/j.1749-6632.2010.05691.x.
11. Granoff A. 2014. "The impact of benzodiazepine management in the randomized, double-blind evaluation of D-cycloserine or alprazolam combined with virtual reality exposure therapy". *Am J Psychiatry* 171: 1222, doi:10.1176/appi. ajp.2014.14070821.
12. Kandalaft M, Didehbani N, et al. 2013. "Virtual reality social cognition training for young adults with high-functioning autism". *J Autism Dev Disord* 43: 34-44, doi:10.1007/s10803-012-1544-6.
13. Smith M, et al. 2015. "Brief report: vocational outcomes for young adults with autism spectrum disorders at six months after virtual reality job interview training". *J Autism Dev Disord* 45: 3364-3369, doi:10.1007/s10803-015-2470-1.
14. Falconer C, et al. 2016. "Embodying self-compassion within virtual reality and its effects on patients with depression". *BJPsych Open* 2: 74-80, doi:10.1192/bjpo.bp.115.002147.
15. Tashjian V, et al. 2017. "Virtual Reality for Management of Pain in Hospitalized Patients: Results of a Controlled Trial". *JMIR Ment Health* 4: e9, doi:10.2196/mental.7387.
16. Sharar S, et al. 2008. "Applications of virtual reality for pain management in burn-injured patients". *Expert Rev Neurother* 8: 1667-1674, doi:10.1586/14737175.8.11.1667.
17. Markus L, et al. 2009. "Virtual reality: feasibility of implementation in a regional burn center". *Burns* 35: 967-969, doi:10.1016/j.burns.2009.01.013.
18. Jones T, Moore T, Choo J. 2016. "The Impact of Virtual Reality on Chronic Pain". *PLoS One* 11: e0167523, doi:10.1371/journal.pone.0167523.
19. Thomas J, France C, et al. 2016. "Feasibility and Safety of a Virtual Reality Dodgeball Intervention for Chronic Low Back

Pain: A Randomized Clinical Trial". *J Pain* 17: 1302-1317, doi:10.1016/j.jpain.2016.08.011.

20. Hung Y, et al. 2014. "Using fMRI virtual-reality technology to predict driving ability after brain damage: a preliminary report". *Neurosci Lett* 558: 1-46, doi:10.1016/j.neulet.2013.10.065.
21. Nosek M, Robinson-Whelen S, et al. 2016. "An Internet-based virtual reality intervention for enhancing self-esteem in women with disabilities: Results of a feasibility study. *Rehabil Psychol* 61: 358-370, doi:10.1037/rep0000107.
22. Ohyama S, et al. 2007. "Autonomic responses during motion sickness induced by virtual reality". *Auris Nasus Larynx* 34: 303-306, doi:10.1016/j.anl.2007.01.002.
23. Chen W, Chao J. 2015. "Quantitative orientation preference and susceptibility to space motion sickness simulated in a virtual reality environment". *Brain Res Bull* 113: 17-26, doi:10.1016/j.brainresbull.2015.01.007.

10장. 3세대 유전자 가위, 크리스퍼 시스템

1. Ishino Y, Shinagawa H, Makino K, Amemura M, Nakata A. 1987. "Nucleotide sequence of the iap gene, responsible for alkaline phosphatase isozyme conversion in Escherichia coli, and identification of the gene product". *J Bacteriol* 169: 5429-33.
2. Jansen R, Embden JD, Gaastra W, Schouls LM. 2002. "Identification of genes that are associated with DNA repeats in prokaryotes". *Mol Microbiol* 43: 1565-75.
3. Pourcel C, Salvignol G, Vergnaud G. 2005. "CRISPR elements in Yersinia pestis acquire new repeats by preferential uptake of bacteriophage DNA, and provide additional tools for evolutionary studies". *Microbiology* 151: 653-63.
4. Mojica FJ, Diez-Villasenor C, Garcia-Martinez J, Soria E. 2005. "Intervening sequences of regularly spaced prokaryotic repeats derive from foreign genetic elements". *J Mol Evol* 60: 174-82.
5. Bolotin A, Quinquis B, Sorokin A, Ehrlich SD. 2005. "Clustered regularly interspaced short palindrome repeats (CRISPRs) have spacers of extrachromosomal origin". *Microbiology* 151: 2551-61.
6. Makarova KS, Grishin NV, Shabalina SA, Wolf YI, Koonin EV. 2006. "A putative RNA-interference-based immune system in prokaryotes: computational analysis of the predicted enzymatic machinery, functional analogies with eukaryotic RNAi, and hypothetical mechanisms of action". *Biol Direct* 1: 7.
7. Barrangou R, Fremaux C, Deveau H, et al. 2007. "CRISPR provides acquired resistance against viruses in prokaryotes". *Science* 315: 1709-12.
8. Deltcheva E, Chylinski K, Sharma CM, et al. 2011. "CRISPR RNA maturation by trans-encoded small RNA and host factor RNase III". *Nature* 471: 602-7.
9. Sander JD, Joung JK. 2014. "CRISPR-Cas systems for editing, regulating and targeting genomes". *Nat Biotechnol* 32: 347-55.
10. Garneau JE, Dupuis ME, Villion M, et al. 2010. "The CRISPR/Cas bacterial immune system cleaves bacteriophage and plasmid DNA". *Nature* 468: 67-71.
11. Jinek M, Chylinski K, Fonfara I, Hauer M, Doudna JA, Charpentier E. 2012. "A programmable dual-RNA-guided DNA endonuclease in adaptive bacterial immunity". *Science* 337: 816-21.
12. Cong L, Ran FA, Cox D, et al. 2013. "Multiplex genome engineering using CRISPR/Cas systems". *Science* 339: 819-23.
13. Tu Z, Yang W, Yan S, Guo X, Li XJ. 2015. "CRISPR/Cas9: a powerful genetic engineering tool for establishing large animal models of neurodegenerative diseases". *Mol Neurodegener* 10: 35.
14. Gilbert LA, Horlbeck MA, Adamson B, et al. 2014. "Genome-Scale CRISPR-Mediated Control of Gene Repression and Activation". *Cell* 159: 647-61.
15. Kampmann M. 2017. "CRISPRi and CRISPRa Screens in Mammalian Cells for Precision Biology and Medicine". *ACS Chem Biol* 13(2): 406-416.
16. Chen B, Gilbert LA, Cimini BA, et al. 2013. "Dynamic imaging of genomic loci in living human cells by an optimized CRISPR/Cas system". *Cell* 155: 1479-91.
17. Ma H, Tu LC, Naseri A, et al. 2016. "Multiplexed labeling of genomic loci with dCas9 and engineered sgRNAs using CRISPRainbow". *Nat Biotechnol* 34: 528-30.
18. Kearns NA, Pham H, Tabak B, et al. 2015. "Functional annotation of native enhancers with a Cas9-histone demethylase fusion". *Nat Methods* 12: 401-3.
19. Hilton IB, D'Ippolito AM, Vockley CM, et al. 2015. "Epigenome editing by a CRISPR-Cas9-based acetyltransferase activates genes from promoters and enhancers". *Nat Biotechnol* 33: 510-7.
20. Cox DBT, Gootenberg JS, Abudayyeh OO, et al. 2017. "RNA editing with CRISPR-Cas13". *Science* 358: 1019-27.
21. Gaudelli NM, Komor AC, Rees HA, et al. 2017. "Programmable base editing of A*T to G*C in genomic DNA without DNA

cleavage". *Nature* 551: 464-71.

22. Hsu PD, et al. 2014. "Development and applications of CRISPR-Cas9 for genome engineering". *Cell* 157: 1262-78.

23. Ricroch AE, Henard-Damave MC. 2016. "Next biotech plants: new traits, crops, developers and technologies for addressing global challenges". *Crit Rev Biotechnol* 36: 675-90.

24. Hammond A, Galizi R, Kyrou K, et al. 2016. "A CRISPR-Cas9 gene drive system targeting female reproduction in the malaria mosquito vector Anopheles gambiae". *Nat Biotechnol* 34: 78-83.

25. Liang P, Xu Y, Zhang X, et al. 2015. "CRISPR/Cas9-mediated gene editing in human tripronuclear zygotes". *Protein & Cell* 6(5): 363-72.

26. Ma H, Marti-Gutierrez N, Park S, et al. 2017. "Correction of a pathogenic gene mutation in human embryos". *Nature* 548(7668): 413-419.

11장. 소화기내과의 미래

1. 김치원. 2016. 《의료, 4차산업혁명을 만나다: 디지털 헬스케어 비즈니스의 모든 것》. 클라우드나인.

2. 리처드 서스킨드, 대니얼 서스킨드. 2016. 《4차 산업혁명 시대, 전문직의 미래》. 위대선(옮김). 와이즈베리.

3. 클라우스 슈밥. 2016. 《클라우스 슈밥의 제4차 산업혁명》. 송경진(옮김). 새로운 현재.

4. Avgousti S, Christoforou EG, Panayides A, Voskaridess S, Novales C, Nouaille L, Pattichis CS, Vieyres P. 2016. "Medical telerobotic systems: current status and future trends". *BioMed Eng OnLine* 15(96).

5. Cancer Genome Atlas Research Network. 2014. "Comprehensive molecular characterization of gastric adenocarcinoma". *Nature* 513: 202-209.

6. Ciuti G, Calio R, Camboni D, Neri L, Bianchi F, Arezzo A, Koulaouzidis A, Schostek S, Stoyanov D, Oddo CM, Magnani B, Menciassi A, Morino M, Schurr MO, Dario P. 2016. "Frontiers of robotic endoscopic capsules". *J Micro-Bio Robot* 11: 1-18.

7. Cox BF, Stewart F, Lay H, Cummins G, Newton IP, Marc PY, Desmulliez MPY, Steele RJC, Nathke I, Cochran S. 2017. "Ulrasound capsule endoscopy". *Ann Transl Med* 5: 201-209.

8. Dafnis G, Ekbom A, Pahlman L, et al. 2001. "Complications of diagnostic and therapeutic colonoscopy within a defined population in Sweden". *Gastrointest Endosc*. 54: 302–309.

9. Esteva A, Kuprel B, Novoa RA, Ko J, Swetter SM, Blau HM, Thrun S. 2017. "Dermatologist-level classification of skin cancer with deep neural networks". *Natrue* 542: 115-118.

10. Ford AC, Fordman D, Hunt RH, Yuan Y, Moavveldi P. 2014. "Helicobacter pylori eradication therapy to prevent gastric cancer in healthy asymptomatic infected individulats: systematic review and meta-analysis of randomized controlled trals". *BMJ* 348: g3174

11. Gulshan V, Peng L, Coram M, et al. 2016. "Development and validation of a ddep learning algorithm for detection of diabetic retinopathy in retinal fundus photographs". *JAMA* 16: 2402-2410.

12. Harphan-Lockyer L, Laskaratos FM, Berlingieri P, Epstein O. 2015. "Role of virtual reality simulation in endoscopy training". *World J Gastrointest Endosc* 7: 1287-1294.

13. Kominami Y, Yoshida S, Tanaka S, et al. 2016. "Computer-aided diagnosis of colorectal polyp histology by using a real-time image recognition system and narrow-band imaging magnifying colonoscopy". *Gastrointest Endosc* 83: 643-9.

14. Kume K, Sakai N, Goto T. 2015. "Development of a novel endoscopic manipulation system: the Endoscopic Operation Robot ver. 3". *Endoscopy* 47: 815–819.

15. Phee JS, Reddy N, Chiu PWY, et al. 2012. "Robotic-assisted endoscopic submucosal dissection is effective in treating patients with early stage gastric neoplasia". *Clin Gastroenterol Hepatol* 10: 1117–1121.

16. Quang T, Schwarz RA, Dawsey SM, et al. 2016. "A tablet-interfaced highresolution microendoscope with automated image interpretation for real-time evaluation of esophageal squamous cell neoplasia". *Gastrointest Endosc* 84: 834-41.

17. Raju GS, Lum PJ, et al. 2015. "Natural language processing as an alternative to manual reporting of colonoscopy quality metrics". *Gastrointest Endosc* 82: 512-519.

18. Ribeiro E, Uhl A, Winner G, Hafner M. 2016. "Exploring deep learning and transfer learning for colonic polyp classification". *Comput Math Methods Med* 2016: 6584725.

19. Segui S, Drozdzal M, et al. 2016. "Generic feature learning for wireless capsule endoscopy analysis". *Comput Biol Med* 79: 163-172.

20. Slawinski PR, Obstein KL, Valdastri P. 2015. "Captule endoscopy of the future". *World J Gastroenterol* 21: 10528-10541.

21. Triantafyllou K, Lazaridis LD, Dimitriadis GD. 2014. "Virtual reality simulators for gastrointestinal endoscopy training". *World J Gastrointest Endosc* 6: 6-12.

22. Vieyres ELP, Novales C, et al. 2013. "The next challenge for WOrld wide Robotized TeleEchography eXperiment (WOR-TEX 2012): from engineering success to healthcare delivery". *In: Congreso Peruano De Ingeniería Biomédica, Bioingeniería, Biotecnología y Física Médica (TUMI II)*.

23. Wimmer G, Tamaki Tischendorf JJW, Michael H, Yoshida S, Tanaka S, Uhl A. 2016. "Directional wavelet based features for colonic polyp classification". Med Image Anal 31: 16-36.

24. Yeung BPM, Chiu PWY. 2016. "Application of robotics in gastrointestinal endoscopy". *World J Gastroenterol* 22: 1811-1825.

25. Yuan Y, Meng MQH. 2017. "Deep learning for polyp recognition in wireless capsule endoscopy images". *Med Phys* 44: 1379-1389.

26. Zhou T, Han G, Li BN, Lin Z, Ciaccio EJ, Green PH, Qin J. 2017. "Quantitative analysis of patients with celiac disease by video capsule endoscopy". *Comput Biol Med* 85: 1-6.

12장. 심장내과의 미래

1. McConnell MV, Shcherbina A, et al. 2017. "Feasibility of Obtaining Measures of Lifestyle From a Smartphone App: The MyHeart Counts Cardiovascular Health Study". *JAMA Cardiol* 2: 67-76.

2. Shcherbina A, Mikael Mattsson C, et al. 2017. "Accuracy in wrist-worn, sensor-based measurements of heart rate and energy expenditure in a diverse cohort. Journal of Personalized Medicine". 7: 1-12.

3. Halcox JPJ, Wareham K, et al. 2017. "Assessment of Remote Heart Rhythm Sampling Using the AliveCor Heart Monitor to Screen for Atrial Fibrillation: The REHEARSE-AF Study". *Circulation* 136(19): 1784-1794.

4. Apple Newsroom. Dec 17, 2017. "Apple Heart Study launches to identify irregular heart rhythms". Accessed on October 19, 2018. https://www.apple.com/newsroom/2017/11/apple-heart-study-launches-to-identify-irregular-heart-rhythms.

5. Seulki Lee, Squillace G, et al. 2015. "Congestive heart failure patient monitoring using wearable Bio-impedance sensor technology". *Conf Proc IEEE Eng Med Biol Soc* 2015: 438–441.

6. ADAPTABLE Home. Dec 17, 2017. "ADAPTABLE, the Aspirin Study - A Patient-Centered Trial". Accessed on October 19, 2018. http://theaspirinstudy.org.

7. Rumsfeld JS, Joynt KE, Maddox TM. 2016. "Big data analytics to improve cardiovascular care: promise and challenges". *Nat Rev Cardiol* 13: 350–359.

8. Framingham Heart Study. Dec 17, 2017. https://www.framinghamheartstudy.org.

9. Project Baseline. Dec 17, 2017. https://www.projectbaseline.com.

10. Longhurst CA, Harrington RA, Shah NH. 2014. "A 'green button' for using aggregate patient data at the point of care". *Health Aff* 33: 1229–1235.

11. Blecker S, Katz SD, Horwitz LI, Kuperman G, Park H, Gold A, Sontag D. 2016. "Comparison of Approaches for Heart Failure Case Identification From Electronic Health Record Data". *JAMA Cardiol* 1: 1014–1020.

12. Narula S, Shameer K, Salem Omar AM, Dudley JT, Sengupta PP. 2016. "Machine-Learning Algorithms to Automate Morphological and Functional Assessments in 2D Echocardiography". *J Am Coll Cardiol* 68: 2287–2295.

13장. 당뇨병 치료의 미래

1. Bolinder J, Antuna R, Geelhoed-Duijvestijn P, et al. 2016. "Novel glucose-sensing technology and hypoglycaemia in type 1 diabetes: a multicentre, non-masked, randomised controlled trial". *The Lancet* 388(10057): 2254-2263.

2. Choudhary P, Rickels MR, Senior PA, et al. 2015. "Evidence-informed clinical practice recommendations for treatment of type 1 diabetes complicated by problematic hypoglycemia". *Diabetes Care* 38: 1016-29.

3. Gold AE, MacLeod KM, Frier BM. 1994. "Frequency of severe hypoglycemia in patients with type I diabetes with impaired awareness of hypoglycemia". *Diabetes Care* 17: 697-703.

4. Geddes J, Schopman JE, Zammitt NN, et al. 2008. "Prevalence of impaired awareness of hypoglycaemia in adults with Type 1 diabetes". *Diabet Med* 25: 501-4.

5. Thabit H, et al. 2015. "Home Use of an Artificial Beta Cell in Type 1 Diabetes". *N Engl J Med* 373: 2129-40.

6. Quinn CC, Shardell MD, Terrin ML, et al. 2011. "Cluster-randomized trial of a mobile phone personalized behavioral intervention for blood glucose control". *Diabetes Care* 34: 1934-42.

15장. 만성폐쇄성폐질환 치료의 미래

1. Andersen J, Hvidberg M, Jensen S, et al. 2011. "Chronic obstructive pulmonary disease and long-term exposure to traffic-related air pollution: a cohort study". *Am J Respir Crit Care Med* 183(4), 455-461. doi: 10.1164/rccm.201006-0937OC.

2. Bonato P. 2010. "Wearable sensors and systems. From enabling technology to clinical applications". *IEEE Eng Med Biol Mag.* 29(3): 25-36. doi: 10.1109/memb.2010.936554.

3. Bowatte G, Erbas B, et al. 2017. "Traffic-related air pollution exposure over a 5-year period is associated with increased risk of asthma and poor lung function in middle age". *Eur Respir J,* 50(4). doi: 10.1183/13993003.02357-2016.

4. Feinglass J, Lee J, et al. 2011. "The effects of daily weather on accelerometer-measured physical activity". *J Phys Act Health* 8(7): 934-943.

5. Goldberg J. 2003. "What should be the desired outcomes for senior design courses?" *IEEE Eng Med Biol Mag* 22(4): 28-29.

6. Hataji O, Nishii Y, et al. 2017. "Smart watch-based coaching with tiotropium and olodaterol ameliorates physical activity in patients with chronic obstructive pulmonary disease". *Exp Ther Med* 14(5): 4061-4064. doi: 10.3892/etm.2017.5088.

7. Li J, Sun S, et al. 2016. "Major air pollutants and risk of COPD exacerbations: a systematic review and meta-analysis". *Int J Chron Obstruct Pulmon Dis* 11: 3079-3091. doi: 10.2147/COPD.S122282.

8. Liacos A, Burge A, et al. 2017. "Promoting Physical Activity Using The Internet: Is It Feasible And Acceptable For Patients With Chronic Obstructive Pulmonary Disease (COPD) And Bronchiectasis?". *J Aging Phys Act* 1-36. doi: 10.1123/japa.2017-0123.

9. Nunes D, Tran T, et al. 2012. "A Web Service-based framework model for people-centric sensing applications applied to social networking". *Sensors (Basel)* 12(2): 1688-1701. doi: 10.3390/s120201688.

10. Patel S, Park H, et al. 2012. "A review of wearable sensors and systems with application in rehabilitation". *J Neuroeng Rehabil* 9:21. doi: 10.1186/1743-0003-9-21.

11. Rice M, Malhotra A. 2015. "The air we breathe and lung disease". *J Thorac Dis* 7(8): E245-247. doi: 10.3978/j.issn.2072-1439.2015.08.02.

12. Sola J, Castoldi S, et al. 2006. "SpO2 sensor embedded in a finger ring: design and implementation". *Conf Proc IEEE Eng Med Biol Soc* 1: 4295-4298. doi: 10.1109/iembs.2006.260820.

13. Teng X, Zhang Y, et al. 2008. "Wearable medical systems for p-Health". *IEEE Rev Biomed Eng* 1: 62-74. doi: 10.1109/rbme.2008.2008248.

14. Buul A, Kasteleyn M, et al. 2017. "The association between objectively measured physical activity and morning symptoms in COPD". *Int J Chron Obstruct Pulmon Dis* 12: 2831-2840. doi: 10.2147/copd.s143387.

15. Zhu Z, Liu, Tao, Cong, Bo, & Liu, Fengping. 2017. "A Pulmonary Rehabilitation Training Robot for Chronic Obstructive Pulmonary Disease Patient". *Wearable Sensors and Robots: Proceedings of International Conference on Wearable Sensors and Robots 2015.* Singapore: Springer Singapore.

16장. 감염병 관리의 미래

1. Sips ME, et al. 2017. "Automated surveillance of healthcare-associated infections: state of the art". *Curr Opin Infect Dis* 30: 425-31.

2. de Bruin JS, Adlassnig KP, Blacky A, Koller W. 2016. "Detecting borderline infection in an automated monitoring system for healthcare-associated infection using fuzzy logic". *Artif Intell Med* 69: 33-41.

3. Koller W, de Bruin JS, Rappelsberger A, Adlassnig KP. 2015. "Advances in infection surveillance and clinical decision support with fuzzy sets and fuzzy logic". *Stud Health Technol Inform* 216: 295-9.

4. Quainoo S, et al. 2017. "Whole-Genome Sequencing of Bacterial Pathogens: the Future of Nosocomial Outbreak Analysis". *Clin Microbiol Rev* 30(4): 1015-1063.

5. Curtis CE, Al Bahar F, Marriott JF. 2017. "The effectiveness of computerised decision support on antibiotic use in hospitals: A systematic review". *PLoS One* 12(8): e0183062.

6. Boyce JM. 2016. "Modern technologies for improving cleaning and disinfection of environmental surfaces in hospitals". *Antimicrob Resist Infect Control* 5: 10.

7. de la Fuente-Nunez C, Torres MD, Mojica FJ, Lu TK. 2017. "Next-generation precision antimicrobials: towards personalized treatment of infectious diseases". *Curr Opin Microbiol* 37: 95-102.

8. Brachman PS. 2003. "Infectious diseases—past, present, and future. International journal of epidemiology". 32(5): 684-6.

9. Organization WH. September 18, 2018. "Tuberculosis". Accessed on October 19, 2018. http://www.who.int/mediacentre/factsheets/fs104/en.

10. Organization WH. Updated December 2016. "10facts on malaria". Accessed on October 19, 2018. http://www.who.int/fea-

tures/factfiles/malaria/en.

11. Briand S, et al. 2014. "The international Ebola emergency". *The New England journal of medicine* 371(13): 1180-3.

12. Breman JG, Johnson KM. 2014. "Ebola then and now". *The New England journal of medicine* 371(18): 1663-6.

13. Lee N, Hui D, et al. 2003. "A major outbreak of severe acute respiratory syndrome in Hong Kong". *The New England journal of medicine* 348(20): 1986-94.

14. Ksiazek TG, et al. 2003. "A novel coronavirus associated with severe acute respiratory syndrome". *The New England journal of medicine*. 348(20): 1953-66.

15. Zaki AM, et al. 2012. "Isolation of a novel coronavirus from a man with pneumonia in Saudi Arabia". *The New England journal of medicine* 367(19): 1814-20.

16. Cho SY, Kang JM, et al. 2016. "MERS-CoV outbreak following a single patient exposure in an emergency room in South Korea: an epidemiological outbreak study". *Lancet (London, England)* 388(10048): 994-1001.

17. Prevention KCfDCa. 2015. "Middle East Respiratory Syndrome Coronavirus Outbreak in the Republic of Korea, 2015". *Osong public health and research perspectives* 6(4): 269-78.

18. Organization WH. 24 May 2018. "The top 10 causes of death". Accessed on October 19, 2018. http://www.who.int/media-centre/factsheets/fs310/en.

19. Prevention CfDCa. 2011. "A CDC Framework for Preventing Infectious Diseases". Accessed on October 19, 2018. https://www.cdc.gov/oid/docs/ID-Framework.pdf.

20. 보건복지부 보도자료. 2017/11/07. 〈미래 감염병 위기대응 역량 강화를 위한 논의의 장!〉. Accessed on October 19, 2018. http://www.mohw.go.kr/react/al/sal0301vw.jsp?PAR_MENU_ID=04&MENU_ID=0403&CONT_SEQ=342759&page=1.

21. Organization WH. 15 February 2018. "Antimicrobial resistance". Accessed on October 19, 2018. http://www.who.int/mediacentre/factsheets/fs194/en.

22. Kumarasamy KK, et al. 2010. "Emergence of a new antibiotic resistance mechanism in India, Pakistan, and the UK: a molecular, biological, and epidemiological study". *The Lancet Infectious diseases* 10(9): 597-602.

23. Secretary TWHOotP. The White House Office of the Press Secretary. March 27, 2015. "FACT SHEET: Obama Administration Releases National Action Plan to Combat Antibiotic-Resistant Bacteria". Accessed on October 19, 2018. https://obamawhitehouse.archives.gov/the-press-office/2015/03/27/fact-sheet-obama-administration-releases-national-action-plan-combat-ant.

24. Yu XJ, et al. 2011. "Fever with thrombocytopenia associated with a novel bunyavirus in China". *The New England journal of medicine* 364(16): 1523-32.

25. Mlakar J, et al. 2016. "Zika Virus Associated with Microcephaly". *The New England journal of medicine* 374(10): 951-8.

26. Mulholland EK, Griffiths UK, Biellik R. 2012. "Measles in the 21st century". *The New England journal of medicine* 366(19): 1755-7.

27. Cherry JD. 2012. "Epidemic pertussis in 2012—the resurgence of a vaccine-preventable disease". *The New England journal of medicine* 367(9): 785-7.

28. Fisman DN, Laupland KB. 2010. "The 'One Health' paradigm: Time for infectious diseases clinicians to take note?" *The Canadian journal of infectious diseases & medical microbiology = Journal canadien des maladies infectieuses et de la microbiologie medicale* 21(3): 111-4.

29. Yang S, Rothman RE. 2004. "PCR-based diagnostics for infectious diseases: uses, limitations, and future applications in acute-care settings". *The Lancet Infectious diseases* 4(6): 337-48.

30. Ramanan P, et al. 2018. "Syndromic Panel-Based Testing in Clinical Microbiology". *Clinical microbiology reviews* 31(1).

31. Organization WH. 2017. "Global Influenza Surveillance and Response System (GISRS)". Accessed on October 19, 2018. http://www.who.int/influenza/gisrs_laboratory/en, http://gamapserver.who.int/mapLibrary/Files/Maps/GISRS_20150928_1. png?ua=1&ua=1.

32. Popovich KJ, Snitkin ES. 2017. "Whole Genome Sequencing-Implications for Infection Prevention and Outbreak Investigations". *Current infectious disease reports* 19(4): 15.

33. Grenfell BT, et al. 2004. "Unifying the epidemiological and evolutionary dynamics of pathogens". *Science(New York, NY)* 303(5656): 327-32.

34. Gardy JL, Loman NJ. 2018. "Towards a genomics-informed, real-time, global pathogen surveillance system". *Nature reviews Genetics* 19(1): 9-20.

35. Singer M. 2018. "Personalizing Sepsis Care". *Critical care clinics* 34(1): 153-60.

36. Hagan T, Nakaya HI, Subramaniam S, Pulendran B. 2015. "Systems vaccinology: Enabling rational vaccine design with systems biological approaches". *Vaccine* 33(40): 5294-301.

37. Nakaya HI, Pulendran B. 2015. "Vaccinology in the era of high-throughput biology". *Philosophical transactions of the Roy-*

al Society of London Series B, Biological sciences 370(1671).

38. Yang EB, Meng KH. 2014. "Five suggestions for future medical education in Korea". *Korean journal of medical education* 26(3): 167-78.

17장. 신경계 질환 치료의 미래

1. Gilat M, Shine JM, et al. 2015. "Brain activation underlying turning in Parkinson's disease patients with and without freezing of gait: a virtual reality fMRI study". NPJ Parkinson's disease 2015(1): 15020.

2. Netscher GM, Jacquemot J, et al. 2016. "PROACTIVE ALZHEIMER'S CARE THROUGH WEARABLE COMPUTING AT HOME: SYSTEM ARCHITECTURE, SIMPLIFIED INDOOR POSITIONING, AND BETA TEST RESULTS". *Alzheimer's & Dementia: The Journal of the Alzheimer's Association* 12: 159-160.

3. Kim GH, Jeon S, Im K, et al. 2015. "Structural brain changes after traditional and robot-assisted multi-domain cognitive training in community-dwelling healthy elderly". *PloS one* 10: e0123251.

4. Little S, et al. 2013. "Adaptive Deep Brain Stimulation In Advanced Parkinson Disease". *Annals of neurology* 74: 449-457.

5. LIFTWARE. Accessed on October 19, 2018. https://www.liftware.com.

6. 송인택. 2016/02/23. 〈파킨슨 환자의 손떨림을 막아주는 장갑 '자이로글로브'〉. 《BIZION》.

7. Briley Kenney. Jul 31, 2015. "The Best GPS Trackers and Senior Wearables: Updated for 2017". *SMARTWATCHES.ORG*. http://smartwatches.org/learn/best-senior-wearables-gps-trackers.

8. CLOBAL KINETICS CORPORATION. Accessed on October 19, 2018. http://www.globalkineticscorporation.com.au.

9. 이민희. 2016/10/20. 〈뇌를 건강하게 관리하세요! 브레인 트레이너 '뮤즈'〉. 《BIZION》.

10. 취중혁. 2017/07/24. 〈생활 속 성큼 들어온 로봇, 내 일자리 빼앗아갈까〉. 《꿈트리 Vol.21》. 교육부블로그. Accessed on October 19, 2018. http://blog.naver.com/moeblog/221058723373.

11. DementiaNews. 2017/05/04. 〈치매 조기 진단에 인공지능 활용 머지않았다〉. 《디멘시아 뉴스》.

12. 장길수. 2016/07/27. 〈치매 조기 진단하는 로봇 '루드비히'〉. 《로봇신문》.

13. TED. March 28, 2014. "New bionics let us run, climb and dance, Hugh Herr". Accessed on October 19, 2018. https://youtu.be/CDsNZJTWw0w.

14. Kyle Maxey. December 13, 2013. "3D Printed Skulls Help Teach Future Brain Surgeons". *engineering.com*. Accessed on October 19, 2018. http://www.engineering.com/3DPrinting/3DPrintingArticles/ArticleID/6816/3D-Printed-Skulls-Help-Teach-Future-Brain-Surgeons.aspx.

15. stratasys. "If I can make that decision beforehand by practicing on a model using the same tools and clips I plan to use in the final operation it really makes a difference during surgery". Accessed on October 19, 2018. https://www.stratasysdirect.com/case-studies/3d-printed-brain-models.

16. 3D Printing Media Network. January 20, 2017. "3D Systems Expands Virtual Surgical Planning (VSP) Service to Include Cranial Applications". Accessed on October 19, 2018. https://www.3dprintingbusiness.directory/news/3d-systems-expands-virtual-surgical-planning-vsp-service-include-cranial-applications.

17. www.3ders.org. Nov 13, 2014. "Slovakian man recovers after surgeons successfully apply a 3D printed titanium skull implant". Accessed on October 19, 2018. http://www.3ders.org/articles/20141113-slovakian-man-recovers-after-surgeons-successfully-apply-a-3d-printed-titanium-skull-implant.html.

18. 정보영. 2014/07/21. 〈메디쎄이, 3D 프린터로 '인공 머리뼈'이식 수술 성공〉. 《머니투데이》.

18장. 미래 병원의 정신과 진료

1. Demirci O, et al. 2008. "A review of challenges in the use of fMRI for disease classification/characterization and a projection pursuit application from a multi-site fMRI schizophrenia study". *Brain imaging and behavior* 2(3): 207-226.

2. Callicott J, et al, 2006. "Abnormal fMRI response of the dorsolateral prefrontal cortex in cognitively intact siblings of patients with schizophrenia". *American Journal of Psychiatry* 160(4): 709-719.

3. Ricanek K. 2014. "Beyond recognition: the promise of biometric analytics". *Computer* 47(9): 87-89.

4. Saint N. Oct 4, 2010. "Google CEO: We Know Where You Are. We Know Where You've Been. We Can More Or Less Know What You're Thinking About". BUSINESS INSIDER, Accessed on October 19, 2018. http://www.businessinsider.com/eric-schmidt-we-know-where-you-are-we-know-where-youve-been-we-can-more-or-less-know-what-youre-thinking-about-2010-10.

5. Libin A, et al. 2004. "Person-robot interactions from the robopsychologists'point of view: The robotic psychology and robotherapy approach". *Proceedings of the IEEE* 92(11): 1789-1803.

6. David D, et al. 2014. "Robot-based psychotherapy: Concepts development, state of the art, and new directions". *International Journal of Cognitive Therapy* 7(2): 192-210.

7. Brynjolfsson E, McAfee A. 2014. *The second machine age: Work, progress, and prosperity in a time of brilliant technologies*. WW Norton & Company.

8. 안준용 외. 2013/05/02. 〈치매, 이길 수 있는 전쟁: 치매 환자 50여만 명… 15분마다 1명꼴 생겨〉. 《조선일보》.

19장. 수면의학의 미래

1. AndréRebelo. August 09, 2016. "With Sleep Medicine Launch, Wolters Kluwer Expands UpToDate Coverage to 24 Specialties". Accessed on October 19, 2018. http://www.newswire.co.kr/newsRead.php?no=832838.

2. Murray Carpenter. 2015. *Caffeinated: How our daily habit helps, hurts, and hooks us.* 76. New York: Hudson Street Press.

3. Blask DE. 2009. "Melatonin, sleep disturbance and cancer risk". *Sleep Med Rev* 13(4): 257-64.

4. Nagai M, Hoshide S, Kario K. 2010. "Sleep duration as a risk factor for cardiovascular disease-a review of the recent literature". *Curr Cardiol Rev* 6(1): 54-61.

5. Beccutia G, Pannaina S. 2011. "Sleep and obesity". *Curr Opin Clin Nutr Metab Care* 14(4): 402-412.

6. McEwen BS. 2006. "Sleep deprivation as a neurobiologic and physiologic stressor: Allostasis and allostatic load". *Metabolism* 55(10 Suppl 2): S20-3.

7. Fortier-Brochu E, Beaulieu-Bonneau S, Ivers H, Morin CM. 2012. "Insomnia and daytime cognitive performance: a meta-analysis". *Sleep Med Rev* 16(1): 83-94.

8. 건강보험심사평가원. 〈수면장애 환자 수 추이(2012-2016)〉. http://www.dataplanet.co.kr.

9. Kang JE, Lim MM, Bateman RJ, Lee JJ, Smyth LP, Cirrito JR, Fujiki N, Nishino S, Holtzman DM. 2009. "Amyloid-beta dynamics are regulated by orexin and the sleep-wake cycle". *Science* 326(5955): 1005-7.

10. IBISWorld. September 2015. "Coffee Production in the US: Market Research Report". Accessed on October 19, 2018. http://www.ibisworld.com.

11. American Association of poison control centers. "Energy Drinks". http://www.aapcc.org.

12. Spiegel K, et al. 2004. "Brief communication: Sleep curtailment in healthy young men is associated with decreased leptin levels, elevated ghrelin levels, and increased hunger and appetite". *Ann Intern Med* 141(11): 846-50.

13. David Phelan. Aug 16, 2017. "Week In Wearables: New Apple Watch 3 Leak, Fitbit Breaks Cover, watchOS 4 Beta Samsung Gear Sport". *Forbes*. Accessed on October 19, 2018. https://www.forbes.com/sites/davidphelan/2017/08/16/week-in-wearables-new-apple-watch-3-leak-fitbit-breaks-cover-watchos-4-beta-samsung-gear-sport/#2b7eb48672bb.

14. ŌURA. "ŌURA Ring. Sleep tracker & wellness ring with a heart rate monitor". Accessed on October 19, 2018. http://www.ouraring.com.

15. Shop SleepSense. "Sensor science-sleep sense sensors for sleep disorder diagnosis". Accessed on October 19, 2018. http://www.sleepsense.com.

16. S+ By ResMed sleep tracker. "The smarter sleep solution". Accessed on October 19, 2018. http://splus.resmed.com.

17. Orwig J. March 12, 2016. "Something weird and unexpected happened to me after I started using a sleep-tracking device that reads the brain". *TAHOO FINANCE*. Accessed on October 19, 2018. https://finance.yahoo.com/news/headband-designed-improve-sleep-did-222059289.html.

18. Koto: Your home's best friend. Accessed on October 19, 2018. https://koto.io.

19. Oswald E. Get a good night's sleep with the six best sleep trackers of 2017.

20. DIGITAL TRENDS. Accessed on October 19, 2018. https://www.digitaltrends.com.

21. 이윤희, 신선진. 2016. 〈헬스케어 웨어러블 디바이스: 신성장동력산업으로 부가가치 창출 기대〉. 《KISTI 마켓리포트》 32.

22. Collop NA, Anderson WM, Boehlecke B, Claman D, Goldberg R, Gottlieb DJ, Hudgel D, Sateia M, Schwab R. 2017. "Portable Monitoring Task Force of the American Academy of Sleep Medicine. Clinical guidelines for the use of unattended portable monitors in the diagnosis of obstructive sleep apnea in adult patients. Portable Monitoring Task Force of the American Academy of Sleep Medicine". *J Clin Sleep Med* 3(7): 737-47.

20장. 재활의학의 미래

1. Allan R, Woodburn J, et al. 2017. "Knee joint kinetics in response to multiple three-dimensional printed, customised foot orthoses for the treatment of medial compartment knee osteoarthritis". *Proc Inst Mech Eng H* 231(6): 487-498. doi:10.1177/0954411917691318.

2. Baronio G, Harran S, Signoroni A. 2016. "A Critical Analysis of a Hand Orthosis Reverse Engineering and 3D Printing Pro-

cess". *Applied Bionics and Biomechanics* 8347478. doi:10.1155/2016/8347478.

3. Cha Y, et al. 2017. "Ankle Foot Orthosis Made by 3D Printing Technique and Automated Design Software". *Applied Bionics and Biomechanics*. Acceptance.

4. Dombroski C, Balsdon M, Froats A. 2014. "The use of a low cost 3D scanning and printing tool in the manufacture of custom-made foot orthoses: a preliminary study". *BMC Res Notes* 7: 443. doi:10.1186/1756-0500-7-443.

5. eNABLE. 2016. "Enabling the future". Accessed on October 19, 2018. http://enablingthefuture.org/2017/05/20/veronica-the-super-healer-e-nabling-uganda.

6. Germany E, Pino E, Aqueveque P. 2016. "Myoelectric intuitive control and transcutaneous electrical stimulation of the forearm for vibrotactile sensation feedback applied to a 3D printed prosthetic hand". *Conf Proc IEEE Eng Med Biol Soc* 2016: 5046-5050. doi:10.1109/embc.2016.7591861.

7. Handii. Mar 22, 2015. "Japanese start-up Exii unveils latest Handiii: a myoelectric 3D printed prosthetic hand". www.3ders.org. Accessed on October 19, 2018. http://www.3ders.org/articles/20150322-japanese-start-up-unveils-handiii-a-myoelectric-3d-printed-hand-prosthetic.html.

8. Lee K, Kim S, Cha Y, et al. 2016. "Three-dimensional printed prosthesis demonstrates functional improvement in a patient with an amputated thumb: A technical note". *Prosthet Orthot Int* doi:10.1177/0309364616679315.

9. Shokur S, Gallo S, et al. 2016. "Assimilation of virtual legs and perception of floor texture by complete paraplegic patients receiving artificial tactile feedback". *Sci Rep* 6: 32293. doi:10.1038/srep32293.

10. Rader S. Feb 25, 2016. "Transforming Orthotics with 3D Printing and Industry 4.0". Stratasysblog. Accessed on October 19, 2018. http://blog.stratasys.com/2016/02/25/3d-printed-orthotics.

11. Swartz A, Turner K, Miller L, Kuiken T. 2017. "Custom, rapid prototype thumb prosthesis for partial-hand amputation: A case report". *Prosthet Orthot Int* 309364617706421. doi:10.1177/0309364617706421.

12. Telfer S, Abbott M, Steultjens M, Woodburn J. 2013. "Dose-response effects of customised foot orthoses on lower limb kinematics and kinetics in pronated foot type". *J Biomech* 46(9): 1489-1495. doi:10.1016/j.jbiomech.2013.03.036.

13. Telfer S, Woodburn J, Collier A, Cavanagh P. 2017. "Virtually optimized insoles for offloading the diabetic foot: A randomized crossover study". *J Biomech* doi:10.1016/j.jbiomech.2017.06.028.

14. John Gaudiosi. December 3, 2016. "Burn calories while you explore other world's with Virzoom's VR stationary bike". DIGITAL TRENDS. Accessed on October 19, 2018. https://www.digitaltrends.com/virtual-reality/virzoom-vr-exercise-bike-eric-malafeew-interview/#/2.

15. VORUM. 2016. "The next evolution in O&P CAD/CAM". Accessed on October 19, 2018. http://vorum.com/cad-cam-prosthetic-orthotic/3d-printing.

16. VRPhysio. 2017. "VRPhysio enables patients to do physical therapy in virtual reality". Accessed on October 19, 2018. https://venturebeat.com/2017/04/02/vrphysio-enables-patients-to-do-physical-therapy-in-virtual-reality.

17. 위키백과. 2017. "제 4차 산업 혁명". Accessed on October 19, 2018. https://ko.wikipedia.org/wiki/%EC%A0%9C4%EC%B0%A8_%EC%82%B0%EC%97%85_%ED%98%81%EB%AA%85.

18. 이다비. 2016/11/03. 〈헬스케어이노베이션 2016: 사이드나인, 재활훈련 VR 선보여… "물고기를 잡아라"〉. 《조선비즈》.

21장. 난임 치료의 미래

1. Milliez J. 2009. "Uterine transplantation FIGO Committee for the Ethical Aspects of Human Reproduction and Women's Health". *Int J Gynaecol Obstet* 106: 270.

2. Brännström M. 2017. "Uterus transplantation and beyond". *J Mater Sci Mater Med*. 28(5): 70.

3. Fageeh W, Raffa H, Jabbad H, Marzouki A. 2002. "Transplantation of the human uterus". *Int J Gynaecol Obstet* 76: 245-51.

4. Özkan Ö, Akar ME, et al. 2013. "Preliminary results of the first human uterus transplantation from a multiorgan donor". *Fertil Steril* 99: 470-6.

5. Brännström M, Johannesson L, et al. 2015. "Live birth after uterus transplantation". *Lancet* 385: 607-16.

6. Brännström M, Bokström H, et al. 2016. "One uterus bridging three generations: first live birth after mother-todaughter uterus transplantation". *Fertil Steril*. 106: 261-6.

7. Brännström M. 2017. "Uterus transplantation and beyond". *J Mater Sci Mater Med* 28(5): 70.

8. Racho El-Akouri R, Kurlberg G, Brännström M. 2003. "Successful uterine transplantation in the mouse: pregnancy and postnatal development of offspring". *Hum Reprod* a(18): 2018-23.

9. Diaz-Garcia C, Johannesson L, Shao R, Billig H, Brännström M. 2014. "Pregnancy after allogeneic uterus transplantation in the rat: perinatal outcome and growth trajectory". *Fertil Steril* 102: 1545-52.

10. Mihara M, Kisu I, et al. 2012. "Uterine autotransplantation in cynomolgus macaques: the first case of pregnancy and deliv-

ery". *Hum Reprod* 27: 2332-40.

11. Atala A, Bauer SB, Soker S, Yoo JJ, Retik AB. 2006. "Tissue-engineered autologous bladders for patients needing cysto-plasty". *Lancet* 367(9518): 1241-6.

12. Olausson M, et al. 2012. "Transplantation of an allogeneic vein bioengineered with autologous stem cells: a proof-of-concept study". *Lancet* 380(9838): 230-7.

13. Raya-Rivera AM, Esquiliano D, et al. 2014. "Tissue-engineered autologous vaginal organs in patients: a pilot cohort study". *Lancet* 384(9940): 329-36.

14. Hellström M, et al. 2014. "Towards the development of a bioengineered uterus: comparison of different protocols for rat uterus decellularization". *Acta Biomater* 2014(10): 5034-42.

15. Schutte SC, Taylor RN. 2012. "A tissue-engineered human endometrial stroma that responds to cues for secretory differenti-ation, decidualization, and menstruation". *Fertil Steril* 97(4): 997-1003.

16. Ding L, Li X, Sun H, Su J, Lin N, Péault B, Song T, Yang J, Dai J, Hu Y. 2014. "Transplantation of bone marrow mesenchy-mal stem cells on collagen scaffolds for the functional regeneration of injured rat uterus". *Biomaterials* 35(18): 4888-900.

17. Hellström M, et al. "Bioengineered uterine tissue supports pregnancy in a rat model". *Fertil Steril* 106(2): 487-496.e1.

18. Laronda MM, Rutz AL, Xiao S, Whelan KA, Duncan FE, Roth EW, Woodruff TK, Shah RN. 2017. "A bioprosthetic ovary created using 3D printed microporous scaffolds restores ovarian function in sterilized mice". *Nat Commun* 8: 15261.

19. Peloso A, et al. "Current achievements and future perspectives in whole-organ bioengineering". *Stem Cell Res Ther* 6: 107.

22장. 신생아 치료의 미래

1. Chang YS. 2016. "Past, present, and future of neonatology in Korea". *J Korean Med Assoc* 59: 487-489.

2. Chang YS. 2016. "Future of neonatology in Korea: the way forward". *J Korean Med Assoc* 59: 506-513.

3. Fanos VI, Mussap M, Faa G, Papageorgiou A. 2014. "The next ten years in neonatology: new directions in research". *J Pe-diatr Neonat Individual Med* 3: e030239.

4. Yoon D. 2017. "What we need to prepare for the fourth industrial revolution". *Healthc Inform Res* 23: 75-76.

5. Chang YS, Park HY, Park WS. 2015. "The Korean Neonatal Network: an overview". *J Korean Med Sci* 30 Suppl 1: S3-S11.

6. Sung SI, Ahn SY, Yoo HS, Chang YS, Park WS. 2018. "The Youngest Survivor with Gestational Age of 215/7 Weeks". *J Korean Med Sci* 33: e22.

7. Fanos V, Van den Anker J, Noto A, Mussap M, Atzori L. 2013. "Metabolomics in neonatology: fact or fiction?" *Semin Fetal Neonatal Med* 18: 3-12.

8. Matamoros S, Gras-Leguen C, Le Vacon F, Potel G, de La Cochetiere MF. 2013. "Development of intestinal microbiota in infants and its impact on health". *Trends Microbiol* 21: 167-73.

9. Doyle LW, Anderson PJ. 2010. "Adult outcome of extremely preterm infants". *Pediatrics* 126: 342-351.

10. Halamek LP. "Association of Medical School Pediatric Department Chairs, Inc. Teaching versus learning and the role of simulation-based training in pediatrics". *J Pediatr* 151: 329-330.

23장. 외과계의 변화와 대응

1. 클라우스 슈밥. 2016. 《클라우스 슈밥의 제4차 산업혁명》. 송경진(옮김). 새로운 현재.

2. 김치원. 2016. 《의료, 4차산업혁명을 만나다: 디지털 헬스케어 비즈니스의 모든 것》. 클라우드나인.

3. 리처드 서스킨드, 대니얼 서스킨드. 2016. 《4차 산업혁명 시대, 전문직의 미래》. 위대선(옮김). 와이즈베리.

4. 이기준. 2017/07/27. 〈만든 사람도 잘 모르는 AI, 인간의 이해 능력 넘어섰다〉. 《중앙일보》.

5. Sveta McShane. Oct 11, 2016. "The Future of Surgery Is Robotic, Data-Driven, and Artificially Intelligent". SingularityHub.

6. Rutkow I. 2017. *Sabiston Textbook of Surgery 20th Edition-The Biological Basis of Modern Surgical Practice*. Elsevier.

24장. 정형외과의 미래

1. Chang JD. 2014. "Foreword". *J Arthroplasty*. 29: 2235.

2. 문영래, 박상하, 김성복. 2016. 〈국내 의료 분야 3D 프린팅 활용 사례와 앞으로의 과제〉. 2016년 CAOS-Korea 추계학술대회.

3. Cho HS, Park YK, Gupta S, Yoon C, Han I, Kim HS, Choi H, Hong J. 2017. "Augmented reality in bone tumour resection: An experimental study". *Bone Joint Res*. 6(3): 137-143.

4. Kim YH. 2016. "Comparison of kinematics and kinetics in lower extremity between short-and middle-turns during carved skiing". *Asian Conference*.

25장. 신경외과의 미래

1. Mattei T, Rodriguex A, Samsbhara D, Mendel E. 2014. "Current state-of-the-art and future perspectives of robotic technology in neurosurgery". *Neurosurg Rev* 37(3): 357-366.
2. Jean Raymond. 2016. "Endovascular Neurosurgery: Personal experience and future perspectives". *World Neurosurg* 93: 413-420.
3. Knisely J, Sahgal A, Lo S, Ma L, Chang E. 2016. "Stereotactic radiosurgery/stereotactic body radiation therapy-reflection on the last decade's achievements and future directions". *Ann Palliat Med* 5(2): 139-144.
4. Levy RM. 2012. "The past, present, and future of neuromodulation: 2012 and beyond". *Neuromodulation* 15(5): 411-415.
5. Gilbo F, et al. 2017. "Stereotactic radiosurgery of the brain: a review of common indications". *Chin Clin Oncol* 6(Suppl 2): S14.
6. Bretsztajn L, Gedroyc W. 2018. "Brain-focussed ultrasound: what's the 'FUS'all about? A review of current and emerging neurological applications". *Br J Radiol* 91(1087): 20170481.
7. Awad A, et al. 2018. "Stereotactic laser ablation of amygdala and hippocampus using a Leksell stereotactic frame". *Neurosurg Focus* 44(VideoSuppl2): V1.
8. Benabid A, et al. 1987. "Combined (thalamotomy and stimulation) stereotactic surgery of the VIM thalamic nucleus for bilateral Parkinson disease". *Appl Neurophysiol* 50(1-6): 344-6.
9. Sugiyama K, et al. 2015. "The present indication and future of deep brain stimulation". *Neurol Med Chir*. 55(5): 416-21.

29장. 중환자의학의 미래

1. 대한중환자의학회. 2010. 〈대한중환자의학회 30년 사: 1980-2010〉.
2. 대한중환자의학회. 2015. 〈대한중환자의학회 백서〉. 《제1호 2009 국내 중환자실 현황보고서》.
3. Buchman TG, Coopersmith CM, Meissen HW, et al. 2017. "Innovative interdisciplinary strategies to address the intensivist shortage". *Crit Care Med* 45: 298-304.
4. Park J, Jeon K, Chung CR, et al. "A nationwide analysis of intensive care unit admissions, 2009-2014-The Korean ICU National Data (KIND) Study". *J Crit Care* 44: 24-30.
5. Trubuhovich RV. 2004. "August 26th 1952 at Copenhagen:'Bjorn Ibsen's Day'; A significant event for Anaesthesia". *Acta Anaesthesiol Scand* 48: 272-277.

30장. 영상의학의 미래

1. Erickson B. 2017. "Machine Learning: Discovering the Future of Medical Imaging". *Journal of Digital Imaging* 30(4): 391.
2. Choy G, Khalilzadeh O, Michalski M, et al. 2018. "Current Applications and Future Impact of Machine Learning in Radiology". *Radiology* 171820.
3. Lee JG, et al. 2017. "Deep Learning in Medical Imaging: General Overview". Korean J Radiol 18(4): 570-584.
4. Boubela RN, Kalcher K, Huf W, Nasel C, Moser E. 2015. "Big Data Approaches for the Analysis of Large-Scale fMRI Data Using Apache Spark and GPU Processing: A Demonstration on Resting-State fMRI Data from the Human Connectome Project". *Front Neurosci* 9: 492.
5. Litjens G, et al. 2017. "A survey on deep learning in medical image analysis". *Med Image Anal* 42: 60-88.
6. Teramoto A, Fujita H, Yamamuro O, Tamaki T. 2016. "Automated detection of pulmonary nodules in PET/CT images: Ensemble false-positive reduction using a convolutional neural network technique". *Med Phys* 43(6): 2821-2827.
7. Kooi T, Litjens G, van Ginneken B, et al. 2017. "Large scale deep learning for computer aided detection of mammographic lesions". *Med Image Anal* 35: 303-312.
8. Chan HP, Lo SC, Sahiner B, Lam KL, Helvie MA. 1995. "Computer-aided detection of mammographic microcalcifications: pattern recognition with an artificial neural network". *Med Phys* 22(10): 1555-1567.
9. Liu Y, Balagurunathan Y, Atwater T, et al. 2017. "Radiological Image Traits Predictive of Cancer Status in Pulmonary Nodules". *Clin Cancer Res* 23(6): 1442-1449.
10. Lakhani P, Sundaram B. 2017. "Deep Learning at Chest Radiography: Automated Classification of Pulmonary Tuberculosis by Using Convolutional Neural Networks". *Radiology* 284(2): 574-582.
11. Tajbakhsh N, Shin JY, Gurudu SR, et al. 2016. "Convolutional Neural Networks for Medical Image Analysis: Full Training or Fine Tuning?". *IEEE Trans Med Imaging* 35(5): 1299-1312.
12. Pizarro RA, Cheng X, Barnett A, et al. 2016. "Automated Quality Assessment of Structural Magnetic Resonance Brain Images Based on a Supervised Machine Learning Algorithm". *Front Neuroinform* 10: 52.

13. Becker AS, Marcon M, Ghafoor S, Wurnig MC, Frauenfelder T, Boss A. 2017. "Deep Learning in Mammography: Diagnostic Accuracy of a Multipurpose Image Analysis Software in the Detection of Breast Cancer". *Invest Radiol* 52(7): 434-440.

14. Wang J, Yang X, Cai H, Tan W, Jin C, Li L. 2016. "Discrimination of Breast Cancer with Microcalcifications on Mammography by Deep Learning". *Sci Rep* 6: 27327.

15. Kamra A, Jain VK, Singh S, Mittal S. 2016. "Characterization of Architectural Distortion in Mammograms Based on Texture Analysis Using Support Vector Machine Classifier with Clinical Evaluation". *J Digit Imaging* 29(1): 104-114.

16. Jiang WW, Li C, Li AH, Zheng YP. 2016. "Clinical Evaluation of a 3-D Automatic Annotation Method for Breast Ultrasound Imaging". *Ultrasound Med Biol* 42(4): 870-881.

17. Antropova N, Huynh BQ, Giger ML. 2017. "A Deep Feature Fusion Methodology for Breast Cancer Diagnosis Demonstrated on Three Imaging Modality Datasets". *Med Phys* 44(10): 5162-5171.

18. Wu WJ, Lin SW, Moon WK. 2015. "An Artificial Immune System-Based Support Vector Machine Approach for Classifying Ultrasound Breast Tumor Images". *J Digit Imaging* 28(5): 576-585.

19. Yang Q, Li L, Zhang J, Shao G, Zheng B. "A new quantitative image analysis method for improving breast cancer diagnosis using DCE-MRI examinations". *Med Phys* 42(1): 103-109.

20. Grimm LJ, Zhang J, Mazurowski MA. 2015. "Computational approach to radiogenomics of breast cancer: Luminal A and luminal B molecular subtypes are associated with imaging features on routine breast MRI extracted using computer vision algorithms". *J Magn Reson Imaging* 42(4): 902-907.

21. Wang J, Kato F, Yamashita H, et al. 2017. "Automatic Estimation of Volumetric Breast Density Using Artificial Neural Network-Based Calibration of Full-Field Digital Mammography: Feasibility on Japanese Women With and Without Breast Cancer". *J Digit Imaging* 30(2): 215-227.

22. Li H, Giger ML, Huynh BQ, Antropova NO. 2017. "Deep learning in breast cancer risk assessment: evaluation of convolutional neural networks on a clinical dataset of full-field digital mammograms". *J Med Imaging* 4(4): 041304.

23. Fooladivanda A, Shokouhi SB, Ahmadinejad N. 2017. "Localized-atlas-based segmentation of breast MRI in a decision-making framework". *Australas Phys Eng Sci Med* 40(1): 69-84.

24. Dalmis MU, Litjens G, Holland K, et al. 2017. "Using deep learning to segment breast and fibroglandular tissue in MRI volumes". *Med Phys* 44(2): 533-546.

25. Kallenberg M, Petersen K, Nielsen M, et al. 2016. "Unsupervised Deep Learning Applied to Breast Density Segmentation and Mammographic Risk Scoring". *IEEE Trans Med Imaging* 35(5): 1322-1331.

26. Li C, Lin X, Hui C, Lam KM, Zhang S. 2016. "Computer-Aided Diagnosis for Distinguishing Pancreatic Mucinous Cystic Neoplasms From Serous Oligocystic Adenomas in Spectral CT Images". *Technol Cancer Res Treat* 15(1): 44-54.

27. Huang L, Weng M, Shuai H, Huang Y, Sun J, Gao F. 2016. "Automatic Liver Segmentation from CT Images Using Single-Block Linear Detection". *Biomed Res Int* 2016: 9420148.

28. Gatos I, Tsantis S, Spiliopoulos S, et al. 2017. "A Machine-Learning Algorithm Toward Color Analysis for Chronic Liver Disease Classification, Employing Ultrasound Shear Wave Elastography". *Ultrasound Med Biol* 43(9): 1797-1810.

29. Trebeschi S, van Griethuysen JJM, Lambregts DMJ, et al. 2017. "Deep Learning for Fully-Automated Localization and Segmentation of Rectal Cancer on Multiparametric MR". *Sci Rep* 7(1): 5301.

30. van Ginneken B. 2017. "Fifty years of computer analysis in chest imaging: rule-based, machine learning, deep learning". *Radiol Phys Technol* 10(1): 23-32.

31. Firmino M, Angelo G, Morais H, Dantas MR, Valentim R. 2016. "Computer-aided detection (CADe) and diagnosis (CADx) system for lung cancer with likelihood of malignancy". *Biomed Eng Online* 15: 2.

32. Cicero M, Bilbily A, Colak E, et al. 2017. "Training and Validating a Deep Convolutional Neural Network for Computer-Aided Detection and Classification of Abnormalities on Frontal Chest Radiographs". *Invest Radiol* 52(5): 281-287.

33. Gonzalez G, Ash SY, Vegas Sanchez-Ferrero G, et al. 2018. "Disease Staging and Prognosis in Smokers Using Deep Learning in Chest Computed Tomography". *Am J Respir Crit Care Med*.

34. Wang ZL, Zhou ZG, Chen Y, Li XT, Sun YS. 2017. "Support Vector Machines Model of Computed Tomography for Assessing Lymph Node Metastasis in Esophageal Cancer with Neoadjuvant Chemotherapy". *J Comput Assist Tomogr* 41(3): 455-460.

35. Scott JA, Palmer EL, Fischman AJ. 2000. "How well can radiologists using neural network software diagnose pulmonary embolism?" *AJR Am J Roentgenol* 175(2): 399-405.

36. Akkus Z, Galimzianova A, Hoogi A, Rubin DL, Erickson BJ. 2017. "Deep Learning for Brain MRI Segmentation: State of the Art and Future Directions". *J Digit Imaging*.

37. Pustina D, Coslett HB, Turkeltaub PE, Tustison N, Schwartz MF, Avants B. 2016. "Automated segmentation of chronic stroke lesions using LINDA: Lesion identification with neighborhood data analysis". *Hum Brain Mapp* 37(4): 1405-1421.

38. Chen L, Bentley P, Rueckert D. 2017. "Fully automatic acute ischemic lesion segmentation in DWI using convolutional neural networks". *Neuroimage Clin* 15: 633-643.

39. Kickingereder P, Bonekamp D, Nowosielski M, et al. 2016. "Radiogenomics of Glioblastoma: Machine Learning-based Classification of Molecular Characteristics by Using Multiparametric and Multiregional MR Imaging Features". *Radiology* 281(3): 907-918.

40. Kanas VG, Zacharaki EI, Thomas GA, Zinn PO, Megalooikonomou V, Colen RR. 2017. "Learning MRI-based classification models for MGMT methylation status prediction in glioblastoma". *Comput Methods Programs Biomed* 140: 249-257.

41. Larroza A, Moratal D, Paredes-Sanchez A, et al. 2015. "Support vector machine classification of brain metastasis and radiation necrosis based on texture analysis in MRI". *J Magn Reson Imaging* 42(5): 1362-1368.

42. Stone JR, Wilde EA, Taylor BA, et al. 2016. "Supervised learning technique for the automated identification of white matter hyperintensities in traumatic brain injury". *Brain Inj* 30(12): 1458-1468.

43. Hosseini-Asl E, Ghazal M, Mahmoud A, et al. 2018. "Alzheimer's disease diagnostics by a 3D deeply supervised adaptable convolutional network". *Front Biosci* 23: 584-596.

44. Niessen WJ. 2016. "MR brain image analysis in dementia: From quantitative imaging biomarkers to ageing brain models and imaging genetics". *Med Image Anal* 33:107-113.

45. Moller C, Pijnenburg YA, van der Flier WM, et al. 2016. "Alzheimer Disease and Behavioral Variant Frontotemporal Dementia: Automatic Classification Based on Cortical Atrophy for Single-Subject Diagnosis". *Radiology* 279(3): 838-848.

46. Dyrba M, Barkhof F, Fellgiebel A, et al. 2015. "Predicting Prodromal Alzheimer's Disease in Subjects with Mild Cognitive Impairment Using Machine Learning Classification of Multimodal Multicenter Diffusion-Tensor and Magnetic Resonance Imaging Data". *J Neuroimaging* 25(5): 738-747.

47. Mathotaarachchi S, Pascoal TA, Shin M, et al. 2017. "Identifying incipient dementia individuals using machine learning and amyloid imaging". *Neurobiol Aging* 59: 80-90.

48. Burns JE, Yao J, Summers RM. 2017. "Vertebral Body Compression Fractures and Bone Density: Automated Detection and Classification on CT Images". *Radiology* 162100.

49. Martinez-Martinez F, Kybic J, Lambert L, Meckova Z. 2016. "Fully automated classification of bone marrow infiltration in low-dose CT of patients with multiple myeloma based on probabilistic density model and supervised learning". *Comput Biol Med* 71: 57-66.

50. Lee H, Tajmir S, Lee J, et al. 2017. "Fully Automated Deep Learning System for Bone Age Assessment". *J Digit Imaging*.

51. Chong SL, Liu N, Barbier S, Ong ME. 2015. "Predictive modeling in pediatric traumatic brain injury using machine learning". *BMC Med Res Methodol* 15: 22.

52. Min JH, Kim SM, Lee S, Choi JH, Chang SA, Choe YH. 2014. "Diagnostic performance of algorithm for computer-assisted detection of significant coronary artery disease in patients with acute chest pain: comparison with invasive coronary angiography". *AJR Am J Roentgenol* 202(4): 730-737.

53. Dawes TJW, de Marvao A, Shi W, et al. 2017. "Machine Learning of Three-dimensional Right Ventricular Motion Enables Outcome Prediction in Pulmonary Hypertension: A Cardiac MR Imaging Study". *Radiology* 283(2): 381-390.

54. Xiong G, Kola D, Heo R, Elmore K, Cho I, Min JK. 2015. "Myocardial perfusion analysis in cardiac computed tomography angiographic images at rest". *Med Image Anal* 24(1): 77-89.

55. Rodrigues EO, Morais FF, Morais NA, Conci LS, Neto LV, Conci A. 2016. "A novel approach for the automated segmentation and volume quantification of cardiac fats on computed tomography". *Comput Methods Programs Biomed* 123: 109-128.

56. Coenen A, Kim YH, Kruk M, et al. 2018. "Diagnostic Accuracy of a Machine-Learning Approach to Coronary Computed Tomographic Angiography-Based Fractional Flow Reserve: Result From the MACHINE Consortium". *Circ Cardiovasc Imaging* 11(6): e007217.

57. Wolterink JM, Leiner T, Viergever MA, Isgum I. 2017. "Generative Adversarial Networks for Noise Reduction in Low-Dose CT". *IEEE Trans Med Imaging*.

58. Han X. 2017. "MR-based synthetic CT generation using a deep convolutional neural network method". *Med Phys* 44(4): 1408-1419.

59. Zhu B, Liu JZ, Cauley SF, Rosen BR, Rosen MS. 2018. "Image reconstruction by domain-transform manifold learning". *Nature* 555(7697): 487-492.

60. Dreyer KJ, Geis JR. 2017. "When Machines Think: Radiology's Next Frontier". *Radiology* 285(3): 713-718.

31장. 방사선종양학의 미래

1. World Economic Forum. 2016. "The Future of Jobs".

2. 김진하. 2016. 〈4차 산업혁명 시대, 미래사회 변화에 대한 전략적 대응 방안 모색〉. KISTEP InI 15.
3. 곽진희. 2017. 〈헬스케어와 4차 산업혁명〉. 《Issue Report: 제약/바이오》. 유진투자증권.
4. 김남신. 2015. 〈차세대염기서열분석(NGS) 기반의 유전체 연구동향-NGS와 유전체 활용 및 정보분석〉. 《생명공학 정책연구센터》. 전문가리포트 8호
5. "European Society for Radiotherapy and Oncology(ESTRO)". *Journal of Thoracic Oncology* 36. 2017.
6. Jang BS, Kim IA. 2017. "A radiosensitivity gene signature and PD-L1 status predict clinical outcome of patients with invasive breast carcinoma in The Cancer Genome Atlas (TCGA) dataset". *Radiother Oncol* 124(3): 403-410.
7. Ahmed KA, Chinnaiyan P, Fulp WJ, et al. 2015. "The radiosensitivity index predicts for overall survival in glioblastoma". *Oncotarget* 6(3): 34414-22.
8. Liu N, Boohaker RJ, Jiang C, et al. 2015. "A radiosensitivity MiRNA signature validated by the TCGA database for head and neck squamous cell carcinomas". *Oncotarget* 6(33): 34649-57.
9. Meng J, Li P, Zhang Q, et al. 2014. "A radiosensitivity gene signature in predicting glioma prognostic via EMT pathway". *Oncotarget* 5(13): 4683-93.
10. Tang Z, Zeng Q, Li Y, et al. 2017. "Development of a radiosensitivity gene signature for patients with soft tissue sarcoma". *Oncotarget* 8(16): 27428-27439.
11. Barnett GC, Coles CE, Elliott RM, et al. 2012. "Independent validation of genes and polymorphisms reported to be associated with radiation toxicity: a prospective analysis study". *Lancet Oncol* 13(1): 65-77.
12. Burnet NG, Barnett GC, Elliott RM, et al. 2013. "RAPPER: the radiogenomics of radiation toxicity". *Clin Oncol (R Coll Radiol)* 25(7): 431-4.
13. West C, Azria D, Chang-Claude J, et al. 2014. "The REQUITE project: validating predictive models and biomarkers of radiotherapy toxicity to reduce side-effects and improve quality of life in cancer survivors". *Clin Oncol (R Coll Radiol)* 26(12): 739-42.
14. Oh JH, Kerns S, Ostrer H, et al. 2017. "Computational methods using genome-wide association studies to predict radiotherapy complications and to identify correlative molecular processes". *Sci Rep* 7:43381.
15. Mardani M, Dong P, Xing L. 2016. "Deep-Learning Based Prediction of Achievable Dose for Personalizing Inverse Treatment Planning". *International Journal of Radiation Oncology·Biology·Physics* 96(2): E419-E420.
16. Malin JL. 2013. "Envisioning Watson as a rapid-learning system for oncology". *J Oncol Pract* 9(3): 155-7.
17. Park K, Park S, Jeon MJ, 2017. "Clinical application of 3D-printed-step-bolus in post-total-mastectomy electron conformal therapy". *Oncotarget* 8(15): 25660-25668.
18. Oh D, Hong CS, Ju SG, et al. 2017. "Development of patient-specific phantoms for verification of stereotactic body radiation therapy planning in patients with metallic screw fixation". *Sci Rep* 7: 40922.
19. Zbrozek A, Hebert J, Gogates G, et al. 2013. "Validation of electronic systems to collect patient-reported outcome (PRO) data-recommendations for clinical trial teams: report of the ISPOR ePRO systems validation good research practices task force". *Value Health* 16(4): 480-9.

32장. 마취통증의학의 미래

1. Kim C. 2017/08/09. 〈의료에서 인공지능의 효용과 비지니스 모델2〉. 《Healthcare Business》.
2. 신동욱. 2017/07/12. 〈'차이나는 클라스' 정재승 "3차 산업혁명, 개인 밀어내는 상황 고민해야"〉. 《국제신문》.
3. 박선재. 2016/03/17. 〈의사, 인공지능과 협력해야 생존 가능〉. 《MEDICAL Observer》.
4. 이지용, 원호섭. 2016/03/30. 〈'절대甲'일자리는 로봇에 뺏기지 않는다〉. 《매일경제》
5. 이철호. 2016/08/01. 〈[이철호의 시시각각] 인공지능에 푹 빠진 삼성 이재용〉. 《중앙일보》.
6. Null0. 2017/06/05. 〈AI 시대, 마취와 의사는 무사할까?〉. 《Null0의 이야기》. http://null0s.tistory.com/162.
7. 장길수. 2016/03/31. 〈'존슨앤드존슨', 마취용 로봇 판매 중단〉. 《로봇신문》.
8. 클라우스 슈밥. 2016. 《클라우스 슈밥의 제4차 산업혁명》. 송경진(옮김). 새로운 현재.
9. 하원규, 최남희. 2015. 《제4차 산업혁명: 초연결 초지능 사회로의 스마트한 진화 새로운 혁명이 온다!》. 콘텐츠하다.
10. 롤랜드버거. 2017. 《4차 산업혁명 이미 와 있는 미래》. 김정희, 조원영(옮김). 다산3.0.

33장. 안과의 미래

1. myalcon. https://www.myalcon.com.
2. Kim S. 2015. "An Implantable Device for Treatment of Obstructive Sleep Apnea: Hypoglossal Nerve Stimulation Therapy". *Korean Journal of Otorhinolaryngology-Head and Neck Surgery* 58(5): 299-304.

3. Mansouri K. 2014. "The Road Ahead to Continuous 24-Hour Intraocular Pressure Monitoring in Glaucoma". *J Ophthalmic Vis Res* 9(2): 260-268.
4. Lewis et al. 2017. "Bimatoprost Sustained-Release Implants for Glaucoma Therapy: 6-Month Results From a Phase I/II Clinical Trial". *Am J Ophthalmol* 175: 137‐147.

35장. 이비인후과의 미래

1. Watermeyer J, Kanji A, Sarvan S. 2017. "The First Step to Early Intervention Following Diagnosis: Communication in Pediatric Hearing Aid Orientation Sessions". *AMERICAN JOURNAL OF AUDIOLOGY* 26(4): 576-582.
2. Dysart J. 2017. "Smart Earbuds: A Looming Threat to the Hearing Aid Market?". *The Hearing Journal* 70(3): 30-34.
3. Alejandro R, Ramirez G, et al. 2017. "Towards Human Smart Cities: Internet of Things for sensory impaired individuals". *Computing January* 99(1): 107-126.
4. Lau S, Pichora-Fuller M, et al. 2016. "Effects of Hearing Loss on Dual-Task Performance in an Audiovisual Virtual Reality Simulation of Listening While Walking". *American Academy of Audiology* 27(7): 567-587.
5. Robert H, et al. 2017. "Smartphone-Based Hearing Screening at Primary Health Care Clinics". *Ear and Hearing* 38(2): e93-e100.
6. Reza T, Harley H, Vincent L, Trung L, Jonathan C. 2018. "Development and face validation of a Virtual Reality Epley Maneuver System (VREMS) for home Epley treatment of benign paroxysmal positional vertigo: A randomized, controlled trial". *American Journal of Otolaryngology-Head and Neck Medicine and Surgery* 39(2): 184-191.
7. Esguerra B, Johnson K. 2017. "Improving Balance through Virtual Reality and Physical Therapy Integration". *International Journal of Clinical Medicine* 8: 322-337.
8. Tirgul C, Naik M. 2016. "Artificial Intelligence and Robotics". *International Journal of Advanced Research in Computer Engineering & Technology (IJARCET)* 5(6): 1787-1793.
9. Luo X, Mori K, Peters P. 2018. "Advanced Endoscopic Navigation: Surgical Big Data, Methodology, and Applications". *Annual Review of Biomedical Engineering* 20(1): 221-251.
10. Lai YH, et al. 2018. "Deep Learning-Based Noise Reduction Approach to Improve Speech Intelligibility for Cochlear Implant Recipients". *Ear Hear* 39(4): 795-809.

36장. 병리학의 미래

1. Mara G. Aspinall. 2017. "Disruptive Innovation in Health Care. Adoption of Personalized Medicine and Beyond". *Futurescape of pathology conference series III.*
2. Tsujikawa T, et al. 2017. "Quantitative Multiplex Immunohistochemistry Reveals Myeloid-Inflamed Tumor-Immune Complexity Associated with Poor Prognosis". *Cell Rep* 19: 203‐217.
3. Kim SR, et al. 2007. "Pad-a new self-collection device for human papillomavirus". *Int J STD AIDS* 18: 163-166.
4. Kim SR, et al. "Pad-a new self-collection device for human papillomavirus."*Int J STD AIDS* 18: 163-166.
5. Song SY. 2017. "Digital Pathology and Artificial Intelligence in Pathology". *Asia Pacific Cancer Conference.*
6. Zheng G, et al. 2013. "Wide-field, high-resolution Fourier ptychographic microscopy". *Nat Photonics* 7: 739‐745.
7. Lee M, et al. 2016. "Label-free optical quantification of structural alterations in Alzheimer's disease". *Sci Rep* 3(6):31034. doi: 10.1038/srep31034.

37장. 진단검사의학의 미래

1. Hamid Bolouri. 2009. *Personal Genomics and Personalized Medicine.* Imperial College Pr; 1 edition.
2. Desikan RS, Fan CC, Wang Y, Schork AJ, Cabral HJ, Cuples LA, et al. 2017. "Genetic assessment of age-associated Alzheimer disease risk: Development and validation of a polygenic hazard score". *PLoS Med* 14(3): e1002258.
3. 김성원. 2009. 〈한국인 유전성 유방암〉.《대한의사협회지》. 52(10): 952-962.
4. Wheeler HE, Maitland ML, Dolan ME, Cox NJ, Ratain MJ. 2013. "Cancer pharmacogenomics: strategies and challenges". *Nat Rev Genet* 14(1): 23-34.
5. Giacomini KM, Yee SW, Mushiroda T, Weinshilboum RM, Ratain MJ, Kubo M. 2017. "Genome-wide association studies of drug response and toxicity: an opportunity for genome medicine". *Nat Rev Drug Discov* 16(1): 1.
6. Liu X, Wang P, Zhang C, Ma Z. 2017. "Epidermal growth factor receptor (EGFR): A rising star in the era of precision medicine of lung cancer". *Oncotarget* 8(30): 0209-50220.

7. Van Der Steen N, Caparello C, Rolfo C, Pauwels P, Peters GJ, Giovannetti E. 2016. "New developments in the management of non-small-cell lung cancer, focus on rociletinib: what went wrong?". *Onco Targets Ther* 9: 6065-6074.

38장. 완화의료의 미래

1. Gomez-Batiste X, Martinez-Munoz M, Blay C, et al. 2013. "Identifying patients with chronic conditions in need of palliative care in the general population: development of the NECPAL tool and preliminary prevalence rates in Catalonia". *BMJ supportive & palliative care* 3(3): 300-8.
2. Gomez-Batiste X, Murray SA, Thomas K, et al. 2017. "Comprehensive and Integrated Palliative Care for People With Advanced Chronic Conditions: An Update From Several European Initiatives and Recommendations for Policy". *Journal of pain and symptom management* 53(3): 509-17.
3. Gomez-Batiste X, Blay C, Martinez-Munoz M, et al. 2013. "Conceptual innovations and initiatives to improve palliative care in the xxi century". *Medicina clinica* 141(7): 322-3.
4. WHO Definition of Palliative Care. Accessed on October 19, 2018. http://www.who.int/cancer/palliative/definition/en.
5. 한국보건산업진흥원. 2015.10. 〈말기암환자 완화의료전문기관의 적정공급 방안 개발 연구〉.
6. 대한가정의학회. 2013.11.20. 〈가정의학〉 개정4판. 진기획.
7. Alsirafy SA, Raheem AA, Al-Zahrani AS, et al. 2016. "Emergency Department Visits at the End of Life of Patients With Terminal Cancer: Pattern, Causes, and Avoidability". *The American journal of hospice & palliative care* 33(7): 658-62.
8. Theile G, Klaas V, Troster G, et al. "mHealth Technologies for Palliative Care Patients at the Interface of In-Patient to Out-patient Care: Protocol of Feasibility Study Aiming to Early Predict Deterioration of Patient's Health Status". *JMIR research protocols* 6(8): e142.
9. 조인호, 김도향. 2013. 〈스마트 헬스케어 시장의 성장과 기회〉. 《KT경제경영연구소》.
10. 이민화. 2016. 〈디지털 헬스케어의 미래〉. 《보건산업동향》 49(1): 6-11.
11. 백롱민. 2016. 〈ICT와 디지털 헬스케어 융합 통한 정밀의료 실현 가속화〉. 《보건산업동향》 49(1): 2-5.
12. 최윤정. 2013. 〈스마트 의료 부상이 국내에 주는 의미〉. Accessed on October 19, 2018. http://www.digieco.co.kr/KTFront/board/board_view.action?board_id=issue_trend&board_seq=8148.
13. 류시원, 이재국, 김경희. 2009. 〈국내 유헬스 현황 분석과 발전방향〉. 《대한의사협회지》 52(12): 1141-47.
14. 박정선. 2012. 〈u-Health 정책현황과 향후 추진 방향〉. 과학기술정책 188: 20-29.
15. 김은지. 2013. 〈ICT convergece the 2nd phase-Healthcare〉. 《kt경제경영연구소 보고서》.

39장. 스포츠의학의 미래

1. Cichosz SL, Johansen MD, Hejlesen O. 2015. "toward big data analytics: review of predictive models in management of diabetes and its complications". *J Diabetes Sci Technol* 10(1): 27-34.
2. "IBM Watson Health announces plans to acquire Truven Health Analytics for $2.6B, extending its leadership in value-based care solutions". Armonk (NY): IBM; 2016.
3. 클라우스 슈밥. 2016. 《클라우스 슈밥의 제4차 산업혁명》. 송경진(옮김). 새로운현재.
4. Schneider S, Seither B, Schmitt H. 2006. "Sports injuries: population based representative data on incidence, diagnosis, sequelae, and high risk groups". *J Sports Med* 40: 334-339.
5. Scott A, Mark D. 2009. *Future trends in sports medicine*. Saunders.
6. 최윤섭. 2014. 《헬스케어 이노베이션》. 클라우드나인.

40장. 미래 의학의 네 가지 축

1. Golub TR, Slonim DK, Tamayo P, et al. 1999. "Molecular classification of cancer: class discovery and class prediction by gene expression monitoring". *Science* 286: 531-537.
2. Bullinger L, Dohner K, Bair E, et al. 2004. "Use of Gene-Expression Profiling to Identify Prognostic Subclasses in Adult Acute Myeloid Leukemia". *NEJM* 350: 1605-1616.
3. Valk P, et al. 2004. "Prognostically Useful Gene-Expression Profiles in Acute Myeloid Leukemia". *NEJM* 350: 1617-1628.
4. Altman RB. 2000. "The Interactions Between Clinical Informatics and Bioinformatics: A Case Study". *J Am Med Inform Assoc* 7(5): 439-443.

41장. 정밀의료 시대의 의과학 연구

1. Klaus Schwab. 2017. *The Fourh Industrial Revolution*. Currency.
2. Hermann, Pentek, Otto. 2016. "2016: Design Principles for Industrie 4.0 Scenarios"*49th Hawaii International Conference on System Sciences(HICSS)*.
3. Jasperneite J. 2012. "Was hinter Begriffen wie Industrie 4.0 steckt". Computer-Automation.de. https://www.computer-auto-mation.de/steuerungsebene/steuern-regeln/artikel/93559/1.
4. 하원규. 2015. 〈제4차 산업혁명의 신지평과 주요국의 접근법〉.《주간기술동향》.
5. 보건산업기획단. 2016. 〈4차 산업혁명과 보건산업 패러다임의 변화〉.
6. 産業構造審議会. 2016.〈新産業構造ビジョン〉-第4次産業革命をリードする日本の戦略〉.
7. 유진투자증권. 2017. 〈헬스케어와4차 산업혁명〉.《Issue report》.
8. 지식경제부. 2011. 〈산업기술 비전2020 융합신산업〉.
9. Desmond-Hellmann S, Sawyer C. 2011. *National Academy of Science report*. Washington (DC): National Academy of Science.
10. 제11회 HT포럼. 2011. 〈HT R&D 현재와 미래〉.
11. 국가과학기술위원회. 2009. 〈국가 융합 기술 발전 기본 계획(2009~2013)〉.
12. 국가과학기술위원회. 2017. 〈국가 융합 기술 발전 기본 방침(안)〉.
13. 한국과학기술기획평가원(KISTEP). 2012. 〈국내 이공계 박사의 해외유출 특성 및 요인 분석〉.

42장. 미래의 의학교육

1. 박영숙, 제롬 글렌. 2016.《세계미래 보고서 2045》. 교보문고.
2. Brownell R, Kaminski N, Woodruff PE et al. 2016. "Precision medicine: the new frontier in idiopathic pulmonary fibrosis". *Am J Respir Crit Care Med* 193: 1213-1218.
3. Eyre HA, Forbes M, Raji C, et al. 2015. "Strengthening the role of convergence science in medicine". *Converg Sci Phys Oncol* 1(2): 026001.
4. Lee J-G, Jun S, Cho Y-W, et al. 2017. "Deep learning in medical imaging: general over view". *Korean J Radiol* 18: 570-584.
5. 김치원. 2015.《의료, 미래를 만나다: 디지털 헬스케어의 모든 것》. 7-8. 클라우드 나인.
6. Wilson EO. 2001. "How to unify knowledge: Keynote address". *Ann N Y Acad Sci* 935: 12-17.

43장. 디지털 헬스와 표준

1. ISO. Accessed on October 19, 2018. https://www.iso.org/committee/54960.html.
2. Health Level Seven INTERNATIONAL. Accessed on October 19, 2018. http://www.hl7.org.
3. SNOMED. International. Accessed on October 19, 2018. https://www.snomed.org.
4. LOINC. Accessed on October 19, 2018. https://loinc.org.
5. World Health Organization. Accessed on October 19, 2018. http://www.who.int/classifications/icd/revision/en.
6. HealthKit. Accessed on October 19, 2018. https://www.healthkit.com.
7. HealthIT.gov. Accessed on October 19, 2018. https://www.healthit.gov/topic/interoperability.
8. unitsofmeasure. Accessed on October 19, 2018. http://unitsofmeasure.org/trac.
9. Precision Medicine Initiative, PMI, All of Us, the All of Us logo, and "The Future of Health Begins with You"are service marks of the U.S. Department of Health and Human Services. Accessed on October 19, 2018. https://allofus.nih.gov/sites/default/files/aou_operational_protocol_v1.7_mar_2018.pdf.
10. OHDSI. Accessed on October 19, 2018. https://www.ohdsi.org.
11. Techworld. 2018/07/02. 〈"나는 우려한다"··· 인공지능에 관한 경고 12선〉.《CIO》. Accessed on October 19, 2018. http://www.ciokorea.com/news/38765.
12. WIKIPEDIA. Accessed on October 19, 2018. https://ko.wikipedia.org.
13. IEEE. Accessed on October 19, 2018. https://www.ieee.org.
14. Benson T. 2010. *Principles of Health Interoperability HL7 and SNOMED*. Springer.
15. The Precision Medicine Initiative Cohort Program-Building a Research Foundation for 21stCentury Medicine. September 17, 2015.
16. 보건복지부. 2016/12/01. 〈병원 옮길 때, CT나 MRI 등 영상정보, CD로 안 들고 다녀도 됩니다〉. 보도자료.
17. 국가기술표준원, 성균관대학교. 2017. 〈2017 스마트헬스 국제표준 로드맵〉.
18. 마쓰오 유타카. 2015. 〈인공지능과 딥러닝: 인공지능이 불러올 산업 구조의 변화와 혁신〉. 박기원(옮김). 동아엠앤비.

19. 안선주. 2018. 〈4차 산업혁명시대, 스마트헬스와 표준〉. 4차 산업혁명위원회 헬스케어 특별위원회 발표자료.
20. 안선주. 2018. 〈의료 인공지능 표준화〉.《한국형 인공지능 정밀의료의 시작》. 콘퍼런스 자료집.

45장. 의료기기 산업의 미래

1. Klaus Schwab. 2017. *The Fourh Industrial Revolution*. Currency.
2. 곽진희. 2017. 〈제약/바이오 헬스케어와 4차 산업혁명〉. 유진투자증권.
3. Hermann, Pentek, Otto. 2016. "2016: Design Principles for Industrie 4.0 Scenarios". *49th Hawaii International Conference on System Sciences(HICSS)*.
4. Jurgen Jasperneite. 2012. "Was hinter Begriffen wie Industrie 4.0 steckt". *Computer & Automation*.
5. Payam Barnaghi. 2016. "How to make cities 'smarter'?". UKTI/IET Wrokshop, Mobile World Congress 2016.
6. IBM. 2015. "Making Connections: Trends & Tempos in Clinical Informatics & Professional Practice Big Data, Cognitive Computing and the Impct on Clinical Decision Support". COACH Clinician Forum 2015.
7. 하원규. 2015. 〈제4차 산업혁명의 신지평과 주요국의 접근법〉.《주간기술동향》.
8. 정현학, 최영임, 이상원. 2016. 〈4차 산업혁명과 보건산업 패러다임의 변화〉.《보건산업브리프》Vol.215.
9. 최재순. 2015. 〈경피적 시술 보조로봇의 안정성 및 성능평가 시험법 가이드라인 마련 연구〉. 식품의약품안전처 식품의약품안전평가원.
10. 이윤희, 신선진. 2016. 〈헬스케어 웨어러블 디바이스: 신성장동력산업으로 부가가치 창출 기대〉. KISTI 마켓리포트 2016-32.
11. World Economic Forum. Accessed on October 19, 2018. https://www.weforum.org.
12. 식품의약품안전처. 2017/02/02. 〈신개념 의료기기 전망 분석 보고서〉.
13. VALIDIC. Accessed on October 19, 2018. https://validic.com/how-it-works.
14. AliveCor. Accessed on October 19, 2018. https://store.alivecor.com/products/kardiamobile.
15. CYBERDYNE. Accessed on October 19, 2018. https://www.cyberdyne.jp/products/LowerLimb_medical.htm.
16. da Vinci Surgery. Accessed on October 19, 2018. https://www.davincisurgery.com.
17. materialise. Accessed on October 19, 2018. https://www.materialise.com/en/cases/3D-printed-face-transplant.

47장. 미래 의료와 생명윤리

1. WEINDLING P. 2001. "The origins of informed consent: The international scientific commission on medical war crimes and the Nuremberg code". *Bulletin of the History of Medicine* 75(1): 37-71.
2. The Journal of the American Medical Association. 2013. "World Medical Association Declaration of Helsinki: ethical principles for medical research involving human subjects". *JAMA* 310(20): 2191-2195.
3. WIKIPEDIA. "Tuskegee syphillis experiment". Accessed on October 19, 2018. https://en.wikipedia.org/wiki/Tuskegee_syphillis_experiment.
4. "National Commission for the Protection of Human Subjects of Biomedical and Behavioral research, Department of Health, Education and Welfare". 1978. *The Belmont report*. Washington DC: United States Government Printing Office.
5. Steinbrook R. Protecting research subjects. 2002. "The crisis at Johns Hopkins". *NEJM* 716.
6. Xu H, et al. 2015. "Validating drug repurposing signals using electronic health records: a case study of metformin associated with reduced cancer mortality". *J Am Med Inform Assoc* 22(1): 179.
7. Mittelstadt B, et al. 2015. "The ethics of big data: Current and foreseeable issues in biomedical contexts". *Sci Eng Ethics* 22(2): 303-344.
8. WIKIPEDIA. "Jesse Gelsinger". Accessed on October 19, 2018. http://en.wikipedia.org/wiki/Jesse_Gelsinger.

48장. 간호 분야의 미래

1. Alexander G, Abbott P, Fossum M, Shaw RJ, Yu P, Alexander MM. "2016. The future of informatics in aged care: an international perspective". *Studies in Health Technology and Informatics* 225: 780-782.
2. Booth R. 2016. "Informatics and Nursing in a Post-Nursing Informatics World: Future Directions for Nurses in an Automated, Artificially Intelligent, Social-Networked Healthcare Environment". *Nursing leadership* (Toronto, Ont) 28(4): 61-9.
3. Chung K, Park RC. 2018. "Chatbot-based heathcare service with a knowledge base for cloud computing". *Cluster Computing* 1-13.
4. Collen MF, Ball MJ. 2015. *The history of medical informatics in the United States*. Springer.

5. Hübner U, Ball M, de Fátima Marin H, Chang P, Wilson M, Anderson C, editors. 2016. "Towards Implementing a Global Competency-Based Nursing and Clinical Informatics Curriculum: Applying the TIGER Initiative". *Nursing Informatics* 225: 762-766.
6. Hussey P, Adams E, Shaffer FA. 2015. "Nursing informatics and leadership, an essential competency for a global priority: eHealth". *Nurse Leader* 13(5): 52-7.
7. KUOI C-H, ISLAM T, SOMMER J, JUNG H. 2016. "Nursing informatics research priorities for the future: recommendations from an international survey". *Nursing Informatics 2016: EHealth for All: Every Level Collaboration-From Project to Realization* 225: 222.
8. Nelson R, Staggers N. 2016. *Health Informatics-E-Book: An Interprofessional Approach.* Elsevier Health Sciences.
9. Peltonen LM, et al. 2016. "Current trends in nursing informatics: Results of an international survey". *Studies in Health Technology and Informatics* 225: 938-347.
10. Ronquillo CE, et al. 2014. "Nursing informatics and global health: Past successes and lessons learned, present developments, and untapped potentials". *12th International Congress on Nursing Informatics NI2014.*
11. Sensmeier J. 2015. "Big data and the future of nursing knowledge". *Nursing management* 46(4): 22-7.
12. Weaver C, Delaney C, Weber P, Carr R. 2016. *Nursing and informatics for the 21st century: an international look at practice, education and EHR trends.* HIMSS Publishing.
13. Yen P-Y, Phillips A, Kennedy MK, Collins S. 2017. "Nursing informatics competency assessment for the nurse leader: instrument refinement, validation, and psychometric analysis". *Journal of Nursing Administration* 47(5): 271-7.
14. Bloem J, et al. 2014. *The Fourth Industrial Revolution.* Things Tighten.
15. 박현애, 조인숙 외. 2017. 《최신간호정보학(제2판)》. 현문사.
16. 대한의료정보학회. 2014. 《보건의료정보학(제3판)》. 현문사.

49장. 미래를 위한 의료제도 개선 방향

1. 강민아. 2017. 〈사람 중심의 4차 산업혁명〉. 《4차 산업혁명과 보건학의 미래 심포지엄》. 고려대학교 보건대학원.
2. 강길원. 2017. 〈4차 산업혁명을 위한 보건의료 빅데이터 플랫폼 구축〉. 《4차 산업혁명과 보건학의 미래 심포지엄》. 고려대학교 보건대학원.
3. 김영은. 2017. 〈4차 산업혁명과 빅데이터 활용〉. 《2017년 대한예방의학회 추계학술대회》.
4. 신영석. 2017. 〈4차 산업혁명과 건강보험〉. 《2017년 대한예방의학회 추계학술대회》.
5. 윤석준. 〈4차 산업혁명과 건강보험제도〉. 《4차 산업혁명과 보건학의 미래 심포지엄》. 고려대학교 보건대학원.
6. 이재호 외. 2017. 〈PART 10. 디지털 헬스케어, 우리에게는 머나먼 의료 서비스〉. 《4차 산업혁명과 빅뱅 파괴의 시대: 15인의 전문가가 말하는 미래 한국의 성장 조건》. 한스미디어.
7. 정현학, 장보은. 2015. 〈보건의료 빅데이터 관련 각국의 법체계〉. 《보건산업브리프 제208권》. 한국보건산업진흥원.
8. 정현학, 최영임, 이상원. 2016. 〈4차 산업혁명과 보건산업 패러다임의 변화〉. 《보건산업브리프 제215권》. 한국보건산업진흥원.
9. 하원규, 최남희. 《제4차 산업혁명: 초연결 초지능 사회로의 스마트한 진화 새로운 혁명이 온다!》. 콘텐츠하다.
10. Edwin Morley-Fletcher. 2013. "Big Data Healthcare". *ICT 2013 conference.*

50장. 일차의료의 미래

1. Donaldson JS, Yordy KD, Lohr KN, Vanselow NA. editors. 1996. *Primary care: America's health in a new era.* Washington, DC: National Academy Press.
2. World Health Organization. 2008. "The world health report 2008: primary health care(now more than ever)". *Geneva: World Health Organization.*
3. Alternative Payment Model Framework and Progress Tracking (APM FPT) Work Group. 2016. "Alternative Payment Model (APM) Framework-Final White Paper". HCPLAN.
4. 열나요 애플리케이션. Accessed on October 19, 2018. https://play.google.com/store/apps/details?id=com.appmd.fever&hl=ko.
5. MoleScope. Accessed on October 19, 2018. https://molescope.com.
6. Estava et al. 2017. "Dermatologist-level classification of skin cancer with deep neural networks". *Nature* 542: 115-118.
7. 이영완. 2017/04/04. 〈닥터 스마트폰… 숨소리로 폐병 잡아내고, 태아 초음파 검사〉. 《조선비즈》.
8. babylonhealth. https://www.babylonhealth.com.
9. Spencer B. January 5, 2017. "smartphone app to assess patients and take the pressure off troubled 111 hotline... but is it safe?". mailonline. Accessed on October 19, 2018. http://www.dailymail.co.uk/health/article-4090244/Would-trust-NHS-

diagnose-patients-new-smartphone-app-criticisms-inadequate-111-helpline.html.

10. Rajalakshmi R, et al. 2018. "Validation of Smartphone Based Retinal Photography for Diabetic Retinopathy Screening". *PLoS One* 10(9): e0138285

11. Gulshan, et al. 2016. "Development and Validation of a Deep Learning Algorithm for Detection of Diabetic Retinopathy in Retinal Fundus Photographs". *JAMA* 316(22):2402-2410.

12. Helix. Accessed on October 19, 2018. https://www.helix.com/shop/azumio-fitness-buddy/#&gid=1&pid=1.

13. Arivale. Accessed on October 19, 2018. https://www.arivale.com/helix/weight-loss.

14. The Medical Futurist. 19 April 2017. "What Should Primary Care Look Like in the Future?". Accessed on October 19, 2018. http://medicalfuturist.com/what-should-primary-care-look-like-in-the-future.

51장. 4차 산업혁명과 병원 경영

1. Claire Swedberg. Jun 24, 2016. "RTLS Lifts Patient Satisfaction and Efficiency at Stanford Children's Health". RFID JOURNAL. Accessed on October 19, 2018. http://www.rfidjournal.com/articles/view?14661.

2. Gail Schuetz, Director of Nursing, et al. August 16, 2017. "Predictive analytics delivers time back to managers to focus on patient care". BECKER'S HEALTH IT & CIO REPORT. Accessed on October 19, 2018. https://www.beckershospitalreview.com/healthcare-information-technology/predictive-analytics-delivers-time-back-to-managers-to-focus-on-patient-care.html.

3. Locatible. Accessed on October 19, 2018. http://locatible.com/medical/staff-tracking.php.

4. healthverity. Accessed on October 19, 2018. http://healthverity.com/about-us.

5. flatiron. Accessed on October 19, 2018. https://flatiron.com.

6. 이상은. 2016/10/17. 〈[글로벌 인재포럼 2016] "4차 산업혁명 시대엔 정규직–임시직 비율 4대6으로 역전될 것"〉. 《한국경제》. Accessed on October 19, 2018. http://news.hankyung.com/article/2016101707241.

7. 보험연구원(주최), 기획재정부(후원). 2017. 〈제4차 산업혁명과 헬스케어산업 활성화〉. 정책세미나.

52장. 미래 병원의 설계와 건축

1. March, E. "Technology: Concert of Care". World Health Design 2004. Accessed on October 19, 2018. http://www.world-healthdesign.com/Concert-of-Care.aspx.

2. Central Illinois Chapter of ACHE. 2014. "Building The Hospital Of Tomorrow: Rehabilitate, Renovate, or Replace". AmericanCollege Of HealthcareExecutives. Accessed on October 19, 2018. https://www.thehealthcareexecutive.net/wp-content/uploads/2016/02/Building-the-Hospital-of-Tomorrow-Final-Powerpoint-11_19_2014.pdf.

3. Ulrich R. Zimring C, Joseph C, et al. 2004. "The role of the physical environment in the hospital of the 21st century: A once-in-a-lifetime opportunity". *Concord, CA: The Center for Health Design.*

4. Sadler B, DuBose J, Zimring C. 2008. "The business case for building better hospitals through evidence-based design". *Healthcare Environments and Design Journal* 1(3): 22-39.

5. Steelcase HEALTH. "Time for Change: New solutions for healthcare spaces". Accessed on October 19, 2018. https://www.steelcase.com/content/uploads/2015/01/Steelcase-Health-Insights-Applications-Guide-v2.pdf.

6. Engelen, L. 2016. "How to plan a hospital in 2016, to be build in 2020". Linked in. Accessed on October 19, 2018. https://www.linkedin.com/pulse/hopitals-peel-back-layers-make-them-thrive-lucien-engelen.

53장. 의료정보의 보호와 활용

1. 지선. 2017/04/10. 〈4차 산업혁명과 도서관① 4차 산업혁명이란?〉. 《WL》. Accessed on October 19, 2018. https://wl.nl.go.kr/usr/com/prm/BBSDetail.do?bbsId=BBSMSTR_000000000451&nttId=5353&menuNo=11000&upperMenuId=11.

2. 관계부처합동 보도자료. 2016/12/27. 〈제4차 산업혁명에 대응한 지능정보사회 중장기 종합대책〉. 《정책브리핑》.

3. 기획재정부. 2017/03/08. 〈내년 예산, 4차 산업혁명·양극화 본격 대응〉. 《정책브리핑》.

4. 권오성. 2017/01/10. 〈빅데이터 통한 '정밀의료', 생체정보 독점이 문제〉. 《한겨레》.

5. 보건복지부. 2017/09/07. 〈개인맞춤의료 실현을 향한 「정밀의료 사업단」 출범〉. 《정책브리핑》.

6. 장연화, 백경희. 2017. 〈왓슨의 진단 조력에 간한 현행법상 형사책임에 관한 소고〉. 《형사법의 신동향》 통권 제55호.

7. 이민섭. 2017/06/20. 〈개인 유전체 빅데이터가 이끄는 4차 산업혁명〉. 《바이오스펙데이터》.

8. Handelsman J, PATIL D. 2015. "Building Trust and Protecting Privacy: Progress on the President's Precision Medicine Initiative". the WHITE HOUSE BOLG.

9. 장성협. 2016/11/03. 〈지능정보사회를 여는 핵심열쇠는 빅데이터!〉.《데일리시큐》.
10. 한국정보산업연합회. 2016/11/30. 〈4차 산업혁명의 핵심은 데이터다〉.
11. 식품의약품안전처. 2016. 〈빅데이터 및 인공지능(AI) 기술이 적용된 의료기기의 허가·심사 가이드라인(안)〉.
12. 윤석진. 2015. 〈개인정보 보호와 빅데이터 활용의 충돌, 그 문제와 입법정책 과제〉.《중앙법학》. 17(1): 7-47.
13. 김진영, 홍태석. 2016. 〈의료분야에 있어 빅데이터의 활용동향과 법적 제문제-일본의 논의를 참고로-〉.《법학논총》. 40(3): 339-365.
14. 건강보험심사평가원, 안동대학교 산학협력단. 2016. 〈보건의료빅데이터 활용 고도화 방안 연구〉.
15. 이지원. 2017/06/24. 〈심평원의 보건의료 빅데이터란?〉.《메디게이트》.
16. 이민화. 2017/07/12. 〈4차 산업혁명-개인정보 처리에 미래 달렸다〉.《서울경제》.
17. 이한주. 2014. 〈개인의료정보보호법 제정의 필요성과 입법방향〉.《한국의료법학회지》. 22(1): 177-208.
18. 한국보건사회연구원. 2015. 〈의료분야 빅데이터 활용을 위한 개인정보 비식별화 규정 현황과 과제〉.《보건복지포럼》. 227(0): 50-60.
19. 최민경, 박민영. 2015. 〈개인의료정보의 실질적 보호를 위한 법제 개선에 관한 연구〉. 동국대학교.
20. 이원태, 김정언, 이시직, 김도승, 정경오. 2016/11/30. 〈제4차 산업혁명 시대의 ICT법제 주요 현안 및 대응방안〉.《한국법제연구원》. 글로벌법제전략 연구 19-20-10.
21. 김인순. 2017/8/21. 〈4차 산업혁명 맞는 "개인정보보호 활용과 보호 논의 시작해야"〉.《전자신문》.
22. 김승한. 2013. 〈빅 데이터 시대의 도래에 따른 개인정보 보호법의 한계와 개선방향〉.《연세 의료·과학기술과 법》. 4(1): 107.
23. KISA. 2016. 〈2017 정보보호 10대 이슈 전망〉.
24. 관계부처합동 보도자료. 2016/6/30. 〈개인정보 비식별 조치 가이드라인〉.
25. 강희정. 2016/08. 〈보건의료 빅데이터의 정책 현황과 과제〉.《보건복지포럼》. 8: 55-71.
26. 보건복지부 입법예고. 2006/10. 〈건강정보보호 및 관리·운영에 관한 법률 제정안〉.
27. 윤호중 의원안. 2006/11. 〈건강정보보호법안〉.
28. 백원우 의원안. 2008/07. 〈건강정보보호법안〉.
29. 전현희 의원안. 2008/11. 〈개인건강정보 보호법안〉.
30. 유일호 의원안. 2008/12. 〈개인건강정보 보호법안〉.
31. 신경림 의원안. 2012/07. 〈개인의료정보보호법안〉.
32. 배덕광 의원안. 2016/05. 〈빅데이터의 이용 및 산업진흥 등에 관한 법률안〉.
32. 이은권 의원안. 2016/09. 〈정보통신망 이용촉진 및 정보보호 등에 관한 법률 일부 개정 법률안〉.

54장. 미래 병원은 더욱 안전해야 한다

1. 킵 비센티. 2007.《호모파베르의 불행한 진화》. 윤정숙(옮김). 알마.
2. 황경상. 2014/03/10. 〈군의관이 9㎝ 종양 가진 병사 7개월 방치… 암 4기로 악화〉.《경향신문》.